骨盆髋臼周围手术

Pelvic and Acetabular Surgery

主　审　金大地

主　编　樊仕才　罗殿中　侯志勇

副主编　陈　华　郭晓东　贾　健

　　　　吕　刚　王建东　易成腊

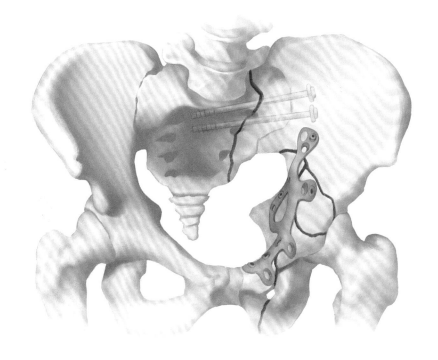

人民卫生出版社

·北京·

图书在版编目（CIP）数据

骨盆髋臼周围手术 / 樊仕才，罗殿中，侯志勇主编
. —北京：人民卫生出版社，2021.5
ISBN 978-7-117-31536-4

Ⅰ. ①骨…　Ⅱ. ①樊…②罗…③侯…　Ⅲ. ①骨盆－
髋臼－骨折－外科手术　Ⅳ. ①R683.3

中国版本图书馆 CIP 数据核字（2021）第 085506 号

| 人卫智网 | www.ipmph.com | 医学教育、学术、考试、健康，
购书智慧智能综合服务平台 |
| 人卫官网 | www.pmph.com | 人卫官方资讯发布平台 |

骨盆髋臼周围手术
Gupen Kuanjiu Zhouwei Shoushu

主　　编：樊仕才　罗殿中　侯志勇
出版发行：人民卫生出版社（中继线 010-59780011）
地　　址：北京市朝阳区潘家园南里 19 号
邮　　编：100021
E - mail：pmph @ pmph.com
购书热线：010-59787592　010-59787584　010-65264830
印　　刷：北京盛通印刷股份有限公司
经　　销：新华书店
开　　本：889 × 1194　1/16　印张：25
字　　数：792 千字
版　　次：2021 年 5 月第 1 版
印　　次：2021 年 7 月第 1 次印刷
标准书号：ISBN 978-7-117-31536-4
定　　价：358.00 元
打击盗版举报电话：010-59787491　E-mail：WQ @ pmph.com
质量问题联系电话：010-59787234　E-mail：zhiliang @ pmph.com

编　　委
（按姓氏笔画排序）

主编简介

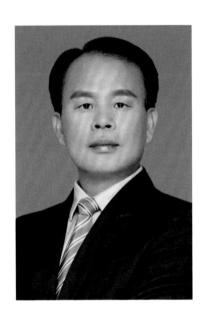

　　樊仕才，主任医师，博士研究生导师，博士后合作导师。南方医科大学第三附属医院（广东省骨科医院）创伤骨科主任、环骨盆创伤外科主任，广东省骨科研究院创伤救治中心主任。

　　现任广东省医师协会创伤骨科医师分会主任委员、广东省医学会创伤骨科学分会副主任委员、广东省医学会骨科学分会第十届委员会创伤学组副组长、广东省生物医学工程学会粤港澳骨科专业委员会副主任委员、国际矫形与创伤外科学会（Societe Internationale de Chirurgie Orthopedique et de Traumatologie，SICOT）（中国部）数字骨科专业委员会广东省分会常务委员、SICOT中国部创伤学会常务委员。任《中华骨科杂志》《中华创伤骨科杂志》审稿专家，《中华骨与关节外科杂志》编委，《中国临床解剖学杂志》编委，《创伤外科杂志》编委。

　　师从钟世镇院士、金大地教授，从事骨科临床与科研、教学工作20余年，曾赴哈佛医学院访问学习，对疑难、复杂、陈旧的骨盆髋臼骨折的微创治疗有较深入的研究。在国内率先开展经腹直肌外侧入路治疗骨盆髋臼骨折，后方直接入路治疗髋臼后壁／后柱骨折，金属3D打印技术治疗复杂骨盆髋臼骨折等医疗技术，真正实现骨盆髋臼骨折治疗的微创化、精准化、个性化。

　　主持国家自然科学基金、省重大科技计划项目等各项基金项目多项，在核心期刊杂志发表学术论文60余篇，SCI收录10余篇，获国家专利9项，科技成果奖1项；培养研究生10余名，多人获"国家级优秀研究生"。主编《环骨盆创伤经典手术解析》《骨盆髋臼骨折腹直肌外侧入路——临床与解剖》，参编《脊柱椎间关节成形术》《数字骨科学》等专著多部。

主编简介

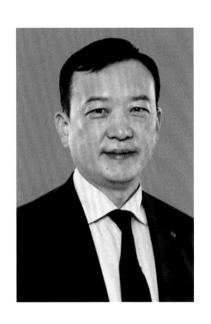

    罗殿中，医学博士，副主任医师，中国人民解放军总医院第四医学中心（原 304 医院）关节外科副主任。现任中国康复医学会修复重建专业委员会保髋学组副主任委员、中国医师协会骨科医师分会关节外科分会保髋学组委员、中华医学会骨科学分会小儿创伤矫形学组委员。《中国解剖与临床杂志》特邀编委、《中国骨与关节杂志》通讯编委。

    师从侯树勋教授、张洪教授及瑞士著名保髋大师 Reinhold Ganz 教授。近 10 年来专注于青少年和年轻成人发育性髋关节发育不良、髋关节残余畸形、股骨头缺血性坏死等复杂问题的保髋临床研究。对髋关节撞击综合征、髋臼盂唇损伤、扁平髋等疾病有较深入的了解。对青少年髋关节残余畸形、股骨头缺血性坏死、股骨头骨骺滑脱等疾病的保髋治疗有深入研究。在张洪教授、Reinhold Ganz 教授的指导下率先在国内开展股骨头缩小成形术、改良 Colonna 髋关节囊成形术、股骨颈基底部截骨术等多项相关新技术。发表相关论文 30 余篇。2011 年赴韩国全南大学医学院参观学习，2012 年赴美国南加州大学运动医学中心访问学习，2013 年赴瑞士 Schulthess 医院参观访问。

    参编 / 编译书籍 3 部；申请科研课题 3 项。作为第一完成人获"中国人民解放军总医院医疗成果奖"二等奖 1 项；参与完成并获"华夏医学科技进步奖"一等奖 2 项、二等奖 1 项。

主编简介

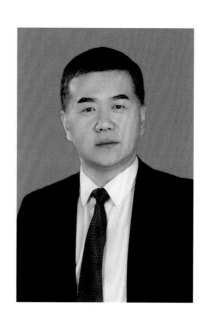

侯志勇，主任医师，博士研究生导师，教育部长江学者特聘教授，河北医科大学第三医院院长。曾入选国家级百千万人才工程名单，曾被评为国家有突出贡献中青年专家、河北省省管优秀专家、河北省高端人才、河北省高校创新团队领军人才。享国务院政府特殊津贴。曾获河北省"青年五四奖章"、中国医师协会骨科医师分会"全国十佳中青年骨科医师奖"。

现任中华医学会创伤学分会副主任委员、中华医学会骨科学分会创伤骨科学组委员，中华医学会骨科学分会青年委员会副主任委员、中国医师协会骨科医师分会青年委员会副主任委员、河北省医学会骨科委员会秘书长、国际矫形与创伤外科学会（SICOT）（中国部）创伤专业委员会常务委员、美国骨科创伤协会（Orthopaedic Trauma Association，OTA）国际委员。任 *BMC Musculoskeletal Disorders* 及 *European Journal of Orthopaedic Surgery and Traumatology* 副主编，*BioMed Research International* 客座主编，*International Orthopedics*、*Orthopedics*、*Journal of Trauma and Acute Care Surgery*、《中华创伤杂志》《中华解剖与临床杂志》《中华实验外科杂志》编委。

多年来一直奋战在临床一线，长期从事临床、科研及教学工作，在骨盆髋臼骨折的微创治疗、髋部骨折的诊治、四肢复杂骨折的诊治等方面具有丰富的临床经验。

序 一

自 20 世纪 60 年代 Judet 教授和 Letournal 教授开展了骨盆髋臼骨折的治疗开始，到 20 世纪 80 年代中国开展骨盆髋臼周围手术，我国骨科医师对于骨盆髋臼周围疾病的整体治疗水平尚处于初级阶段，发展较为缓慢。伴随着数字骨科技术、微创技术、机器人辅助手术技术、3D 打印技术等在骨盆髋臼周围疾病中的应用，我国骨盆髋臼周围疾病的治疗水平发生了质的飞跃。从基于解剖的髋臼骨折三柱分型的提出、手术入路的创新与改良、骨盆微创复位固定技术的应用，到髋臼内植物的改进、3D 打印个性化治疗等新理论、新技术、新方法的层出不穷，极大提高了我国骨科医师在骨盆髋臼创伤领域的影响力和治疗水平。但由于我国人口众多，不同地区的医疗水平参差不齐，加之骨盆髋臼周围手术在我国开展时间不长，在技术创新的同时也带来手术适应证、手术方法、围手术期管理等方面处理不规范等问题，因此非常需要一本既能反映传统治疗方法，又涵盖技术创新的系统的骨盆髋臼周围手术参考书。

本书由国内长期工作在临床一线、致力于骨盆髋臼相关专业的中青年专家共同编写，大部分编者有骨盆髋臼年手术量超过 100 台次的丰富临床经验；内容涵盖骨盆髋臼的解剖学特征、生物力学特点、影像学表现等基础研究及进展，并系统介绍了骨盆髋臼周围手术的各种手术入路、手术适应证、手术操作技巧、围手术期管理及并发症防治等。本书详细描述了骨盆髋臼周围手术的最新进展，如侯志勇教授的基于解剖的髋臼骨折三柱分型理论；陈华教授的骨盆骨折微创复位固定理念；樊仕才教授的腹直肌外侧入路（lateral-rectus approach，LRA）和直接后入路（direct posterior approach，DPA）等创新手术入路；罗殿中教授的髋臼周围截骨技术等。随着这些新理论、新技术在临床的广泛推广，极大提高了我国广大骨科医师对骨盆髋臼周围疾病的认知和治疗水平，将造福广大患者。同时，本书各章节中结合理论叙述纳入大量临床经典、复杂病例资料，大大提升了该书的实用价值。

本书共八章约 79 万字，有高清插图 1 000 余幅，写作严谨、内容丰富、素材翔实、文图并茂，富有较强的开拓性和创新性，是创伤骨科医师不可或缺的工具书。祝愿这本专著的出版能对我国骨盆髋臼周围疾病诊疗技术的普及和提高发挥应有的作用，并期待外文版早日面世，让各国的骨科医师了解中国骨盆髋臼周围疾病治疗领域的水平。

张英泽

2021 年春节

序 二

　　随着我国工业化程度的提高，交通运输、建筑业、基础设施建设等的迅速发展，各种高能量创伤的发病率迅速增加，所造成的致残、致死率也有所增加，如何提高患者生存质量、降低患者残疾程度成为摆在临床骨科医师面前的一个难题。自20世纪80年代开始，骨盆髋臼周围疾病的外科治疗取得了飞速发展，特别是数字骨科和人工智能辅助技术在该领域的引入。骨科手术机器人的问世，以及3D打印技术的应用，使得骨盆髋臼周围手术做到了精准；骨盆微创复位和固定技术的应用，彻底改变了传统骨盆髋臼周围手术治疗大切口、大创伤及高并发症的现状；各种改良创新入路，如腹直肌外侧入路、髋臼直接后入路，使得髋臼骨盆周围手术变得更简单、手术创伤更小。近年来，还涌现出了很多新技术、新方法，我国在骨盆髋臼创伤外科治疗领域取得了很大进步。国内创伤骨科菁英团队，在老一辈专家的鼎力支持和指导下，紧跟国际前沿，汲取国内外先进治疗理念和经验，编著了《骨盆髋臼周围手术》一书。这是我国创伤骨科领域又一部高水平的学术专著。我受邀做序，并有幸先睹样书，相信该书将成为骨盆髋臼领域同道们的良师益友，并有力推动我国骨盆髋臼创伤外科治疗的发展。

　　纵观全书，有以下特点。

　　第一，本书的编者均为目前国内在骨盆髋臼周围手术方面有丰富临床实战经验的中青年专家，他们在书中重点阐述了骨盆髋臼周围手术治疗的关键技术，如骶髂螺钉置入技术、LC2螺钉技术、前/后柱螺钉技术、二窗螺钉技术等。内容深入浅出、图文并茂、条目清楚，使读者易于理解。

　　第二，本书在总结传统骨盆髋臼周围手术技术的基础上，融合了国内外近年来涌现的新理论、新技术和新方法，如侯志勇教授的基于解剖的髋臼骨折三柱分型理论、陈华教授的骨盆骨折微创复位固定理念、罗殿中教授的髋臼周围截骨术等。

　　第三，本书在文中引入大量经典及复杂病例资料，真正做到理论与实践相结合，更有利于读者理解和学以致用。

　　我很高兴为本书做序，辛勤的耕耘必将有所收获，再次衷心祝贺本书的出版发行。希望这本论著的问世能对我国骨盆髋臼创伤外科治疗水平的提高发挥巨大作用，也希望更多的来自临床一线、体现我国骨科救治水平的好书出版，服务于更多的骨科医师，造福于广大患者。

中国人民解放军总医院第一医学中心骨科　唐佩福

2021年5月

前　言

骨盆髋臼周围手术堪称创伤骨科的"金皇冠"手术，具有手术风险高、手术难度大的特点。虽然我国开展骨盆髋臼周围手术较晚，但国内创伤骨科菁英团队，在老一辈专家的鼎力支持和指导下，积极汲取国外先进治疗经验，同时利用国内骨盆髋臼创伤病例多、病情复杂的优势，充分发挥他们的聪明才智，将骨盆髋臼周围手术的理论和临床技术提升到一个新的水平，在部分领域甚至使骨盆髋臼骨折的治疗理念发生了颠覆性变化，使得我国在骨盆髋臼周围疾病的治疗技术达到国际先进甚至国际领先水平。

然而，国内尚缺乏在骨盆髋臼周围手术方面既能反映传统治疗方法，又能涵盖技术创新的专业书籍。为更好地将骨盆髋臼周围疾病传统治疗与创新技术予以推广，撰写团队同心协力，反复雕琢，始得此书。本书由国内各大医院长期工作在临床一线的中青年专家共同撰写，系统介绍了骨盆髋臼创伤急救，骨盆髋臼周围手术的各种入路、适应证、操作技巧、围手术期管理、并发症的防治等。各章节中展示了大量的临床经典或复杂病例资料，方便读者结合临床学习，使内容易于被理解、吸收。此书旨在为骨科医师及相关临床、科研工作者提供一部写作严谨、内容丰富、素材翔实、文图并茂，富有较强开拓性和创新性的工具书。

本书是经典与现代、传承与创新的结合，在骨折分型、手术入路、复位技术到内固定方式等各方面均有体现。吕刚教授编写的髂腹股沟入路将髋臼手术的经典入路描述到极致；师从 Reinhold Ganz 教授的罗殿中教授将各种保髋技术撰写得淋漓尽致。本书很多内容属于骨盆髋臼周围疾病治疗领域的创新：侯志勇教授的基于解剖的髋臼骨折三柱分型理论已经得到国内外的广泛认可；陈华教授的骨盆骨折微创复位固定理念完全颠覆了传统的治疗观念，目前已经在国内得到广泛开展；樊仕才教授提出的腹直肌外侧入路、直接后入路使得骨盆髋臼周围手术变得更简单、手术创伤更小、医师学习曲线明显缩短。同时，数字骨科技术、3D 打印技术、机器人辅助手术及智能导航等先进技术与骨盆髋臼周围手术的紧密结合也在本书中得到体现。

最后，感谢参与本书编写的各位专家、学者的辛勤付出，他们在繁重的临床工作之余，花了近 4 年的时间、在不断修订后才完成本书的编写工作；感谢金大地教授在百忙之中审阅此书；感谢张英泽院士、唐佩福教授亲自为本书做序。由于本书侧重于临床工作的创新，部分理念和临床操作在临床应用的时间并不长，还有待时间的检验。本书难免有不足之处，敬请同道不吝指正，以便我们在再版或出版外文版时进一步改进、完善。

樊仕才　罗殿中　侯志勇

2021 年春节

目　　录

第一章　环骨盆周围的解剖学及生物力学··1

第一节　骨盆的基本结构和功能··1

一、骨盆的整体观··1

二、骨盆的组成··2

三、骨盆的关节连接韧带··6

第二节　盆部的血管··9

一、概述··9

二、骨盆主要血管临床解剖··9

三、髋臼血运··11

第三节　盆部的神经··12

一、腰丛··12

二、骶丛··14

第二章　骨盆髋臼周围疾病的影像学表现··16

第一节　骨盆骨折的影像学表现··16

一、X线检查··16

二、CT检查··21

三、MRI检查··21

第二节　髋臼骨折的影像学表现··23

一、解剖顶的概念··23

二、影像学检查··24

三、髋臼骨折的基本分型方法··27

第三章　骨盆骨折··32

第一节　骨盆骨折的急救··32

一、概述··32

二、骨盆骨折急救中的常用理念··32

三、骨盆创伤急救流程··33

第二节　骨盆骨折的分型··39

一、骨盆骨折的Young-Burgess分型··39

二、骨盆骨折的Tile分型··40

三、骨盆骨折的AO分型··40

四、Pennal分型··43

五、Letournel 分型 ……………………………………………………………… 43

六、Kane 分型 …………………………………………………………………… 44

七、Bucholz 分型 ………………………………………………………………… 44

八、Watson-Jones 分型 …………………………………………………………… 44

九、Isler 分型 …………………………………………………………………… 44

十、其他分型 …………………………………………………………………… 44

第三节　骶骨骨折的分型 ………………………………………………………… 45

第四节　骨盆骨折的手术入路 …………………………………………………… 47

一、髂腹股沟入路 ……………………………………………………………… 47

二、改良 Stoppa 入路 …………………………………………………………… 54

三、腹直肌外侧入路 …………………………………………………………… 57

四、腹直肌旁入路 ……………………………………………………………… 59

五、后入路 ……………………………………………………………………… 60

第五节　骨盆前环骨折的治疗 …………………………………………………… 67

一、骨盆前环骨折的手术 ……………………………………………………… 67

二、骨盆前环骨折的微创治疗 ………………………………………………… 69

三、耻骨联合分离的治疗 ……………………………………………………… 73

第六节　骨盆后环骨折的治疗 …………………………………………………… 77

一、骶髂螺钉固定技术 ………………………………………………………… 77

二、骶髂关节前方接骨板固定技术 …………………………………………… 84

三、髂腰固定术 ………………………………………………………………… 89

四、后入路骨螺栓或 M 形接骨板固定术 …………………………………… 93

五、骨盆骨折合并神经损伤的前入路探查术 ………………………………… 97

六、骨盆骨折合并神经损伤的后入路探查术 ………………………………… 102

第七节　骶骨骨折的治疗 ………………………………………………………… 107

一、术前计划 …………………………………………………………………… 108

二、手术入路的选择 …………………………………………………………… 109

三、治疗原则 …………………………………………………………………… 109

四、手术技巧 …………………………………………………………………… 111

五、术后处理 …………………………………………………………………… 116

六、典型病例 …………………………………………………………………… 116

第八节　骨盆骨折的微创治疗 …………………………………………………… 118

一、术中透视技术 ……………………………………………………………… 118

二、通道螺钉固定技术 ………………………………………………………… 128

三、骨盆复位架复位技术 ……………………………………………………… 139

四、闭合复位经皮微创固定技术 ……………………………………………… 146

第九节　新月形骨折的治疗 ……………………………………………………… 151

一、分型及影像学诊断 ………………………………………………………… 151

二、治疗现状 …………………………………………………………………… 153

三、不同类型新月形骨折的经皮微创固定方式及技术要点 ………………… 155

第十节　儿童与老年人骨盆骨折处理要点 ……………………………………… 158

一、儿童骨盆骨折处理要点 …………………………………………………… 158

二、老年人骨盆骨折处理要点 ………………………………………………… 164

第四章　髋臼骨折·······170

第一节　髋臼骨折的分型·······170
一、概述·······170
二、Letournel-Judet 分型·······170
三、AO/OTA 分型·······181
四、Marvin Tile 分型·······184
五、髋臼骨折三柱分型·······185

第二节　髋臼骨折的生物力学·······188
一、髋臼骨折的创伤力学·······188
二、髋臼骨折 Judet 分型的受力分析及内在联系·······190
三、髋臼骨折的生物力学·······193

第三节　髋臼骨折的手术入路·······195
一、髂腹股沟入路·······195
二、改良 Stoppa 入路·······196
三、腹直肌外侧入路·······199
四、Kocher-Langenbeck 入路·······202
五、高位髂腹股沟入路·······208
六、扩大髂股入路·······213
七、直接后入路·······215

第四节　各型髋臼骨折的治疗·······219
一、前壁骨折·······219
二、前柱骨折·······220
三、横行骨折·······221
四、后柱骨折·······224
五、后壁骨折·······225
六、后柱伴后壁骨折·······229
七、横行伴后壁骨折·······230
八、T 形骨折·······233
九、前柱伴后半横行骨折·······237
十、双柱骨折·······240

第五节　髋臼骨折的通道螺钉技术·······242
一、后柱顺行通道螺钉技术·······242
二、后柱逆行通道螺钉技术·······244
三、前柱顺行通道螺钉技术·······246
四、前柱逆行通道螺钉技术·······246
五、典型病例·······246

第六节　髋臼骨折的术后评价·······248
一、影像学评价·······248
二、髋臼骨折术后功能评价·······248

第七节　髋臼骨折的并发症·······251
一、早期并发症·······251
二、晚期并发症·······253
三、典型病例·······255

第八节　髋臼方形区骨折的手术技术···257
　　一、定义及其重要性···257
　　二、分型···258
　　三、治疗···259
　　四、典型病例···265
第九节　儿童髋臼骨折的处理要点···266
　　一、概述···266
　　二、骨折分型···267
　　三、髋臼骨折的评估···267
　　四、治疗原则···269
　　五、手术治疗···270
　　六、术后处理···271
　　七、并发症及防治策略···272
第十节　老年髋臼骨折的处理要点···272
　　一、概述···272
　　二、非手术治疗···273
　　三、手术治疗···273
　　四、结论与展望···278
　　五、典型病例···278

第五章　陈旧性骨盆髋臼骨折的治疗···281
第一节　陈旧性骨盆骨折的治疗···281
　　一、并发症···282
　　二、诊断标准···283
　　三、患者评估···284
　　四、治疗···285
　　五、小结···287
　　六、典型病例···288
第二节　陈旧性髋臼骨折的治疗···292
　　一、病理解剖···292
　　二、手术适应证···293
　　三、术前计划···294
　　四、手术技术···294
　　五、典型病例···301
第三节　髂内动脉栓塞在骨盆骨折中的应用···306
　　一、陈旧性骨盆髋臼骨折的特点···306
　　二、髂内动脉栓塞术介绍···306
　　三、手术适应证···307
　　四、手术方法···307
　　五、典型病例···307
　　六、注意事项···309
第四节　陈旧性骨盆骨折合并神经损伤的治疗···309
　　一、骨盆神经解剖···309
　　二、骨盆骨折合并神经损伤的诊断···310

三、治疗···311

四、典型病例··312

第六章　发育性髋关节发育不良的外科治疗···········316

第一节　成人发育性髋关节发育不良的治疗····················316

一、髋臼周围截骨术···320

二、股骨近端截骨术···323

第二节　青少年髋关节残余畸形的外科治疗····················325

一、表现···325

二、病史和查体···326

三、准确评估···327

四、典型病例···327

五、手术治疗方法···329

第七章　髋关节外科脱位技术···331

第一节　概述···331

第二节　其他应用···336

一、单纯的股骨头骨折和合并髋臼后部结构骨折移位的股骨头骨折·····336

二、某些类型的髋臼骨折···338

第八章　3D打印在骨盆髋臼骨折中的应用·················341

第一节　3D打印在骨盆骨折中的应用····························341

一、3D打印在新鲜骨盆骨折中的应用····························341

二、3D打印在陈旧骨盆骨折中的应用····························350

第二节　3D打印在髋臼骨折中的应用····························358

一、3D打印在新鲜髋臼骨折中的应用····························358

二、3D打印在陈旧髋臼骨折中的应用····························363

第三节　金属3D打印个性化接骨板在髋臼骨折中的应用·····368

一、个性化髋臼接骨板的设计及制作····························369

二、金属3D打印个性化接骨板的临床应用····························376

第一章　环骨盆周围的解剖学及生物力学

第一节　骨盆的基本结构和功能

一、骨盆的整体观

骨盆由左、右髋骨和骶、尾骨以及其间的骨连结构成。人体直立时，骨盆向前倾斜，两侧髂前上棘与两侧耻骨结节位于同一冠状面上，此时，尾骨尖与耻骨联合上缘位于同一水平面上。骨盆可由骶骨岬向两侧经弓状线、耻骨梳、耻骨结节至耻骨联合上缘构成的环形界线，分为上方的大骨盆（或称假骨盆）和下方的小骨盆（或称真骨盆）(图 1-1)。

大骨盆：由界线上方的髂骨翼和骶骨构成。由于骨盆向前倾斜，故大骨盆几乎没有前壁。

小骨盆：是大骨盆向下延伸的骨性狭窄部，可分为骨盆上口、骨盆下口和骨盆腔。骨盆上口由上述界线围成，呈圆形或卵圆形。骨盆下口由尾骨尖、骶结节韧带、坐骨结节、坐骨支、耻骨支和耻骨联合下缘围成，呈菱形，两侧坐骨支与耻骨下支连成耻骨弓，它们之间的夹角称为耻骨下角，骨盆上、下口之间的腔称为骨盆腔，小骨盆腔也称为固有盆腔，该腔内有直肠、膀胱和部分生殖器官。小骨盆腔是一前壁短、侧壁和后壁较长的弯曲通道，其中轴为骨盆轴，分娩时，胎儿循此轴娩出。

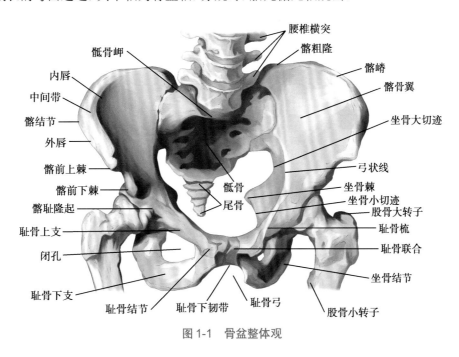

图 1-1　骨盆整体观

骨盆是躯干与自由下肢骨之间的骨性成分，起着传导重力和支持、保护盆腔脏器的作用。人体直立时，所受重力自第 5 腰椎（L_5）、骶骨经两侧的骶髂关节、髋臼传导至两侧的股骨头，再由股骨头向下到达下肢，这种弓形力传递线称为股骶弓。当人在坐位时，重力由骶髂关节传导至两侧的坐骨结节，此种弓形力传递线称为坐骶弓。骨盆前部还有两条约束弓，以防止上述两弓向两侧分开。一条在耻骨联合处连结两侧耻骨上支，可防止股骶弓被压挤；另一条为两侧坐骨支和耻骨下支连成的耻骨下支约束弓，能约束坐骶弓不致散开。约束弓不如重力弓坚强有力，外伤时，约束弓的耻骨上支较下支更易骨折。（图1-2）

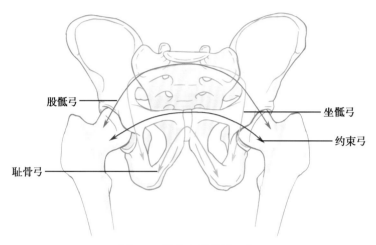

图 1-2 骨盆力学传导示意

二、骨盆的组成

（一）第5腰椎

L₅并不直接参与骨盆的组成，但与骨盆密切相关。L₅可能发生腰椎骶化，一侧或两侧横突与骶骨翼相融合，甚至与髂嵴相融合。腰椎的数量因骶化而变为4个，或因为骶椎腰化而变为6个（图1-3）。而这种腰椎骶化或骶椎腰化的现象，会给临床中骶髂螺钉的置入过程带来透视困难。

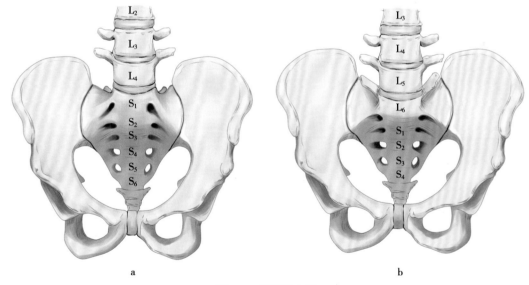

图 1-3 腰骶椎变异
a. 腰椎骶化；b. 骶椎腰化。

（二）髋骨

髋骨是不规则骨，上部扁阔，中部窄厚，有朝向外下的髋臼；下部有一大的闭孔（图1-4）。左、右髋骨与骶骨、尾骨组成骨盆。髋骨既传达躯干重力，又提供肌肉附着点（图1-5），保护盆腔脏器。髋骨由髂骨、耻骨和坐骨组成，三骨会合于髋臼，16岁左右完全融合。

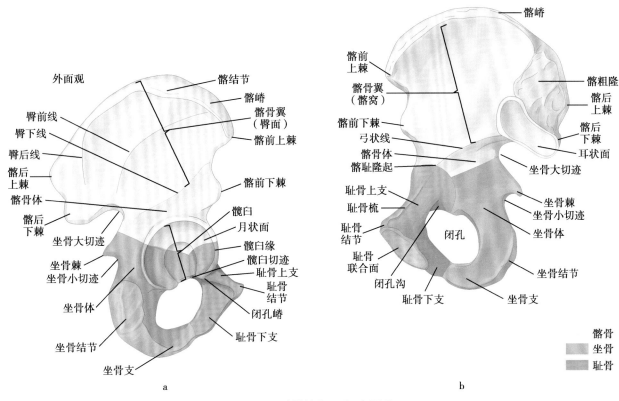

图 1-4 髋骨的外面观、内面观
a. 外面观；b. 内面观。

1. 髂骨 呈不规则扇形，构成髋骨上部，分为肥厚的髂骨体、扁阔的髂骨翼。髂骨体构成髋臼的上 2/5，髂骨翼为向上展开的扁阔扇面，其上缘肥厚形成弓形的髂嵴，呈 S 形弯曲，髂嵴前部外突，后部内突，位置浅表，体表可触及，表面有皮神经跨过。髂嵴前后厚，中部薄，前端为髂前上棘，是缝匠肌和阔肌膜张肌的起点，也是腹股沟韧带的起点，其下方 3～5cm 处有股外侧皮神经通过。髂前上棘下方约 4cm 处有一突起，称为髂前下棘，是股直肌的起点。在髂前上棘后方 5～7cm 处，髂嵴有一向外侧的突起称髂结节，它们都是重要的体表标志。髂前上棘至髂结节之间的髂嵴为髂骨翼肥厚部位，是进钉和植骨取材的理想部位。髂嵴后端隆起为髂后上棘，对应骶髂关节中部，有骶结节韧带、骶髂背侧长韧带及肌肉附着。在髂后上棘的下方有一突起称髂后下棘，髂后下棘下方有深陷的坐骨大切迹。髂嵴的内、外二缘的锐棱分别称为内、外唇，内唇有腹横肌及腰方肌附着，外唇附着肌肉较多，包括阔筋膜张肌、背阔肌、腹外斜肌以及臀肌。内、外唇之间有一中间线，有腹内斜肌附着。髂嵴的外唇较髂骨外板向外突出，因此在应用外固定架时应在中间线和内唇之间进钉，才能保证螺钉处于髂骨内、外板之间。

髂骨盆面（内侧面）构成的浅窝称髂窝，较为光滑，上界是髂嵴的内唇，下界是弓状线，后界是耳状面及髂粗隆的前缘，有髂肌覆盖，髂窝中心骨质薄，有时可出现先天性的髂窝骨质缺如。髂窝下界有一圆钝骨嵴称弓状线，此线骨质较厚，髋臼前柱骨折可沿其边缘放置接骨板进行固定。髂骨盆面后部为耳状面，与骶骨耳状面构成骶髂关节，耳状面周围有关节囊及骶髂前韧带附着，其后上方粗糙面为髂粗隆，为竖脊肌、多裂肌、骶髂骨间韧带和骶髂后侧韧带的附着点。

2. 坐骨 构成髋骨下部，并组成髋臼的后下 2/5，分坐骨体和坐骨支。坐骨体呈三棱柱状，为躯体坐位时支撑身体重量的主要部分，可分前后缘及内外面。前缘较为锐利，构成闭孔的后界。后缘肥厚，向上移行为髂骨后缘，构成坐骨大切迹的下部。坐骨大切迹下方有向后突出的尖形坐骨棘，是肛提肌、尾骨肌、上孖肌及骶棘韧带附着的地方，作为坐骨大小孔之间的分界。棘下方有坐骨小切迹，向下移行于坐骨结节。坐骨体的外侧面朝向前外下方，有闭孔外肌附着，内侧面光滑，有闭孔内肌附着，后面为髋关节囊的附着处。坐骨体下后部向前、上、内延伸为较细的坐骨支，其末端与耻骨下支结合。坐骨体与坐骨支移行处的后部是粗糙的隆起，为坐骨结节，是坐骨最低部，可在体表扪到。坐骨结节外观呈卵圆形，被髂嵴分为上、下两部分，上部附着有半膜肌，下部附着有半腱肌、股二头肌长头、大收肌坐骨部。此外，坐骨结节的外缘为股方肌的起始，上缘为下孖肌的起始，内侧缘下部是骶结节韧带的附着处。

3. 耻骨　构成髋骨前下部，分体和上、下两支。耻骨体组成髋臼前下 1/5，与髂骨体的结合处骨面粗糙隆起，称髂耻隆起，由此向前内伸出耻骨上支，其末端急转向下成为耻骨下支。耻骨体及耻骨支的附近是 5 个股内收肌的起点，向下放射（图 1-5）。耻骨上支可分三缘及三面。上缘有一条锐嵴称耻骨梳，有腹股沟镰、反转韧带、腔隙韧带附着，耻骨梳向后移行于弓状线，向前止于耻骨结节，是重要体表标志，是腹股沟韧带的起点，上缘内侧有腹直肌及锥状肌附着。耻骨上支前缘称闭孔嵴，前方止于耻骨结节，后方止于髋臼切迹，此处有耻股韧带附着。下缘围成闭孔；前面呈三角形，有长收肌及闭孔外肌附着。上支的后面光滑，构成真骨盆前壁，有肛提肌附着；下面不整，有由后外向前内同行的闭孔沟，供闭孔血管神经通过，沟的两边有闭孔前结节和闭孔后结节。耻骨下支扁且薄，伸向后下外，与坐骨支结合，分前后面及内外缘，前面有长收肌、短收肌、股薄肌及闭孔外肌附着，后面有闭孔内肌附着，内侧缘与对侧合成耻骨弓，外侧缘构成闭孔。耻骨支夹角即耻骨上、下支之间的夹角，男性较大，多呈直角，女性多呈锐角。耻骨上、下支相互移行处内侧的椭圆形面称耻骨联合面，两侧联合面借软骨相接，构成耻骨联合。

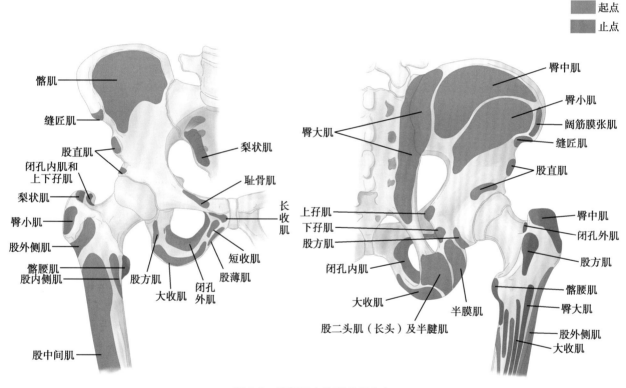

图 1-5　髋部肌肉的附着起止点

4. 髋臼　髋臼（图 1-4）由髂、坐、耻 3 骨的体部连结而成，是髋骨外面中部的半球形深窝，呈倒置杯形，位于髂前上棘及坐骨结节连线中间，朝向前下外方。窝内半月形的关节面称月状面。窝的中央未形成关节面的部分称髋臼窝。髋臼边缘下部的缺口称髋臼切迹。髋臼的顶由髂骨体构成，占髋臼球面的 2/5，此部分是髋臼主要的承重点，骨质坚实，向后上延至骶髂关节，直立位可将躯干重量传导至股骨头。髋臼后下部由坐骨体构成，占球面的 2/5，后面与坐骨神经紧贴，髋臼后壁骨折，可造成坐骨神经损伤。坐骨体作为另一承重点，坐位时传递身体重量至坐骨结节。髋臼的前壁由耻骨体构成，占球面的 1/5，相对薄弱。髋臼的下 1/3 与后上部相对较薄，造成骨折的暴力损伤所需能量较小，但这些部位为非主要承重区，即使骨折，对日后髋关节功能影响也较小。髋臼内面只有部分覆盖关节软骨，髋臼中央凹陷且粗糙，无关节软骨覆盖，不与股骨头接触，称为髋臼窝，被股骨头韧带和脂肪所占据，当关节内压增大或减少时，髋臼窝内的脂肪可被挤出或吸入，来维持关节内外压力的平衡。髋臼窝骨质较为薄弱，内侧面正对方形区，当暴力经股骨颈传导到髋臼时，容易造成方形区骨折及股骨头中心性脱位。月状面分布在髋臼窝的周围，呈马蹄形，其上部因承受压力最大，宽且厚，前后部略窄。髋臼下缘的髋臼切迹向上与髋臼窝相连，此处是股骨头韧带的附着处。髋臼切迹之间有髋臼横韧带通过，恰好将髋臼前下部的缺口填充。通过髋臼切迹与髋臼横韧带的小孔，有股骨头韧带动脉及神经进入关节内。髋臼边缘被一圈纤维软骨覆盖，称为关节唇，主要作用是增加髋臼深度。髋臼唇平面与身体矢状面之间形成向后开放40°的角。

5. 闭孔　为坐骨与耻骨形成的骨环，多数呈三角形，少数为卵圆形，其形状取决于耻骨支夹角的大小。呈锐角者以女性多见，男性多呈直角。闭孔的上界为耻骨上支的下缘，下界为坐骨支的上缘，内侧界为耻骨下支的外侧缘，外侧界为坐骨体下部内缘、坐骨体前缘及髋臼切迹边缘。闭孔边缘锐利，有闭孔膜附着。闭孔管为一纤维性管道，上界为耻骨上支下缘的闭孔沟，下界为闭孔膜，长约2～3cm，从骨盆前壁斜向前、下、内，经于耻骨肌的深面，闭孔动静脉及闭孔神经由此经过。

（三）骶骨

骶骨由5节骶椎融合而成，至成年后相互融合成一块，呈倒三角形，底向上，尖向下，前面凹陷（图1-6）。骶骨底宽大，向前突出，上缘中分向前隆突称骶岬。骶骨尖部与尾骨相连。骶骨底上的腰骶关节面呈椭圆形，与L$_5$形成腰骶关节。骶骨底的两侧平滑，称为骶骨翼。骶骨两侧上部的耳状面与髂骨耳状面构成骶髂关节。骶骨中部有4条横线，是椎体融合的痕迹。骶骨中部还有4对骶前孔，前4对骶神经前支由4对骶前孔穿出。骶骨背面粗糙隆凸，正中部为骶正中嵴，中间部为骶中间嵴，由各骶椎的关节突形成。在骶中间嵴的外侧有4对骶后孔，前4对骶神经的后支由骶后孔穿出。L$_5$若出现腰椎骶化，则可出现5对骶后孔。骶后孔外侧部有骶外侧嵴，由骶椎横突构成。骶前、后孔与骶管相通，有骶神经前、后支通过。骶管下端的裂孔为骶管裂孔，第5骶神经和尾神经从该裂孔内穿出。骶管裂孔两侧向下突出为骶角，是骶管麻醉常用的标志。骶骨外侧部上份有耳状面，与髂骨耳状面相连结，耳状面后方骨面凹凸不平称骶粗隆。

（四）尾骨

尾骨呈三角形，由4～5节独立的尾椎构成，后相互融合（图1-6）。有时与骶骨相互融合成为一整块骨，或与骶骨形成关节。在坐位时，尾骨并不负重，负重的是坐骨结节。尾骨后上部的凹陷与骶骨相连的部分称为骶尾间隙。在关节面后部两侧各有一尾骨角。尾骨的侧缘是肌肉与韧带的附着点。

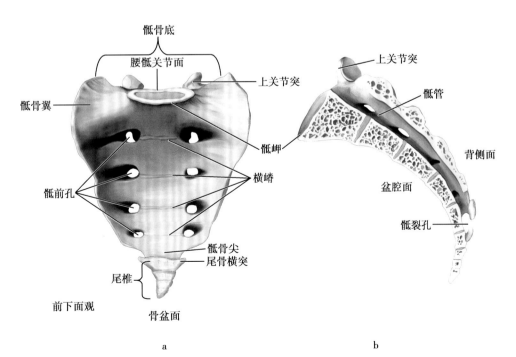

图 1-6　骶骨和尾骨

a. 前下面观；b. 正中矢状面观。

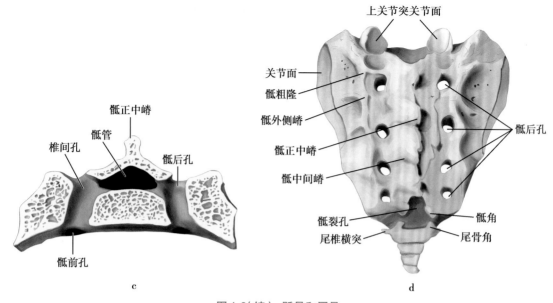

图 1-6（续）　骶骨和尾骨

c. 经 S_1 骶孔横断面观；d. 后上面观。

三、骨盆的关节连接韧带

（一）骨盆环后方稳定性

骶髂关节由骶骨和髂骨的耳状面构成，关节面凹凸不平，彼此结合十分紧密，关节囊紧张，有骶髂前韧带和骶髂后韧带加强，关节后上方尚有骶髂骨间韧带充填和连接。骶髂关节具有相当大的稳固性，以适应支持体重的功能。在妊娠妇女中，其活动度可稍增大。

髋骨与脊柱之间常借下列韧带加固（图 1-7）。

1. 骶髂骨间韧带　是人体最强大的韧带结构，联合髂骨结节部和骶骨，构成骶髂复合体，形成后方稳定。

2. 骶髂后韧带　主要分骶髂后短韧带及骶髂后长韧带，短韧带起自髂骨结节和髂骨嵴，斜行经过骶髂关节，止于骶骨后上棘和后下棘；长韧带由长纤维束构成，起自髂后上棘，止于骶骨外侧并与骶结节韧带起点会合，覆盖骶髂后短韧带。

3. 骶髂前韧带　外形扁平，由横行和斜行纤维组成，起于骶骨前面，止于相邻髂骨前。

4. 髂腰韧带　为腰方肌表面筋膜的增厚部分，强韧肥厚，由 L_5 横突横行至髂嵴的后上部。

5. 骶结节韧带　位于骨盆后方，起自骶、尾骨的外侧缘，呈扇形，集中附着于坐骨结节内侧缘。其覆盖区域与骶棘韧带交错。骶结节韧带的内侧缘扩张成为镰状韧带缘，并与闭孔筋膜连接，在外侧的上部起点提供了臀大肌的附着点。此韧带构成了骨盆出口的一部分。

6. 骶棘韧带　为一三角形薄束，位于骶结节韧带的前方，起自骶、尾骨侧缘，止于坐骨棘，起始部为骶结节韧带所遮掩。骶棘韧带将坐骨区划分为坐骨大切迹和坐骨小孔，骨盆面覆盖并贴于尾骨肌。

所有的后方韧带共同形成了骨盆的后方张力带，将腰椎与骨盆连接起来抵御外力。横行的韧带、骶髂后短韧带、骶髂前韧带、髂腰韧带和骶棘韧带抵抗横向扭力，垂直走行的韧带抵挡纵向剪切力。这些韧带的共同作用确保了骨盆环后方稳定性。

（二）骨盆环前方稳定性

耻骨联合由两侧耻骨联合面借纤维软骨构成的耻骨间盘连结构成。耻骨间盘中往往出现一矢状面的裂隙，女性较男性的厚，裂隙也较大，妊娠妇女和经产妇女尤为显著。在耻骨联合的上、下方分别有连接两侧耻骨的耻骨上韧带和耻骨弓状韧带。耻骨联合的活动甚微，但在分娩过程中，耻骨间盘中的裂隙增宽，以增大骨盆的径线。

耻骨的固有韧带亦即闭孔膜封闭闭孔并为盆内、外肌肉提供附着。膜的上部与闭孔沟围成闭膜管，有神经、血管通过。

（三）髋臼部韧带

髋关节由髋臼与股骨头构成，属多轴的球窝关节，髋臼的周缘附有纤维软骨构成的髋臼唇，以增加髋臼的深度。髋臼切迹被髋臼横韧带封闭，使半月形的髋臼关节面扩大为环形以紧抱股骨头。髋臼窝内充填有脂肪组织。

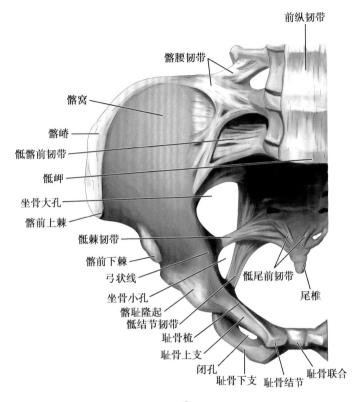

a

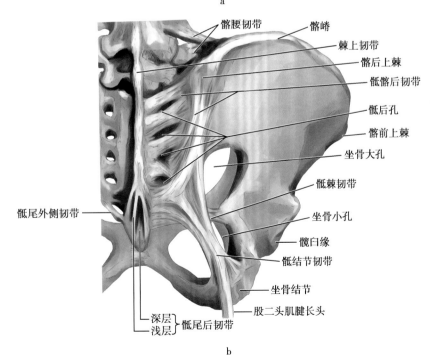

b

图 1-7　骶髂关节周围韧带

a. 前面观；b. 后面观。

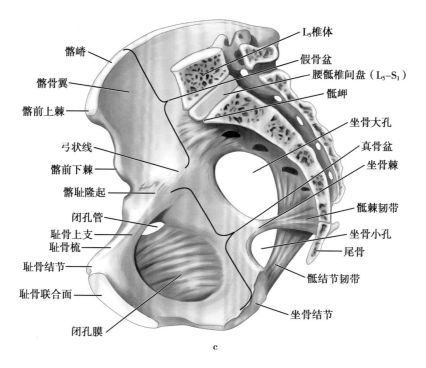

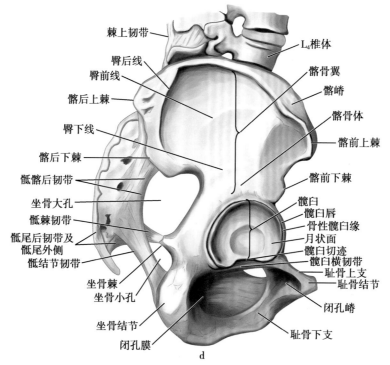

图 1-7（续）　骶髂关节周围韧带
c. 内面观；d. 外面观。

　　髋关节的关节囊坚韧致密，向上附着于髋臼周缘及横韧带，向下附着于股骨颈，前面达转子间线，后面包罩股骨颈内侧 2/3（转子间嵴略上方处），使股骨颈骨折有囊内、囊外骨折之分，关节囊周围有多条韧带加强。

　　1. 髂股韧带　最为强健，起自髂前下棘，呈人字形向下经囊的前方止于转子间线。可限制大腿过伸，对维持人体直立姿势有很大作用。

　　2. 股骨头韧带　位于关节内，连接股骨头凹和髋臼横韧带之间，为滑膜所包被，内含营养股骨头的血管。大腿半屈并内收时韧带紧张，外展时韧带松弛。

3. 耻股韧带　由耻骨上支向外下于关节囊前下壁与髂股韧带的深部融合。可限制大腿的外展及旋外运动。

4. 坐股韧带　加强关节囊的后部,起自坐骨体,斜向外上与关节囊融合,附着于大转子根部。可限制大腿的旋内运动。

5. 轮匝带　是关节囊的深层纤维围绕股骨颈的环形增厚,可约束股骨头向外脱出。

髋关节可做三轴的屈、伸、展、收、旋内、旋外以及环转运动。由于股骨头深藏于髋臼窝内,关节囊相对紧张而坚韧,又受多条韧带限制,其运动幅度远不及肩关节,而具有较大的稳固性,以适应其承重和行走的功能。髋关节囊的后下部相对较薄弱,脱位时,股骨头易向下方脱出。

髋关节承载人体的重量随着活动而变化。单脚站立时,所承受的力为体重的 2.1 倍;而行走时,关节在站立相的负重为体重的 2.6~2.8 倍。然而髋关节接触压力的最高点始终位于髋臼的上后区,这与临床观察到髋关节发生退行性变的部位一致。

(黄文华　谭晋川)

第二节　盆部的血管

一、概述

骨盆血液供应丰富,髂内外动脉及其众多分支均从盆腔通过,动脉分支及其伴行静脉在盆腔内密布成血管网,在脏器周围形成血管丛。骨盆创伤易导致盆腔内血管破裂,常引起大出血,出血致死率较高。由于骨盆解剖结构的复杂性,骨盆部伤病的手术治疗难度大,了解骨盆动脉的特点、损伤的类型、部位以及侧支循环的情况,对指导骨盆伤病救治至关重要。

二、骨盆主要血管临床解剖

(一)骨盆的动脉

骨盆的动脉主干是髂内动脉,其分支变异很多。髂内动脉在坐骨大孔(或梨状肌)上缘先分出前、后干。后干均为壁支,前干除分出壁支外还有供应盆内脏器及外生殖器的脏支。除髂内动脉各分支外,还有来自腹主动脉发出的第 4 腰动脉、骶正中动脉、肠系膜下动脉的终末支直肠上动脉、精索内动脉及女性的卵巢动脉。此外,来自髂外动脉的旋髂深动脉也参与了骨盆的血供。

1. 骨盆内面的血供分布

(1)髂腰动脉:髂腰动脉为髂内动脉最高位的分支,是位于骶髂关节前方的主要血管,56.7% 发自髂内动脉本干,41.7% 发自臀上动脉,1.6% 发自臀下动脉,经闭孔神经与腰骶干之间,至腰大肌深面,其分支在腰大肌后方紧贴骶骨翼越过骶髂关节前方。

(2)旋髂深动脉:旋髂深动脉起自于髂外动脉或股动脉,于腹股沟韧带深面、髂肌表面行向外上方,在髂前上棘内后方 2~3cm 处入髂窝,分为上、下两终支。其起点位置,位于腹股沟韧带上方起自于髂外动脉者占 26.7%,位于腹股沟韧带深面起自于髂外动脉者占 53.3%,位于腹股沟韧带下方起自于股动脉者占 20.0%。旋髂深动脉起始处管径(2.9±0.4)mm。可分为腹股沟段、髂嵴内段及髂嵴上段。腹股沟段发出分支为肌支,主要分布于髂肌、腹壁肌肉和皮肤。髂嵴内段及髂嵴上段发出 6~14 条分支,其中 4~11 条为髂骨支,分布至髂嵴前 1/3 的骨质及内板骨膜(图 1-8)。旋髂深动脉在髂骨内板骨膜及髂嵴内与髂腰动脉、第 4 腰动脉、闭孔动脉髂支形成毛细血管吻合网。

(3)闭孔动脉:闭孔动脉起源较分散,但多起源于髂内动脉干。闭孔动脉发出后于骨盆缘下方,贴骨盆外侧壁向前下斜行到闭孔的上部,走行于闭孔神经的下方,3.3% 走行于闭孔神经的上方,然后通过闭膜管到股部。在盆腔内,输尿管和输精管越过闭孔动脉,并将它与腹膜壁层分开。闭孔动脉盆内段发出髂支、脏支、耻骨支以及髋臼内壁的骨滋养支。46.7% 发出直径 >1mm 的髂支,发出 2~8 条骨支分布到髂窝,供应髂骨、骶髂关节。其分支在髂窝骨膜内形成血管网并与髂腰动脉髂骨支、旋髂深动脉、第 4 腰动脉分支形成吻合。在髂支粗大的标本，其髂腰动脉髂深支一般较细，而且位置较高，分布限于骶髂关节附近，这时闭孔动脉髂支为髂骨内板的主要供血动脉（图1-8）。

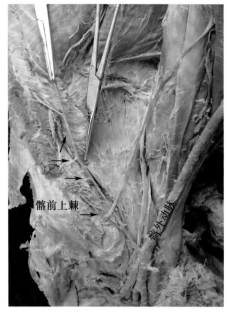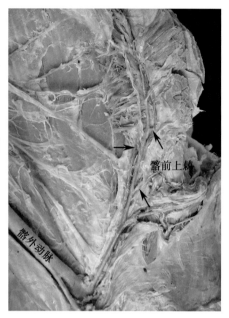

图1-8　旋髂深动脉

箭头示旋髂深动脉髂骨支。

　　闭孔动脉在其中段发出1～2条脏支，分布到膀胱底部，与膀胱上、下动脉、前列腺动脉（或子宫动脉）等在盆底形成的动脉丛相吻合。此支增粗时，可替代膀胱下动脉的分布区。闭孔动脉进入闭膜管前还发出耻骨支，在耻骨内面向上、向内行，与腹壁下动脉的耻骨支以及对侧闭孔动脉的耻骨支吻合。其中26.7%的耻骨支与腹壁下动脉发生血管直接相通的吻合，吻合处血管直径为（1.02±0.32）mm。在吻合支异常粗大的标本，吻合支代替闭孔动脉，成为异常闭孔动脉（有时也称为副闭孔动脉），临床骨科学的书籍中称之为"死亡之冠"（图1-9）。46.7% 双侧耻骨支的终末分支在耻骨联合后发生血管直接吻合。吻合血管直径＞1mm的占36.7%，其余的双侧耻骨支在耻骨联合后形成毛细血管网，血管网相互交织吻合。

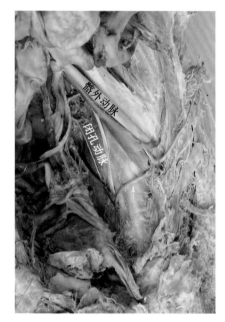

图1-9　异常闭孔动脉（副闭孔动脉）

箭头所示为异常闭孔动脉。

　　（4）骶正中动脉：骶正中动脉是腹主动脉的一个细小终末支，多起自腹主动脉终端的后上方，距主动脉分叉处约4～7mm，骶正中动脉缺如的情况少见。

　　（5）骶外侧动脉：71.7%的骶外侧动脉起源于臀上动脉，13.3%起源于臀下动脉，10.0%起源于髂内动脉，5.0%起源于阴部内动脉。68.3%的骶外侧动脉分2支，31.7%只有1支。骶外侧动脉上支常较短、较粗，多由外向内走行，发出分支进入第1或第1、2骶前孔。下支向下行于交感干内侧，沿途发支进入第2、3、4骶前孔，在尾骨前面与对侧的相应分支吻合。主干血管在骶椎前方还发出水平分支向内侧与骶正中动脉的分支相吻合，在骶骨前、腹膜后骶外侧动脉的分支与骶正中动脉形成血管吻合网，并发出细支供应骶椎骨膜，骶前血管吻合支直径多＜1.0mm。

　　（6）阴部内动脉：阴部内动脉为髂内动脉前干的终末支之一，在盆内未观察到骨分支，55%在盆内发出直肠下动脉。其在梨状肌和尾骨肌之间离开盆部进入臀区。然后弯曲环绕在坐骨棘的背面，通过坐骨小孔进入会阴。

2. 骨盆外面的血供分布

（1）臀上动脉：臀上动脉是髂骨翼外侧骨质的主要供血动脉，分布至坐骨大切迹附近骨质。出梨状肌上孔进入臀部，至臀部后分为浅支和深支。深支在其起始部 1~2cm 处分出上、中、下 3 支，以上下支型为多，约占 93.3%。臀上动脉深上支一般位于臀中肌深面和臀小肌上缘之间紧贴骨膜走行，动脉本干距离髂嵴下约 3~4cm，紧贴骨膜沿髂嵴呈弓形向前，直达髂前上棘附近，沿途发出 6~20 条骨支（平均 12.5 条）分布髂翼外板的骨膜或进入骨滋养孔，主要供应髂骨翼前 2/3 外骨板（图 1-10）。

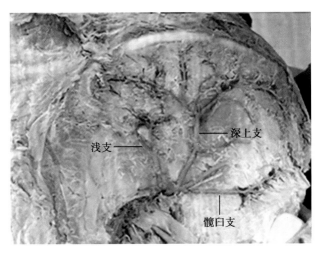

图 1-10　臀上动脉发出至髂骨外板的骨支

（2）臀下动脉：臀下动脉经梨状肌下孔出盆腔至臀区，其分支主要分布至臀部的肌肉及坐骨神经。骨支主要分布至髂臼后壁、坐骨棘及坐骨结节附近的骨质。

（3）闭孔动脉：闭孔动脉通过闭膜管进入股部，在闭孔膜的浅面分为前后两支。在盆腔外面，闭孔动脉的前后终末支在闭孔外肌和闭孔膜之间环绕闭孔。前支在闭孔膜表面弯曲向前，然后沿着闭孔的前缘向下，沿途发出 3~7 条骨支分布至耻骨上支、耻骨结节及耻骨下支；其中 86.7% 供应耻骨上支及耻骨结节的分支在耻骨结节外下方与旋股内侧动脉的浅支相吻合。

（4）骶外侧动脉：骶外侧动脉分支通过骶前孔进入骶管后，在骶管内发出供应骶神经根的分支、穿出骶骨后孔发出供应骶尾部皮肤肌肉的分支以及骶骨滋养动脉。

（二）骨盆动脉的分布特点

骨盆内动脉血管较多且较集中。不同口径的血管支分布至骨盆骨质、盆腔脏器以及下肢，血供分布较为复杂。根据解剖观察、盆壁血管分支计数及血管铸型标本观察，我们发现盆壁的血管分布具有一定特点：①骶骨周围及闭孔周围骨支血管分布密集，血管管径较粗；②髂嵴部骨血管分支较多，但血管较细；③髂骨翼外骨板骨支分布密集，而内骨板血管分布较少；④髂臼区血管主要围绕髂臼边缘分布，髂臼盆面血管分布少；⑤闭孔区血管分布密集，多来源动脉共同分布。

三、髂臼血运

髂臼内、外侧骨壁有各自不同来源的两套血管供应其营养，外侧壁的血供来源有臀上、臀下动脉关节支，闭孔动脉后支的坐骨、耻骨营养支，旋股外侧动脉升支和旋股内侧动脉髂臼支。髂臼内侧壁血供来源主要有髂腰动脉、闭孔动脉主干和阴部内动脉分支。

（一）髂臼外侧壁的血液供应

1. 臀上动脉髂臼支　由臀上动脉深下支发出，位于髂臼后上区，深下支则向前下在臀小肌浅面走行，并恒定发出 1~4 支至髂臼，出现率 96.6%，血管直径（2.42±0.31）mm，在距髂臼上缘（25.6±4.7）mm 处与髋臼缘平行弓弧状向髋臼前上区走行，也称之为髋臼上动脉。在髂前下棘处与旋股外侧动脉深支吻合，沿途发出许多分支分布于髋臼髂骨体部和关节囊内，臀上动脉关节支沿髋臼的行程最长，是髋臼最重要的动脉营养支，供应髋臼髂骨体部血供。

2. 臀下动脉髋臼支　由臀下动脉深支发出，位于髋臼后下区，距髋臼缘 0.8～1.2cm 处绕髋臼缘向前下方走行，后上分支与臀上动脉关节支吻合，前下分支与闭孔动脉后支的坐骨滋养支吻合。至骨盆的骨分支较少，仅 1～2 条，管径较细，常 <1mm。骨支主要分布至髋臼后壁、坐骨棘及坐骨结节附近的骨质。

3. 闭孔动脉后支　闭孔动脉经闭膜管出骨盆后即分为前后两支，后支参与了髋臼的血供，其中坐骨滋养支位于髋臼的前下部，距髋臼缘 0.5～0.9cm 处向后上走行，与臀下动脉髋臼支相吻合，耻骨滋养支距髋臼缘 0.6～0.9cm 处向前上方走行，止于耻骨体的动脉滋养孔内。

4. 旋股外侧动脉升支　行于髋关节的外上方，在相当于髂前下棘处与臀上动脉关节支相吻合。

5. 旋股外侧动脉髋臼支　位于髋关节的内上方，髋臼支分布于髋臼前下区小部分范围内，并有分支与闭孔动脉后支相吻合。

臀上、臀下动脉关节支、闭孔动脉后支的坐骨、耻骨滋养支在髋臼周边相互吻合，围绕髋臼形成一个形态上近乎完整的动脉弓，沿途接受髋臼周围许多血管分支与之相吻合，同时发出分支分布于髋臼的周边和关节囊内，髋臼周边动脉恰如形成一个提供髋臼血液供应的"中转站"，为髋臼提供了十分广泛、相互交通的动脉网络，是调节髋臼血供的重要结构。对避免髋臼周围截骨成形手术造成髋臼骨坏死发挥了重要作用。

（二）髋臼内侧壁的血供

1. 髂腰动脉　髂腰动脉髂深支紧贴骶髂关节前表面，由内向外紧贴髂骨内板走行于髂肌深面，其终末支进入髂骨内侧壁滋养孔，为髂骨内侧壁的主要供血动脉。

2. 闭孔动脉主干　沿髋臼骨盆内侧壁由后上方向前下方走行，从闭孔外上的闭膜管处出骨盆。闭孔动脉主干沿途发出的分支分布于骨盆髋臼的内侧壁。

3. 阴部内动脉　绕过坐骨棘进入坐骨直肠间隙后发出分支，分布于髋臼内侧壁下方部分区域内。

（阮　默）

第三节　盆部的神经

骨盆神经主要由腰丛、骶丛及内脏神经构成。腰丛主要由 T_{12} 前支的一部分、L_1-L_3 腰神经前支及 L_4 前支的一部分组成，其分支如生殖股神经、股外侧皮神经、闭孔神经、股神经等行经盆部。腰骶干神经和所有的骶、尾神经前支组成骶丛。骶丛位于盆腔内，位置在骶骨和梨状肌前面，骶血管后方，其分支分布于臀部、会阴及下肢。而盆部的内脏神经主要有骶交感干、盆内脏神经、肠系膜下丛、上腹下丛及下腹下丛（盆丛）等。

一、腰丛

腰丛由第 T_{12} 前支的一部分、L_1-L_3 及 L_4 前支的一部分组成，偶有 T_{11} 和 L_5 加入（图 1-11）。腰丛位于腰大肌深面、椎横突的前方。腰丛发出的分支除就近分支位于附近的髂腰肌和腰方肌外，大部分分支分布于髂腹股沟区、大腿前和大腿内侧部。

腰丛各分支的位置由上至下按下列顺序分布：髂腹下神经 - 髂腹股沟神经 - 生殖股神经 - 股外侧皮神经 - 股神经 - 闭孔神经。其中相邻神经可产生合并或彼此替代功能的现象，因此腰丛存在各种各样的解剖变异。

1. 髂腹下神经　髂腹下神经多来自 T_{12}、L_1，自腰大肌外侧穿出，经腰方肌前面向外下方走行，在髂嵴后份上方进入腹横肌与腹内斜肌之间，继而在腹内斜肌与腹外斜肌之间前行，最后在腹股沟管浅环上方约 3cm 处穿腹外斜肌腱膜到达皮下，沿途分支分布于腹壁肌肉，其感觉支分布于臀外侧区、腹股沟区及下腹部的皮肤。

2. 生殖股神经　神经纤维多来自 L_1、L_2，神经自腰大肌穿出后在其表面下行，越过输尿管后方行至腹股沟区。在腹股沟韧带上方分为生殖支和股支，有 20.7% 的生殖股神经在起始部即分为两支穿出腰大肌。生殖支进入腹股沟管内，分布于提睾肌和阴囊，或随子宫圆韧带分布于大阴唇。股支则穿过股鞘和阔筋膜分布于股三角区的皮肤。生殖股神经有时会与股外侧皮神经或髂腹股沟神经相通。

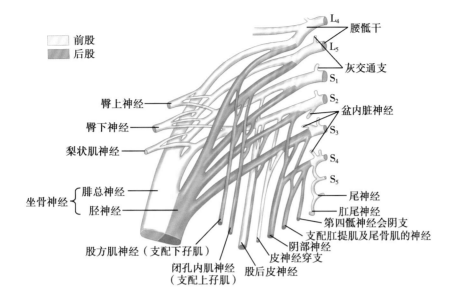

a

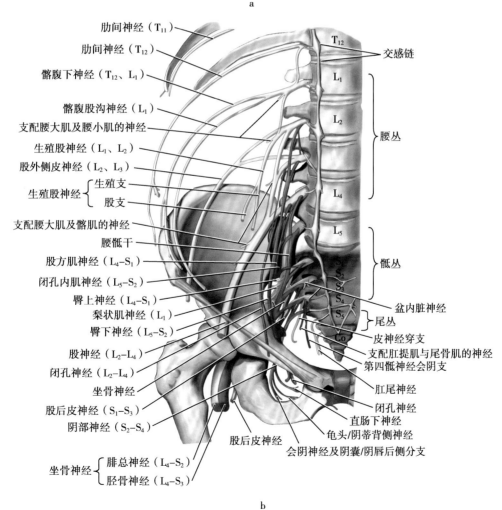

b

图 1-11 腰、骶丛及其分支
a. 腰、骶丛及其分支（不带骨结构）；b. 腰、骶丛及其分支（带骨结构）。

3. 髂腹股沟神经　髂腹股沟神经多起自 L_1，位于髂腹下神经下方，多为单支，少数缺如、合干或者在腰大肌内一分为二。该神经可出现于腰大肌外缘（52%）或穿腰大肌（48%），斜行跨过腰方肌和髂肌上部，在髂前上棘内侧进入腹横肌后浅出，续行于腹横肌与腹内斜肌之间，前行入腹股沟管，与精索（子宫圆韧带）伴行，之后出腹股沟管浅环。该神经行程可有变异，可出现在腰大肌前方并垂直下降，与生殖股神经共干。该神经较髂腹下神经细小。其肌支分布于沿途附近的腹壁肌肉，皮支分布于腹股沟部、阴囊或大阴唇的皮肤。

4. 股外侧皮神经　股外侧皮神经纤维多来自 L_2、L_3，该神经有时在腰大肌内与股神经合并下行，有时与生殖股神经合干同行，从腰大肌外侧缘穿出后，向前外侧走行，横过髂肌表面后至髂前上棘内侧，后越过腹股沟韧带离开髂窝进入股部。在髂前上棘下方 5～6cm 穿出深筋膜分布于大腿前内侧部皮肤。

5. 股神经　股神经纤维由 L_2-L_4 前支的后股组成，是腰丛的最大分支，一般在 L_4 神经平面合成，出现于腰大肌下部外缘。然后在腰大肌与髂肌之间下行到达腹股沟区，随后穿过腹股沟韧带中点稍外侧部位，于股动脉外侧进入大腿股三角区，并在股三角区发去数条分支神经。其中肌支主要分布于髂肌、耻骨肌、股四头肌及缝匠肌。皮支分为股中间皮神经、股内侧皮神经以及隐神经。中间及内侧皮神经分布于大腿及膝关节前面的皮肤区。隐神经伴股动脉进入收肌管下行，经膝关节内侧面继续下行于缝匠肌下端的后方到达皮下。然后与大隐静脉伴行沿小腿内侧面下行至足内侧缘，其分支分布于髌下、小腿内侧及足内侧缘皮肤。除上述分支外，股神经尚有分支到膝关节及股动脉。

6. 闭孔神经　闭孔神经主要由 L_2-L_4 前支的前股组成，以 L_3 为主。自腰丛发出后在腰大肌内侧缘穿出，在髂总动脉后方进入真骨盆，贴骨盆内侧面伴闭孔血管向前走行，穿闭孔膜出盆腔后分前、后两支分别在短收肌的前、后方浅出至大腿内侧区。在腰骶区，闭孔神经行于骶髂关节前内方以及髂总动脉后方；在盆侧壁，闭孔神经跨越小骨盆缘沿盆侧壁向前下方走行，开始沿闭孔内肌筋膜表面，后贴骨面行于腹膜下组织间隙。闭孔血管位于闭孔神经下方与其伴行，髂内动脉和输尿管在其内侧走行。闭孔神经主干长约 100.4mm，跨骨盆上缘部位宽约 3.0mm。出盆后前支沿闭孔外肌前面下行，行于耻骨肌、长收肌及短收肌之间，平均长度为 24.5mm，平均宽度约 3.3mm。前支分布于股薄肌、长收肌、短收肌，同时亦分出股内侧皮支分布于大腿内侧皮肤，有时还发出分支至耻骨肌和股动脉。后支在闭孔外肌上部穿出，略呈椭圆形，平均长 20.0mm，平均宽 2.7mm，行于短收肌和大收肌之间，含有支配短收肌、大收肌及髋关节的纤维束。

闭孔神经紧贴于骨盆内侧壁走行，累及方形区的骨盆髋臼骨折容易导致闭孔神经受累，闭孔神经易受损的部位主要有以下几个：①闭孔神经近骶髂关节处，骶髂关节周围骨折或脱位可累及此神经；②闭孔神经近方形区处，此处闭孔神经仅隔一薄层肌肉或直接与盆壁相贴，方形区骨折时可损伤此神经；③在闭孔膜管处，耻骨上支骨折可损伤闭孔神经。

闭孔神经主要支配收肌运动及大腿内侧皮肤感觉功能，一旦闭孔神经受损，其可表现为：①股内收肌收缩，股内侧面稍显凹陷，大收肌斜行纤维萎缩；②运动障碍：大腿内收功能受损或丧失，正常行走时，下肢运动于矢状平面上，内收肌麻痹后，患肢向外摆动，接触地面不稳，站立也不稳，两下肢交叉动作受限；同时闭孔外肌麻痹，患肢外旋无力；③大腿内侧感觉障碍不明显，因股内侧面神经分布区有重叠。

二、骶丛

骶丛由来自腰丛的腰骶干和所有的骶、尾神经前支组成，但其组成可有变异（图 1-11）。从参与组成的脊神经数目来看，骶丛是全身最大的脊神经丛。腰骶干由 L_4 神经前支的部分纤维和 L_5 神经前支的所有纤维在腰丛下方合成，随后下行越过盆腔上口进入小骨盆，加入骶丛。骶丛位于盆腔内，紧贴于骨盆后壁，在骶骨和梨状肌的前面，骶血管的后方。骶丛分支可分为两大类，一类是短距离走行的分支，直接分布于邻近的盆壁肌，如梨状肌、闭孔内肌和股方肌等；另一类为走行距离较长的分支，分布于臀部、会阴、股后部、小腿和足部的肌肉及皮肤，主要有坐骨神经、阴部神经、臀上神经、臀下神经及股后皮神经等。

1. 臀上神经　臀上神经来自 L_4-S_1 后股，由腰骶干的上缘发出后，伴臀上血管经梨状肌上孔出盆腔，至臀部，行于臀中、小肌之间。在这两块肌肉之间分为上、下两支，分布于臀中肌、臀小肌和阔筋膜张肌。

2. 臀下神经　臀下神经发自 L_5-S_2 后股，离开骶丛后，伴臀下血管与坐骨神经一同经梨状肌下孔出盆腔至臀部，在臀大肌深面分出数条分支支配臀大肌。经梨状肌的肌支由 S_1、S_2 后股发出 1～2 小支，于梨状肌前面进入该肌。至股方肌的神经由 L_5 和 S_1 的前股发出，经梨状肌下孔至臀区，于闭孔内肌腱和孖肌深部与坐骨之间下降，从前面支配下孖肌和股方肌，并发小支至髋关节。至闭孔内肌的神经由 L_5-S_2 前股发出，经梨状肌下孔至臀区，发出分支至上孖肌，继于阴部内动脉外侧，跨过坐骨棘，经坐骨小孔至会阴，在闭孔内肌内侧面进入该肌肉。

3. 股后皮神经　此神经由 S_1-S_3 纤维组成，从骶丛发出后，与臀下神经相伴穿梨状肌下孔出盆腔至臀部，在臀大肌深面下行，达臀大肌下缘后出股后区皮肤。此神经发出分支分布于臀区、股后区和腘窝皮肤。

4. 阴部神经　起自 S_2-S_4，自骶丛发出后，与阴部内动、静脉伴行穿梨状肌下孔至臀部，随即绕坐骨棘经坐骨小孔进入坐骨肛门窝，向前进入阴部管，在管内发出肛神经，分布于肛提肌、肛门外括约肌、肛管下部及肛门周围的皮肤。在阴部管内紧贴坐骨肛门窝外侧壁前行，由后向前经过肛三角和尿生殖三角，沿途发出分支分布于会阴部的肌群和皮肤以及外生殖器皮肤。其在会阴部主要分支有肛神经（直肠下神经）、会阴神经和阴茎（阴蒂）背神经。肛神经分布如上所述；会阴神经与阴部血管伴行分布于会阴肌肉以及阴囊（大阴唇）的皮肤；阴茎背神经或阴蒂神经行于阴茎或阴蒂的背侧，分布于阴茎或阴蒂的海绵体及皮肤。

5. 坐骨神经　此神经主要由 L_4-S_3 前股组成，为全身最粗大、行程最长的神经。坐骨神经从骶丛发出后，经梨状肌下孔出盆腔后到腰大肌深面，在坐骨结节与大转子连线的中点深面下行到达股后区，继而行于股二头肌长头的深面，在腘窝处分为胫神经及腓总神经两大终支。坐骨神经在股后区发肌支支配股二头肌、半腱肌和半膜肌，同时也有分支到髋关节。

坐骨神经变异较为常见，其变异形式的主要表现在坐骨神经出盆腔时与梨状肌的不同关系以及坐骨神经分为两大终支时的不同部位两个方面。根据我国的统计资料，坐骨神经以单干形式从梨状肌下孔出盆腔者占 66.3%，最为常见。其他形式占 33.7%，主要包括：以单干穿梨状肌出盆腔；神经干分两支后一支穿梨状肌，另一支穿梨状肌下孔出盆腔；分两支后一支穿梨状肌上孔，另一支穿梨状肌下孔出盆腔。以上变异者，以单干穿梨状肌出盆腔对坐骨神经的影响最为不利。坐骨神经长年受梨状肌收缩的压迫，影响神经干的血液供应，最后出现功能障碍，临床称为"梨状肌综合征"。

由于形成坐骨神经的骶丛与骶髂关节和骶骨盆面贴近，容易受到压迫性损伤，骶髂关节疾患可累及腰骶干，其他骨盆畸形如垂直骶骨、扁宽骨盆、隆起的骶髂关节和隆起的坐骨棘等都可对骶丛造成压迫。骶丛的压迫性损伤常先累及构成腓总神经的部分，且受累严重，因为该神经来自 L_4、L_5 和 S_1 的纤维最多且贴近骨面，损伤后出现小腿前外侧面、足背的感觉丧失和小腿前外侧肌群运动障碍，出现马蹄足畸形，即足下垂和内翻。

（黄文华　汪灿彬）

参 考 文 献

[1] BORAIAH S，DYKE J P，HETTRICH C，et al. Assessment of vascularity of the femoral head using gadolinium（Gd-DTPA）-enhanced magnetic resonance imaging: a cadaver study[J]. J Bone Joint Surg Br, 2009, 91（1）: 131-137.

[2] 阮默，徐达传，汪新民. 闭孔动脉吻合支的解剖学研究及其临床意义 [J]. 中国临床解剖学杂志，2003，21（3）: 207-210.

[3] 阮默，徐达传. 骨盆创伤救治的应用解剖和影像学研究 [D]. 第一军医大学博士学位论文，2003: 20-52.

[4] 李忠华，王兴海. 解剖学技术 [M]. 2 版. 北京：人民卫生出版社，1997: 123-183.

[5] VELMAHOS G C，CHAHWAN S，HANKS S E，et al. Angiographic embolization of bilateral internal iliac arteries to control life-threatening hemorrhage after blunt trauma to the pelvis[J]. Am Surg, 2000, 66（9）: 858-862.

第二章　骨盆髋臼周围疾病的影像学表现

第一节　骨盆骨折的影像学表现

骨盆环由骶骨和 2 块髋骨组成。髋骨由髂骨、坐骨和耻骨融合而成。骶骨和髋骨由韧带固定,这对于理解骨盆环损伤很重要,因为即使没有骨折,韧带断裂也会造成骨盆环不稳定。

一、X 线检查

X 线检查是骨关节系统最常用的影像学检查方法,有简单、方便等优点,通过 X 线片一般可明确骨折部位、骨折类型及移位情况。

(一)骨盆骨折的 X 线检查体位

骨盆骨折应该拍摄骨盆正位、闭孔斜位、髂骨斜位,以及骨盆出口位和入口位 X 线片。

1. 骨盆前后位 X 线检查(骨盆正位 X 线检查) 最为常用,患者仰卧,射线呈前后方向垂直投射,骨盆入口边缘与躯干纵轴呈 45°～60°夹角。该位像基本能了解骨盆前后环骨折及骶髂关节骨折脱位情况。可用于鉴别骶骨、骨盆髋臼、近端股骨等部位骨折(图 2-1)。

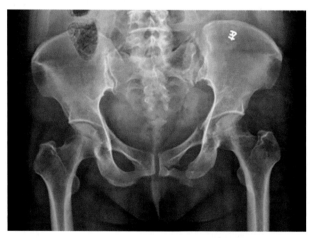

图 2-1　骨盆前后位 X 线片
可见左侧骶髂关节骶骨及髂骨面局部骨质断裂,关节间隙增宽,左侧耻上、下支骨折,累及耻骨联合左侧缘。

2. 骨盆入口位 X 线检查 可显示骶骨、髂骨后上部、骶髂关节上方、耻骨联合、耻骨支上缘及髋臼顶弓等。可用于鉴别骨盆环骨折的前后移位、旋转畸形、耻骨联合分离等(图 2-2、图 2-3)。

3. 骨盆出口位 X 线检查 患者取仰卧位,射线倾斜 45°指向头侧投射。可显示骶骨、骶孔、髂骨翼、髋臼和髂耻隆起的骨折。主要是判断半侧骨盆有无垂直移位、骶骨骨折;骨盆前环有无变宽和骨折等(图 2-4)。

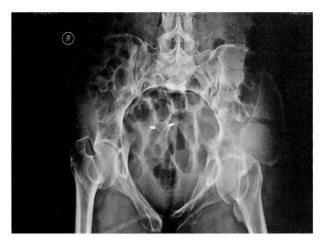

图 2-2　骨盆入口位 X 线片 1

可见左侧髂骨体骨质破裂，部分骨块分离，累及髂骨翼及骶髂关节面；左侧耻骨上、下支骨折，累及耻骨联合，提示骨盆前环损伤；双侧骶髂关节对位可，并未发生前后旋转移位。

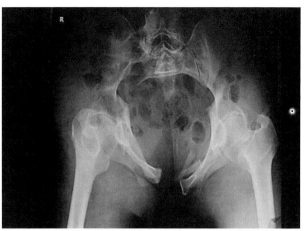

图 2-3　骨盆入口位 X 线片 2

可见右侧骶骨翼骨折，耻骨联合分离，提示骨盆前后环损伤，右半侧骨盆向后移位。

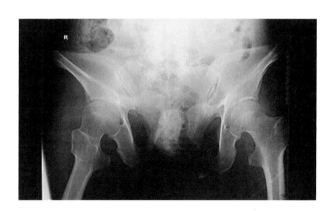

图 2-4　骨盆出口位 X 线片

可见右侧骶骨骨折，提示后环损伤；L$_5$ 横突骨折，提示骨盆骨折不稳，右半侧骨盆向上移。

4. 骨盆斜位 X 线检查(包括闭孔斜位和髂骨斜位 X 线检查)　射线从受累臀侧拍摄。能观察到闭孔、髂嵴和坐骨切迹。用于鉴别髋臼前后柱骨折、前后壁骨折(图 2-5、图 2-6)。

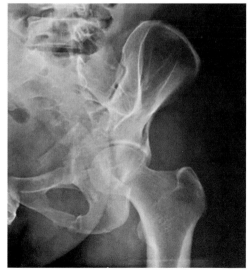

图 2-5　闭孔斜位 X 线片

可见左侧髋臼前柱骨折，累及左侧耻骨上、下支骨折。

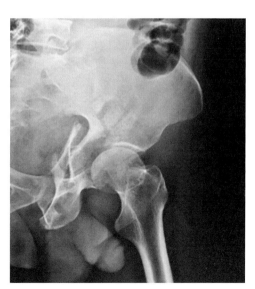

图 2-6　髂骨斜位 X 线片

可见左侧髋臼后柱骨折。

5. 骨盆侧位 X 线检查 即双侧坐骨大切迹完全重叠位,可见髂骨皮质密度线:显示骶髂关节髂骨部分前方皮质增厚部分,可以估计斜坡的位置(图2-7)。

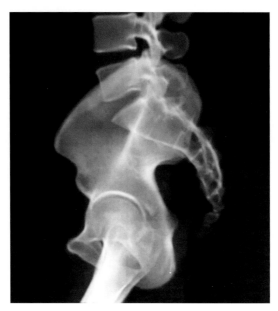

图 2-7 骨盆侧位 X 线片

（二）不同类型骨盆环损伤的 X 线表现

下面将介绍四种类型的骨盆环损伤的 X 线表现。

1. 骨盆后环损伤 骶髂关节脱位及髂骨翼后部直线骨折易于识别,脱位及骨折移位程度容易测量;骶孔直线骨折由于骶髂关节并无脱位,骶孔外缘骨折线又不清楚,易被忽略。但仔细比较两侧髂骨高度及骶骨侧块高度,则可见 S_1 侧块有骨折线。以 L_5 横突为标准,骨折侧的髂骨翼上移。骶骨侧块更接近 L_5 横突。如 L_5 横突有骨折并向上移位,则说明是此类骨折(图2-8)。

2. 骶髂关节韧带损伤 由于 X 线片中仅看到骨盆前环耻骨支骨折,而骶髂关节韧带损伤在 X 线片中的表现不明确,易被忽略,认为是稳定性骨折。但仔细对比两侧骶髂关节的间隙,在压缩型损伤中可见骶髂关节后侧韧带撕伤,关节后面略有张开;在分离型损伤中可见前侧韧带损伤,关节前面略有张开,髂后上棘可稍稍向后移位。两者均表现为关节间隙略有增宽,再加以骨盆变形及前环损伤,可以判定存在骶髂关节韧带损伤(图2-9)。

3. 骨盆扭转变形 在压缩型损伤中,骨盆后环损伤侧的髂骨翼向内旋,在 X 线正位片中,其髂骨翼宽度(测量髋臼上方髂骨或骶髂关节至髂前上棘之间距离)比对侧窄。由于髂骨扭转,其闭孔由斜变正,显得大于对侧,耻骨联合被挤离中线,向对侧移位。伤侧髂骨向上脱位或移位多者可造成耻骨联合上下分离。在分离型损伤中,后环伤侧髂骨翼向外旋,由斜变平,显像宽于对侧,耻骨联合被牵拉离开中线向伤侧移位,或出现耻骨联合分离,外旋髂骨的闭孔更斜,故显像比对侧小。此类骨折损伤严重,常合并休克,手术时需要前后联合入路(图2-10)。

4. 骨盆前环损伤 耻骨上、下支及坐骨支的骨折与单纯骨盆前环损伤的骨折相比并无特殊,但移位有所不同。在压缩型骨折中,若无耻骨联合向对侧移位,则可见耻骨支、坐骨支骨折处发生重叠。在分离型,耻骨支、坐骨支骨折,发生在骨盆后环损伤同侧者,如无耻骨联合同侧移位或分离时,则可见耻骨支、坐骨支骨折的分离。在中间型则无耻骨支、坐骨支骨折的重叠或分离。不论何型,如伤侧髂骨向上移位明显且无耻骨联合上下分离时,耻骨支、坐骨支骨折处发生上下分离(图2-11)。

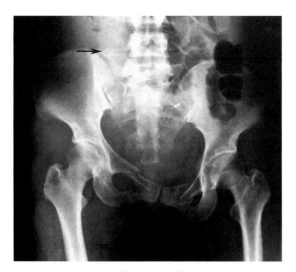

图 2-8　骨盆后环损伤 X 线片

可见耻骨联合分离、耻骨支骨折，提示骨盆前环损伤；髂骨骨折、骶髂关节分离，骶骨骨折，提示后环损伤；L$_5$ 横突骨折（箭头所示）、骶棘韧带和骶结节韧带撕脱骨折，提示骨盆骨折不稳，移位较大。

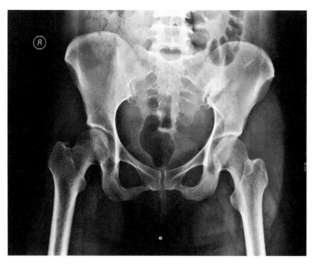

图 2-9　骶髂关节韧带损伤 X 线片

可见左侧髂骨体粉碎性骨折，左耻骨下支骨折，左侧骶髂关节间隙略增宽。

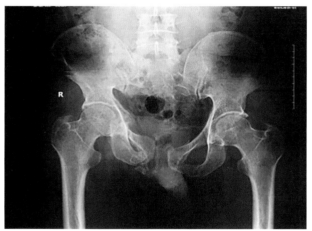

图 2-10　骨盆扭转变形 X 线片

可见右侧耻骨上、下支骨折，耻骨联合分离，右侧骨盆向上移位，提示右侧骨盆后环损伤，向外旋转变形。

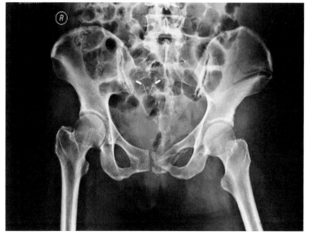

图 2-11　骨盆前环损伤 X 线片

可见左侧耻骨上、下支骨折累及耻骨联合，左侧髂骨体粉碎性骨折，髂骨微向上移位，但耻骨联合并未发生分离，提示前环耻骨骨折处发生上下分离。

（三）特殊 X 线检查方法

在常规的 X 线检查中，一些细微的失稳是无法观察到的，只有通过特殊的检查方法才能识别。Sagi 等术前在麻醉下对 68 例骨盆后环的不完全损伤（OTA 61-B 型）进行 X 线和 CT 检查。他们认为在麻醉下进行的动态应力透视检查显示，50% 的前后挤压型（anteroposterior compression，APC）Ⅰ 型损伤、39% 的 APC Ⅱ 型损伤和 37% 的侧方挤压型（lateral compression，LC）Ⅰ 型损伤都有隐性失稳（图 2-12）。

在骨盆骨折分型系统中，冠状面的垂直位移和水平面中的旋转位移用 X 线透视和 CT 成像来体现。然而，在常规 X 线和 CT 扫描成像中却难以观察到骨盆骨折矢状面（屈曲和伸展）的旋转位移。Shui 等对 8 具尸体进行骨盆截骨术以模拟骨盆前环和后环损伤，然后在不同角度测量放射学数据。根据尸体模型的测量结果得出，主要是通过测量髂嵴顶部到坐骨结节最低点或耻骨结节的距离来确定矢状面旋转位移（图 2-13）。

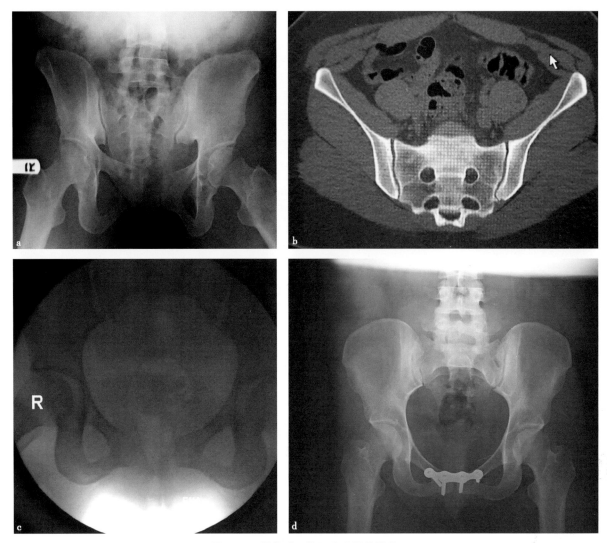

图 2-12　骨盆后环的不完全损伤影像

a. 骨盆正位 X 线片示 APC Ⅰ型损伤；b. CT 扫描显示无明显骶髂前韧带损伤；c. 外部旋转应力下透视显示为耻骨联合分离 >2.5cm 的旋转不稳定型，即 APC Ⅱ型损伤；d. 对隐匿性 APC Ⅱ型损伤的内固定术后。

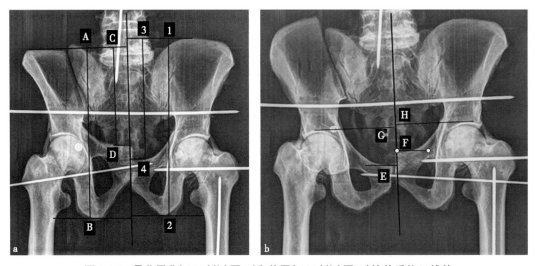

图 2-13　骨盆屈曲（10°）位（图 a）和伸展（10°）位（图 b）的前后位 X 线片

a. A-B 和 1-2 分别为骨盆骨折侧和正常侧从髂嵴顶到坐骨粗隆的最低点的垂直距离；从髂嵴顶部到耻骨结节对骨盆骨折侧或骨盆正常侧分别做垂线 C-D 和 3-4；b. E-F 为双侧耻骨结节的上升或下降距离；G-H 为双侧髋臼顶点的上升或下降距离，即为骨盆矢状面旋转移位的距离。

二、CT 检查

使用 CT 检查可以充分显示骨盆后方与韧带的结构。尤其是当骶骨骨折伴有大量肠气和粪便时,骨盆 X 线片容易造成漏诊,这时 CT 检查就非常有帮助。CT 三维及多平面重建可获得任意平面的图像及任意旋转的三维立体图像,为临床医师整体、全面观察骨盆骨折提供了直观立体的图像,为骨折类型的诊断及手术设计提供了极大的帮助。骨盆受到外力损伤后骨性三维成像可清晰、完整地显示整个骨盆损伤后的形态变化及骨折情况,特别是对有移位的断端,在三维重建模式下可全面地了解断端上下、左右、前后的移位及程度,对于 X 线片不能发现疑似的隐匿性骨折,也可以在多平面重建成像中得以证实或排除。因此,三维成像的结果对实施手术的方式和骨折的固定有很重要的指导作用,并可依此对患者进行预后评估。对于确定骨盆背侧损伤的机制,CT 检查时可以发现通过骶骨的损伤是压缩伤还是剪切力损伤。骶髂关节移位程度对于确定背侧损伤的稳定性是很有价值的。若关节张开的程度继续加大,后方韧带将断裂,损伤将变为不稳定型(C 型)。CT 还有助于了解有无髋臼骨折。很多接近前柱的耻骨支骨折容易合并髋臼骨折,近年来发展起来的三维 CT 对骨盆骨折的诊断帮助更大。Obaid 报道了 174 例骨盆骨折病例,其中 51% 被 X 线片漏诊,最后由 CT 确诊,这些骨折大多发生在骶髂区域(图 2-14)。

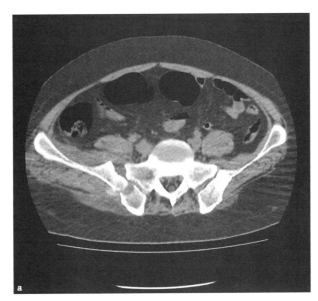
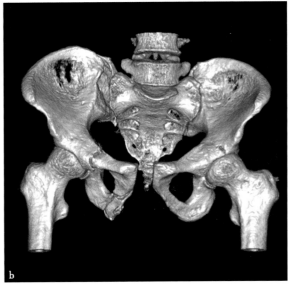

图 2-14　骨盆骨折 CT 表现
a. CT 显示双侧骶骨骨折;b. CT 三维重建显示右骶髂关节间隙增宽,耻骨联合分离,右髋臼横行骨折。

Mandell 等对在 24 小时内进行了 X 线检查结果提示为阴性或疑似隐匿性骨折进而接受髋关节或骨盆 CT 检查的 74 例患者作回顾性分析,得出在疑似隐匿性骨折的临床情况下,CT 检测出任何类型的股骨近端、骨盆或骶骨骨折的敏感度为 88%。

三、MRI 检查

CT 是诊断骨折的重要检查方法,但对于软组织的检查效果较 MRI 差。MRI 的软组织密度分辨力较高,常采用多方位、多序列成像,以显示骨关节内部结构、软组织病变及病变范围和解剖关系。骨盆 MRI 检查主要用于判断韧带和骶神经的损伤。

骶神经损伤时 MRI 图像可发现骶神经周围脂肪组织消失,神经周径改变等表现。垂直冠状面扫描和水平轴位扫描层面可较佳地显示骶丛的根段、丛段及干段结构,骶骨长轴冠状面适于观察骶骨体、骶孔内和 S_1-S_4 及其骶孔外周近段的改变,水平轴位扫描是显示坐骨神经干横断面的最佳层位。

白靖平等认为用 MRI 扫描骶骨斜冠状面,当有骶神经损伤时,MRI 图像显示骶神经周围脂肪组织消失,其直径变窄,且神经走向改变等。许道洲等则认为 MRI 平扫不能直接显示骶神经根的损伤,MRI

SPACE-STIR 序列扫描能提供三维 TSE 对比成像。在 SPACE-STIR 序列扫描图像上，在骨折周围出现下列征象时应考虑有神经根的损伤：①神经节后线状高信号走行中断，是诊断神经根损伤的直接征象，表现为神经根在骨折处呈截断征，如图 2-15；②神经根走行发生改变，是诊断神经根损伤可靠的间接征象，表现为神经根自然走行弧度消失，在骨折处呈弧形受压移位改变，甚至出现成角改变，如图 2-16；③神经异常肿胀增粗，是诊断神经根损伤的间接征象，表现为骨折附近神经明显较近端及远端增粗，如图 2-17。

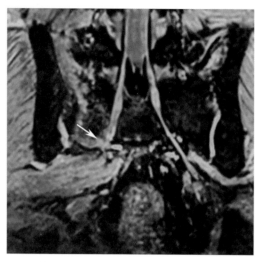

图 2-15　斜冠状面 SPACE-STIR 序列 MRI 神经成像重建
可见右侧 S_1 神经中断（箭头所指），对侧显示良好。

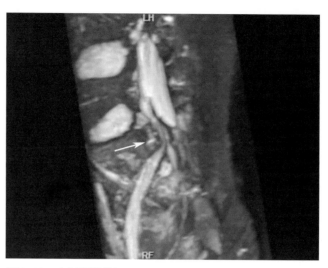

图 2-16　右侧骶骨骨折，SPACE-STIR 序列 MRI 神经成像重建
可见骨折块自前向后推压 S_1 神经根，神经根自然走行弧度消失，呈弧形移位改变（箭头所指）。

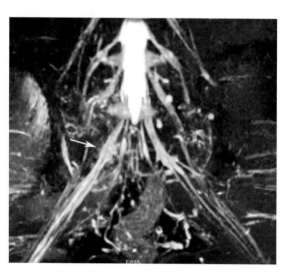

图 2-17　右侧骶骨骨折，SPACE-STIR 序列 MRI 神经成像重建
可见近骨折处 S_1 骶神经肿胀、增粗，局部信号增高。

　　骨盆骨折引起骶神经损伤较常见，Watson-Jones 报道此种情况的发生率约占 1%。骶骨骨折在骨盆骨折中占 20%～30%，其中 20%～50% 合并神经损伤。Denis 等认为稳定的 I 型骨折，可采用卧床休息，不需要手术治疗，Reilly 则主张手术治疗。笔者认为手术干预可促进神经损伤的恢复。早期手术有助于骶骨骨折解剖复位和内固定，可以解除骨折处对神经的压迫，并能防止神经根的长期牵拉，而且复位可以降低骨痂形成和纤维化所致神经损伤的概率。下面简单介绍骶神经损伤的几种类型。

（一）腰、骶丛椎管损伤

　　1. 神经根断裂较少见，表现为神经根离断，3D-FIESTA 和 3D-CISS 序列冠状面扫描或重组图像显示较好，亦有显示为脊神经根增粗、迂曲且无法连续追踪至椎间孔处神经根及神经节。

2. 腰椎严重创伤可导致硬脊膜撕裂，脑脊液从蛛网膜下腔沿神经根流到硬膜外或椎管外，形成脑脊液局限性聚集；继而邻近瘢痕组织形成或局部纤维组织增生导致外溢的脑脊液局部包裹，形成所谓创伤性脊膜囊肿。

3. 椎体爆裂性骨折所致断端移位、碎骨片突入椎管内可形成脊髓圆锥和马尾神经的挫伤和卡压；骶骨的移位性骨折及骨折线累及骶孔者亦可造成骶丛神经根的挫伤或裂伤。表现为神经根肿胀，T_2WI 信号增高，增强示局部组织和神经鞘膜斑片状/线状强化。部分患者可见局部的"蛛网膜囊肿"样结构，多因局部神经被膜撕裂所致。

（二）腰、骶丛神经干损伤

1. 腰骶部严重外伤（如横突骨折）可导致神经损伤，邻近肌组织也会因为外力而致挫裂伤，损伤的肌组织明显肿胀又对神经卡压而加重神经损伤。此时 MRI 神经成像（magnetic resonance neurography, MRN）可显示腰、骶丛神经干连续但明显肿胀；邻近组织因创伤水肿、出血，于 3D-STIR 序列上背景信号抑制不全呈斑片状高信号而影响神经干的显示。

2. 严重创伤可使神经干离断，MRN 显示神经连续性中断，断端分离，提示神经断裂、断端向两侧回缩。

3. 对于慢性损伤病例，MRN 显示神经干连续、增粗，走行僵硬，结构紊乱或呈"串珠样"表现。

（三）腰、骶丛主要分支损伤

腰骶干神经由部分 L_4 神经纤维和全部 L_5 神经腹侧支构成。腰骶干的起点位于骶骨翼前方、腰大肌内侧缘，紧贴骨面，中间仅隔一层很薄的筋膜。其向外下斜跨于骶骨耻状面前面，经髂总动静脉后侧、闭孔神经内侧下降入小骨盆，与 S_1、S_2 神经汇合形成骶丛神经上干。腰骶干神经长 3～5cm，横断面呈卵圆形，宽约 10mm，厚约 4mm，MRN 显示率约 100%。

腰骶干神经的损伤多发生于不稳定性骨盆骨折，这类患者的病情多较严重，神经损伤的临床表现常被其他病情掩盖，因此早期容易漏诊。由于腰骶干神经所处位置局部解剖关系复杂，发生损伤后临床医师常因经验所限不能准确判断病情，或由于患者外伤后不能耐受较大的手术被迫放弃手术探查，因此延误诊疗。

1. 腰骶干神经跨过骶骨翼上缘进入小骨盆后向外侧走行，使其在骶骨翼上缘处成弓弦状紧绷，若发生骶骨翼骨折很可能使该神经挫伤或者卡入骨折间隙。MRN 表现为神经挫伤和神经卡压表现。

2. 发生垂直不稳定性骨折或骶髂关节脱位时，损伤一侧骨盆向后上移位，很容易牵拉损伤腰骶干和腰、骶丛。MRN 不仅可显示受牵拉的神经段信号增高，还可显示周围组织，为神经探查术及松解术作导航。

3. 医源性损伤（输尿管手术、直肠癌根治术及妇科手术）可能损伤腰骶干，MRN 表现为神经挫伤离断。

（刘兆杰　贾　健）

第二节　髋臼骨折的影像学表现

一、解剖顶的概念

解剖顶是一个由软骨下骨和软骨组成的三维结构，与股骨头负重部位形成关节。多项研究表明，影响髋臼骨折手术和非手术治疗远期结果的唯一重要因素是股骨头在完整或已经解剖复位的髋臼顶下方维持同心复位。穹隆或臼顶可见于骨盆前后位或 Judet 位影像，但在每个投照位上显示的软骨下骨仅宽 2～3mm，只代表与 X 线相切的一小部分真正的负重关节面。Matta 等提出一个"顶弧"测量系统，用于粗略测量骨折后的臼顶，其需要在前后位、闭孔斜位和髂骨斜位这 3 种标准位像上进行测量，以判断髋臼顶在每个投照位上的完整程度。

在前后位影像上测量内侧顶弧时，通过髋臼顶至其几何中心做一垂线，然后由髋臼顶与骨折线的交点至髋臼几何中心画第 2 条线，由此形成的夹角即为内侧顶弧的角度。同样，分别在闭孔斜位和髂骨斜位上确定前顶弧与后顶弧。尽管这些都是粗略测量，但对评价前柱和后柱骨折、横行骨折、T 形骨折以及伴随的前柱伴后半横行骨折用途较大；在评价双柱骨折和后壁骨折上用途有限。按照 Matta 的观点，移位骨折的任何一个顶弧测量值<45°时，应考虑手术治疗。随着 CT 的出现，确定了称为 CT 软骨下弧最厚的 10mm 髋臼等同于承重穹顶，其通过使用 45°顶弧角来确定（图 2-18）。通过考虑轴位 CT 截面厚度和计数图像或直接研究冠状面和矢状面重建的多排螺旋 CT（multi-detector computed tomography，MDCT）图像可以确定这种等效性。

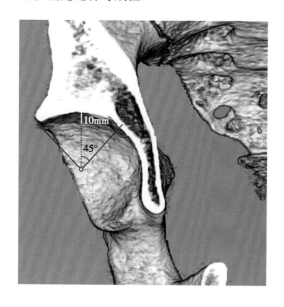

图 2-18　屋顶弧形角和软骨下弧
在解剖位置获得的右侧髋臼的三维表面呈现的 CT 图像显示 45°屋顶弧角和 10mm 软骨下弧（紫色区域），超过 10mm 的髋臼和由 45°屋顶弧角对向的弧形。在中心 45°范围内穿过髋臼的骨折被认为涉及承重的穹隆。

二、影像学检查

（一）特殊投照视图

Judet 位视图为特殊投照角度，即右后斜位（也称右髂骨斜位或左侧闭孔斜位）和左后斜位（也称左髂骨斜位或右侧闭孔斜位）视图的骨盆（图 2-19）。通过确保尾骨投射到同侧股骨头上来确认倾斜的适当定位：在右后斜位投影中，尾骨应突出到右侧股骨头上。

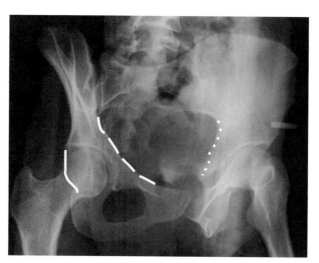

图 2-19　Judet 位视图
实线代表髋臼后壁缘；虚线代表髂耻线；点状线代表髂坐线。

（二）标准的髋臼 X 线片系列

标准的髋臼 X 线片系列由前后视图和左右 Judet 位视图组成（图 2-20），所以髋臼骨折常规需拍摄 4 张 X 线片，分别为：①骨盆前后位；②患侧髋前后位；③患侧髂骨斜位；④患侧闭孔斜位。现介绍每种 X 线片的拍摄方法及具体影像学表现。

1. 骨盆前后位 X 线片

（1）方法：患者取仰卧位，X 线球管中心对准耻骨联合处，将骨盆所有结构完整拍摄下来。

（2）观察目的：①骨盆整体观，健侧与患侧比较；②双侧髋臼骨折（临床少见）；③独立于髋臼骨折以外的骨盆环其他部位的骨折（如：髂骨翼骨折、骶骨骨折、闭孔环骨折等）；④骨盆环上一处或多处关节脱位（髋关节脱位、骶髂关节脱位、耻骨联合分离等）。

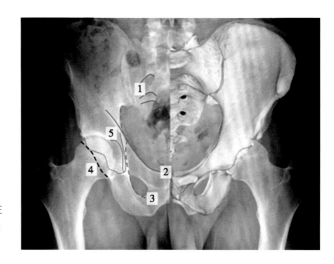

图 2-20 骨盆前后位 X 线（左）和 VR 视图叠加（右）
1. 骶孔；2. 髂耻线对应于前柱的内侧边界；3. 对应于后柱内侧边界的髂坐线；4. 全线为髋臼前壁，虚线为髋臼后壁；5. 泪滴阴影对应于四边形板。

2. 髋关节前后位 X 线片（图 2-21）

（1）方法：患者取仰卧位，X 线球管对准患侧髋臼中心进行拍摄。

（2）观察目的：标准的髋关节前后位 X 线片上有 6 个检查标志：①髋臼前唇的边缘（前壁缘）；②髋臼顶（穹顶）；③髋臼后唇的边缘（后壁缘）；④泪滴：外侧由髋臼最下部和前部组成，内侧由髂骨四边形骨面的前部组成；⑤髂耻线：起于髂骨的坐骨大切迹，向下延伸至耻骨结节；⑥髂坐线：由髂骨四边形骨面的后 4/5 形成。牢记这 6 个髋臼基本的放射学标志有助于我们判断骨折的类型。

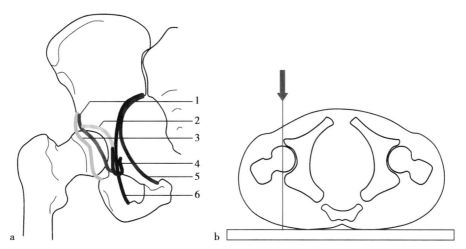

图 2-21 髋关节前后位 X 线片示意和投照角度
a. 髋关节前后位 X 线示意，可显示 6 个重要的 Letournel 影像学标志：1. 髋臼前唇的边缘（前壁缘）；2. 髋臼顶（穹顶）；3. 髋臼后唇的边缘（后壁缘）；4. 泪滴；5. 髂耻线；6. 髂坐线。
b. 髋关节前后位 X 线投照角度示意。

3. 髂骨斜位片（Judet 位，图 2-22）

（1）方法：患者取仰卧位，并向患侧倾斜 45°（即健侧抬离拍摄平面 45°），X 线球管垂直对准患侧髋臼中心。因为需移动患者骨盆而产生疼痛，对难以配合的患者必要时可考虑在麻醉下拍摄以保证拍摄质量。

（2）观察目的：①髂坐线；②髋臼前壁；③髂骨翼；④方形区。

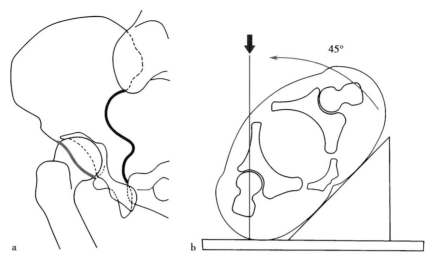

图2-22　髂骨斜位 X 线片（Judet 位）示意和投照角度

a. 髂骨斜位 X 线片示意［浅色全线示髋臼前唇的边缘（前壁缘），深色全线示髂坐线］；b. 髂骨斜位 X 线片投照角度。

4. 闭孔斜位（图 2-23）

（1）方法：患者取仰卧位，并向健侧倾斜 45°（即患侧抬离拍摄平面 45°），X 线球管垂直对准患侧髋臼中心。

（2）观察目的：①髂耻线；②髋臼的后缘；③整个闭孔环；④髂骨翼的切线位；⑤前壁及前缘。

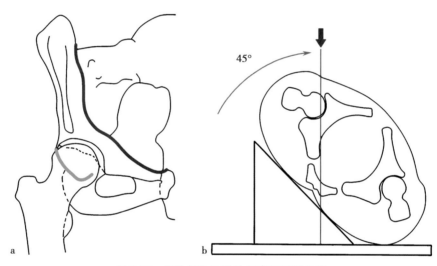

图2-23　闭孔斜位 X 线片示意和投照角度

a. 闭孔斜位 X 线片示意［绿线示髋臼后唇的边缘（后壁缘），蓝线示髂耻线］；b. 闭孔斜位 X 线片投照角度。

（三）CT 扫描

1. 普通 CT 扫描　CT 扫描可以提供髋臼骨折的三维重建图像，对诊断和治疗具有重要的价值，是诊断肌肉骨骼系统疾病，特别是髋臼创伤的革新性技术。常规轴向 CT 包括穿过损伤区域的相邻接的或者重叠的薄片，最短时间内获得实时影像。多排 CT 和计算机技术的高速发展，使获得任意平面和方向的重建图像以及高质量的三维图像成为可能。CT 最大的优点之一是不需要移动患者体位就可以完成检查，这是 X 线所不具备的。研究表明，CT 图像最关键的作用是对于髋臼横断面解剖结构的理解，可以通过将 CT 断面与骨盆模型进行对应而获得。常规轴向图像对髋臼的诊断较 X 线片敏感，包括髋臼骨折的类型、髋臼壁裂缝的位置和范围、髋臼顶部分负重的粉碎和嵌顿情况、关节内骨块碎片、股骨头损伤、骨盆血肿以及骶髂关节的完整性。尽管在 X 线片上可以观察到髋关节半脱位或脱位，但 CT 扫描可能会发现常规 X 线片上不容易被发现的情况。

2. CT 多平面重建　CT 多平面重建可以产生不同厚度的多个连续的冠状面和矢状面图像，较新的软件可以进行及时的重建。尽管重建仍然需要人为的整合来建立对骨折的整体印象，但可以提供常规轴向位无法观察的视角。

3. 三维 CT　高端的软件使三维 CT 成为判断髋臼骨折的一项非常有价值的可视化工具，其最显著的优点之一是通过对股骨等不需要的结构进行减影，获得更精确的骨折类型以及任意角度的三维图像。对于难以进行口头描述的复杂移位骨折和人为进行三维重建耗时的情况，这一优势可以得到更好的体现。因此，三维 CT 显然对于术前决定哪些骨折需要干预有重要的意义。对于边缘嵌塞、细微骨折线或者关节内的小碎片等精细解剖结构的显示，三维 CT 不如常规 CT 准确，此时矢状面或冠状面的重建或许对决定是否进行手术有所帮助。能够从各个方向观察骨折情况，将有助于外科医师选择更好的手术路径，对于预防术后并发症也非常重要。

（四）MRI 成像

对于大多数髋臼骨折，普通的 X 线片和 CT 扫描可以提供足够的信息，但是并不能提供青少年人群中关于骨化中心骨折块大小的足够信息。对于这个年龄的人群，MRI 检查可以更好地描述所有髋臼后壁骨折的大小，并已作为一种常规检查手段。MRI 可以对骨皮质与骨松质、关节软骨与纤维软骨盂唇进行区分。外伤可以引起骨或软组织的特征性改变，即流体敏感序列的高信号。脂肪抑制序列是 MRI 创伤检查必不可少的序列。高分辨率技术也可以用于股骨头关节软骨和髋臼唇外伤的检查。基于对比成像范围的优势，MRI 在检测股骨头隐匿性损伤或者早期缺血改变方面较 CT 更具优势。对于既往存在骨关节病的老年髋臼骨折患者，MRI 对慎重决定是否进行全髋关节置换有帮助。

MRI 对诊断髋臼不完全性骨折或者应力性骨折较 CT、骨扫描、X 线片更准确。这可能是由于这些骨折往往在 CT 轴向平面上显示是平齐的，受部分容积效应的影响，即使薄层重建也不能揭示骨折线。

三、髋臼骨折的基本分型方法

髋臼骨折的基本分型方法如图 2-24 所示。

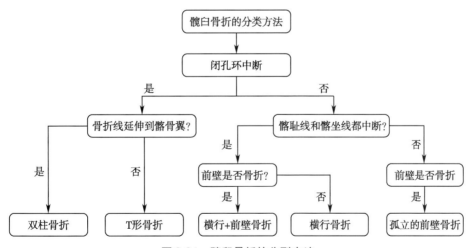

图 2-24　髋臼骨折的分型方法

我们首先讨论与闭孔环破裂有关的两种髋臼骨折类型（双柱髋臼骨折和 T 形髋臼骨折）。然后讨论不涉及闭孔环的三种髋臼骨折类型（横行髋臼骨折、横行伴后壁髋臼骨折和孤立后壁髋臼骨折）。

1. 双柱髋臼骨折　双柱髋臼骨折（图 2-25、图 2-26）包括前柱和后柱，并延伸到闭孔环和髂骨翼，是最常见的髋臼骨折之一。在 X 线片上，前柱和后柱的骨折受累特征分别是髂耻线和髂坐线的破坏。然而，这些线的破坏也可能出现在其他骨折模式（例如横行骨折）。闭孔环和髂骨受累也必须存在，作为双柱髋臼骨折分型。在前后位 X 线片上，髂骨翼的骨折延伸并不总是很明显；但在倾斜的 Judet 位或 CT 上常常可以被发现。

在 CT 上，可以看到前柱和后柱的骨折受累，骨折可能呈粉碎性。闭孔环的断裂破坏具有可变的外观，耻骨上支的骨折可能发生在耻骨髋臼连接处。另外，如果不移位，可能难以确定耻骨下支的骨折。主要骨折线从髋臼向髂骨翼延伸，特征在于冠状面上。

如果存在的话，双柱断裂的特征性标志是"刺征（spur）"标志（又称"马刺征或枪刺征"）（图 2-26a、b）。这个标志代表了髂骨翼骨折的坐骨支撑的后位移，这实质上将髋臼的顶部与轴骨骼断开。当发生这种情况时，躯干和上身的重量将不再受髋臼支撑。在 X 线片和 CT 影像中，骨折标志表现为在上髋臼水平向后延伸的骨碎片。连续 CT 图像的评估显示骨折，将坐骨神经与髋臼顶分开。

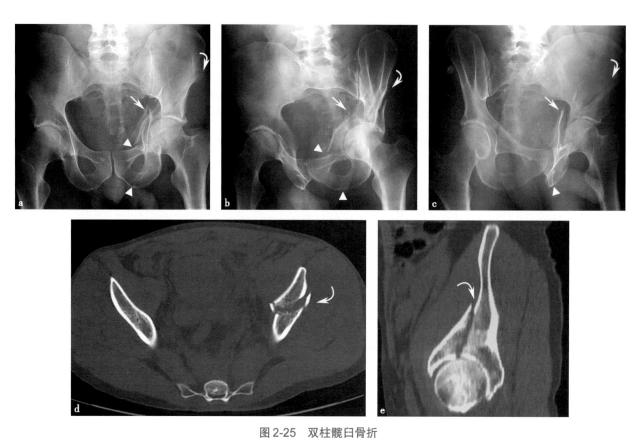

图 2-25　双柱髋臼骨折
a. 骨盆正位片；b、c. 双侧斜位骨盆 X 线片；d. 轴位 CT 扫描；e. 矢状面重建 CT 扫描。
直线箭头：髋臼骨折；箭头：闭孔环中有破裂；弯曲的箭头：骨折延伸到髂骨翼。

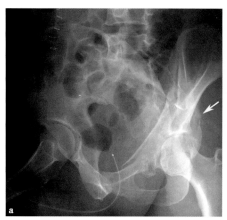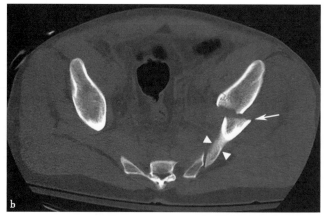

图 2-26　双柱髋臼骨折并有 spur 征
a. 闭孔斜位 X 线片；b. 轴位 CT 图像显示骨折标志（直线箭头），代表骨折移位涉及坐骨支（直线箭头）。请注意，坐骨支（箭头）不再连接髋臼的负重部分。

2. T形髋臼骨折　T形髋臼骨折（图2-27）是一种横向髋臼骨折并向下延伸至闭孔环的组合。它类似于双柱断裂，因为它破坏了闭孔环；另一种相似性是髂耻线和髂坐线的破坏。然而，骨折并不涉及髂骨翼，这有别于双柱骨折。

横行骨折线实际上并不在解剖学的横行平面内，而是横行于髋臼。由于髋臼的杯形通常向下和向前倾斜，所以横向断裂面呈现类似的取向。因此，在X线片上，破坏髂耻骨和髂骨线的骨折线在髋臼斜平面的上方和内侧走行。通过观察髋臼面，这是最好的评价。在CT上，这种横向骨折成分被看作是从髋臼内侧和上方走行的矢状骨折。

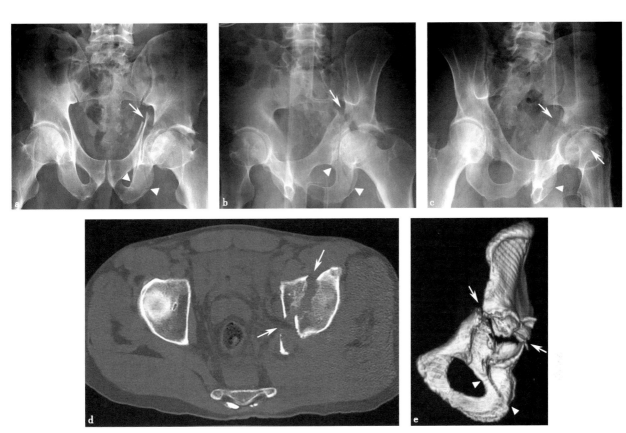

图2-27　T形髋臼骨折

a. 骨盆正位X线片；b、c. 双侧斜位骨盆X线片；d. 轴向CT扫描；e. 髋臼侧面三维CT扫描，右侧半骨盆和股骨去除。图中箭头示闭孔环骨折，直线箭头示通过髋臼的横行分量。注意CT扫描时横向髋臼骨折成分的特征性斜向矢状取向，X线片上横向相对于髋臼。

3. 横行髋臼骨折　髋臼的横行骨折（图2-28）仅限于髋臼，而不涉及闭孔环。横行髋臼骨折必须涉及髋臼的前部和后部，因此髂耻线和髂坐线在X线片上显示不连续。该骨折线从髋臼向上和向内延伸。在CT上，当从下向上滚动时，在后续的CT图像上可以看到特征性的矢状面骨折线向内侧移动。尽管在解剖学上不是横行的，但断裂平面相对于髋臼是横行的，其在下部和前部相对倾斜。在髋臼面的CT重建图像上可以最清楚地看到这种骨折面走向。

4. 横行后壁骨折　横行后壁骨折（图2-29）是一种前面描述的横行骨折，伴随着粉碎性的后壁骨折，这种骨折通常会被置换。与孤立的横行骨折一样，关键在于判断闭孔环是否被破坏，若闭孔环完整，则不考虑双柱和T形骨折。如同简单的横行骨折一样，这种骨折类型不会延伸到髂骨翼。

在X线片上，髂耻线和髂坐线的破坏与孤立的横行骨折一样。然而，与孤立的横行骨折不同，可以看到额外的后壁粉碎。在没有移位的情况下，由于碎片重叠在股骨头上，所以在前后位X线片上很难识别后壁的粉碎。倾斜Judet位X线片和CT有助于显示粉碎的后壁组件。

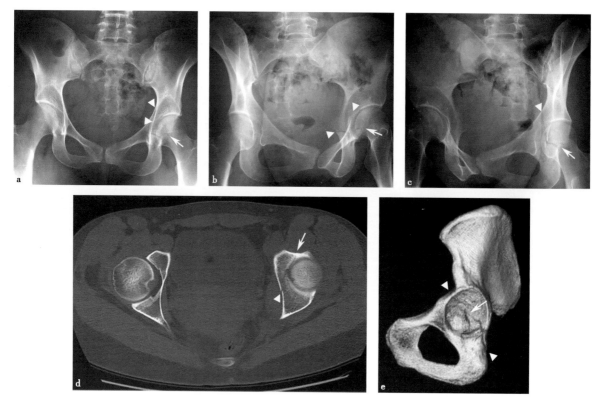

图 2-28　横行髋臼骨折

a. 骨盆正位 X 线片；b、c. 双侧斜位骨盆 X 线片；d. 轴向 CT 扫描；e. 右侧髋臼三维 CT 重建侧面观显示骨折走向（直线箭头）横向于髋臼，破坏髂耻线和髂坐线（箭头）。注意 CT 扫描时特征性的矢状 - 斜向骨折平面（d）。箭头示破坏的髂耻线和髂坐线，直线箭头示横向于髋臼的骨折线。

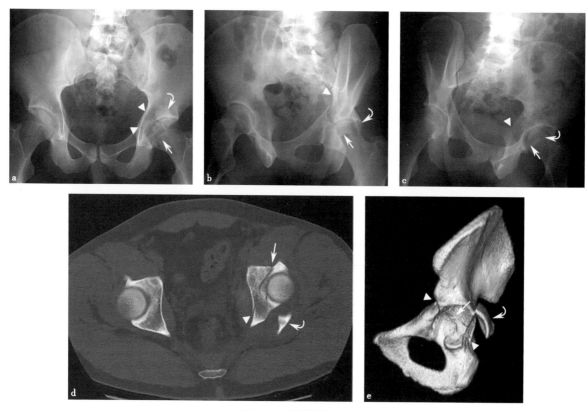

图 2-29　横行后壁骨折

a. 骨盆正位 X 线片显示后壁髋臼骨折；b、c. 双侧斜位骨盆 X 线片；d. 轴位 CT 扫描；e. 髋臼侧面三维 CT 扫描，右半骨盆和股骨去除后，显示横向骨折（直线箭头）破坏髂耻骨和髂坐线（箭头），伴有移位和粉碎的后壁骨折片段（弯曲的箭头）。

5. 孤立后壁髋臼骨折　孤立后壁髋臼骨折（图 2-30）是髋臼骨折最常见的类型之一，发生率为 27%。因此，髂坐线完整时，不考虑横行后壁骨折的分型。然而，髂坐线的破坏可能会或不会作为粉碎后壁组分的延伸存在。斜 Judet 位 X 线片和 CT 有助于显示孤立后壁髋臼骨折。

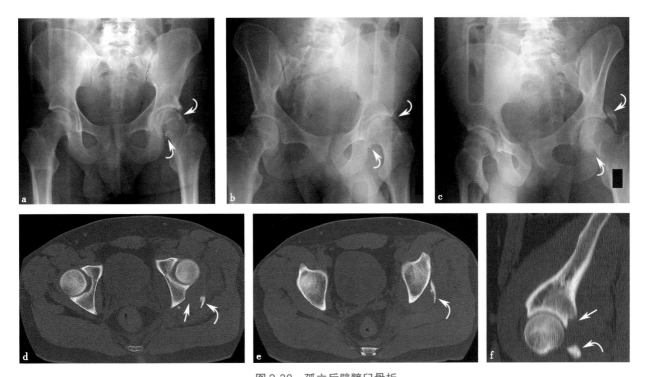

图 2-30　孤立后壁髋臼骨折

a. 骨盆正位 X 线片；b、c. 双侧斜位骨盆 X 线片；d、e. 轴向 CT 扫描；f. 矢状面 CT 重建。
直线箭头示骨折部位，弯曲的箭头示后壁骨折块。

（刘兆杰　贾　健）

参 考 文 献

[1] 胥少汀，葛宝丰，徐印坎. 实用骨科学 [M]. 5 版. 北京：人民军医出版社，2016：882-883.

[2] 贾健. 骨盆骨折的分类及内固定治疗 [J]. 中华骨科杂志，2000，22（11）：694-698.

[3] SAGI H C，CONIGLIONE F M，STANFORD J H. Examination under anesthetic for occult pelvic ring instability[J]. J Orthop Trauma，2011，25（9）：529-536.

[4] SHUI X，YING X，KONG J，et al. Radiographic diagnosis of sagittal plane rotational displacement in pelvic fractures：a cadaveric model and clinical case study[J]. Arch Orthop Trauma Surg，2015，135（8）：1093-1099.

[5] MANDELL J C，WEAVER M J，KHURANA B. Computed tomography for occult fractures of the proximal femur, pelvis, and sacrum in clinical practice：single institution, dual-site experience[J]. Emerg Radiol，2018，25（3）：265-273.

第三章　骨　盆　骨　折

第一节　骨盆骨折的急救

一、概述

骨盆骨折大多由高能量损伤引起,多见于交通事故及坠落伤,钝性损伤所致的骨盆骨折占全身骨折中的3%,常合并头、胸、腹及四肢的损伤,伴有多发伤时死亡率高达30%~58%,早期死亡原因主要是难以控制的出血、脑部及腹部的严重损伤,晚期主要为多器官功能障碍综合征(multiple organ dysfunction syndrome,MODS)、急性呼吸窘迫综合征(acute respiratory distress syndrome,ARDS)及弥散性血管内凝血(disseminate intravascular coagulation,DIC)等并发症。

根据Cho等研究约34.3%的严重骨盆骨折合并腹腔内脏器损伤,其中胃肠损伤占16.7%。在骨盆区的损伤主要表现为出血难以控制,常引起失血性休克,甚至导致死亡。主要由于骨盆区出血位于盆腔深处,存在大量疏松结缔组织及骶前静脉丛,且无静脉瓣,小动脉广泛吻合形成网状,骨盆含大量松质骨,盆腔间隔室压力小,从而出血量可达3 000~4 000ml,迅速引起出血性休克。因此应早期发现严重伴出血的骨盆骨折,并给予有效干预,提高骨盆骨折患者的存活率。

二、骨盆骨折急救中的常用理念

(一)损伤控制理念

1. 损害控制外科(damage control surgery,DCS)理念　由美国腹部外科医师Stone等于1983年提出,即在救治严重创伤、大量失血的患者时,先维持生命,纠正患者生理紊乱,改善全身状况,后择期手术。其主要目的是减少生理紊乱对患者的损害,减轻或避免死亡"三联征"(代谢性酸中毒、低体温和凝血功能障碍)的出现,从而降低死亡率。在实践中逐步确立了DCS三个阶段原则:第一阶段简单快速控制伤情,第二阶段进行ICU复苏,第三阶段进行确定性手术。

2. 损伤控制骨科(damage control orthopaedics,DCO)理念　随着理论认识的不断深化和技术方法的不断完善,在20世纪90年代,骨科医师在Stone等的基础上提出了DCO,即一种应急分期手术理念,先救命、后治伤的原则,目的是救命、保全伤肢、控制污染、避免生理潜能进行性耗竭,为有计划确定手术赢得时间。DCO强调在创伤早期行初始、快速、暂时的骨折固定,减少生理紊乱和炎症反应,待全身情况好转后行二期确定性处理。2003年,Giannoudis提出了DCO实施的具体步骤:①控制出血,彻底清创,不稳定骨折的早期临时固定;②转送ICU,纠正低体温、代谢性酸中毒、凝血功能障碍;③待患者病情稳定,实施决定性手术治疗。

3. 死亡"三联征"　在不稳定骨盆骨折中,需在纠正血容量及内环境的同时,稳定骨盆,缩小骨盆容积,提高腹膜后血肿的压力压迫止血,后期经治疗,待病情稳定后再择期手术。在抢救休克过程中,升压药物的应用及低体温可导致心功能不全,而心功能不全又进一步加重酸中毒,酸中毒进而又损害凝血功能,凝血障碍引起的组织低灌注量继续加重了低体温和酸中毒。这三者之间互为因果,恶性循环,使得患者生理潜能处于耗竭状态，自身创伤修复能力严重受损，已无法承受早期复杂的确定性手术，即使没有发生术中死亡，也将死于术后 ARDS 和 MODS。死亡"三联征"的出现，意味着生理功能紊乱和机体代谢功能失调，已面临着出现严重并发症和死亡的危险。①低体温：指机体温度 <35℃，是严重创伤和复苏之后不可避免的病理生理改变。患者因低血容量、低血流状态及麻醉使代偿性周围血管收缩反应丧失，引起机体低温，大量冷液体复苏，体腔暴露使热量丢失增加，加上产热功能损害，进一步加重低体温。低体温可导致致死性的心律失常、心搏出量减少、外周血管阻力增加、血红蛋白氧离曲线左移、氧释放量减少；并且抑制凝血激活途径导致凝血障碍等。②凝血功能障碍：在低体温条件下，凝血过程中的各种反应被抑制，凝血酶、血小板数量减少和功能受到损害，凝血因子合成减少；纤溶系统激活，纤维蛋白原裂解产物大量增加；大量输入库存血使凝血因子进一步减少；液体复苏又引起血液稀释，加重凝血功能障碍。③代谢性酸中毒：乳酸的生成与组织缺氧时丙酮酸氧化作用的降低有关，持续低灌注状态下细胞能量代谢由需氧代谢转为乏氧代谢，导致体内乳酸堆积，引起乳酸性酸中毒。乳酸水平在严重创伤患者与病死率明显相关。

（二）低血压复苏理念

限制性液体复苏或延迟性液体复苏，即复苏的早期阶段采用低血压复苏，即维持收缩压在 80～100mmHg，保证组织器官在满足基本灌注的同时避免大量的液体输入可能导致骨折端继发性出血、血栓脱落、低体温及凝血障碍等并发症的发生。然而，最佳的血压控制目标仍没有统一标准。①对于脑和脊髓损伤患者，保证充足的氧灌注是核心任务，以保证脑灌注。欧洲创伤性严重出血和凝血病管理指南 2016 年版推荐标准：除了颅脑损伤尚有活动性出血的患者应维持动脉收缩压在 80～90mmHg，而严重脑损伤[格拉斯哥昏迷评分（Glasgow coma score，GCS）≤8 分]患者应维持平均动脉压（mean arterial pressure，MAP）≥80mmHg。②对于老年高血压患者，采用低血压复苏时需慎重处理。高血压患者往往合并冠状动脉粥样硬化，当血压下降到一定程度时，心、脑、肾等器官往往单一或多个器官功能储备力低下，较没有基础疾病的创伤性休克患者更易受到影响。在休克应激状态下生命器官的代偿功能出现明显的低下或不足，病情进展迅速，易发生多器官功能衰竭，病死率高。

（三）院前院内急救一体化和多学科协同理念

对于严重骨盆骨折合并多发伤的患者应就近处理、平稳转送、多学科协同。因病情复杂，涉及多学科、多科室，所以需要建立一个专业的团队。从预检分诊开始，采取合理、高效的流程，各部门通力合作才能提升效率，提高抢救成功率。其流程不是直线化，整个团队在流程的各个步骤同时、协同运行，才能最大限度保障患者的高效救治。院前和院内急救一体化是将 DCO 提前到事故现场和急诊室，尽量缩短抢救时间并高效运作。以 DCO 理念为指导，核心是由创伤急救专业团队定向负责实施抢救，由骨科、创伤外科、普通外科、神经外科、ICU，以及其他外科亚专科医师协同，经过 DCO 理论和操作培训，依托本院急救中心，与"120"指挥中心横向联系合作，规范急救流程。

三、骨盆创伤急救流程

（一）骨盆急救

应遵循高级创伤生命支持（advanced trauma life support，ATLS）的原则进行，即"ABCDE"原则。创伤后数分钟至数小时内是抢救黄金时间，即第二个死亡高峰期时段（表 3-1）。因此在对急性创伤患者评估时不必追问详细的病史，不必因诊断不明确而延误有效的治疗，要明确优先处理原则。

表 3-1　创伤后三个死亡高峰期

死亡高峰	时间	死亡原因
第一个高峰	创伤后数秒至数分钟内	主要见于脑、脑干、高位脊髓、心脏、主动脉和大血管损伤
第二个高峰	创伤后数分钟至数小时内	多见于硬膜外、硬膜下血肿、血气胸、肝脾破裂、骨盆骨折、大量失血
第三个高峰	创伤后数天至数周	创伤后感染、器官功能衰竭、MODS 等严重并发症

"ABCDE"原则：

1. 气道维持与颈椎保护（airway，A）　明确是否符合气道控制适应证、是什么导致呼吸道损害。

（1）需要气道保护的病例：①意识丧失（GSC 评分≤8 分）；②严重颌面部骨折；③误吸危险（出血、呕吐等）；④气道梗阻危险。

（2）需要通气的病例：①呼吸暂停、神经肌肉麻痹、意识丧失；②呼吸肌肌力不足、呼吸急促、缺氧、高碳酸血症、发绀；③严重闭合性头部外伤伴过度通气。

（3）处理措施：①抬起下颌；②清除气道异物；③插入口咽/鼻咽管；④建立人工气道：经口咽/鼻咽气管内插管或环甲膜切开。对于复合伤、昏迷尤其是头部重创患者，怀疑有颈椎损伤时应进行颈椎的保护。

2. 呼吸和通气（breathing，B） 明确引起急性通气障碍的损伤原因。

（1）常见原因：①张力性气胸；②连枷胸伴肺部挫伤；③大量胸腔积血；④开放性气胸。

（2）处理措施：①给予高浓度吸氧；②肺泡过度通气；③消除张力性气胸，穿刺减压或放置胸导管；④将开放性气胸转变为闭合性气胸；⑤有开胸适应证者须开胸。

3. 循环与出血的控制（circulation，C） 明确是否有血流动力学改变及引起其改变的原因。

（1）判断指标：①意识水平；②皮肤颜色；③脉搏的质量、频率及节律（脉搏与血压的关系：颈动脉搏动存在，SBP≥60mmHg；股动脉搏动存在，SBP≥70mmHg；桡动脉搏动存在，SBP≥80mmHg）。

（2）引起血流动力学改变的原因：①内/外出血伴低血容量休克；②心脏压塞；③张力性气胸、大量胸腔积液、大量血气胸；④急性腹腔高压综合征。

（3）处理措施：①加压止血或手术止血；②手术解除血液回流阻碍；③建立静脉通路；④液体复苏、输血等。

液体复苏及输血方案：采取以晶体和浓缩红细胞为主的输血方案，辅以血浆，浓缩红细胞与血浆比例为 1:1 或 2:1。早期伤后出血及大量补液引起凝血功能差，需早期补充血浆，后期主要为纤溶亢进引起凝血功能障碍。氨甲环酸、纤维蛋白原、冷沉淀、血小板、钙离子的应用能够改善凝血功能，若仍然难以奏效，可加用基因重组的活化 VII 因子（rF VII a）。氨甲环酸应在伤后 3 小时内尽早使用，首剂量 1g（给药时间 >10 分钟），后续 1g 继续输注 8 小时。血小板应维持在 $>50\times10^9/L$，若存在持续性出血，则应保持在 $>100\times10^9/L$。

4. 活动障碍和精神状态（disability，D） 快速的神经功能评估在初期评估的最后进行。最基本的检查：神志状况、瞳孔大小、对光反射。简单的意识丧失分级"AVPU"：A（awake），完全清醒；V（verbal response），对语言有反应；P（painful response），对疼痛有反应；U（unresponse），对刺激无反应。昏迷评价较准确的 GSC 评分（表 3-2）。初步处理：①插管并给予轻度的过度通气；②给予甘露醇脱水减压；③头颅 CT，必要时开颅减压。

表 3-2　格拉斯哥昏迷评分（GCS）

	6分	5分	4分	3分	2分	1分
睁眼反应	/	/	自动睁眼	呼唤睁眼	疼痛睁眼	刺激不睁眼
语言反应	/	正确应答	应答错误	胡言乱语，词可辨	疼痛发声	刺激无声
运动反应	按指令运动	对疼痛能定位	对疼痛回缩	疼痛刺激异常屈曲	疼痛刺激异常伸直	刺激无反应

注：三组总和即为 GCS 评分，最高为 15 分，最低为 3 分。GCS 评分 13～15 分，昏迷 20 分钟以内，为轻度创伤；GCS 评分 9～12 分，昏迷 20 分钟至 6 小时，为中度创伤；GCS 评分 <8 分，昏迷在 6 小时以上，为重度创伤。

5. 暴露/环境控制（exposure and environment，E） 保证周围环境安全，充分暴露，全面检查，但要注意保暖。

在患者生命体征稳定或复苏无效时需再次评估，以确保新的临床体征没有被遗漏或恶化。

（二）院前急救

从事故发生到送入急诊科这段时间的处置。在救护人员到达现场后，迅速对事故现场进行一般情况、致伤原因、生命体征、损伤部位等情况的评判。先保持气道通畅，充分给氧，维持呼吸、循环，必要时给予气管插管，建立 2 个及以上静脉通道，可以选择患者健侧上肢的粗大静脉进行穿刺并置管或者进行颈内静脉穿刺置管来进行扩容。然而对于骨盆骨折患者来说，不能选择患者的下肢静脉进行穿刺置管，因为液体不能够有效地进入到患者的血液循环中。有体表出血的部位给予止血带或加压包扎止血。采用CRASHPLAN 方案，四肢伤容易发现，重点对头颅、脊柱、胸腹部、四肢进行简单查体预判断，根据情况给予临时固定。对合并骨盆损伤的，需初步判断骨盆是否存在不稳定性可能，若怀疑应积极给予充气抗休克裤、床单或骨盆约束带辅助稳定骨盆，减少出血，防止二次损伤。对可疑骨盆骨折均采用简易固定法临时固定，固定时要注意重点在大转子附近，上缘必须覆盖骨盆区域，膝盖和双踝须同时捆绑固定，同时每小时检查和重新调整一次。

（三）院内救治

1. 第一阶段 进入急诊室的第 1 小时为"黄金 1 小时"，对挽救患者生命极其重要。在 120 医师交接后，需再次评估患者全身状况，同时请创伤外科医师指导急救，损伤器官相应科室医师协助救治，协调好人员和资源。继续维持呼吸循环，有休克症状体征的给予快速液体复苏，有大量出血征象的给予输血处理。急查血液化验、床边创伤重点超声评估（focused abdominal sonography for trauma，FAST）、胸腹骨盆X 线片等，待检查结果出来后，对病情已有初步了解，可判断是否需要急诊手术干预。是否需要进一步CT 需根据患者有无头颅损伤可能、是否能耐受搬运及是否需确诊等综合性判断。

2. 第二阶段 需要急诊手术进行损伤控制者，应提前联系手术相关人员做好准备，护送患者至手术室；不需要手术者根据病情严重程度分流，划分病情轻重收入不同病房。重症患者在收入 ICU 时，重点注意预防死亡"三联征"，即低体温、凝血功能障碍和代谢性酸中毒。积极检测体温、血气、乳酸和凝血功能，给予预防感染、纠正酸中毒、补充血容量等对症处理，控制全身炎症反应。防止 ARDS、MODS、DIC 及严重感染的发生。

3. 第三阶段 病情稳定后Ⅱ期行确定性骨折内固定术（图 3-1）。

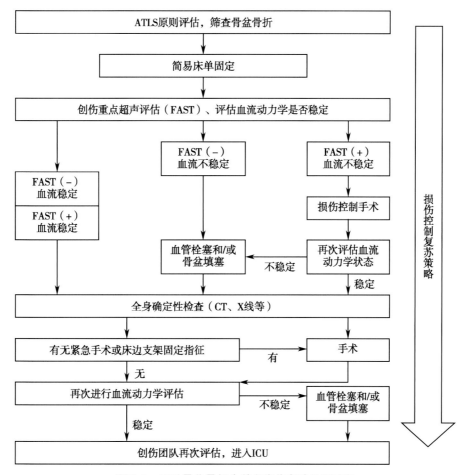

图 3-1 严重骨盆骨折合并多发伤急诊处理流程

（四）骨盆骨折的评估

创伤后"黄金1小时"是救治成功的关键，因此早期正确的伤情评估是救治前提。评估主要包括：患者全身状况、是否合并危害生命的其他脏器损伤及骨折本身的特征。对于疑似骨盆骨折的患者，要立即进行全面有序及有重点的体检，充分利用X线、B超、CT、血管造影及栓塞、血尿常规及快速简捷的胸腹腔穿刺，以明确骨盆骨折类型、及时发现身体其他脏器的合并伤。

可能伴有骨盆不稳定的临床表现：①无长骨骨折的下肢畸形，通常为同侧下肢长度改变，包括下肢缩短和/或内/外旋畸形；②巨大腰部及臀部挫伤、肿胀提示有大量出血，需要判断是否伴有骨盆后环损伤；③骨盆后方触诊发现巨大血肿、骨折区台阶或者骶髂关节脱位；④明显的开放性骨盆骨折、阴囊血肿、直肠周围出血、腰骶丛损伤症状；⑤耻骨联合分离和骨盆挤压试验阳性（不可反复进行，避免进一步损伤和凝血块松动，导致出血）。

要特别注意患者有无便血及头、胸、腹部情况，常规做诊断性导尿、肛门检查等，发现情况及时请相关科室会诊。泌尿生殖系统损伤在骨盆开放性损伤中占24%～57%，泌尿系统损伤指尿道和膀胱的损伤，因此在急救时要加强对病情的观察，如尿道口周围是否存在血迹和血性分泌物、尿液外渗情况以及患者排尿情况等；若患者出现排尿困难应及时给予导尿，此时导尿应轻柔与缓慢，以免增加尿道损伤等情况的发生；男性一旦出现导尿失败，则应进行直肠指诊，判断是否合并前列腺的移位，并行膀胱造瘘术。女性生殖器出血提示与阴道贯通的开放性骨折；另外，若患者在导尿过程中出现少量血性尿液以及腹膜刺激征时，说明患者存在膀胱损伤的情况，所以对此类患者应行膀胱探查以及对其行膀胱修补缝合术。

对于肠道损伤排查患者，不应过分依赖腹部CT，Fakhry等发现在腹部CT检查中仍有13%的患者合并有小肠穿孔却难以被发现。直结肠损伤在开放性骨盆损伤中占18%～64%，骨盆骨折合并直肠损伤的早期临床表现常被原发损伤所掩盖，尤其是腹膜外直肠损伤，损伤位置较低并不影响蠕动，故听诊肠鸣音正常或稍减弱，早期可出现肛门排气、排便，这些早期症状较轻的病例易给临床工作者造成错觉，引起漏诊，容易忽视。

骨盆骨折往往伴随内脏损伤和大量出血，进而造成腹膜后的巨大血肿，巨大血肿可能刺激神经根或因压迫而引起麻痹性肠梗阻，救治过程中应密切观察患者腹痛、腹胀、呕吐及肛门排气等情况。另外需注意少见的盆腔间隔室综合征，在排除泌尿系统损伤后，无尿或少尿是其典型症状。

骨盆骨折中最易出血的动脉为：阴部内动脉、臀上动脉、髂腰动脉、臀下动脉和闭孔动脉。根据骨折的解剖位置可大致推测受损的血管。耻骨支骨折多为死亡冠及闭孔动脉损伤；坐骨支骨折多为阴部内动脉损伤、臀下动脉损伤；髂骨翼骨折多为髂腰动脉损伤；坐骨大切迹处骨折多为臀上动脉损伤；骶骨骨折及骶髂关节脱位多为骶丛或髂内动脉的损伤。

（五）骨盆骨折的救治

1. 骨盆骨折的急救

（1）石膏固定：为早期方法，因影响骨盆骨折及后续抢救被淘汰。

（2）抗休克裤：适用于紧急抢救各种原因所致的低血容量性休克患者，对骨盆骨折可行一个向内侧加压的作用。

（3）骨盆带或床单捆绑：将床单折叠成30～40cm宽的条状，横向放置于经患者大转子及耻骨联合处缠绕一周，适当向中心挤压后，用巾钳或绷带固定。适用于非专业人员，作用迅速、有效、无创、操作简单。

（4）前环外固定架：适用于后环尚稳定的患者。

（5）骨盆C形钳：适用于后环不稳定的患者。

（6）盆腔填塞：源自2005年Smith等2例报道，通过腹膜外途径控制严重的骨盆骨折出血。后被逐渐广泛推广，作为存在不稳定血流动力学的骨盆骨折病例强烈推荐的治疗措施。但Cullinane等和Osborn等认为盆腔填塞效果不明确，并不能降低死亡率，仅适用于骨盆内出血，尤其是骨折断端渗血、骶前静脉丛的出血。

（7）数字减影血管造影（digital subtraction angiography，DSA）和经导管动脉栓塞（transcatheter arterial embolization，TAE）：适用于骨盆或合并其他部位的动脉出血，对骶前静脉丛的出血也有部分效果。

2. 各种方法的具体应用

（1）抗休克裤：常用的抗休克裤类型有整体型和分段型。整体型为单囊结构，即腹部和双下肢为一相通的囊；分段型为三囊结构，即腹部和双下肢分隔为三个囊，需分别充气加压，便于有选择地使用。整体型适用于院前现场及急诊室急救时使用，也可供病房及手术室使用。分段型适用于病房或手术室，可根据需要对1～3个囊充气。

1）作用机制：①短时的止血效应；②自体血回输效应；③外周血管阻力升高效应。

2）缺点：①作用时间短；②易致下肢骨筋膜室综合征；③减少腹部和下肢可接触性；④减少腹部和下肢可见性；⑤降低肺的顺应性。

3）使用方法：①检查患者血压，注意腿部及腹部损伤，视情况给予初步处理；②去除患者身上的锐器，以防戳穿抗休克裤；③以正规固定操作技术将患者移到抗休克裤上，抗休克裤的顶端应置于膈肌和脐之间；④将抗休克裤分别包绕两腿与腹部并扣紧，三囊式抗休克裤应先充气腿段，再充气腹段，以防倒驱血至下肢；⑤每充气一段时间后，均应重新检查一下患者。一般当其内压达 40mmHg 时，基本可满足抗休克效果，若效果不佳，可继续充气，并观察血压变化，待收缩压达到预期值且病情稳定时即应停止充气，充气最大压力可达 100mmHg。

4）注意事项：①一旦穿上抗休克裤，在需要解脱时，必须要有血压监测和静脉补液；②放气从腹段开始，缓慢放气，放气期间应监测血压，血压每下降 5mmHg 就应暂停放气，待血压恢复平稳后，再次缓慢放气，直至完全放气。腿段放气同理。注意绝不能先放腿段，否则充气的腹段将起止血带作用而使大量血液滞留于双下肢。③若血压继续下降，可在静脉补液的同时重新为抗休克裤充气。④穿抗休克裤时间较长时，应适当降低气压，并适量输入 5% 碳酸氢钠以防酸中毒。⑤在使用过程中应注意双下肢皮纹色泽，必要时交替充气、放气。⑥长时间使用时注意放气后可能出现骨筋膜室综合征、下肢静脉血栓形成、肺部和脑部损伤加重等并发症。

（2）骨盆前环外固定支架

1）髂嵴入针法

入针点：髂前上棘后 2cm 的髂嵴上。

入针角度及深度：与矢状面约成 45°，平行于髂骨翼倾斜方向，入针深度约 5cm。

具体操作步骤：①患者取平卧位，触摸髂前上棘及髂嵴，沿髂嵴方向在髂前上棘后 2cm 处向后切开约 2～4cm 的皮肤及皮下，深达髂嵴；②贴髂骨翼内、外板向内后方分别插入 1 枚克氏针，标示髂骨翼厚度及内后方倾斜角度；③在髂前上棘后 2cm 的髂嵴上，即 2 枚克氏针之间，沿髂骨翼内后方倾斜角度约 45°，在内外侧板间、髂嵴内中 1/3 交接处，在套筒辅助下置入 1 枚直径 5mm 斯氏针；④安装连接模块，通过连接模块针道方向，在第 1 枚斯氏针后方置入第 2 枚斯氏针；⑤对侧同方法置入 2 枚斯氏针；⑥安装连接杆，双手向内适度推挤髂骨翼，拧紧固定各个螺钉，完成固定；⑦针孔处皮肤根据切口大小适当予以缝合，斯氏针根部予以碘伏或酒精纱布缠绕，预防感染。

需要注意：对于大部分年轻患者，髂骨翼需要预先钻一深约 1cm 的孔，穿透骨皮质，而老年人可以不需要预开孔。条件允许时，最好用 C 臂验证斯氏针位置。在骨盆出口位上，可见斯氏针从髂嵴穿入，闭孔斜位见斯氏针位于髂骨的切线位，判断是否位于髂骨板内。

2）髋臼上入针法

入针点：髋臼上缘之上至少 1cm，髂前下棘及附近。

入针角度及深度：矢状面斯氏针指向头侧，针尾向下偏 30°，向外偏 15°～20°，平行髂前下棘指向髂后上嵴方向，入针深度约 5cm。

具体操作步骤：①患者取平卧位，触摸髂前上棘，以髂前上棘为顶点，在与矢状面约成 15° 夹角内下方约 3cm 处切开皮肤及皮下深筋膜，钝性分离，注意勿损伤股外侧皮神经，触摸髂前下棘及髋臼顶；②贴髂骨翼内、外板向内后方分别插入 1 枚克氏针，标示髂骨厚度及后方倾斜角度；③触摸髋臼上缘及髂前下棘，在髋臼上缘至少 1cm 处入针，在 2 标示克氏针之间，平行髂前下棘指向髂后上嵴方向，矢状面斯氏针指向头侧，针尾向下偏 30°，向外偏 15°～20°，入针深度约 5cm；④安装连接模块，通过连接模块针道方向，在第 1 枚斯氏针上方置入第 2 枚斯氏针；⑤对侧同方法置入 2 枚斯氏针；⑥安装连接杆，双手向内适度推挤髂骨翼，拧紧固定各个螺钉，完成固定；⑦针孔处皮肤根据切口大小适当予以缝合，斯氏针根部予以碘伏或酒精纱布缠绕，预防感染。

需要注意：如条件允许，在 C 臂辅助下入钉更安全，入钉侧闭孔出口位上、泪点的位置为斯氏针的入钉安全区。

3）髂骨翼入针法

入针点：髂前上棘。

入针角度及深度：平行于髂嵴，指向髂结节，深约 5cm，现已少用。

骨盆前环的外固定可以将髂嵴入针法和髋臼上入针法两种方式联合应用，采用多平面固定方式，固定更加牢靠，然而尚无文献报道是否能提高患者生存率。

（3）骨盆后环外固定——骨盆 C 形钳

入针点：髂后上棘与髂前上棘连线的后 1/3 处均可，或股骨长轴与髂前上棘向后做垂线的交点。

入针角度及深度：水平入针，并固定在后方髂骨外板。

具体操作步骤：①在健侧体表定位处做一小切口，插入克氏针引导手柄至髂骨外板。②在克氏针手柄引导下，插入克氏针深至髂骨深处，其主要作用是防止 C 形钳固定针的滑动；患侧不需要克氏针固定。③位置难以把握时，可以在 C 臂的辅助下定位。位置位于侧位 X 线片骶髂关节投影处。④注意入针位置要准确，入针点偏前可能刺穿骨盆，造成盆腔内脏器、血管的损伤；入针点靠后，可能损伤臀上动静脉；入针点靠远侧可能损伤坐骨神经。⑤组装 C 形钳，暂不加压。⑥先行骨盆闭合复位，骨盆向近端的移位，可向下拉患侧腿并使其内旋；骨盆外翻畸形，向内侧挤压髂嵴；骨盆内旋畸形或向后移位，通过髂前上棘、下棘或髂嵴上打入 Schanz 螺钉接 T 形手柄来辅助旋转、提拉复位。⑦对 C 形钳先进行横杆内外侧加压，然后用扳手拧紧空心针进一步加压。⑧根据是否需要腹部手术，调整 C 形钳横杆位置，注意在皮肤间垫软垫保护皮肤。

（4）盆腔填塞

1）手术指征：在排除其他部位的出血可能后，骨盆外固定后 2 小时内输血 / 输液量达 4 000ml 仍不能纠正休克；骨盆区介入栓塞失败。

2）术前准备：骨盆稳定（不论自身还是在外固定辅助下），这是栓塞的前提；膀胱导尿。

3）手术步骤：①取下腹部低位正中切口，逐层切开皮肤、皮下、腹直肌鞘，直至膀胱前间隙；②骨盆骨折不稳需填塞止血者多伴有骨盆内周围筋膜层严重破坏，将膀胱拨到一侧，不需要刻意分离，即可直达骶骨前区；③对不同的知名动脉根据情况给予钳夹、结扎、修补等处理；④对于骶前静脉丛和骨折断端的出血，不需要逐一电刀止血，直接使用宫纱首尾打结相连或纱布卷，从骶前区沿真骨盆边缘填塞至膀胱前区，对侧同样自后向前填塞。必要时可术中临时用橡皮条或血管夹夹闭髂内动脉，在下次取填塞物时一并取出。Ramirez 等和 Bratby 等证实阻断髂内动脉安全，并无长期和短期并发症；⑤逐层关闭切口，标记宫纱或纱布卷末端。

4）注意事项：①填塞物于 24～48 小时后根据出血情况拔出或更换。②若填塞后仍不能控制出血，需检查骨盆外固定是否稳定，大的移位是否复位，是否有知名动脉止血的遗漏。介入栓塞可作为补救措施。③当出现少尿 / 无尿时，需注意是否为填塞物压迫输尿管膀胱入口，造成肾积水可能。④填塞后腹室后，腹部应保持敞开，避免腹腔间隔室综合征的发生。

（5）血管造影（DSA）和经导管动脉栓塞（TAE）：通过造影找出出血动脉，并进行栓塞；在严重骨盆内出血时，未能发现出血动脉可紧急行双侧髂内动脉栓塞，不仅可阻断动脉性出血，而且还可以通过阻断动脉的血供从而减少静脉回流血量，减少静脉性出血；也可行腹主动脉球囊阻断（intraoperative aorta balloon occlusion，IABO），作为临时稳定血流动力学状态的方法，为后面手术干预提供时机。Cheng 等发现不稳定骨盆骨折 30 天内总死亡率为 47.2%，未行介入栓塞者的死亡率为 63.5%，行介入栓塞者的死亡率为 42.1%，骨盆填塞者的死亡率为 30.6%。因此，他认为骨盆填塞在不稳定骨盆骨折伴出血治疗中应作为首要推荐，与外固定同时应用效果更好。根据国内外文献及我院经验，伤后 3 小时内是行动脉造影栓塞的最佳时间,对于有明确适应证者,应早期行造影栓塞,切不可长时间观察延误抢救时机。

(6)腹主动脉临时阻断术:主要用于难以控制骨盆骨折出血的暂时性紧急止血,作为下一步急诊处理的过渡处理措施。主要作用机制是将导管经股动脉插入腹主动脉,并在肾动脉水平以下用球囊将其阻断,防止循环血流量的继续丧失,维持机体有效循环血流量,临时保证重要器官的血流灌注,为抢救生命争取时间。

(易成腊 杨成亮 刘 佳)

第二节 骨盆骨折的分型

一、骨盆骨折的 Young-Burgess 分型

根据骨盆骨折的受伤机制及稳定性划分,共四大型。

(一)前后挤压伤

前后挤压伤(anterior-posterior compression,APC)的分型见表 3-3。

表 3-3 前后挤压伤分型

类型	特点
APC Ⅰ 型	耻骨联合分离≤2.5cm,可有一侧或两侧耻骨支垂直骨折,骶棘韧带、骶结节韧带及后方韧带复合体无损伤
APC Ⅱ 型	耻骨联合分离 >2.5cm,骶髂前韧带、骶棘、骶结节韧带断裂,骶髂后韧带、骨间韧带完整,骨盆呈开书样损伤,旋转不稳定,垂直方向稳定
APC Ⅲ 型	在 APC Ⅱ 型的基础上,外界暴力进一步累及骶髂后韧带、骨间韧带,致其完全断裂,骶髂关节分离,垂直方向及旋转都不稳定

(二)侧方挤压伤

侧方挤压伤(lateral compression,LC)的分型见表 3-4。

表 3-4 侧方挤压伤分型

类型	特点
LC Ⅰ 型	暴力主要作用于骨盆后环,伤侧髂骨压缩性骨折,耻骨支为横行骨折,骨盆环稳定
LC Ⅱ 型	暴力主要作用于骨盆前环,伤侧骶髂关节外侧的髂骨骨折,即新月骨折,常合并后方韧带复合体的损伤,但骶棘、骶结节韧带完整,垂直方向稳定
LC Ⅲ 型	暴力主要作用于对侧骨盆,致骶棘、骶结节韧带、骶髂前韧带损伤,导致对侧开书样损伤,即 Windswept 骨盆

(三)垂直剪切损伤

垂直剪切损伤(vertical shear,VS)是指在轴向暴力作用下致骶髂前、后及骨间韧带等稳定结构均被破坏,从而导致骨盆稳定性完全破坏,髂骨向后上方移位。其分型见表 3-5。

表 3-5 垂直剪切损伤分型

类型	特点
VS Ⅰ 型	耻骨联合分离,损伤通过骶髂关节
VS Ⅱ 型	耻骨支横断、垂直骨折,附加髂骨骨折
VS Ⅲ 型	耻骨支横断、垂直移行骨折,骶髂关节分离,附加骶骨骨折

(四)混合型损伤

混合型损伤(combined mechanism,CM)是上述机制共同作用下的损伤类型,常见 LC 合并 VS。

二、骨盆骨折的 Tile 分型

骨盆骨折的 Tile 分型在 1986 年被提出，1988 年被修改，OA 分型以此为基础发展而来。根据骨盆骨折的稳定性划分，共三大类型。

（一）Tile A 型——稳定型

Tile A 型骨盆骨折的分型见表 3-6。

表 3-6　Tile A 型骨盆骨折分型

类型	特点
A1 型	骨盆边缘撕脱骨折
A2 型	单纯髂骨翼骨折或者微小未影响骨盆环稳定的损伤
A3 型	骶骨或尾骨横断性损伤

（二）Tile B 型——旋转不稳定型

Tile B 型骨盆骨折的分型见表 3-7。

表 3-7　Tile B 型骨盆骨折分型

类型	特点
B1 型	开书样损伤
B2 型	侧方挤压损伤，单侧型
B3 型	侧方挤压伤，对侧型（桶柄样损伤）

（三）Tile C 型——垂直及旋转不稳定型

Tile C 型骨盆骨折的分型见表 3-8。

表 3-8　Tile C 型骨盆骨折分型

类型	特点
C1 型	单侧损伤，后方可分为髂骨、骶骨骨折或骶髂关节脱位
C2 型	双侧损伤，其中一侧为 C 型损伤，另一侧为 B 型损伤
C3 型	双侧 C 型损伤或合并髋臼骨折

三、骨盆骨折的 AO 分型

骨盆骨折的 AO 分型是在 Tile 分型基础上发展而来。

（一）稳定性骨折（A 型）

稳定性骨折的特点是骨盆后环完整。

1. A1 型　后弓完整、髂骨撕脱性骨折（图 3-2）。

（1）A1.1 型：髂前上棘、髂前下棘或坐骨棘骨折（图 3-2a、b）。

（2）A1.2 型：髂嵴骨折（图 3-2c）。

（3）A1.3 型：坐骨结节骨折（图 3-2d）。

2. A2 型　髂骨翼分离或微小移位、未能影响骨盆环稳定性的骨盆骨折（图 3-3）。

（1）A2.1 型：髂骨翼分离，不包含骨盆环骨折（图 3-3a）。

（2）A2.2 型：单侧前环骨折，骨折线经过耻骨支或累及耻骨联合（图 3-3b）。

（3）A2.3 型：骨盆前环分离的骨折，双侧耻骨支骨折或一侧耻骨支骨折加耻骨联合损伤（图 3-3c）。

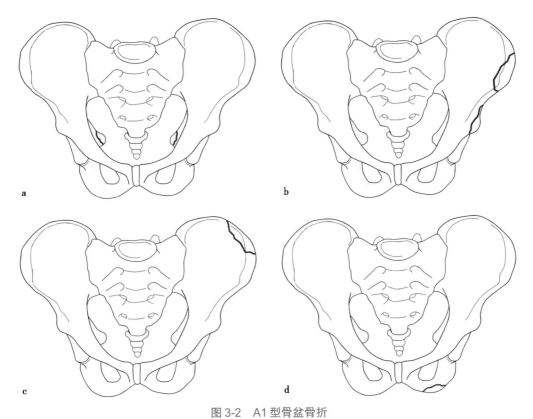

图 3-2　A1 型骨盆骨折

a. A1.1 型坐骨棘骨折；b. A1.1 型髂前上棘、髂前下棘骨折；c. A1.2 型髂嵴骨折；d. A1.3 型坐骨结节骨折。

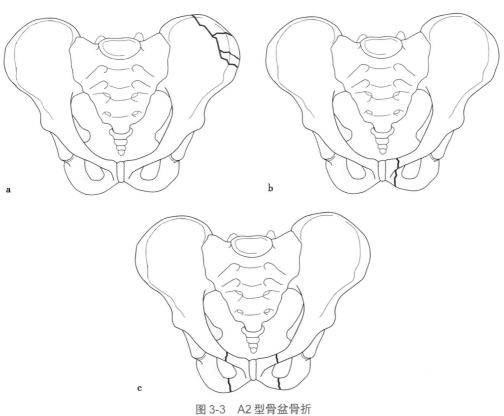

图 3-3　A2 型骨盆骨折

a. A2.1 型；b. A2.2 型；c. A2.3 型。

3. A3 型 骶骨或尾骨的横行骨折（图3-4）。

（1）A3.1 型：尾骨骨折或骶尾关节脱位（图3-4a）。

（2）A3.2 型：无位移的骶骨横行骨折（图3-4b）。

（3）A3.3 型：移位的骶骨横行骨折（图3-4c）。

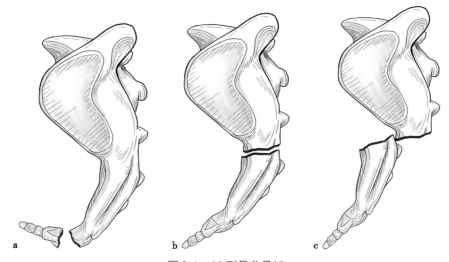

图 3-4　A3 型骨盆骨折

a. A3.1 型；b. A3.2 型；c. A3.3 型。

（二）部分稳定性骨折（B 型）

部分稳定性骨折的特点是后环部分不完整。

1. B1 型 单侧开书样损伤，即骨盆外旋不稳定（图3-5）。

（1）B1.1 型：骶髂关节前方裂开 + A 型损伤（图3-5a）。

（2）B1.2 型：骶骨骨折 + A 型损伤（图3-5b）。

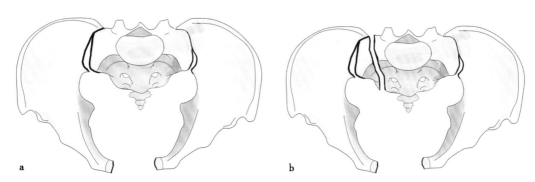

图 3-5　B1 型骨盆骨折

a. B1.1 型；b. B1.2 型。

2. B2 型 侧方压缩性损伤，即骨盆的内旋不稳定（图3-6）。

（1）B2.1 型：骶骨骨折，桶柄状或非桶柄状损伤 + A 型损伤。

（2）B2.2 型：部分骶髂关节骨折半脱位，桶柄状或非桶柄状损伤 + A 型损伤。

（3）B2.3 型：不完全后方髂骨骨折，桶柄状或非桶柄状损伤 + A 型损伤。

3. B3 型 双侧部分稳定性骨折。

（1）B3.1 型：双侧 B1 型损伤。

（2）B3.2 型：一侧为 B1 型，一侧为 B2 型损伤。

（3）B3.3 型：双侧 B2 型损伤。

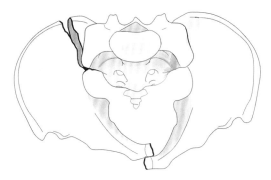

图 3-6　B2.1 型骨盆骨折

（三）不稳定性骨折（C 型）

不稳定性骨折的特点是后环部分完全不完整。包括骶髂后复合体、骶棘、骶结节韧带断裂。

1. C1 型　单侧不稳定骨折。

（1）C1.1 型：后方损伤为髂骨骨折＋A 型损伤。

（2）C1.2 型：后方损伤为骶髂关节脱位或骨折脱位＋A 型损伤。

（3）C1.3 型：后方损伤为骶骨骨折＋A 型损伤。

2. C2 型　一侧不稳定骨折，另一侧部分稳定骨折。

（1）C2.1 型：完全损伤侧通过髂骨，不完全损伤侧为 B1 型或 B2 型损伤。

（2）C2.2 型：完全损伤通过骶髂关节，不完全损伤侧为 B1 型或 B2 型损伤。

（3）C2.3 型：完全损伤侧通过骶骨，不完全损伤侧为 B1 型或 B2 型损伤。

3. C3 型　双侧不稳定的骨折。

（1）C3.1 型：双侧骶骨外侧（经髂骨骨折、经髂骨骨折骶髂关节脱位、经骶骨骨折骶髂关节脱位或单纯骶髂关节脱位）损伤＋A 型损伤。

（2）C3.2 型：一侧骶骨损伤，另一侧骶骨外侧损伤＋A 型损伤。

（3）C3.3 型：双侧骶骨损伤＋A 型损伤。

四、Pennal 分型

Pennal 分型的依据是损伤力及其方向，分为三型（表 3-9）。

表 3-9　Pennal 分型

主型及特点		亚型及特点	
Ⅰ型	前后挤压型	ⅠA 型	开书样损伤
		ⅠB 型	双侧耻骨上下支骨折
Ⅱ型	侧方压缩型	ⅡA 型	同侧前后方损伤
		ⅡB 型	对侧前后方损伤（桶柄样损伤）
		ⅡC 型	双侧耻骨支和后方损伤
		ⅡD 型	混合型损伤
Ⅲ型	垂直剪切型		

五、Letournel 分型

Letournel 分型是按骨折部位的解剖分型（表 3-10）。

表 3-10 Letournel 分型

类型	特点
A 型	髂骨翼骨折
B 型	髂骨和部分骶髂关节骨折
C 型	经骶骨骨折
D 型	单侧骶骨骨折
E 型	骶髂关节骨折脱位
F 型	髋臼骨折
G 型	耻骨支骨折
H 型	坐骨骨折
I 型	耻骨联合分离

六、Kane 分型

1975 年，Kane 在 Key-Conwell 分型的基础上提出了 Kane 分型（表 3-11）。

表 3-11 Kane 分型

类型	特点
Ⅰ型	骨盆弓完整的骨折
Ⅱ型	骨盆弓一处骨折（单弓骨折）
Ⅲ型	骨盆弓两处以上骨折（双弓骨折）
Ⅳ型	髋臼骨折合并中心脱位

七、Bucholz 分型

Bucholz 分型是 1981 年由 Bucholz 提出的病理学分型（表 3-12）。

表 3-12 Bucholz 分型

类型	特点
Ⅰ型	骨盆前环损伤，移位很小，骶骨骨折稳定，或骶髂前韧带部分撕裂
Ⅱ型	骨盆前环损伤，骶髂前韧带断裂，后韧带完整
Ⅲ型	半骨盆的完全分离损伤

八、Watson-Jones 分型

1938 年，Watson-Jones 根据解剖部位进行分型，分为撕脱骨折、骨折脱位和骶尾骨折三个类型。

九、Isler 分型

1996 年 Isler 在 Tile 分型的基础上提出该分型，将 AO 分型中 A、B、C 三型再细分为三大类、三小类，并将前环损伤分为三类，单列于三型之外。

十、其他分型

（一）按骨盆骨折后的形态分型

1. 压缩型 骨盆侧方受到撞击所致。

2. 分离型 是骨盆受到前后方的砸击或两髋分开的暴力所致，又称开书型。

3. 中间型 骨盆前后环发生骨折或脱位，但骨盆无扭转变形。

（二）按骨盆环的稳定性分型（包括 Tile 分型）

1. 稳定性骨折 骨盆前环骨折如耻骨支骨折、髂前上棘撕脱骨折等均不会破坏骨盆的稳定性。

2. 不稳定性骨折 骨盆后环骶髂关节及其两侧的骨折脱位和耻骨联合分离，都破坏了骨盆的稳定性。

（三）按骨折的位置与数量分型

1. 骨盆边缘撕脱性骨折 如髂前上棘、髂前下棘、坐骨结节撕脱骨折等。

2. 骶尾骨折。

3. 骨盆环单处骨折 如髂骨骨折、骶髂关节轻度分离、耻骨联合轻度分离、一侧耻骨上下支骨折等。

4. 骨盆环两处以上骨折 如双侧耻骨上下支骨折、耻骨联合分离并骶髂关节脱位、耻骨上下支骨折并髂骨骨折、髂骨骨折并骶髂关节脱位等。

（易成腊 杨成亮 刘 佳）

第三节 骶骨骨折的分型

（一）AO/OTA 分型

骶骨骨折的 AO/OTA 分型详见骨盆骨折分型。

1. A 型骶骨骨折 分为 A3.1 型、A3.2 型和 A3.3 型。

2. B 型骶骨骨折 分为 B1.2 型、B2.1 型、B3.1 型和 B3.3 型。

3. C 型骶骨骨折 分为 C1.3 型、C2.3 型和 C3.3 型（坠楼伤）。

（二）Hannover 分型

Hannover 分型详见表 3-13。

表 3-13 Hannover 分型

主型及特点		亚型及特点	
0 型	撕脱骨折		
I 型	经骶骨翼骨折	I a 型	撕脱骨折
		I b 型	骶骨翼完全骨折
II 型	经骶神经孔骨折	II a 型	S_2 水平以上骨折
		II b 型	S_2 水平以下骨折
III 型	骶管区中央型骨折	III a 型	垂直骨折
		III b 型	横行骨折
		III c 型	斜行骨折
IV 型	双侧骶骨骨折		

（三）Isler 分型

Isler 分型详见表 3-14、图 3-7。

表 3-14 Isler 分型

主型及特点		亚型及特点	
I 型	骨折线经 L_5-S_1 关节面外侧，半脱位导致的 S_1 关节突骨折或 L_5 关节下关节突骨折		
II 型	骨折线经 L_5-S_1 关节面，存在 L_5-S_1 关节内骨折，如骶骨骨折通过 S_1 关节	II a 型	骶骨骨折通过 S_1 的关节内，导致关节脱位，但脱位程度小
		II b 型	骶骨骨折通过 S_1 的关节内，导致关节半脱位
		II c 型	骶骨骨折通过 S_1 的关节内，导致关节完全脱位
III 型	骨折线位于 L_5-S_1 关节内侧，常累及椎管，属于复杂的损伤，表现为半骨盆脱位引起的关节突、关节间、椎板、椎弓根的骨折并且伴随着 L_5 椎体的脱位，骨折线常累及椎管		

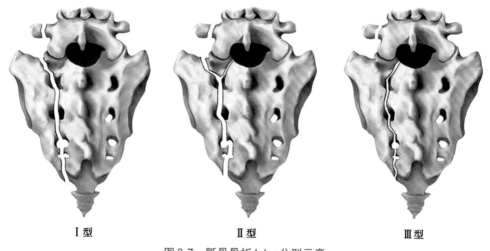

Ⅰ型　　　　　　　Ⅱ型　　　　　　　Ⅲ型

图 3-7　骶骨骨折 Isler 分型示意

（四）Denis 分型

Denis 分型详见表 3-15。

表 3-15　Denis 分型

类型	特点
Ⅰ型	骶骨翼区骨折。骨折通过骶骨翼，没有骶孔区及骶管的损伤。神经损伤 5.9%，常累及 L_5 神经根
Ⅱ型	骶神经孔区骨折。骨折通过一个或数个骶孔，可累及骶管翼，但不累及骶管。神经损伤 28.4%，常表现为坐骨神经损伤
Ⅲ型	骶骨中央管区骨折。骨折通过骶管，可累及骶骨翼及骶孔区，骶管横行骨折也属于该型，骨折线同时通过上述三区。神经损伤 56.7%，常表现为排便功能、膀胱功能及性功能障碍
Gibbons 分型	将 Denis Ⅲ型又分为纵行和横行骨折。纵行骨折常伴有严重的骨盆损伤，横行骨折多见于高处坠落伤和交通伤，常伴有严重的神经损伤，又称为跳跃者骨折

（五）Roy-Camille 分型（Denis Ⅲ亚型）及 Strange Vognsen 分型

Roy-Camille 等发现高处坠落伤时高位骶骨横行骨折多为他杀所致，并称其为他杀者骨折。根据受伤时腰椎所处地位将骨折分型（表 3-16）。

表 3-16　Roy-Camille 分型（ Denis Ⅲ亚型 ）及 Strange Vognsen 分型

类型	特点
Roy-Camille Ⅰ型	无明显移位骨折，仅表现轻度成角畸形
Roy-Camille Ⅱ型	部分移位骨折，其近折端向后移位伴成角畸形
Roy-Camille Ⅲ型	完全移位骨折，其近折端位于远折端前方
Roy-Camille Ⅳ型（Strange Vognsen 分型）	脊柱轴向暴力致 S_1 节段爆裂性骨折

（六）复杂骶骨骨折描述性分型

U 形骨折，又称自杀性骨折，系骶骨双侧纵行骨折合并横行断裂。形态学上 H 形、λ 形、T 形均属其亚型。

（七）Rockwood 分型

Rockwood 分型详见表 3-17。

表 3-17 Rockwood 分型

类型	特点
Ⅰ型	垂直骨折
Ⅱ型	斜行骨折
Ⅲ型	横行骨折

（八）Schmidek 分型

按创伤机制将骶骨骨折分为直接创伤和间接创伤（表 3-18）。

表 3-18 Schmidek 分型

主型及特点			亚型及特点
1 型	直接创伤	1.1 型	贯通伤、火器伤多局限于骨盆后环，常合并有内脏损伤，对骨盆稳定性破坏较小，为稳定性骨折
		1.2 型	粉碎骨折为严重钝性伤所致，骶神经根常常受累
		1.3 型	低位横行骨折，为直接打击尾骨所致，导致骶尾部向前移位
2 型	间接创伤	2.1 型	高位横行骨折，又分为Ⅰ型：骶骨翼骨折；Ⅱ型：神经孔区骨折；Ⅲ型：椎管区骨折
		2.2 型	垂直型骨折，又分为Ⅰ型：侧块骨折；Ⅱ型：关节旁骨折；Ⅲ型：劈裂骨折；Ⅳ型：撕脱骨折

（九）Sabiston 分型

Sabiston 分型详见表 3-19。

表 3-19 Sabiston 分型

类型	特点
Ⅰ型	伴有骨盆骨折的骶骨骨折
Ⅱ型	单独的低位骶骨骨折
Ⅲ型	单独的高位骶骨骨折

（十）Fountain 分型

根据骨折线形状将骶骨分为横行与纵行骨折。

（易成腊　杨成亮　刘　佳）

第四节　骨盆骨折的手术入路

一、髂腹股沟入路

髂腹股沟入路是 Letournel 于 20 世纪 60 年代早期提出的，这种入路需要显露 3 个手术"窗口"：第 1 窗口是内侧髂窝，其内与髂腰肌相连，位于髂腰肌外侧；第 2 窗口的外侧是髂腰肌和股神经，内侧是股动静脉，可以显露骨盆缘和方形区；第 3 窗口位于股动静脉内侧，可以显露耻骨上支和耻骨后 Retzius 间隙。此入路可以显露髂骨翼下方、骶髂关节前方、整个前柱和耻骨联合（图 3-8）。

（一）缺点和风险

单纯地讲，这是一种关节外入路，通过关节外的 3 个窗口，绝大部分进行骨折的间接复位。因此，不能在直视下复位关节内和关节面的骨折。这种入路不能显露后壁的骨折。主要缺点是可能损伤股血管或其他血管，包括牵拉造成的血管撕裂或血栓形成，以及损伤股神经和闭孔神经。理论上术后可能发生腹外疝。如果术前存在耻骨上引流管，可能因担心感染而无法采用这种入路。其他禁忌证包括：腹部膨胀、肠梗阻或其他可导致腹部僵硬的病变。

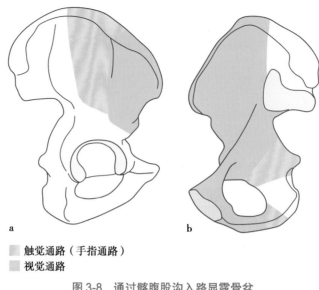

触觉通路（手指通路）
视觉通路

图 3-8　通过髂腹股沟入路显露骨盆
a. 骨盆外侧部分；b. 骨盆内侧部分。

1. 股血管损伤　在游离髂耻筋膜的过程中，有可能损伤股血管。因此必须在整个手术过程中用钝性拉钩或宽的 Penrose 引流片分离保护股血管。此区域内的淋巴系统常被忽视，撕裂后可导致术后严重的淋巴水肿。保持股血管表面联合肌腱的完整性，以防切断或牵拉。

2. 死亡冠损伤　介于髂外动脉、腹壁下动脉深支及闭孔动脉之间的耻骨后吻合支称为死亡冠，可在耻骨上前柱区域内上升和延伸，术中需小心保护（图 3-9）。

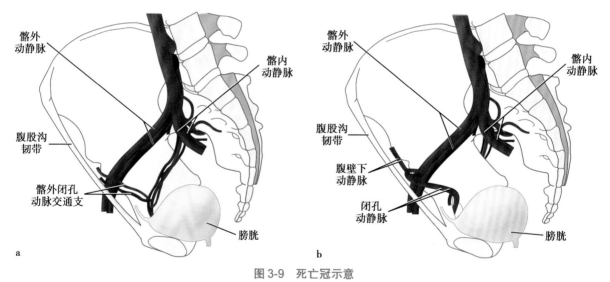

图 3-9　死亡冠示意

a. 闭孔动脉的耻骨支在耻骨体后方与腹壁下动脉的耻骨支相吻合；b. 闭孔动脉通过耻骨吻合血管起源于腹壁下动脉。在一项包含 283 例肢体的研究中，70% 的闭孔动脉起源于髂内动脉，25.4% 起源于腹壁下动脉或髂外动脉，4.6% 同时起源于这两条动脉。

3. 股神经损伤　在游离及过度牵拉髂腰肌时存在损伤股神经的风险。髋关节屈曲有利于放松髂腰肌，减少不适当的牵拉。

4. 股外侧皮神经损伤　因为股外侧皮神经的位置和解剖变异，在髂前上棘内侧腹股沟韧带上分离腹横肌和腹内斜肌时容易发生损伤。在游离和牵拉髂腰肌时，也可损伤股外侧皮神经。应在术前告知患者可能发生这种并发症，约 35% 出现感觉丧失，5% 发生痛性神经麻痹。

5. 腹股沟管相关并发症　腹股沟管底部关闭不严可能导致直疝。为避免这种并发症，必须将腹横肌和腹内斜肌严密缝合在腹股沟韧带上。在显露腹股沟管外环时，可能损伤精索（子宫圆韧带）结构，因此应细致解剖并用 Penrose 引流片轻轻牵开。

6. 闭孔动脉和神经损伤　闭孔动脉和神经在方形区暴露、复位和固定时面临损伤风险，必须小心放置拉钩进行保护。

（二）手术显露

患者仰卧在可透 X 线的手术台上，以泡沫乳胶垫支撑并注意保护所有的骨性突起。可在骶骨下放垫子，以利于消毒铺巾，也可放在对侧臀下，以改善术中对方形区的显露。如果采取同期前后联合入路，应采用漂浮体位，这样可以使患者仰卧或俯卧。

皮肤切口从髂嵴前 2/3 的偏内或偏外 1cm 处开始，弧形朝向髂前上棘，随后沿着腹股沟韧带，在耻骨联合上 2cm 处恰好跨过中线（图 3-10）。

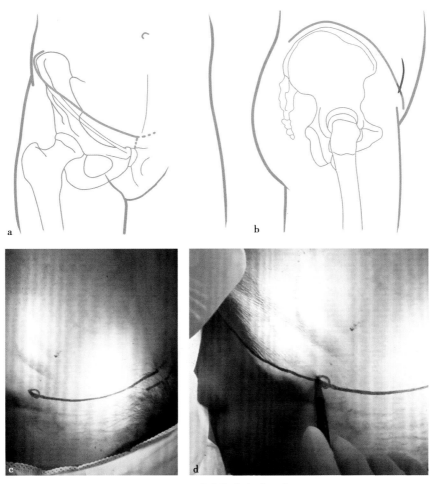

图 3-10　髂腹股沟皮肤入路
a. 闭孔斜位；b. 侧位；c、d. 体表画线。

入路近端的显露首先是通过介于腹外斜肌和外展肌间的无血管区松解腹外斜肌的止点（图 3-11）。利用骨膜下剥离分开腹壁肌肉和髂肌，显露内侧髂窝。此处的剥离非常容易，因为除了在髂嵴外，没有 Sharpey 纤维连接髂腰肌和内板。在该区域的剥露过程中，沿着髂窝经常遇到滋养血管（一般位于骶髂关节旁开 1cm 处），此时需要填塞止血。向后剥离至骶髂关节，向下剥离至坐骨大切迹。随后用纱垫填塞髂窝，并将注意力集中在腹股沟韧带的显露上。

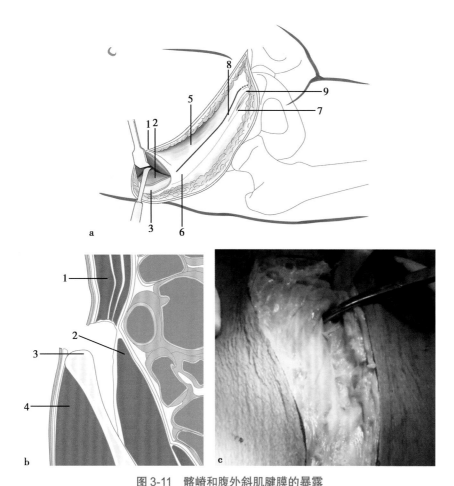

图 3-11　髂嵴和腹外斜肌腱膜的暴露

a、b. 示意；c. 解剖。

1：从髂嵴游离的腹部肌肉；2：髂肌；3：髂嵴；4：臀中肌；5：腹外斜肌腱膜；
6：髂前上棘；7：腹股沟浅环；8：腹股沟韧带；9：精索。

　　如果需要切开暴露耻骨联合（通常都需要），必须识别、游离出腹股沟管外环（腹股沟管的终点）和其中的结构，并用 Penrose 引流片加以保护。这些结构包括精索（子宫圆韧带）、髂腹股沟神经和生殖股神经的生殖支。熟悉这些腹股沟区域的结构并确切地解剖出来对随后的手术步骤至关重要。

　　腹外斜肌腱膜是腹壁肌肉的最外层（图 3-12），位于皮下组织下方。在内侧脐下水平参与构成腹直肌前鞘；在远端，腱膜的终末构成腹股沟韧带，紧密联结在髂骨翼及内侧的耻骨结节上。在下方，韧带转为水平方向（称为"梳状缘"），也参与构成腹股沟管下壁。腹内斜肌位于腹外斜肌深层及腹横肌浅层（图 3-12）。它的一部分止于髂嵴以及髂腰肌的包膜。内侧腱膜部转变为腹直肌前鞘，并向下与腹横肌构成联合肌腱（腹股沟镰）。腹横肌是三层腹壁肌肉中的最深层，它的纤维呈水平方向，在内侧参与构成腹直肌前鞘。联合肌腱的远端融合于腹股沟韧带的梳状缘。

　　从距离腹外斜肌止点 5mm 处将其切断，从髂前上棘直至腹股沟管外环，或恰好在腹股沟管外环上方（图 3-11、图 3-12）。用 Alis 钳轻轻牵拉下方切缘使其显露（腹内斜肌和腹横肌的）联合肌腱。这样可以显露腹股沟管的结构，在成人可测到一个 4cm 的三角形间隙。腹股沟管前壁由腹外斜肌腱膜构成，下壁是腹股沟韧带的梳状缘，而后壁是来自腹横肌的结构。腹股沟管内环是腹横筋膜的缺损。精索（子宫圆韧带）穿过此环。髂腹股沟神经穿出髂腰肌外侧缘，跨过髂肌后穿过腹横肌及腹内斜肌并跨过腹股沟管。生殖股神经的生殖支穿过内环，位于精索（子宫圆韧带）的后面。

　　髂肌和腰肌表面增厚的腹内筋膜（腰鞘）称为髂耻筋膜，止于腹股沟韧带，同时是真假骨盆的分界。该筋膜是随后剥离的标记，并将韧带下的结构分为两部分：外侧肌腔隙（髂腰肌、股神经和股外侧皮神经），以及内侧血管腔隙（髂外血管和淋巴管）。当对腹外斜肌下缘轻轻施加张力时，可在髂耻筋膜外侧距离腹股沟韧带 2mm 处切断联合肌腱，以利于术后修复（图 3-12）。这时必须时刻注意不要损伤股外侧皮神经，该神经恰好位于联合肌腱下面及髂前上棘内侧。Hospodar 等进行 68 例尸检后发现股外侧皮神经与髂前上棘的平均距离为 20mm。不过股外侧皮神经的位置变异较大，可在髂前上棘内侧 4cm 以上，并有不同的走行，如穿过腹股沟韧带或缝匠肌。

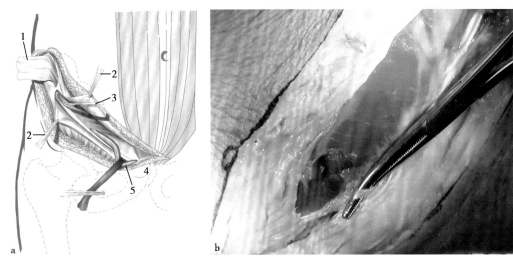

图 3-12　腹外斜肌腱膜和联合腱的松解

a. 示意；b. 解剖。

1：髂窝中的纱布；2：止血钳轻轻牵开两片切开的腹外斜肌腱膜；3：在腹股沟韧带的止点切开联合腱（腹内斜肌及腹横筋膜）（注意股外侧皮神经走行于肌腱下方，在刀片的外侧）；4：精索；5：髂腹股沟神经。

在切口的内侧，可碰到髂耻筋膜的返折（图 3-13、图 3-14）。由于股血管恰好位于这些结构的内侧，在暴露、抬起和游离股血管时必须保持高度警惕。整个束和淋巴管都应分离并加以保护，这样术后的水肿就不会太严重。采用这种入路时偶尔会造成股动脉、股静脉血栓形成。出于这些考虑，笔者的方法与经典描述不同，保留了股动脉、股静脉及淋巴表面联合肌腱的完整。这样可以避免不必要的剥离，并避免过度牵拉以保护这些结构（图 3-13～图 3-17）。

在血管的内侧，可以切开联合肌腱，如果需要，可以从距离止点 1cm 处游离同侧腹直肌，暴露耻骨结节至耻骨联合（图 3-13、图 3-17）。分离这一区域可以显露出 Retzius 间隙和耻骨联合（图 3-13c、图 3-17）。应当注意，存在骨盆前环损伤时，一侧或双侧的腹直肌可能已经从耻骨支或耻骨结节上撕脱下来，此时会增加手术过程中医源性损伤膀胱的风险。放置 Foley 导尿管使膀胱减压可以减少这种风险。最后需要考虑的是，如果合并骨盆环的前环损伤，可能需要跨过耻骨联合放置接骨板，这时可能需要部分松解对侧腹直肌。

应当分离并切断髂耻筋膜，以显露方形区（图 3-13、图 3-14）。在外侧，从髂耻筋膜上用小的剥离器，钝头剪子或止血钳仔细地钝性剥离开髂腰肌和股神经。并用 2.5cm 的 Penrose 引流片游离。最后小心地从髂耻筋膜内侧剥离股血管和淋巴管，维持这些结构与覆盖其上的联合腱作为一个整体。通常髂耻筋膜表面可有小血管穿出，需要结扎。一旦暴露出髂耻筋膜并将其他结构轻轻牵开，就可用小剪刀或解剖刀将其从耻骨隆突表面剥离，并向后沿着骨盆缘分离直到骶髂关节前方。

用宽的 Penrose 引流片游离股血管、股神经、淋巴管和联合肌腱（图 3-15）。沿着骨盆缘继续剥离，在血管神经束下方和淋巴管周围显露出中间窝（方形区）（图 3-16）。此时，关键是要找到死亡冠，且必须对其进行结扎或用止血夹子夹住，因为如果整个闭孔动脉跨过前柱，不经意间就会发生灾难性的后果。游离股血管时，术者应直视检查血管束下方，尝试游离出吻合血管（距离耻骨联合平均 6cm，但变异较大），以便结扎。

这样就完成了髂腹股沟入路的显露过程。向内侧牵拉髂腰肌和股血管可以显露内侧髂窝及骶髂关节前方，即髂腹股沟入路的第 1（外侧）窗口（图 3-15）。向外侧牵拉髂腰肌和股神经，向内侧牵拉股血管束

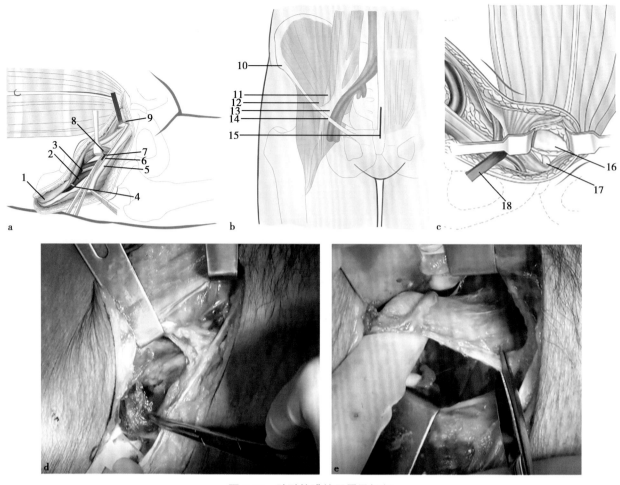

图 3-13 髂耻筋膜的显露及解剖

a. 髂耻筋膜切除；b. 髂耻筋膜的解剖；c. 腹直肌鞘内侧切口暴露耻骨上支及耻骨联合；d、e. 术中解剖。

1：腹外斜肌腱膜；2：向外侧牵开的髂腰肌（未显示拉钩）；3：股神经；4：股外侧皮神经；5：翻开的腹外斜肌腱膜远端以暴露；6：腹股沟韧带；7：从髂耻隆突剥离开的髂耻筋膜；8：向内侧牵开的股血管；9：穿过精索的引流管；10：髂前上棘；11：股神经；12：腰肌；13：髂耻筋膜；14：髂腹股沟韧带；15：腹直肌间中线劈开，或切开同侧腹直肌（图 c）；16：膀胱及 Retzius 间隙；17：耻骨联合；18：穿过精索的引流管。

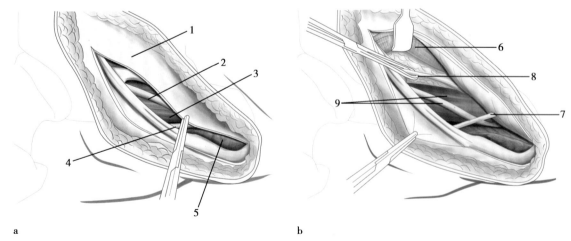

图 3-14 腹外斜肌及髂耻筋膜的切开

a. 切开腹外斜肌及联合肌腱（左侧）；b. 切除髂耻筋膜（右侧）。

1：腹外斜肌及联合肌腱；2：股神经；3：髂腰肌；4：股外侧皮神经；5：从骨盆内侧面游离的髂肌。6：用钝角拉钩牵开并保护的股血管；7：股外侧皮神经；8：髂耻筋膜；9：腰肌和股神经。

可以显露骨盆缘、方形区和后柱，即第 2（中间）窗口（图 3-16）。通过向外侧牵拉股血管和淋巴管，可以显露耻骨支和耻骨联合，即第 3（内侧）窗口（图 3-17）。根据需要向内侧或外侧牵拉腹股沟管内的结构。可以从第 2 或第 3 窗口内直视观察闭孔血管和神经，并在暴露和复位过程中加以保护。偶尔需要有限的骨膜下暴露髂骨外侧面，以便放置骨盆复位钳，以控制髂骨翼骨折块或后柱。

完成骨折复位固定后，需要向 Retzius 间隙（如果已经打开）、方形区表面及内侧髂窝放置引流。如果腹直肌止点已撕裂或术中被松解，应该用坚强的缝线或锚钉将腹直肌重新固定于耻骨。将（腹横肌及腹内斜肌的）联合肌腱用不可吸收缝线缝合到腹股沟韧带上，以加强腹股沟管后壁。缝合腹股沟外环和腹外斜肌腱膜来修复腹股沟管前壁，以允许精索（子宫圆韧带）通过。腹外斜肌用不可吸收缝线缝合到腹股沟韧带和髂嵴上。可以放置浅层引流，并关闭切口。

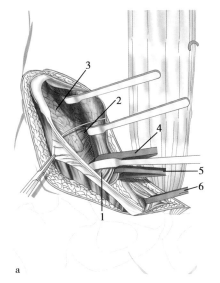
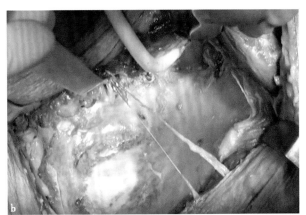

图 3-15　髂腹股沟入路外侧窗口（右侧）

a. 示意；b. 术中解剖。

1：髂腰肌；2：骶髂关节；3：内侧髂窝；4：穿过髂腰肌和股神经的引流管；5：穿过股血管的引流管；6：穿过精索的引流管。

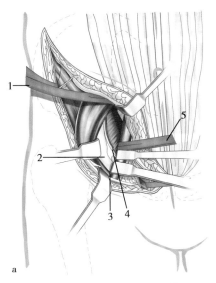
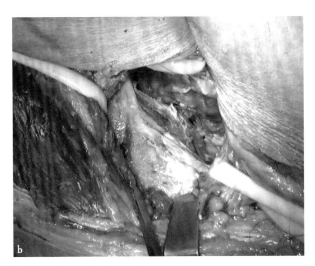

图 3-16　髂腹股沟入路中间窗口（右侧）

a. 示意；b. 术中解剖。

1：穿过髂腰肌、股神经、股外侧皮神经的引流管；2：骨盆缘；3：剥离至髂耻隆突的髂耻筋膜；4：闭孔动脉及神经；5：穿过股血管的引流管。

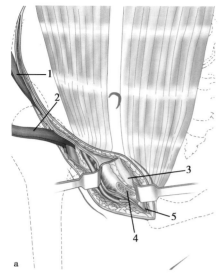
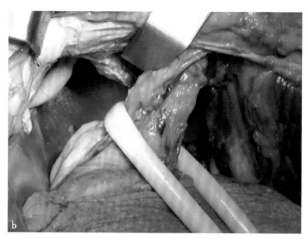

图 3-17 髂腹股沟入路内侧窗口（右侧）

a. 示意；b. 术中解剖。

1：穿过髂腰肌、股神经、股外侧皮神经的引流管；2：穿过股血管的引流管；3：膀胱及 Retzius 间隙；4：耻骨结节及腹直肌的断端；5：耻骨联合。

（吕 刚 王 筠 孟庆才）

二、改良 Stoppa 入路

Stoppa 入路最早由法国疝外科专家 Stoppa 教授于 1984 年报道，用于修补复杂的腹股沟疝和切口疝。1993 年，Hirvensalo 首先应用该入路治疗骨盆骨折，其沿真骨盆缘下方放置接骨板，跨髋臼固定高位耻骨支骨折，认为该入路操作简单、接骨板塑形容易。改良 Stoppa 入路也被称为前内侧入路、扩展的 Pfannenstiel 入路、髂腹股沟入路的第 3 窗。1994 年，Cole 和 Bolhofner 介绍了一种改良 Stoppa 入路，并应用于髋臼骨折。2006 年，荷兰学者 Ponsen 等使用下腹正中 Stoppa 入路治疗骨盆髋臼骨折。2007 年，Hirvensalo 将此入路进行改良，将原有过脐的纵向切口缩短至脐下，不必显露、分离血管束，保留腹直肌止点，减小了创伤，必要时再辅以髂窝入路，便可完全直视整个髋臼内侧部分。

（一）改良 Stoppa 入路的基本手术操作要点

患者取平卧位，患侧下肢消毒包裹至股骨中段，可自由活动髋 / 膝关节。术者站于患者健侧，以耻骨联合为中心切一长 8～10cm 的横弧形切口（横切口）或取下腹正中切口（于脐下 2cm 至耻骨联合纵向做一长 8～12cm 的切口）。

横向切口，取耻骨联合上 2cm，长度不超过 7～8cm；纵向切口，取脐下 2cm 至耻骨联合上 2cm，适于同时行腹腔探查。一旦达到腹直肌筋膜时，便纵向解剖 10cm 以暴露腹白线（在严重耻骨联合分离的病例，经常遇到一侧或两侧撕裂的腹直肌筋膜，应该用不可吸收线修复，以防并发疝气的形成）。必须注意避免在皮下脂肪处横向解剖，以免损伤精索（子宫圆韧带）感觉神经，其位于切口外缘穿过腹股沟环。

纵向切口保留了股直肌止点，可降低精索（子宫圆韧带）的损伤风险，且术后腹壁疝发生率明显降低。切开皮肤、皮下组织、腹白线，打开耻骨后间隙，腹膜外钝性分离，使用腹腔拉钩，将腹膜向后内侧牵开，注意避免不必要的深部组织分离以减少出血及医源性损伤的风险。钝性分离并探查耻骨上支中部，是否存在死亡冠，此时术者视线与此血管走行方向几近垂直，有充足的空间对其进行进一步结扎处理。腹壁连同髂外动、静脉向外上拉开，此时若牵开困难，可适度屈曲患侧髋、膝关节，以放松髂腰肌及神经血管束。切忌粗暴使用拉钩，因髂外血管裸露于术野顶部，应小心操作避免损伤。切断腹直肌在耻骨上的附着点，可放松腹直肌的牵拉，使显露更充分，但切断腹直肌影响早期恢复的弊端显而易见。笔者的经验是自骨膜下锐性剥离并向外掀起腹直肌，而不是直接切断。缝合时只需缝合腹白线，可保留腹直肌的长度、张力，充分显露耻骨联合至骶髂关节的真骨盆部分，再切断髂耻筋膜并剥离方形区，这样可显露耻骨联合至骶髂关节、真骨盆缘及方形区。显露骨折部位后行直视下复位，并沿骨盆内缘进行骨折固定。而方形区骨折移位通常是向内侧移位，通过此入路能更好地对其移位有整体的观察和把握，并能够更有效地对其进行复位（图3-18、图3-19）。

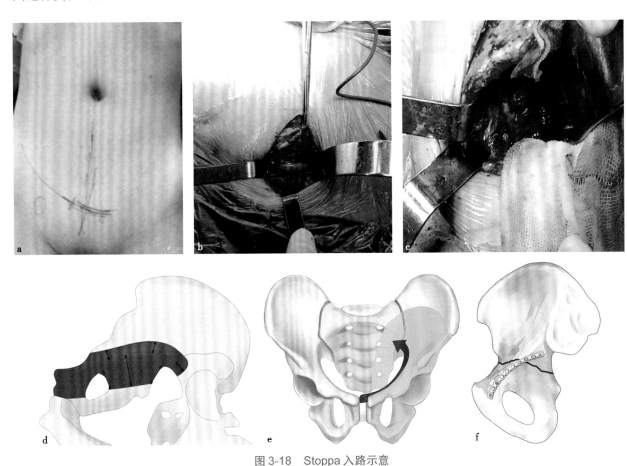

图3-18 Stoppa入路示意

a. Stoppa入路切口的体表示意；b. 逐层切开皮肤、皮下组织及腹白线；c. 打开耻骨后间隙，腹膜外行钝性分离，腹腔拉钩将腹膜向后内侧牵开；d. 显露耻骨联合至骶髂关节的真骨盆部分（安全显露范围）；e. Stoppa入路的显露顺序；f. 固定方式。

（二）手术技巧和注意事项

采用改良Stoppa入路治疗骨盆髋臼骨折，应注意术中细节，同时掌握一定的操作技巧，可降低手术风险。具体包括：①保护髂外血管、闭孔血管神经束、髂外血管与闭孔血管之间的死亡冠；②术中需充分屈髋屈膝以充分放松髂腰肌和股神经，利于骨折的复位；③必要时可联合髂骨翼的辅助切口，向骨盆内剥离可暴露髂窝、前柱、前壁，向骨盆外剥离可暴露髋臼顶部；④术中通过触摸导尿管避免损伤尿道及膀胱；⑤术中保持屈髋体位，放松髂腰肌有利于肌肉的牵开，扩大显露的空间，但应注意屈髋时坐骨神经处于高张力状态，在后方放置复位钳时应注意避免损伤；⑥应注意进钉方向应远离关节面，避免螺钉进入髋关节腔内。

（三）并发症和疗效评价

与其他入路相比，改良Stoppa入路术后并发症的发生率明显降低。但仍有切口感染、腹膜穿孔、深静脉血栓、肺栓塞、腹股沟疝、髂外血管损伤、神经损伤、腰疝、创伤性关节炎等手术相关并发症出现的可能。改良Stoppa入路也存在一些缺点和不足：①对于骨盆骨折存在严重移位的患者，由于改良Stoppa手术入路切口较小，显露不完全，而难以进行有效的复位和固定；②对于较为肥胖的患者，患者腹部脂肪丰富，明显影响了手术中的显露视野，增加了手术的操作难度；③对于合并存在骨盆髂骨翼骨折的患者，改良Stoppa手术入路并不能暴露髂骨部分，因此需要改用髂腹股沟入路，或者联合使用髂嵴入路共同进行

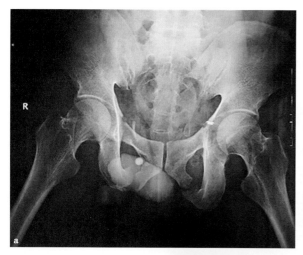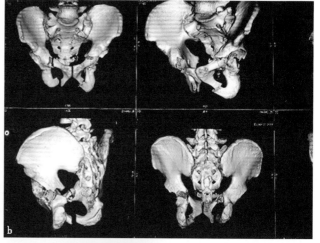

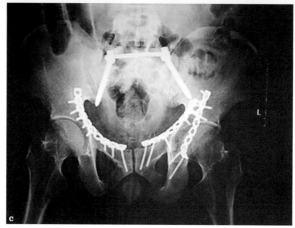

图 3-19 典型病例

a. 术前骨盆正位 X 线片提示 Tile C3 型骨盆骨折；b. 术前骨盆 CT 三维重建提示 Tile C3 型骨盆骨折；c. 术后骨盆正位 X 线片示骨盆骨折复位良好、内固定在位。

治疗；④由于改良 Stoppa 入路不能直视关节腔，当关节内有游离骨块时需选择或联合其他入路；因为改良 Stoppa 手术入路对于方形区骨折进行治疗时，位置较深，所以对于其骨折部位的复位对器械的使用要求较高，若使用不当不但不能达到良好的复位效果，甚至给患者造成新的骨折；⑤当遇到严重腹膜外粘连、改良 Stoppa 入路难于暴露处理等情况时，需采用髂腹股沟入路。如何最大限度地降低手术中出现的医源性损伤也是目前国内外专家学者的研究方向之一。在临床治疗中碰到复杂骨盆骨折时，可将改良 Stoppa 入路与其他手术入路方式联合应用。

　　改良 Stoppa 入路手术的优势在于直视下给予骨盆前环和方形区骨折以更直观的复位和更稳定的固定。改良 Stoppa 入路的显露范围较广，向前方可以几乎显露整个骨盆前环，直至耻骨联合对侧 3cm，向后方可以到达坐骨大孔内的侧面，向下能够充分显露方形区，而向外可达真骨盆缘外侧的 3~4cm。骨盆骨折中视野的充分显露让临床医师可以通过此入路完成各种类型的骨盆前环的骨折和髋臼骨折。对于需要前后入路联合手术的复杂骨盆骨折，手术中应该先对后入路的骨盆骨折进行复位和固定，给予骨盆整体一个大致的稳定后，再进行前入路的骨盆骨折复位和固定，这样做不但可以在进行骨盆复位时节省一定的时间，减少患者术中出血，而且能够改善患者的预后。值得我们注意的是，改良 Stoppa 入路在向两侧暴露时，髂腰肌、向下肢走行的血管会影响手术暴露的范围，影响操作，因此手术的视野仅能显露到真骨盆边缘。所以，对于双柱骨折以及前柱骨折合并髂骨翼骨折的情况，改良 Stoppa 入路不能给予完整的显露骨折断端，骨折的复位相对困难，这也使得临床医师在应用改良 Stoppa 入路有一定条件的限制。Hirvensalo 等将改良 Stoppa 入路与髂骨翼入路联合使用，以显示全部的骨盆骨折部位，使骨盆骨折获得较好的复位、固定效果。所以,将改良 Stoppa 入路与髂骨翼入路联合应用,可以达到髂腹股沟入路所能显露的所有范围,这无疑扩大了改良 Stoppa 入路的手术适应证,可以用于治疗各种类型的复杂髋臼骨折。

(四)术后处理

骨盆骨折手术固定的目的在于使患者术后早期即可进行功能锻炼。在骨盆获得牢靠的内固定后,患者可部分负重下床活动,内固定可提供足够的骨盆稳定性。患者下床行走后应定期进行影像学检查,以早期发现是否有骨折块移位或观察骨折愈合情况。对于 Tile B 型骨盆骨折,患者部分负重时间需持续至少 6 周,而对于 Tile C 型骨盆骨折,患者则需要持续至少 8~10 周的部分负重行走,Stoppa 入路患者根据骨折的稳定性和骨质量,术后早期(3~5 天)即可在床上进行功能锻炼。术后 6~8 周开始不完全负重,术后 10~12 周开始完全负重并进行功能锻炼。分别于术后 1 个月、2 个月、3 个月以及 6 个月为患者拍摄骨盆正位、入口位和出口位 X 线片及骨盆三维 CT,以评估骨折端移位情况以及骨折愈合情况。

改良 Stoppa 入路主要适用于耻骨支骨折、耻骨联合损伤和部分髋臼骨折。根据近 20 年来国内外文献报道及笔者临床体会,虽然改良 Stoppa 入路的应用也有诸如视野相对较小、单纯使用时对后方严重移位骨折的复位固定困难、既往有下腹部手术史的患者可能存在膀胱与骨盆间隙分离困难等限制,但是相对于目前临床使用的髂腹股沟入路及 Pfrannsentiel 入路,在手术时间、术中出血、术后功能恢复及术后并发症等方面其优势是明显的。在骨盆前环骨折的内固定治疗中,改良 Stoppa 入路具有手术切口小、术野清晰、复位效果好、并发症少且术后功能恢复快等优点,疗效良好。

(王建东　毕　升　吴剑宏)

三、腹直肌外侧入路

目前尚没有一种手术入路能处理所有类型的骨盆骨折,前面所叙述的髂腹股沟入路和改良 Stoppa 入路对于治疗骨盆骨折有各自的适应证与优缺点。现介绍一种新的治疗骨盆骨折的前方入路——腹直肌外侧入路。

患者在气管插管全身麻醉下取仰卧位平卧于手术台上,手术床要求可透视。双臂外展 90°。留置导尿管,解除膀胱压力,以防术中医源性损伤膀胱。在手术前确认影像增强器能获得合适的前后位、出口位和入口位等透视体位。术中使用肌肉松弛剂,确保腹部肌肉处于放松状态,利于术野暴露。

术者站立于损伤骨盆对侧。骨盆前部进行常规消毒,铺无菌巾单。累及耻骨联合分离的患者,术野范围需暴露耻骨联合和双侧耻骨结节。患侧下肢消毒至小腿下段,无菌巾单包裹患侧下肢,以利于术中辅助复位,以及术中屈髋松弛髂腰肌、股血管和股神经。

标出患侧腹壁的髂前上棘、肚脐以及耻骨联合,分别连接三点后,标出脐与髂前上棘连线的中外 1/3 处以及腹股沟韧带的中点,以两点的连线作为手术切口,长度约为 8cm,体表投影为腹直肌外侧,手术切口正下方为髋臼顶及骶髂关节位置(图 3-20)。沿上述体表标志切开皮肤及皮下浅筋膜的 Camper 筋膜,将 Camper 筋膜层的脂肪组织用骨膜剥离器分开,牵开皮肤后,可以看到腹外斜肌、腹直肌及其外侧的半月线的轮廓(图 3-21)。于切口正下方切开浅筋膜深层(Scarpa 筋膜),暴露腹外斜肌腱膜,触及腹外斜肌,自腹股沟深环内侧缘斜向外上做斜行切口,切开腹外斜肌、腹内斜肌及腹横肌后到达腹横筋膜,纵向切开腹横筋膜进入腹膜外筋膜,切口内侧是腹直肌外缘和腹壁下动脉及部分腹外斜肌,外侧是精索(子宫圆韧带),下方是腹股沟韧带,在分离过程中注意防止损伤腹壁下血管、输精管、输尿管,并应避免穿透腹膜。

显露骶髂关节的窗口(中间窗):将壁腹膜及内脏器官轻柔地牵向内侧,仔细分离髂腰肌与髂外血管,将髂腰肌牵向外侧,中间为髂外血管束及精索(子宫圆韧带),以髂外血管束、精索

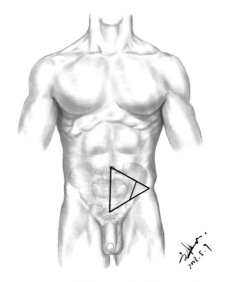

图 3-20　腹直肌外侧入路切口示意

（子宫圆韧带）为窗口内侧边界，髂腰肌为窗口外侧边界，中间间隙可显露骶髂关节、坐骨大切迹、髋臼上部及内侧闭孔神经等（图3-22）。

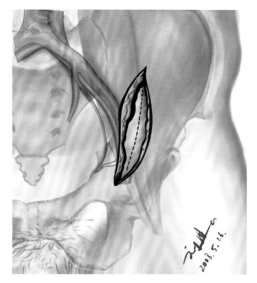

图3-21 经腹直肌外侧入路切开皮肤及皮下组织后

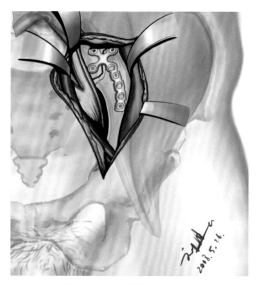

图3-22 显露骶髂关节示意

通过此窗口处理骨盆后环骨折，处理骶髂关节骨折区时，为避免术中大量出血，术前可在数字减影血管造影（digital subtraction angiography，DSA）下行患侧髂内动脉栓塞，并预置腹主动脉球囊，术中能明显减少出血，术野清晰，能在直视下复位、固定骨折，并能松解被卡压的神经。

显露髂骨翼的窗口（外侧窗）：于髂肌与腰大肌间隙将髂肌在髂骨止点上剥离并向外牵开，腰大肌向内侧牵开，暴露整个髂骨内侧面，进行该范围骨折的复位与固定（图3-23、图3-24）。

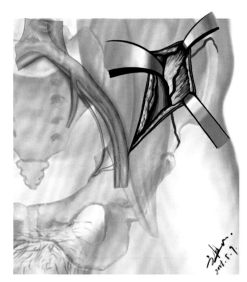

图3-23 显露髂骨翼示意

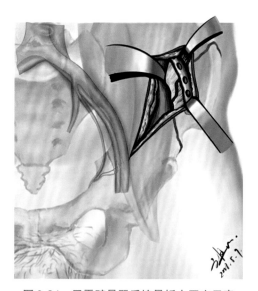

图3-24 显露髂骨翼后接骨板内固定示意

显露耻骨联合及耻骨支的窗口（内侧窗）：将髂血管束及精索（子宫圆韧带）牵向外侧作为外侧边界，内侧以腹膜及内容物轻压向内侧为内侧边界，此窗口内可显露耻骨联合、耻骨上支及髋臼前柱（图3-25）。在此窗口内进行骨盆前环的骨折内固定（图3-26）。

完成骨折复位固定后，全层缝合腹横肌、腹内斜肌、腹外斜肌，修补腹外斜肌腱膜。最后逐层缝合皮下组织和皮肤，视伤口创面渗血情况决定是否放置引流管。术后患者取半坐卧位，半屈髋关节放松髂腰肌和股血管。

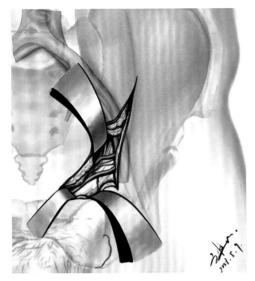

图 3-25　显露耻骨联合及耻骨支示意

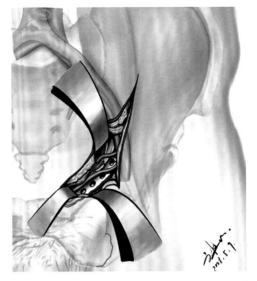

图 3-26　显露耻骨联合及耻骨支后的内固定示意

（樊仕才　肖杏玲　李　涛）

四、腹直肌旁入路

2012 年，Keel 等在改良 Stoppa 入路的基础上首先报道了一种新的"腹直肌旁入路"（pararectus approach）治疗髋臼骨折，与传统入路相比，其切口小，不需要解剖股神经，且显露死亡冠及髋臼方形区更直接，更方便复位方形区骨折。

（一）手术显露

腹直肌旁入路主要通过 5 个手术窗进行操作显露。

1. 麻醉及体位　行气管插管全身麻醉。患者取平卧位或漂浮体位：如为单纯髋臼前部分骨折取平卧位；如合并后壁及后柱骨折，则需联合后侧 K-L 入路则取漂浮体位，先行前入路治疗髋臼前部分骨折，再取后入路治疗后壁及后柱骨折。

2. 皮肤切口　以患侧腹壁的脐、髂前上棘以及耻骨联合三点为连线，切口头侧始于脐和髂前上棘连线的中外 1/3 处，弧形内下走向髂前上棘和耻骨联合连线的中内 1/3 处，长度约为 10cm。切口边缘可触及腹直肌外侧缘，即所谓的"腹直肌旁"切口。术中可视骨折情况的不同适当延长切口（图 3-27）。

3. 深层显露　腹直肌旁入路主要是经腹膜后 5 个窗口进行骨折的显露、复位和固定。

（1）第一窗：辨认髂外动脉和静脉，游离血管束，套橡胶圈，以便安全地牵开。用 S 形拉钩向外拉开腹内斜肌和腹横肌至髂嵴止点处暴露"第一窗"，注意保护髂腹股沟神经、股神经、股外侧皮神经和生殖股神经，以及阴部内血管。从髂嵴上剥离少许髂肌，以显露髂嵴、髂骨翼内侧面，可以根据骨折位置在髂骨翼内侧面放置接骨板。

（2）第二窗：向深部解剖暴露"第二窗"，该窗口位于髂腰肌和髂外血管之间，向内侧牵开髂外血管可显露坐骨大切迹至骶髂关节前方，切开髂耻筋膜、向外牵开髂腰肌可显露前方的耻骨上支起始部、髂

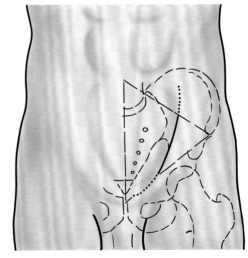

图 3-27　切开标志示意

以脐、髂前上棘和耻骨联合三点为连线（虚线）。切口头侧（粗线）在脐与髂前上棘连线的中外 1/3 处，弧形内下走向髂前上棘和耻骨联合连线的中内 1/3 处。如图所示，切口是可以延长的（虚线）。

耻隆起、坐骨大切迹、骶髂关节前方,可于骶髂关节处放置接骨板。

(3)第三窗:向前方分离推开腹膜,保护腹壁下血管和精索(子宫圆韧带),将髂外血管拉向外侧,精索(子宫圆韧带)拉向内侧暴露"第三窗",切开髂耻筋膜,部分剥离耻骨肌并牵向外侧,以显露耻骨上支和髂耻隆起,辨别、结扎和离断腹壁下动脉或髂外血管与闭孔血管之间的吻合支(死亡冠),以安全放置接骨板。至此,假骨盆的显露完成。

(4)第四窗:将精索(子宫圆韧带)拉向外侧、腹直肌拉向内侧,解剖膀胱前间隙暴露"第四窗",腹直肌止点位于耻骨结节上前方,不切断腹直肌止点,将腹直肌向前拉开可暴露耻骨结节及耻骨联合甚至对侧的耻骨结节内侧面,可于此处放置接骨板进行固定。

(5)第五窗:有方形区骨折者可选择暴露"第五窗",即真骨盆,自前方显露闭孔神经和血管,直至坐骨切迹,从上方置一钝性拉钩,以向内牵拉膀胱和闭孔神经血管结构,从方形区上向后剥离闭孔内肌至坐骨棘,从坐骨缘可安全解剖至骶髂关节前方,从骶髂关节继续向内侧和尾侧,可显露髂血管和腰丛的分叉,可在直视下放置复位钳复位方形区骨折块,选择接骨板置入的最佳位置和螺钉置入的最佳方向。

(二)适应证

经腹直肌旁入路的手术适应证选择是根据其入路的显露特点,其主要适用于同侧髋臼的以下骨折类型:①髋臼前壁骨折;②髋臼前柱骨折,尤其是累及方形区的粉碎骨折;③髋臼前壁加横行骨折;④骨盆前环(耻骨上支、耻骨联合)不稳定性骨折;⑤骶髂关节周围骨折脱位;⑥髋臼前部陈旧性骨折、方形区重建等。其最佳适应证为同侧髋臼前部累及方形区的粉碎性骨折合并同侧骨盆骨折。如合并后壁及后柱骨折需联合后侧K-L入路,先行前方入路治疗髋臼前部分骨折,再取后侧入路治疗后壁及后柱骨折。

(三)优点

1.手术切口小,手术创伤轻微。

2.不需要解剖复杂的髂外动静脉及股神经即可有效避开血管神经束,降低神经血管损伤的风险;此外,纵行切口接近腹壁神经、肌肉纤维及血管走向,不需要改变手术窗或牵开器的位置,有效减少了术中过度牵拉导致的损伤。

3.显露满意,可显露同侧骶髂关节、腰骶神经、髂嵴、坐骨大切迹、髂耻隆起和方形区,切口向耻骨结节延长从外可暴露耻骨上支、耻骨联合和坐骨缘,方便进行复杂骨盆骨折的内固定治疗,也更易于处理死亡冠血管。

4.可处理方形区和髋臼后柱骨折,有利于螺钉的准确置入。

5.术中不需要切断肌肉、不需要剥离髂肌、腹直肌止点。关闭切口仅需缝合腹直肌鞘和腹横筋膜,从而明显缩短手术时间、减少术中出血量。

6.术中可视骨折情况的不同适当延长切口,对于腹直肌相对发达以及肥胖患者而言更有意义,因为不用向外侧牵拉腹直肌。

7.不需要解剖腹股沟管,可避免术后并发腹股沟疝。

(四)缺点和风险

1.腹直肌旁入路需切开腹直肌鞘,Keel等的研究报道有2.0%～3.5%的患者术后有腹壁疝形成。也有学者质疑该手术入路破坏了腹直肌的神经支配,会导致切口愈合不良,增加腹壁疝发生的可能。

2.存在腹膜穿破的风险,发现损伤后应及时缝合。肠梗阻、腹膜外手术史、严重腹膜外粘连者会增加手术难度,此方法需慎用。

3.微创切口邻近重要神经血管,特别是髂外血管、闭孔血管神经、精索(子宫圆韧带)及髂腹股沟神经等,解剖区域较复杂,仍需熟悉此入路的解剖后才能降低相关风险。

4.对后壁骨折不能进行处理,对部分双柱骨折旋转移位者单一切口较难复位,仍需联合后方K-L入路。

(樊仕才　谷　城　杨晓东)

五、后入路

选择骨盆后入路时,需要分析和评估损伤的类型,需要考虑哪种入路最能充分显露骨折或脱位,在显露之后是否能通过这种入路完成复位，最后，为某种特定的损伤选取最合适的固定方式。还需要考虑患者其他方面的因素，比如有无合并损伤以及全身状况等。严重的胸部损伤甚至肺挫伤的患者不能采用俯卧位。此外，局部的软组织损伤，尤其是脱套伤，将明显影响到手术入路的选择。前入路的优势在于直接显露骶髂关节，同时能显露骨盆前环，而且术后很少出现伤口问题。其主要不足在于不能显露或复位骶骨骨折。前入路对于某些新月形骨折的治疗也不太适用。相反地，后入路能极好地显露骨盆外表，可直接复位骨盆出口处骶髂关节骨折和脱臼。该入路同样可以直接显露和处理骶骨外侧损伤。其主要劣势是髂后上棘遮盖了大部分的骶髂关节。虽然术中不能直视，但可通过坐骨大切迹触诊的方式探查骶髂关节的复位情况。需要用影像增强技术来确认复位。伤口并发症并不少见，尤其多见于高能量损伤伴脱套伤（图3-28）。

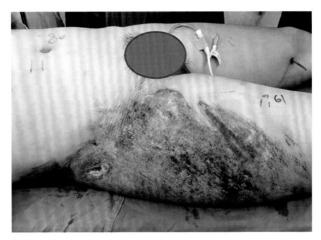

图 3-28　骨盆骨折合并脱套伤

（一）骶髂关节和骶骨外侧后入路

1. 适应证和禁忌证

（1）适应证：骶髂关节和骶骨外侧后入路用于暴露移位的骶髂关节脱位、髂骨翼后方的骨折移位（新月形骨折），以及在Ⅰ区或Ⅱ区后方骨盆出口处的骶骨骨折移位。没有移位或者在骨盆前环复位后得到满意复位的骨盆后环损伤，建议采用经皮固定即可取得满意疗效。尽管采用骶髂关节和骶骨外侧后入路可在直视下复位髂骨翼后方骨折，骶髂关节的最下部也可以通过髂骨部分的对位情况来评估复位，但由于髂后上棘的突出，使得骶髂关节不能在直视下复位，可以通过跨过坐骨大切迹向前触摸骶髂关节的方式来判断骶髂关节的复位情况，或通过增强成像或直视下评估关节的复位情况。

（2）禁忌证：骶髂关节和骶骨外侧后入路的主要禁忌证包括合并有其他不能长时间处于俯卧位的软组织损伤患者或其他损伤患者。由于骨盆骨折多为典型的高能量损伤，伴发脱套伤的可能性较大。而在脱套伤区域内进行手术继发组织坏死和感染的风险将显著增加。这时，正确的治疗方式是进行多次清创，直至出现健康的组织，虽然这有时将不可避免地导致最终的内固定手术延迟。

2. 体位　患者俯卧于可透视的手术台上，于胸部至腹部两侧平行放置硅胶长垫。需要注意的是，髂前上棘和髂骨翼部位需要保持骨盆处于悬空状态，以利于接下来的手术复位。这是因为标准的骶髂关节固定手术以及螺钉的安全放置均要求能够清晰地参照骶骨的骨性标志，在内置物的放置及复位过程中需要影像增强成像来确认位置的恰当性和可靠性。患者也可以选用侧卧位，患侧朝向上。但需要注意的是，采用这个体位时，患者的体重可能使骨折复位及固定的维持变得较为困难。

3. 显露　根据骨折的部位决定皮肤切口的位置。对于简单的骶髂关节脱位或是累及髂骨外板的骨折，切口范围是自髂后上棘外侧起、平行于髂嵴的边缘，呈现弧形。对于累及骶骨的骨折，切口应位于髂后上棘内侧（图3-29）。必须注意的是，应尽力避免直接切开髂后上棘处的皮肤，因为此区域内的骨质突出且皮肤菲薄，术后难以愈合或可能导致伤口裂开。切开皮肤及皮下组织后，将臀大肌和外展肌从髂骨上剥离至坐骨大切迹水平为止。之后开始从髂前上棘剥离臀大肌，再向后朝骶骨后中线方向切开臀肌肌腱。这样可以使得臀大肌完全回缩，从而形成臀肌筋膜皮瓣，与此同时显露髂后上棘和髂骨的后面。除了必须要暴露骶骨，切勿分离底层的椎旁肌尤其是多裂肌。在大多数骶髂关节脱位和新月形骨折病例，也不需要解剖椎旁肌。操作应谨慎小心，避免损伤臀上神经和血管束，臀上神经和血管束会限制皮瓣下部的解剖和抬高。松解梨状肌的止点，可便于穿过坐骨大切迹进入真骨盆。可经由坐骨大切迹触摸骶髂关节的前部。如果存在骶骨骨折，应在髂后上棘内侧，并且跨过骶髂关节后面到骶骨上方进行处理。需要将损伤的肌肉清创，以便暴露骶骨后部。随后将骶骨后部在骨膜下剥离完全，清除骶后神经孔处的软组织并切断小的神经根。保留神经孔的骨性标志，可以作为评估复位的参考。椎板撑开器可用在骶骨骨折或骶髂关节脱位病例，可有效撑开并暴露损伤部位，以便清除血肿和嵌入的软组织。

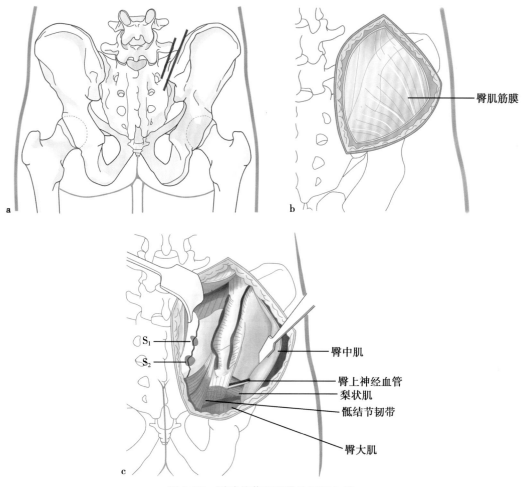

图 3-29　骶髂关节和骶骨外侧后入路

a. 手术切口示意；b. 切开皮肤、皮下组织，暴露臀肌筋膜；c. 离断、剥离臀部肌肉，显露骶骨后部。

4. 关闭　沿显露的髂骨翼放置引流管，接负压引流球。特别要注意的是术中应保护臀肌筋膜的起点，以利于牢固缝合关闭臀肌。随后逐层缝合皮下组织及皮肤。术后注意伤后护理，防止伤口长时间受压。

（二）微创骶髂关节后入路

骶髂关节后入路也可采用微创方法（图 3-30）。简要概括为在双侧髂后上棘下方外侧做一横行切口，也可以沿髂后上棘外侧方做一弧形切口，长度 3~4cm，在依次切开皮肤、皮下组织之后，于髂后上棘部位的分界显露胸腰筋膜与臀肌筋膜，使用骨膜分离器从两侧切口经筋膜与皮肤下组织间隙钝性分离出一皮下隧道，用以放置接骨板。在骨膜外剥离，显露骨折或脱位处，用骨膜剥离器沿髂骨翼外侧面推开臀大肌与臀中肌，形成隧道，可将接骨板塑形成双 L 形，由一侧切口内插入，置于髂骨翼表面并以螺钉锁定。采用微创入路时接骨板放置于髂后上棘下方 3~5mm 处，如果过高会导致患者卧位不适及压疮，过低可能会损伤坐骨神经及臀上血管。

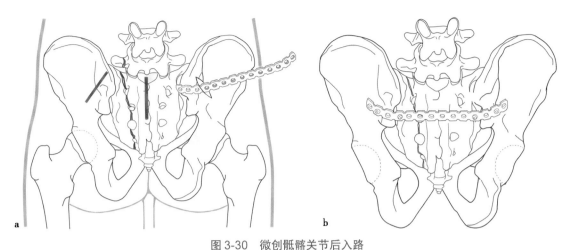

图 3-30　微创骶髂关节后入路
a. 将接骨板于一侧切口微创插入示意；b. 接骨板微创固定骶骨骨折示意。

（三）骶骨后正中入路

1. 适应证　骶骨后正中入路适用于骶骨双侧骨折或骶骨中央型骨折，虽然也可用于后方张力带接骨板的置入，但单纯张力带接骨板的放置现在一般采用双侧的小切口，通过皮下分离置入。

2. 体位　患者俯卧于可透视的手术台上，胸腹两侧垫硅胶长枕。需要注意的是，髂前上棘和髂骨翼部位需要保持骨盆处于悬空状态，以利于接下来的手术复位。这同上述的骶髂关节和骶骨外侧后入路一样。这是因为标准的骶髂关节固定手术以及螺钉的安全放置均要求能够清晰地参照骶骨的骨性标志，在内置物的放置及复位过程中需要影像增强成像来确认位置的恰当和可靠。

3. 显露　取 L_5 或 L_4 至肛裂后正中切口（图 3-31），避免在骨性突起处做切口，以免伤口愈合缓慢甚至裂开。沿正中剥离竖棘肌，暴露 L_5 或 L_4 椎板、关节突和横突；沿两侧髂嵴和骶骨切开骶棘肌附着点向上翻开，暴露整个骶骨椎板、髂后上棘和髂骨外板。在后续操作中应该始终保持肌肉的湿润状态，可间断使用生理盐水湿润。合并神经损伤应行椎板切除，仔细暴露骶神经根，骨折复位前取出压迫骶神经根骨折块至腹侧水平，以免在骨折复位过程中加重神经损伤。

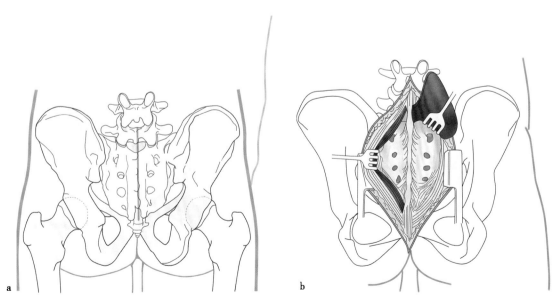

图 3-31　骶骨后正中入路
a. 手术切口示意；b. 沿正中剥离竖棘肌，沿两侧髂嵴和骶骨切开骶棘肌附着点向上翻开，暴露整个骶骨椎板、髂后上棘和髂骨外板。

4. 关闭 沿骶骨放置引流管,接一个负压引流球。腰骶部肌肉原位缝合,牢固缝合在中线上的腰骶部筋膜和外侧的臀肌筋膜上。逐层缝合皮下组织及皮肤。依据切口位置和邻近直肠情况,可以采用负压封闭引流。在缝合处应用负压封闭引流可能对肥胖患者有益。

(四)骶骨旁正中入路

1. 适应证 骶骨旁正中入路适用于骶骨单侧骨折,不需要椎板切除减压。

2. 体位 患者俯卧于可透视的手术台上,胸腹两侧垫硅胶长枕。需要注意的是,髂前上棘和髂骨翼部位需要保持骨盆处于悬空状态,以利于接下来的手术复位。这同上述的几种后入路一样。同样是因为标准的骶髂关节固定手术以及螺钉的安全放置均要求能够清晰地参照骶骨的骨性标志,在内置物的放置及复位过程中需要影像增强成像来确认位置是否恰当和可靠。

3. 显露 正中旁开 3cm,做 L_4 至髂后上棘 6~8cm 纵行切口(图 3-32)。确认多裂肌及骶棘肌后,于骶棘肌内外侧切开胸腰筋膜,在不横断或剥离骶棘肌远端的情况下,充分游离骶棘肌内外侧。对有神经症状的患者进行骶神经探查及减压。之后可以通过应用脊柱内固定系统联合髂骨螺钉或骶髂内固定系统进行腰椎 - 骨盆固定。首先向外侧牵开骶棘肌暴露腰椎横突,透视引导下在 L_4 和 / 或 L_5 置入椎弓根螺钉。再将骶棘肌向内侧牵开暴露髂后上棘,置入髂骨螺钉,置钉点为髂后上棘水平,并进行扩口以便于尾帽放置,术中透视确认置钉位置准确。利用 T 形手柄 Schanz 针、顶棒、复位钳或内置物纠正骨折纵向移位,横行骨折纵向固定后,透视引导下经皮置入骶髂螺钉,入针过程中反复透视,确保导针位置正确。导针位置满意后,置入空心加压螺钉。若患者不适宜用骶髂螺钉固定则行跨骶骨接骨板固定。对侧髂后上棘外侧另做切口,制造骶骨表面皮下隧道后置入塑形后的加压接骨板或重建接骨板,接骨板两端置于髂骨外板并以松质骨螺钉固定。

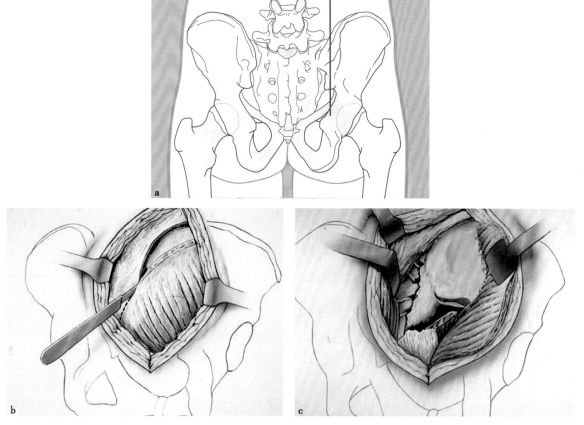

图 3-32 骶骨旁正中入路

a. 手术切口示意;b. 于骶棘肌内外侧切开胸腰筋膜;c. 在不横断或剥离骶棘肌远端的情况下,充分游离骶棘肌内外侧。

4. 关闭 沿骶骨放置引流管，接一个负压引流球。原位缝合腰骶部肌肉，牢固缝合在中线上的腰骶部筋膜和外侧的臀肌筋膜上。若存在皮下组织或肌肉挫裂伤，应在进行清创、止血并反复冲洗后再缝合筋膜层。逐层缝合皮下组织及皮肤。依据切口位置和邻近直肠情况，可以采用负压封闭引流。在缝合处应用负压封闭引流可能对此类手术患者有益，尤其是对于肥胖患者。

（五）典型病例

【主诉】 患者男性，56岁。主因"外伤致双髋部疼痛、活动受限5天"入院。

【入院情况】 患者5天前于工作时因石头砸伤导致双髋部疼痛、活动受限，伤后被送至当地医院就诊，予以完善的相关检查后明确诊断为多发伤（双侧髂骨、双侧髋臼粉碎性骨折、左侧耻骨上下支骨折合并右髋关节后脱位、耻骨联合脱位、乙状结肠穿孔），予抗休克、止痛、止血及护胃对症支持治疗后，急诊行腹腔镜探查术＋乙状结肠部分切除术＋乙状结肠造瘘术＋腹腔脓液冲洗引流术，术后患者体征逐渐平稳，为求进一步手术治疗遂转至我院。

外院CT示：双侧髂骨、双侧髋臼粉碎性骨折及左侧耻骨上下支骨折合并右髋关节后脱位、耻骨联合脱位；L_{1-4}左侧椎体横突骨折，骨碎片分离。

【急诊诊断】 多发伤：骨盆骨折、双侧髋臼粉碎性骨折、右髋关节后脱位、L_{1-4}左侧椎体横突骨折、全身多处软组织挫伤；腹部腹腔镜探查术后；乙状结肠造瘘术后。

【急诊处理】 气管插管麻醉下行"骨盆骨折闭合复位外固定支架固定、右髋关节脱位复位术"。

【术前检查】 入院时X线（图3-33a～c）及拆除外固定架后CT平扫检查示骨盆耻骨联合分离，左侧耻骨下支、双侧髋臼、左侧髂骨翼骨质不连续（图3-33d～m）。

【手术方案】 患者在全身麻醉下，取仰卧位，经前入路、双侧腹直肌外侧入路切开复位内固定治疗双侧髋臼骨折及耻骨联合分离，前入路完成后改为俯卧位，直接经后入路完成右侧髋臼后壁骨折及左侧新月形骨盆骨折切开复位内固定术。

【术后情况】 X线片提示：骨盆及双侧髋臼骨折复位满意，耻骨联合对合可，见金属内固定在位（图3-34a～e）；术后复查CT及三维重建示：耻骨联合分离，见金属内固定在位，间隙未见明显增宽；双侧耻骨上支、左侧髂骨及右侧髋臼亦可见金属内固定在位，断端对位对线可（图3-34f～k）。

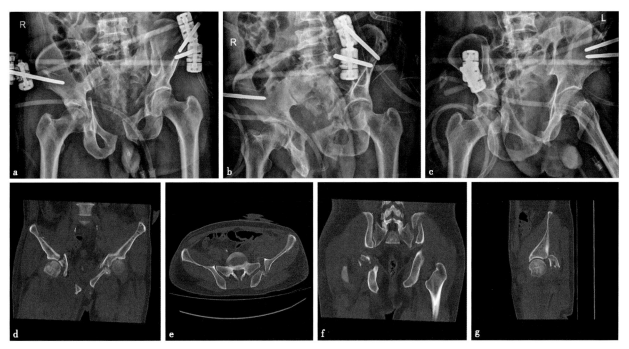

图3-33 术前影像学检查

a～c. 术前X线片；d～g. 拆除外固定架后的CT平扫。

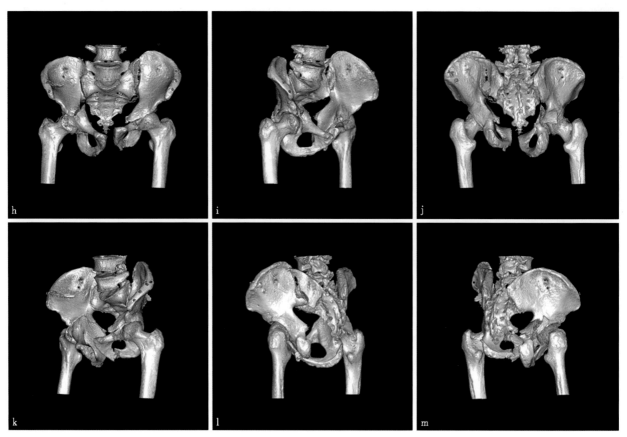

图 3-33（续） 术前影像学检查

h～m. 骨盆CT三维重建。

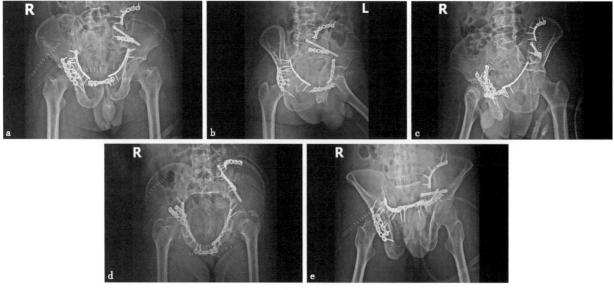

图 3-34 术后影像学检查

a～e. 术后X线片。

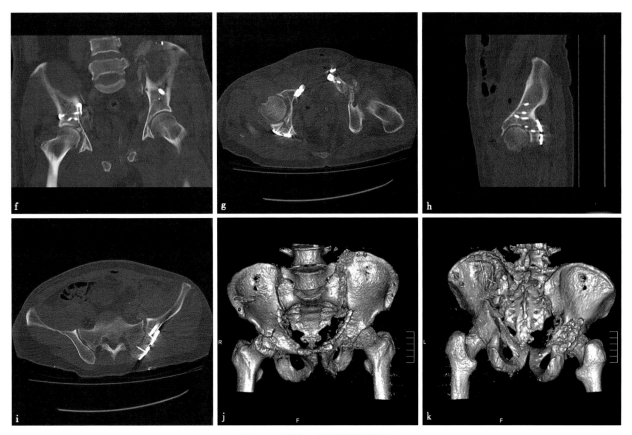

图 3-34(续) 术后影像学检查

f～i. 术后 CT 平扫；j、k. 术后三维重建。

（易成腊 陈煜辉 朱振华）

第五节 骨盆前环骨折的治疗

一、骨盆前环骨折的手术

骨盆骨折常合并全身多发伤，出血可能来自腹部、胸部及骨盆；恢复骨盆的稳定性，减小骨盆容积是减少骨盆出血的有效方法。生物力学研究发现在整个骨盆的稳定性中，骨盆前方结构占 40%。Matta 等认为骨盆骨折同时累及骨盆前后环时，固定骨盆前环可增加骨盆的稳定性。目前多认为耻骨联合分离 >20mm 或耻骨支移位 >10mm 时需手术治疗，手术治疗骨盆前环的方法主要有外固定支架固定、透视或导航下空心螺钉固定、切开复位接骨板内固定，以及近年来提出的骨盆前方经皮内固定技术。外固定架操作相对简单、微创，可快速稳定骨盆，但钉道松动固定强度有限、钉道感染、肢体活动受限、护理不便等仍是该技术的常见问题，所以一般用于骨盆骨折的临时固定，有限固定骨盆而减少出血。

骨盆前方经皮内固定技术包括接骨板 - 棒钉系统、接骨板 - 螺钉系统和钉 - 棒系统，前两种方法应用较早，将接骨板塑形后固定在髂前上棘和耻骨联合处，也称之为"骨盆桥"。Cole 等比较利用外固定支架和经皮内固定接骨板治疗骨盆前环骨折的效果，两种方法各 24 例，术后进行短期随访，发现经皮内固定组患者伤口感染率更低，疼痛明显减轻。Hiesterman 等对两组分别采用外固定支架和经皮接骨板系统治疗骨盆前环的患者进行随机对照试验，发现经皮接骨板不损伤骨折端骨膜，异物反应小，创伤小，软组织损伤小，不影响翻身、穿衣等，但对女性患者妊娠生育是否产生影响仍需长时间随访。

对于部分不稳定性骨盆骨折，单纯前环固定常常可以达到稳定骨盆的效果。对于完全不稳定性骨盆骨折，前环的复位固定是后环复位固定的辅助。前环的主要固定方法包括：骨盆外固定支架固定、接骨板螺钉固定、单纯螺钉固定及内置固定架。选择这些方法治疗时要综合考虑各自的优缺点，包括固定强度、手术创伤、患者舒适性及常见并发症等。骨盆外固定支架固定的优点是手术创伤小，可以同时固定前环的多处断裂，骨折愈合后容易拆除；缺点是难以直接固定骨盆前环的蝶形骨折（即双侧耻骨上下支骨折），患者舒适性差，针道感染发生率高，通常用于骨盆前环软组织条件差，伴有直肠、膀胱造瘘等的患者。

但对于耻骨联合分离的 Tile C 型骨盆骨折，不建议使用外固定支架固定。近年来，有很多针对内置固定架（Infix）的文献报道和研究，其适应证与普通外固定支架类似，优点是患者舒适性有所提高，但同时也存在缺点：如果连接杆太靠近骨面，可能造成股神经麻痹。Infix 通常适用于肥胖患者。接骨板螺钉固定的优点是可以在直视下进行骨折复位，固定强度可靠，适用于耻骨联合分离及耻骨支骨折；缺点是由于切开手术，会造成一定创伤。单纯螺钉固定适用于耻骨支骨折的治疗，闭合置入螺钉可以减少切开手术的创伤，但这需要骨折闭合复位满意，同时需要在透视下操作，机器人能够很好地完成准确固定。总之，骨盆前环的固定方法要根据骨折类型、前方软组织条件及患者的具体情况等来综合选择。

稳定的骨盆前环骨折通常采用保守治疗，对于不稳定骨盆前环骨折大多采用外固定或内固定手术治疗。手术治疗的目的主要是恢复骨盆环的对称性和稳定性，从而可以让患者早期开始锻炼，以促进周围组织及脏器的功能恢复，并明显减少骨盆骨折的并发症及后遗症。骨盆前环骨折的治疗方法可以简单地分为保守治疗、外固定支架、切开复位内固定和微创经皮螺钉固定。这几种手术方法的适应证和治疗目的有所不同。

1. 前方固定　用于固定骨盆前环的不稳定，常用于耻骨联合分离及耻骨支骨折。

（1）手术指征：①耻骨联合分离>2.5cm；②耻骨联合交锁；③耻骨支骨折合并股神经、血管损伤；④开放耻骨支骨折；⑤合并骨盆后方不稳定。

（2）手术时机：骨盆骨折应先处理危及生命的损伤及并发症，待伤后 5～7 天全身情况允许时再行微创内固定治疗，过早则术中出血较多，超过 1 周则术中复位困难。在合并膀胱、阴道破裂或后尿道断裂时，在尽早修补膀胱等手术的同时固定骨盆前环。合并腹部损伤时，腹腔探查的同时也可一期进行骨盆前环内固定。由于骨盆前环骨折复杂多样，并发症较多，微创治疗受到很多限制，只有经验丰富、有能力完成切开复位内固定的骨科医师才有可能完成微创内固定治疗，从而提高微创内固定治疗骨盆前环骨折的准确率和成功率。微创内固定技术成功避免了传统切开复位的许多缺点，随着科学技术的进步，必然会使微创内固定治疗骨盆前环骨折技术得到更广泛的应用，在减少患者痛苦的同时，达到与切开直视下复位同样的治疗效果。导航及腹腔镜技术将为骨盆前环骨折的治疗带来更广阔的发展前景。

2. 切开复位内固定

（1）切口选择：以往治疗骨盆前环骨折较常用的手术入路主要有髂腹股沟入路、Pfannenstiel 入路。髂腹股沟入路术野显露较大，主要适用于耻骨高位骨折、髋臼前壁及前柱骨折，但该入路操作复杂、创伤大、出血多。

Pfannenstiel 入路即耻骨联合上方入路，仅适用于耻骨联合到耻骨中段的损伤，很难充分显露耻骨高位骨折。1993 年 Stoppa 入路治疗骨盆前环骨折开始用于临床。2007 年为进一步减少创伤，对 Stoppa 入路进行了改良。近年来改良 Stoppa 入路得到广泛认可，普遍应用于临床，王朝晖等对 15 例应用该术式治疗的骨盆骨折患者进行回顾性分析，认为改良 Stoppa 入路有适应证广泛、接骨板塑形容易、操作简单、术野清晰，并发症少、切口方便直接等特点。但肥胖或下腹部有手术史，以及要求恢复后内固定取出者，不宜选择此入路（图 3-35）。

（2）手术步骤及要点：体表解剖标志为脐、髂前上棘、耻骨联合，切口位于髂前上棘上方两横指，可延长至髂嵴，固定合并的髂骨翼骨折或骶髂关节分离。显露腹外斜肌和腹直肌筋膜，向上下锐性分离腹外斜肌和腹直肌筋膜表面脂肪组织，显露腹白线。一侧腹直肌从耻骨联合撕脱较常见，有时可见腹直肌筋膜撕裂。钝性分离腹直肌，保护头端的腹膜及尾端的膀胱和膀胱颈。用电刀在指尖上分离腹直肌，分离腹直肌后用压肠板保护膀胱，用 Hohmann 拉钩将腹直肌牵向外侧，电刀清理耻骨上支的软组织以便放置接骨板。内旋双下肢可部分复位分离的耻骨联合。放置点状复位钳复位耻骨联合，复位钳置于腹直肌的表面，选用 5 孔重建接骨板，在接骨板两头做预弯，接骨板也要做侧方预弯以适合耻骨的弧度。中间 2 枚螺钉置于耻骨联合体部，外侧螺钉置于耻骨支，偏心放置最靠近耻骨联合的螺钉以便加压，第 1 枚螺钉不拧紧,同样放置对侧第 2 枚螺钉,2 枚螺钉同时拧紧进行加压拧紧所有螺钉,达到解剖复位。一般情况下一块接骨板即可,如需用双接骨板增强稳定性则一块置于耻骨联合顶部,另一块置于前方(图 3-36)。置负压引流于耻骨联合后方,仅缝合腹直肌腱膜边缘而不是腹直肌全层,以免造成腹直肌部分坏死,连续缝合腹直肌筋膜,负压引流从腹直肌中引出。

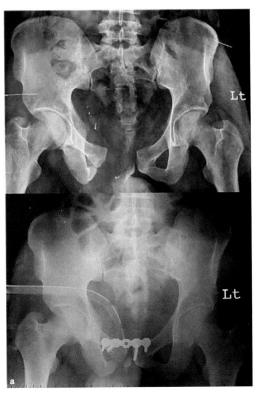
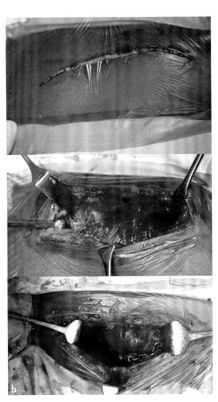

图 3-35　Pfannenstiel 入路
a. X 线片;b. 术中切口。

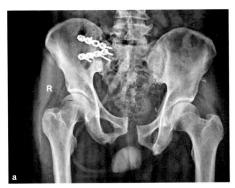
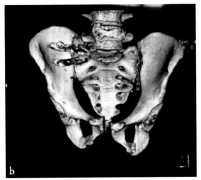
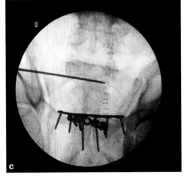

图 3-36　双接骨板内固定
a. 骨盆正位 X 线片示耻骨联合分离;b. 骨盆 CT 三维重建示耻骨联合分离;c. 骨盆正位 X 线片示耻骨联合双接骨板内固定术后。

二、骨盆前环骨折的微创治疗

骨盆前环骨折是指累及耻骨联合和耻骨支的骨盆骨折。内固定是治疗骨盆前环骨折最稳定的固定方式。以往经常采用切开复位内固定的方式,但其手术创伤大、出血多,常见并发症有髂外血管损伤、髂外血管血栓形成、股神经损伤、股外侧皮神经损伤、腹股沟疝、淋巴漏以及感染等。随着影像学设备的发展和骨科手术技术的进步,微创内固定以其独特的优点已成为骨盆骨折治疗的发展方向。

随着微创技术的发展，内固定的优势愈加明显，越来越多的医师倾向于使用内固定治疗。耻骨联合分离 >2.5cm 的 Tile B1 型骨折、伴骨盆内旋并向头侧移位的 Tile B2、B3 型骨折以及 Tile C 型垂直不稳定性骨折均可考虑采用内固定治疗。对于需要内固定治疗的骨盆前环骨折，应尽量选择微创内固定。虽然微创内固定骨折复位固定不如切开解剖复位内固定的效果好，但却能明显降低切开解剖复位内固定所带来的并发症发生率，医师在权衡利弊后，可根据自身能力和技术条件采取安全有效的方式进行内固定。

（一）外固定支架前方固定

骨盆外固定架技术简单、有效、安全，在骨盆骨折合并多器官损伤的急诊抢救治疗中具有优势，可以降低出血量、迅速缓解疼痛，但是不能保证充分的稳定，常用于临时固定。

外固定架多数情况下是用于不稳定骨盆骨折的临时固定，或与其他固定方式联合应用固定严重不稳定骨盆骨折，不作为常规的最终固定选择。常用的固定方法是双钉法，即在两侧髂嵴各打入 2 枚螺纹钉；当病情危急时也可各打入 1 枚螺纹钉，如考虑长期固定可选择在髂前下棘上方（髋臼上缘）打入螺纹钉。置钉前可先用床单等类似物兜紧骨盆。

手术要点：①于髂前上棘后方 2cm 做一小切口；②沿髂骨翼方向由前向后钻孔，仅钻透外侧皮质；③置入第 1 枚 5mm 螺纹钉；④置入第 2 枚螺纹钉，位于第 1 枚后方 2~3cm；⑤重复 1~4 步在对侧髂嵴置入螺纹钉；⑥用短杆连接螺纹钉；⑦用长杆连接短杆；⑧调整外固定架复位骨折。髋臼上缘置钉应向后并指向骶髂关节方向，应在透视下操作以免打入髋臼（图 3-37）。

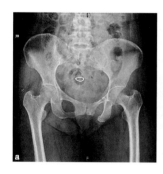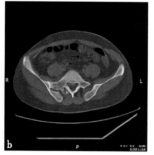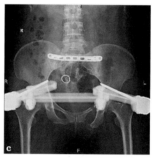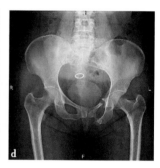

图 3-37　骨盆外固定支架前方固定

a. 骨盆正位 X 线片提示本病例为骨盆前后环不稳定的 Tile C 型骨盆骨折；b. 骨盆 CT 横断面提示右侧骶髂关节脱位损伤；c. 骨盆正位 X 线片示骨盆前环外固定架术后，骨盆后环张力带接骨板术后；d. 骨盆正位 X 线片示内固定及外固定架拆除术后。

（二）钉 - 棒系统

关于钉 - 棒系统治疗骨盆前环骨折的病例较少，在所有报道的病例中其临床疗效均较好。Kuttner 等介绍了经皮钉 - 棒系统治疗 22 例骨盆前环骨折患者，随访 19 例，随访时间平均 2.5 年，结果显示预后评分优、良、差分别占 31.6%、63.2%、5.2%，临时性股外侧皮神经损伤较常见（36.8%）。

（三）微创骨膜下隧道锁定接骨板内固定技术

由于经皮螺钉内固定技术适合的骨折类型较局限，近年经皮接骨板内固定技术开始被应用。手术将髂腹股沟入路分割为 3 个点状切口：第 1 个切口位于髂前上棘后方，股外侧皮神经外侧，经剥离髂肌显露耻骨梳和髋臼顶；第 2 个切口位于腹股沟韧带外 1/3，经髂腰肌、股神经内侧与髂耻韧带之间达到髋臼前壁，并可见到耻骨升支、耻骨梳下段；第 3 个切口是耻骨结节间横切口，在股血管鞘及精索（子宫圆韧带）内侧显露双侧耻骨结节和耻骨升支中下段。经血管、神经、精索 3 个纤维鞘管间进入完成耻骨支的复位，将接骨板预弯后置于骨膜外及血管神经束下方并用螺钉固定。但是由于仍需显露剥离股血管神经鞘，潜在血管神经及腹股沟管损伤的风险依然存在。这项技术的特点是接骨板不贴附在骨表面，而是位于皮下腹股沟韧带上方，像"桥"一样跨越了股外侧皮神经、髂腹股沟神经、髂腹下神经以及髂动脉、股静脉、股神经等解剖结构。该技术有以下优点：①内固定置于皮内，切口是闭合的；②避免骨盆外固定架的相关并发症，如穿衣困难、难以在椅子上坐立、性生活不方便、皮肤针道感染、固定松动、腹部再手术入路受限等；③简单、手术时间明显缩短、出血少；④与外固定支架相比临床效果无差别，但并发症发生率、相关病死率以及手术部位疼痛发生率等更低；⑤对累及耻骨联合的周围骨折力学上更加稳定。但是由于接骨板置于皮下因而存在皮肤撞击、疼痛等并发症（图3-38）。

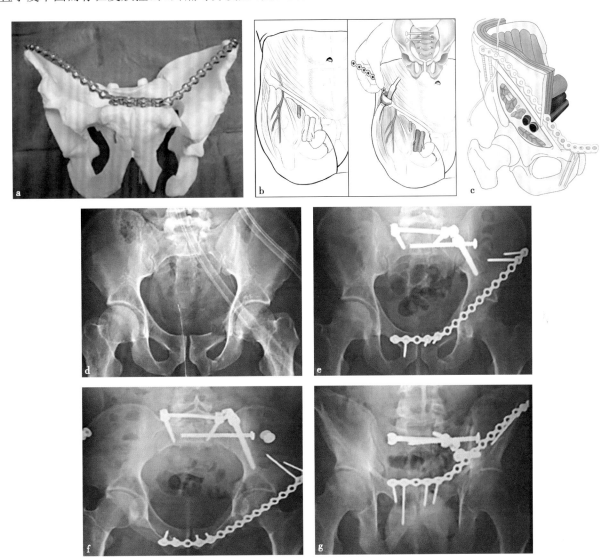

图3-38 骨盆前环微创骨膜下隧道锁定接骨板内固定

a. 3D打印骨盆模型体外接骨板内固定示意；b、c. 点状切口骨膜下隧道插入接骨板示意；d. 骨盆正位X线片示骨盆Tile C型骨盆骨折；e～g. 骨盆正位X线片示骨盆前环经皮锁定接骨板内固定术后。

（四）经皮螺钉内固定

经皮螺钉内固定已经被研究证明是治疗不稳定骨盆后环骨折的一个不错的选择，具有创伤小、出血少、体位适应性好等优点。但是这种技术适合的骨折类型较局限，仅限于耻骨中段骨折，术中需要很好的导航系统确保复位准确，对于肥胖、服用造影剂及存在气腹的患者因术中使用C臂显示模糊，难以完成，耻骨支狭窄或畸形也不适合此种方法固定，而且存在螺钉容易弯曲、闭孔神经血管束损伤、螺钉进入髋臼等并发症。耻骨联合分离也可采用经皮螺钉内固定。在两侧耻骨结节外上方分别做1～2cm切口，钝性分离直达耻骨结节，使用复位钳经过精索（子宫圆韧带）外侧，从闭孔内壁抵达耻骨结节基底部夹持复位耻骨联合，从一侧耻骨结节外1cm稍下方入针，向水平方向钻入导针至对侧耻骨结节相同位置穿出，透视下确定导针位置良好后拧入空心螺钉至对侧耻骨结节皮质以达到最大加压固定（图3-39）。

（五）内镜辅助下内固定

内镜辅助下接骨板内固定治疗一侧骨盆前环骨折，具有软组织损伤轻、恢复快的优点。手术分别在髂嵴和耻骨联合上方有限切开，切断一侧腹直肌，但不直视显露股血管神经束，而是在直径5mm的30°

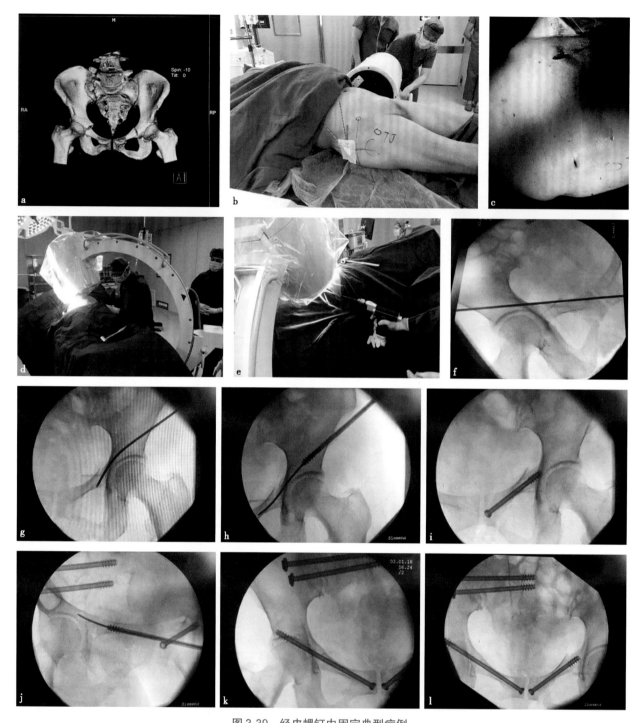

图 3-39　经皮螺钉内固定典型病例

a. 骨盆 CT 三维重建示 Tile C1.2 型骨盆骨折；b. 术前透视定位；c. 体表切口；d、e. 术中透视定位；f～l. 术中透视定位及前柱螺钉置入。

内镜辅助下显露，将预弯接骨板自耻骨联合沿髂耻弓向髂骨翼放置接骨板，在内镜帮助下置入螺钉固定。相比传统切开复位，腹腔镜辅助下手术有以下优点：①皮肤切口小，不会引起皮神经损伤和切口疝。②采用腹膜外入路，不必切断腹直肌，即可显露整个耻骨上支和耻骨联合及血管神经束，腹腔镜向两侧可显露至血管神经束外侧。由于避免了切断腹直肌，也不需要解剖腹股沟管，感染及腹壁薄弱等并发症会明显减少。③因为术中剥离使用超声刀和双极电凝，同时气腹的压力可压迫止血，因而出血非常少。④腹腔镜镜头有广角和放大的作用，手术视野清楚，且气腹环境下组织结构更容易辨认。但是仍存在一些问题需要改进，如目前的操作器械较短，无法满足腹腔镜下骨折复位和固定的需要，腹腔镜学习曲线较长等。

三、耻骨联合分离的治疗

耻骨联合是由两侧耻骨之联合面借纤维软骨板连结而成。两侧耻骨联合表面粗糙，表面覆盖一薄层透明软骨，其间由纤维软骨板将两骨紧密连结在一起。除纤维软骨之外，其周围还有坚强的韧带连接。如果耻骨联合分离，由于两耻骨的分离导致髂骨间隙增宽，这会使骶椎固定不稳，能使其向前移动，影响骨盆环的稳定。故修复耻骨联合对维持骨盆环不同元件间的整体性有重要作用。

（一）临床表现及诊断

耻骨联合分离的常见原因为严重暴力损伤，此外，也常见于妊娠后期和产后妇女，尤其在分娩前，由于内分泌因素影响，使耻骨联合韧带松弛，在妊娠后期，由于胎儿重量压迫骨盆造成耻骨联合分离，或在分娩时，如果产程过长，胎儿过大，接生粗暴，使松弛的耻骨联合韧带发生损伤，产后耻骨联合不能恢复到正常位而发生分离。

耻骨联合损伤后，会发生局部疼痛和骨盆功能障碍，X线片示其间隙>6mm时，临床以耻骨联合处疼痛且有明显压痛、单侧下肢不能负重、行走无力、双下肢抬举困难、腰臀部酸痛等为主要表现。患者仰卧，行骨盆挤压分离试验阳性。

耻骨联合分离的诊断标准：①有骨盆外伤史或产后妇女；②耻骨区疼痛，活动后加剧；③骨盆挤压分离试验阳性；④可触及分离的耻骨联合间隙；⑤X线片示耻骨联合间距增宽>5mm，可有冠状面或矢状面移位现象，慢性耻骨联合分离者可见联合关节结构紊乱及骨硬化等。

（二）耻骨联合分离的治疗

耻骨联合分离，使髂骨间隙过于增宽，骶髂韧带松弛，骶骨不稳定向前移位，导致骨盆的不稳定。研究显示：若耻骨联合分离≤2.5cm，则不会伴有盆底或骶棘韧带的破坏；若耻骨联合分离>2.5cm，常常会伴有骶棘韧带和盆底的破坏。耻骨联合分离属于骨盆骨折开书样损伤，外旋暴力常由于外力作用于髂后上棘或单髋、双髋上所引起的强外旋力造成的，并引起耻骨联合分离，若应力继续释放，髂骨更向外翻，使骶髂关节或其邻近结构发生损伤。骨盆环的变形是伤侧髂骨翼向外翻或扭转，使对侧半骨盆分开，故称分离型或开书型。其实在骨盆分离的瞬间，暴力作用使耻骨联合比后期拍摄X线片时分离更宽，在分离的同时，盆底肌肉随着耻骨联合的分离也相应撕裂，造成出血增多，如果同时伴有中小动脉损伤，可能造成休克。

传统方法对耻骨联合分离采取保守治疗，如应用骨盆兜、骨盆悬吊，也有很多人采用外固定架、切开复位内固定，以及近年来出现的一些微创内固定治疗。

如何选择手术适应证，AO学派认为，耻骨联合位移≤2.5cm时，骶髂前韧带和骶棘韧带完整，骨盆环稳定，可行非手术治疗；若耻骨联合分离>2.5cm时，常伴有骶髂前韧带和骶棘韧带断裂，可行手术治疗。也有学者认为，只要确诊耻骨联合分离，患者不能进行日常生活、劳动或远期影响患者工作、生活以及有可能遗留后遗症的，除患者身体状况不能耐受手术或患者拒绝手术治疗外，均可以考虑手术。

（三）切开复位重建接骨板内固定术

切开复位用4孔或6孔重建接骨板固定于耻骨联合上以治疗耻骨联合分离来恢复骨盆稳定性，可取得良好结果。切开复位重建接骨板内固定术虽然可以提高内固定强度及骨盆稳定性，但这种术式优缺点并存：①手术操作较方便，固定稳定；②耻骨上顺皮纹切口，皮肤愈合后瘢痕不明显；接骨板内置，不影响日常生活；③手术过程中应避免损伤精索（子宫圆韧带），需重建外环口；应避免损伤膀胱，内固定钉不能进入盆腔或闭孔；④复位后的关节内不能有软组织的嵌入；⑤重建接骨板内固定治疗需要较大面积软组织的切断及剥离，以便清晰地显露耻骨联合及方便接骨板的放置及螺钉的拧入；⑥较易引起耻骨后出血、肥胖患者的局部脂肪液化，从而增加术后切口感染的危险性；⑦切口靠近会阴部，会增加切口感染风险；⑧需二次同等手术创伤取出。

随着科学技术的发展，微创手术的应用范围愈来愈广。有学者提出单纯拉力螺钉治疗耻骨联合分离，在微创理念的引领下应用空心加压螺钉治疗耻骨联合分离，逐渐被大部分医师所接受。因其具有与重建接骨板同等的治疗效果，并具有手术创伤小、术中出血少、患者住院费用低、手术操作简单、二次取出容易等优点。难点在于技术要求比较高，术中需要掌握良好的透视技巧并对局部解剖非常熟悉，否则在操作过程中容易对固定部位邻近组织造成损伤。

（四）经皮微创螺钉固定

近几年，经皮螺钉固定技术日趋成熟，配套设备及器械不断完善。但也有局限性，如经皮螺钉固定不适合用于腹壁感染或膀胱损伤的患者，开放性的耻骨联合损伤也是一个相对禁忌证。不稳定骨盆骨折中的骶髂关节脱位或者骶骨骨折、耻骨支骨折、耻骨联合分离是术中透视影像导航下经皮螺钉固定治疗的适应证，导航下经皮螺钉固定治疗不稳定骨盆骨折具有微创、精确、安全的优点。经皮空心拉力螺钉较切开重建接骨板治疗耻骨联合分离具有手术创伤小、手术时间短、术中出血量少、无术后并发症等优点，值得推广应用。但究竟采用哪种治疗方法，术前必须根据患者的情况，结合术者自身的经验及能力，充分综合考虑，以选择最佳方式。

（五）骨盆外固定支架固定

骨盆外固定架是一种简单、安全、微创、有效的固定技术，在并发多器官损伤的骨盆骨折治疗中具有独特的优越性。外固定架治疗耻骨联合分离，因其只能恢复骨盆稳定性的10%，故临床作为终极治疗应用不多。急诊使用外固定支架对于早期成功救治不稳定性骨盆骨折伴大出血患者具有重大意义，尤其在耻骨联合分离严重并发胸腹联合损伤情况下，选择外固定架治疗，可稳定骨盆，减少出血。骨盆外固定支架固定开书型骨折时，外固定支架固定的方向与骨盆入口平面近似平行时，固定更接近于骨盆的生物力学稳定性，其缺陷在于钉道感染及螺钉松动，尤其是肥胖患者。笔者认为耻骨联合分离后尿道断裂或者膀胱破裂，选择内固定会增加感染的风险，合并膀胱尿道损伤的开放伤应首选外固定架固定，Tile B1 型骨盆骨折合并急诊探查胸腹部严重损伤需首先选择外固定，稳定骨盆，避免进一步加重开书样损伤。也有学者认为，骨盆前环外固定架对存在垂直不稳定性骨折不能提供足够的稳定，需结合耻骨联合内固定治疗。但是有学者认为，骨盆后环的损伤一般不做固定，也可获得良好的治疗效果。外固定架对于早期成功救治不稳定性骨盆骨折伴大出血患者具有重大意义，尤其在耻骨联合分离严重并发胸腹联合损伤的情况下，选择外固定架治疗，可稳定骨盆，减少出血。外固定架可作为 Tile B1 型骨折的一种确切治疗手段。外固定架恢复骨盆的稳定，有利于尿道的稳定修复，减轻前列腺移位，减轻对阴茎勃起神经的牵拉，降低阳痿发生率。在部分 Tile B 型骨折中应用外固定支架治疗也可取得较好的疗效，可避免切开复位加重损害，避免二次手术取出内固定（图3-40）。

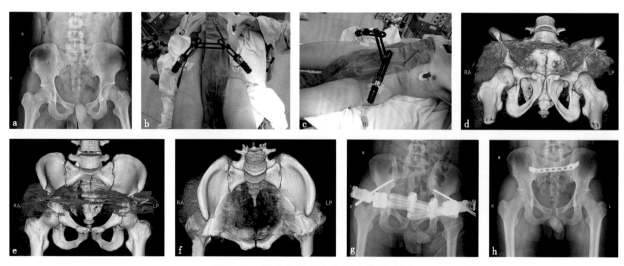

图 3-40　骨盆外固定支架固定典型病例

患者男性，20 岁。因交通伤造成骨盆骨折、耻骨联合分离，急诊予经髋臼上方置钉外支架复位固定，术后复查 X 线片示耻骨联合解剖复位。a. 骨盆正位 X 线片示骨盆骨折，耻骨联合分离；b～c. 术中外固定置入情况；d～f. 术后三维重建；g. 术后 X 线片；h. 拆外固定后 X 线片。

（六）微创内支架固定手术

于双侧髂前下棘及双侧耻骨联合处置入椎弓根螺钉，通过连接棒对耻骨联合分离进行加压固定，也可达到良好的临床治疗效果，王建东等在国内率先开展此项工作，与外固定支架相比，内固定支架生物力学强度相当，优势在于患者术后护理方便，生活方便程度明显提高，可有效避免外固定支架带来的钉道感染等并发症，操作中需注意连接棒与股神经/血管之间必须预留足够空间，以防产生压迫症状（图3-41）。

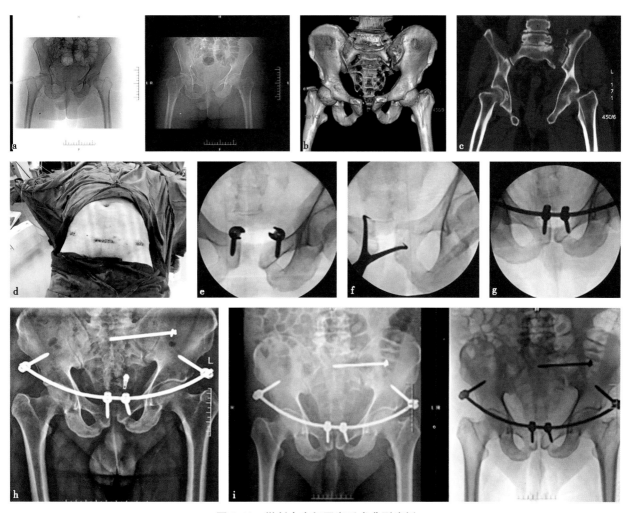

图3-41 微创内支架固定手术典型病例

骨盆正位 X 线片（a）及 CT 三维重建（b）与冠状面（c）示 Tile C1.3 型骨盆骨折；d. 手术皮肤切口；e～g. 术中透视情况；h～i. 术后骨盆正位 X 线片。

（七）典型病例

【主诉】 患者男性，32岁。主因"交通伤后髋部畸形肿痛活动受限1小时"入院。

【入院情况】 患者因车祸伤导致右髋部屈曲内收内旋畸形肿痛，会阴部疼痛，活动受限1小时来我院就诊；小便不能自解，插入导尿管无小便引出。

【术前检查】 X 线检查提示：骨盆骨折（耻骨联合分离，右侧耻骨上下支骨折，双侧骶髂关节间隙增宽），右髋关节脱位，右股骨头骨折（图3-42）。急诊 CT 未见腹部脏器损伤。CT 检查提示：骨盆骨折（耻骨联合分离，双侧耻骨上下支骨折，右侧髋臼前柱骨折，双侧骶髂关节间隙增宽），右髋关节复位，右股骨头骨折（图3-43）。

【急诊诊断】 骨盆骨折，右髋关节脱位伴股骨头骨折，尿道断裂。

【急诊处理】 急诊予右髋关节复位，骨盆髂翼置钉外支架临时固定，膀胱造瘘。

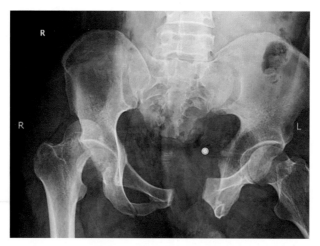

图 3-42　入院骨盆 X 线片检查

骨盆 X 线片示骨盆骨折,右髋关节脱位伴股骨头骨折。

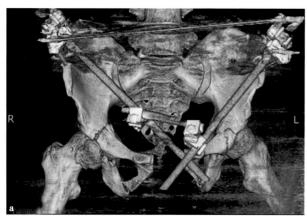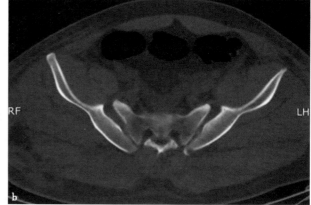

图 3-43　入院 CT 检查

a. CT 平扫;b. CT 三维重建。

【**手术方案**】　患者在全身麻醉下行右侧髋臼前柱空心螺钉固定,INFIX 固定并复位耻骨联合分离,股骨头骨折切开复位埋头螺钉固定。

术后复查 X 线片和 CT 提示(图 3-44):骨折解剖复位,耻骨联合分离复位,骶髂关节复位。

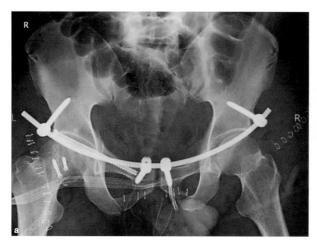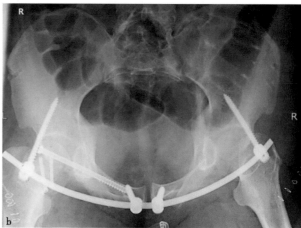

图 3-44　术后影像学检查

a、b. 术后骨盆 X 线片。

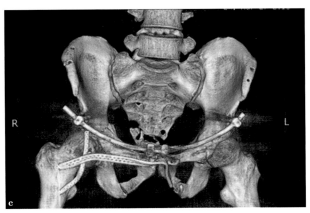
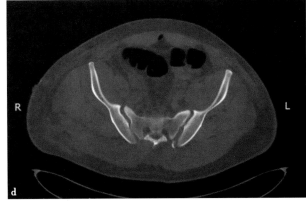

图 3-44（续） 术后影像学检查

c、d. 术后骨盆 CT 及三维重建。

【术后情况】 术后予头孢唑啉预防感染 2 天，患者体温正常，各项感染指标无异常，术后第 3 天出院。分别于术后 4 周、8 周、12 周、6 个月、12 个月复查 X 线片，术后 6 个月外院予尿道会师手术。术后 16 个月，取出 INFIX 架（图 3-45）。

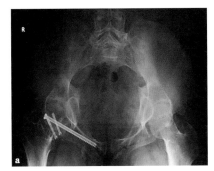
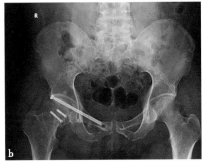
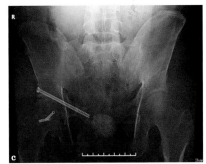

图 3-45 术后 16 个月，取出 INFIX 架

a. 骨盆入口位；b. 骨盆正位；c. 骨盆出口位。

（王建东 毕 升 吴剑宏）

第六节 骨盆后环骨折的治疗

一、骶髂螺钉固定技术

骶髂关节的稳定性对整个骨盆环的稳定有重要作用，骨盆前部结构是耻骨联合和耻骨支，对骨盆环的稳定作用只占 40%，后部骶髂关节及前后韧带复合结构占其稳定性的 60%，移位的骶髂关节可能导致骨折不愈合、畸形愈合、双下肢不等长、骨盆关节痛、下腰痛或创伤后骶髂关节炎等并发症。而通过手术复位固定，一方面可有效、确切、坚固地恢复骨盆解剖生理结构，以利于功能重建；另一方面，减少保守治疗所需的卧床时间，使患者早日下床活动，减少长期卧床引起的压疮、尿路感染、肺部感染等并发症的发生，合并神经根损伤的患者，手术可同时进行探查松解或修复，使受骨折部卡压或牵拉的神经得到减压，最大限度恢复受损的神经功能，其中应用经骶髂关节的骶髂拉力螺钉技术治疗骨盆损伤，能稳定骨盆后环骶髂关节复合体结构，有效恢复骨盆稳定性。目前骶髂关节螺钉经有限元分析及生物力学分析被证实为最符合生物力学特征的内固定方式，甚至部分研究表明骶髂螺钉属中心性固定，在抗剪切力和旋转方面优于骶骨棒和钉板固定系统。但骶髂螺钉置钉难度大，操作不当有误伤骶神经和马尾神经等危险。其中目前应用较多的经皮骶髂螺钉技术要求首先对骨盆骨折进行复位，通常伤后 10 天内的患者闭合复位成功率明显高于伤后超过 10 天患者，对于较难复位或复位困难的患者，也可选择切开复位后骶髂螺钉固定，对于垂直移位上移较多者可通过术前大重量牵引的方法进行复位。

（一）解剖学基础

骨盆环的稳定性有赖于骨盆后环负重的骶髂复合体的完整性，骶髂复合体包括骶髂关节、骶骨、骶结节韧带、骶棘韧带以及盆部的肌肉和筋膜，其中骶骨由 5 个骶椎融合而成，其形态较为复杂多变，骶骨的椎弓根与横突融合，形成了其两侧的翼状结构，骶髂螺钉需沿 S_1 椎弓根进入 S_1 椎体，S_1 椎弓根截面积约 $1.0\sim1.5cm^2$，由内上方轻度斜向外下方，S_1 椎弓根的下缘为 S_1 神经管和 S_1 神经前孔；前方是髂血管、L_5 神经根和输尿管；上方是 L_5 和 L_5S_1 椎间盘；后方是马尾神经。螺钉通道的前方界限：侧位观突出在椎弓根前方的是骶骨岬，而两侧的骶骨翼是位于骶骨岬和骶髂关节之间的凹陷，斜坡由骶骨岬上缘构成，在此走行的有 L_5 神经根、输尿管和髂内血管，通常情况下，髂骨皮质密度线与斜坡共面，因此前方界限为髂骨皮质密度（iliac cortical density, ICD）线（图3-46）；螺钉通道后方界限：S_1 神经根管和骶孔的上半由 S_1 椎弓根和椎体的下半构成，其角度向外、下，当螺钉位于 S_1 椎体的下半部时，如果偏向椎体的后方，会损伤走行在神经根管内的 S_1 神经，因此钉尖必须位于 S_1 椎体的前部。30%～40% 的骶骨存在变异，术前应检查排除骶骨变异。需注意的是男、女性骶骨某些解剖结构有一定的差别，应予以注意。有研究表明女性骶骨岬隆突不如男性明显，所以女性患者置钉时钉尖部不应太偏前方，以防刺入盆腔；女性髂骨翼较为水平，而男性较为峭立，所以男性患者在髂骨翼外板入钉时应向腹侧前移，而女性因其骶骨翼耳状面较水平，故入钉时选择范围较广，女性的骶骨翼较狭长，骶骨卵圆面相对较窄，而男性骶骨翼较短宽，骶骨卵圆面较宽大，所以男性患者置钉相对女性患者容易，另外，骨盆前方倾斜度（50°～60°）会因术中体位而改变，手术置钉时也应注意。

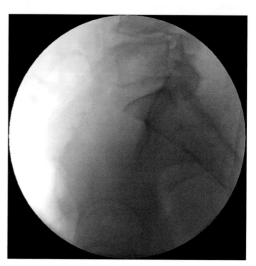

图 3-46　髂骨皮质密度线
在骨盆侧位 X 线片，显示骶髂关节髂骨前方皮质增厚部分，可以估计斜坡的位置。

（二）适应证与禁忌证

1. 适应证　骶髂螺钉内固定术是一种直接而可靠的固定方法，其创伤小、术中出血少、手术时间短、操作相对简单、生物力学强度满意，适用于骨盆后环的不稳定性损伤，包括：骶髂关节损伤、脱位，明确的骶髂韧带损伤致骨盆不稳定者；骶骨骨折，有移位倾向，可能继发骶神经损伤者；骶髂关节脱位伴骶骨或髂骨侧部分骨折，合并骶髂韧带损伤不稳定者，严重的软组织损伤、肠管损伤或者两者同时并存，均是本技术的良好适应证，因为本技术可以避免广泛的暴露，从而减少感染的风险。

2. 禁忌证　S_1 椎体粉碎性骨折因力矩太短、骶骨内侧拉力不够，骶骨后部骨折通过耳状面，接近入针点及粉碎性髂骨骨折，均不宜采用骶髂加压螺钉固定，其中骶骨畸形、老年骨质疏松、过于肥胖是骶髂螺钉固定的相对禁忌证。其中如闭合复位失败、用 C 臂不能看到骶骨后侧和外侧结构、存在骶骨畸形等情况时不适用经皮骶髂螺钉固定技术。

（三）术前计划

骨盆损伤累及骶髂复合结构的损伤常为高能量损伤，合并伤多，应特别注意评估患者全身情况及判断其血流动力学情况。对合并休克者，应立即进行扩容及抗休克处理。合并肝脾等内脏破裂者，先行肝脾切除术。除在极少数情况下，骨盆骨折大量出血需急诊手术外，大多数患者应在全身情况稳定后再行手术治疗，一般在伤后 7 天内进行，超过 2 周后骨折复位难度增大，手术目的主要是对损伤的骨盆后环进行解剖复位及有效固定，最大限度地改善患者预后。对于骨盆稳定性破坏严重、开放性骨盆骨折或出血量较多的患者，急诊可采用骨盆外固定支架改善骨盆的稳定性。术前应进行 CT 扫描，评估患者是否存在骶骨畸形，部分患者骶骨翼呈波浪形凹陷，此时 ICD 线与骶骨翼的共面性被破坏，需要螺钉更加前倾。近年来,随着3D打印技术在临床的广泛应用,术前3D打印骨盆模型(图3-47)进行术前计划演练可有效提高置钉的安全性,减少相关并发症的发生。

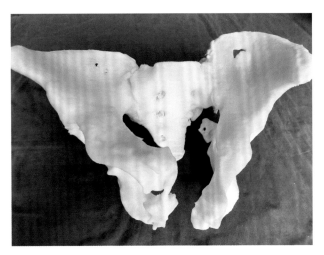

图 3-47 术前3D打印骨盆模型

骶髂螺钉固定技术需要的技术条件如下。

1. 医师必须了解骨盆后方的解剖及其变异。

2. 术中必须能够获得全骨盆的高质量影像。

3. 医师必须对骨盆损伤有完全的了解,尤其熟悉骨盆骨折移位的三维图像。

4. 医师必须根据X线片和CT确定患者的上骶椎解剖是否正常。

5. 医师必须有能力完成骨折的闭合复位和切开复位。

（四）手术与技巧

1. 采用硬膜外麻醉或者全身麻醉,患者仰卧于可透视的手术台上(图3-48)。

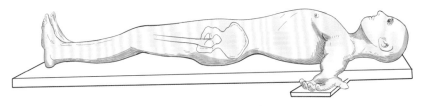

图 3-48 仰卧位示意

2. **术前透视定位** 使用 C 臂对骨盆进行透视,并在体表定位划线,以髂后上棘为基准线,透视下明确 S_1 椎体上缘、骶骨第1、2前裂孔,并在体表投影处定位画线,旋转 C 臂球管,分别获得最佳骨盆入口、出口位透视像(图3-49),确定并标记出球管旋转角度(平均约 28° 和 34°),术中的骨盆入口位和出口位透视对于骶骨上段的操作非常有必要,对于不同的患者,C 臂需要转动不同角度,主要是因为腰骶椎前弓角度或创伤所致畸形的情况不同。

3. **术式选择** 根据骨盆后环损伤类型和程度及有无神经损伤表现,对于骨盆骨折块纵向移位不明显且通过牵引可复位者,采用闭合复位经皮穿刺导针引导下骶髂拉力螺钉固定;对于骨盆骶髂复合体结构损伤严重或骨折、脱位移位较大且经牵引仍难以复位者,可选择切开复位后骶髂拉力螺钉固定(图3-50);对于存在神经损伤的患者,可在神经探查后进行骶髂拉力螺钉固定;对于合并骨盆前环损伤的患者,应切开后联合复位,骨盆前环的解剖复位与固定,可间接改善骨盆后环的移位情况,良好的复位可有利于螺钉的置入、促进骨愈合、减轻晚期的疼痛,减少畸形发生。

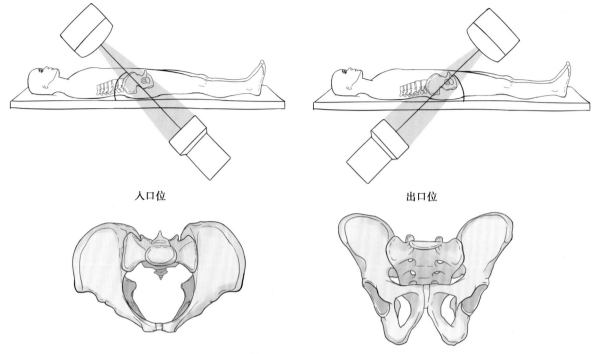

入口位　　　　　　　　　　　　　　　　　　　出口位

图 3-49　骨盆入口位及出口位透视示意

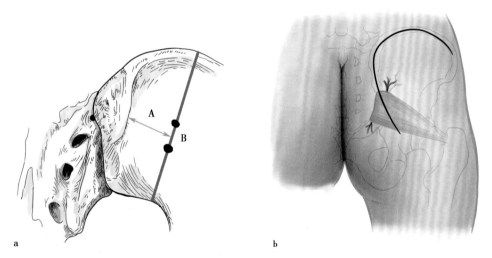

a　　　　　　　　　　　　　　　　　　　　　b

图 3-50　切开复位后骶髂拉力螺钉固定

a. 骶髂螺钉定位点（一般平行于臀嵴，如图中最左边的箭头，从髂嵴到坐骨大切迹。该线与臀
嵴之间的最佳距离 A=15mm，螺钉的入钉点 B 在该线中点两旁）；b. 后方切口示意。

4. 置入螺钉步骤　闭合或切开复位透视位置满意后，在 X 线透视监视下参照术前测量的入针点及入
针角度，此时将 C 臂置于侧位，透视下导针的尖端与 S_1 椎体重叠，标记皮肤入钉点（一般位于股骨干轴线
与髂前上棘垂线交点下方 2cm），导针刺破皮肤到达髂骨外板时导针方向与 C 臂透视方向一致，调整导针
与目标区域重叠，用拉力螺钉导针经髂骨翼后侧、骶髂关节间隙、骶骨耳状面及骶骨翼，经骶骨上切迹与
S_1 前裂孔之间，将导针置入 S_1 椎体上部，为了找到最佳的髂骨皮质入针点与入针方向，往往需要在皮肤
上反复进行穿刺，在导针进入髂骨将要通过骶髂关节并进入骶骨翼的侧面时，需要反复透视得到骨盆的
入口位和出口位，确定安全后导针继续前进，至骶骨椎体中线或以稍超过 S_1 椎体中央矢状线为宜；要求
导针尖端正好打入骶骨体内，不能经过骶孔，不能进入骶骨岬，不能进入骶管，也不能突破上板进入 L_5-S_1

椎间隙内,理想的导针位置应恰好位于 S_1 上终板的下方,此处骨骼质量最好(图 3-51),导针入针过程中共突破 3 层皮质,即髂骨外板、骶髂关节髂骨侧和骶骨侧,如果出现第 4 个抵抗,说明针尖抵触皮质骨,可能入针方向有误,必须停止入针。在确定导针置入位置准确无误后,用专用测深尺测量入针深度,选用合适螺钉,用空心钻沿导针缓慢钻孔,过程中反复轻推顶骨钻以测试前方阻力,如前方阻力消失则立即停止钻孔,以防钻头刺入椎管或骨盆腔,同时钻孔时应反复透视保证导针未置入过深。在导针的引导下置入并拧紧直径、长度合适的空心拉力螺钉,根据需要加压固定,必要时加用螺钉垫片,将螺钉和垫片拧紧后,垫片应紧贴在髂骨骨皮质的表面。随后移除导针,在透视下骨盆加压试验发现不够稳定时,应考虑追加螺钉或者额外的固定(如骶髂接骨板),冲洗伤口,缝合皮肤。

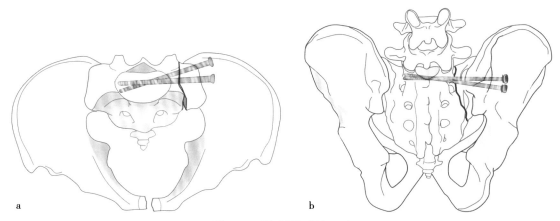

图 3-51 骶髂螺钉置入示意
a. 骨盆入口位示意;b. 骨盆后面观示意。

在确定首枚螺钉的位置时,需要考虑允许在同侧置入额外螺钉或者来自对侧的螺钉,置入数量必须满足固定骨盆后环损伤的需要,骶髂关节螺钉生物力学研究提示对于不稳定的骨盆骨折,如果仅固定骨盆后方结构,使用 2 枚骶髂关节螺钉(无论是分别置入 S_1 和 S_2 或者同时置入 S_1 椎体)的抗旋转能力优于仅使用 1 枚螺钉,根据不稳定的程度,还可以考虑进行其他固定方式作为补充,用于固定骶骨骨折的骶髂螺钉通常需要选择长于固定骶髂关节损伤的螺钉,因为骶骨骨折更加靠内侧,骶骨螺钉的入针水平必须更加水平。对于复位完美且不需要加压固定的骶髂关节复合体损伤,可选用全螺纹螺钉,骶骨骨折累及骶孔或者 L_5 神经根所在翼区,加压螺钉可能会损伤神经根,术者必须十分熟悉 L_5 神经根和 S_1 神经根的走向。

（五）术后处理

术后视情况静脉应用抗生素预防感染,根据《中国骨科大手术静脉血栓栓塞症预防指南》采取相应措施进行干预,尽可能降低下肢深静脉血栓发生的可能性,一般手术当天仰卧位即开始足趾、踝关节屈伸练习及大腿部肌肉等长收缩锻炼,并循序渐进开始行髋、膝关节屈伸锻炼。术后 4 周、8 周、12 周复查骨盆入口位和出口位 X 线片,术后 CT 扫描用来评估复位和内置物位置,因骨盆环损伤患者预后与众多因素相关,如患者受伤时的损伤机制、是否存在合并损伤、身体一般情况、复位质量、固定的稳定性、固定的时机等,因此笔者认为不可对患者负重及恢复时间妄加判断,需根据复查情况,决定负重时间及重返岗位时间。

（六）并发症

1. 医源性神经血管损伤 可因错误的复位策略引起,比如对经骶孔的骶骨骨折过度加压或螺钉的位置错误,都可能引起骶髂关节周围神经血管的医源性损伤。应用术中神经检测技术对于降低神经损伤发生率并不可靠,但应用肌电图检测似乎更有效。

2. 内固定失败 其原因有:骨盆后部极度不稳定的损伤、内固定不足、患者依从性差、合并其他部位损伤感染等。骨盆后环损伤复位不当会增加骶髂螺钉固定失败的可能性,一旦出现骶髂螺钉固定的失败,早期可选择移除并替换其他固定方式,晚期骶髂螺钉的失效可视具体愈合情况而定。

3. 骶髂螺钉位置不当　主要由骶骨翼倾斜、术中影像欠佳、骶骨变异、术者对骨盆后方结构的理解不到位以及骨盆后方骨折复位不良等原因造成,其中,术者关于解剖、影像的知识和技术在很大程度上有影响螺钉位置错误的风险。

4. 远期疼痛　常由于骶髂关节愈合不良、不愈合或骨关节炎引起,除非达到解剖复位且骨折充分愈合,否则患者有时候会有持续的不适或疼痛,疼痛往往局限于髋关节周围。

5. 畸形愈合与不愈合　骶髂关节最主要的术后问题是愈合不良,愈合不良可引起双下肢不等长。但只有愈合不良发生在骶髂关节,才会产生疼痛,且骨盆半脱位会引起患者久坐困难,患者常感到髋关节或坐骨结节疼痛。这是由于以上结构本应处在同一水平,骨折破坏这一结构并使其相互间压力改变。有时严重的前方压缩性骨折可引起旋前畸形从而导致骨盆倾斜度和下肢不等长,常表现为疼痛、畸形、下肢不等长和步态异常,因此应仔细评价患者生理和功能状态,一旦需要则必须再次手术治疗。如果仅有下肢长度不等,而无骨盆症状则应行肢体长度取齐的标准外科手术;如果仅有骨盆症状,特别是疼痛或久坐困难,就需要直接截除愈合不良的部位。髋关节复位不佳导致的疼痛可通过骶髂关节融合来治疗。不愈合是广为人知但不常出现的并发症,最初的症状是骨盆的疼痛和不稳定,向前压缩骨折也许会导致耻骨支不愈合,而且是无症状性的。对于患者症状和骨盆异常的评价必须全面,外科手术的原则是稳定骨盆环和进行不愈合区植骨融合,大部分患者需要前方或后方固定并进行截骨术,以减少不愈合,纠正所有严重的错位。

(七)典型病例

【主诉】　患者女性,47岁。主因"车祸伤致全身多处肿痛17天"入院。

【入院情况】　患者家属代诉患者入院17天前骑摩托车与小车相撞,入院时意识模糊、面色苍白、血压测不出,血氧饱和度84%,心率138次/min,呼吸38次/min,全身冰凉、四肢末端瘀青,双侧腹盆部可见散在皮肤擦伤,留置导尿可见鲜红色尿液引出。于外院行床边骨盆外固定架置入术及全身清创缝合术,治疗后病情逐渐稳定。现因患者骨盆粉碎且发现患者左下肢感觉及活动障碍,左踝及左足各趾无法背伸活动,转入我院做进一步治疗。

【术前检查】　X线片及CT三维重建提示:骨盆骨折外固定架术后,骨盆多发骨折,累及双侧骶髂关节、髋关节,骨盆明显变形,膀胱受压(图3-52)。

【术前诊断】　初步诊断:①骨盆骨折(Tile C3型);②双侧骶丛损伤;③左肱骨近端骨折;④右肩胛骨骨折;⑤右胸锁关节脱位;⑥双侧多条多处肋骨骨折、创伤性湿肺、双侧液气胸、胸腔积液;⑦肾挫伤及膀胱挫伤;⑧多发腰椎横突骨折;⑨下颌骨骨折术后;⑩左中指伸肌腱断裂术后;⑪全身多处皮肤软组织挫裂伤。

【手术方案】　沿原剖宫产横行切口切开皮肤,长约15cm。切开皮肤后使用双侧腹直肌外侧切口入路,先行左侧腹直肌切口入路,长约10cm,依次切开皮肤、浅筋膜,辨认腹直肌、腹白线及腹壁下动静脉。术中见腹腔周围组织瘢痕粘连,松解周围瘢痕组织避免损伤脏层腹膜及膀胱。拉钩将壁腹膜及腹腔脏器拉向后内侧,向两侧牵开显露耻骨联合及方形区。见左耻骨上支骨折,骨折内侧向后移位,解剖髂外动脉及闭孔动脉之间的交通支,即死亡冠,并予结扎。显露骶髂关节见骶髂关节向上分离移位,骨折呈粉碎型,骶髂关节关节软骨剥脱。术中牵引复位骶髂关节,C臂透视见骶髂关节部分复位,多次牵引复位后效果欠佳,予切除部分骶髂关节髂骨处骨质,松解骶髂关节。再次牵引复位后见复位满意后空心钉导针固定(图3-53a~d),测量深度后向骶髂关节打入空心螺钉2枚(图3-53e~f)。再复位耻骨上支后使用5孔重建接骨板固定,测量深度后远端及近端均使用2枚螺钉固定。再行右侧腹直肌外侧切口入路,方法大致同左侧,术中见耻骨联合分离并骨折粉碎翻转,骨及周围韧带可见大片发暗组织,右侧髋臼粉碎,骨折分离移位。先予髋臼前柱复位,使用5孔重建接骨板5枚螺钉固定于髋臼上缘,内侧缘使用7孔重建接骨板固定,测量深度后于近端用4枚螺钉固定,于远端用2枚螺钉固定,骨折复位满意。再经牵引、撬拨等复位耻骨联合后使用耻骨联合专用接骨板横跨耻骨联合,于双侧耻骨上支螺钉固定,左侧3枚右侧4枚螺钉固定(图3-53g),骨折复位满意,术后探查骶丛神经见神经连续性好。

【术后情况】 X 线片及 CT 三维重建可见耻骨联合、双侧骶髂关节、髂骨、骶骨处多个固定物在位良好，骨折断端较前未见明显分离，骨折复位满意（图 3-54）。

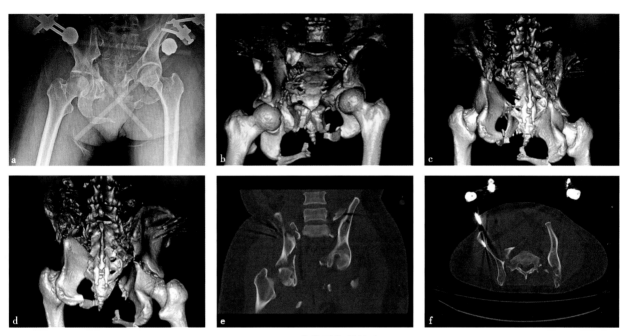

图 3-52 术前影像学检查
a. 骨盆正位 X 线片；b～d. 骨盆 CT 三维重建；e～f. 骨盆 CT 平扫。

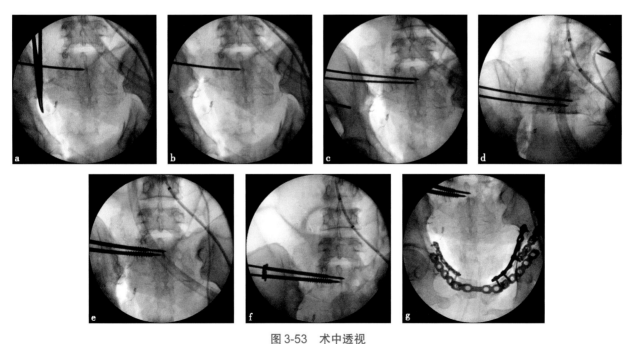

图 3-53 术中透视
a～d. 透视下打入 2 枚骶髂螺钉导针；e～f. 沿导针拧入 2 枚骶髂螺钉；g. 双侧耻骨联合接骨板固定。

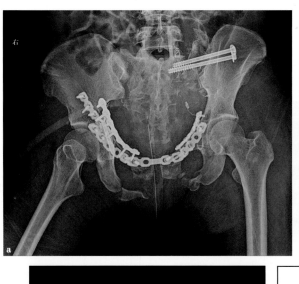
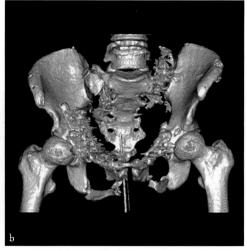
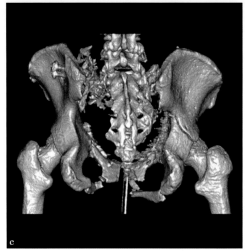
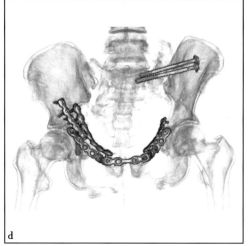

图 3-54　术后影像学检查

a. 骨盆正位 X 线片；b～d. 骨盆 CT 三维重建。

二、骶髂关节前方接骨板固定技术

手术治疗骨盆后环损伤有闭合复位内固定、前入路及后入路切开复位内固定三种方法，闭合复位骶髂螺钉内固定是一种微创手术，是目前治疗骨盆后环损伤的最理想方法，但其有严格的手术适应证和禁忌证，对于已存在神经损伤的患者，闭合复位骶髂螺钉固定无法进行神经减压，因此切开复位内固定依然是目前治疗骨盆损伤的标准方法。生物力学研究也显示骶髂前方接骨板固定与其他内固定方式在生物力学上没有明显区别，该技术是一种跨越骶骨前方形成的桥接固定，重建接骨板通过预弯塑形易于同髂骨贴附，可同时对双侧及粉碎性骶髂复合体损伤进行固定，而且对骶孔和骶管不产生压缩作用，从而避免损伤骶神经和盆腔大血管，安全性较高。

（一）解剖学基础

骨盆后环骶髂关节是一个滑膜微动关节，关节面粗糙不平但彼此嵌合非常紧密，关节面上被覆一层关节软骨，骶髂关节由丰富而坚韧的韧带包绕，它们与盆底部的肌肉和筋膜共同组成骶髂复合体，在骨盆生物力学的稳定性中发挥尤为关键的作用。耻骨联合由两侧耻骨连结而成，联合面粗糙，由一层透明软骨所覆盖，内有耻骨间盘相互连接，耻骨上下方分别由耻骨上韧带和耻骨弓状韧带加强。骶前区有许多重要的盆腔脏器、神经和血管，如何充分显露、在放置骶髂接骨板的同时避免手术损伤神经、血管成为前入路的手术难点，另外由于 L$_4$、L$_5$ 神经前支和腰骶干位于骶髂关节前内侧，距离骶髂关节非常近，骶髂关节周围骨折脱位常合并腰骶丛损伤。

部分学者发现 L_4、L_5 神经根及腰骶干紧贴骶髂关节走行，但仔细分离神经周围筋膜及软组织后，发现其与骶骨之间有较大空隙，且神经组织弹性较好，有学者研究发现闭孔神经虽走行于 L_4 神经外侧，但其与骶骨结合并不紧密，其垂直骶骨距离约 0.8cm 左右，以往认为在 L_4 神经外侧距骶髂关节约 2cm 的区域为手术安全区，可进行手术操作和置钉内固定，但笔者通过新鲜尸体标本操作发现，仔细解剖 L_4、L_5 神经根及腰骶干后，跨神经根同样具有放置接骨板的安全区域。

（二）适应证与禁忌证

1. 适应证 ①骶髂关节周围骨折脱位，不能通过牵引或手法使骨折复位者；②合并耻骨联合分离，伴有不易复位的骶髂关节周围骨折脱位者；③骶髂关节脱位伴有粉碎性或多块髂骨移位骨折者；④双侧骶髂复合体结构损伤、骶髂关节损伤、脱位伴骶髂韧带损伤垂直不稳定的骨盆、Denis Ⅱ区、Denis Ⅲ区骨折无法采用骶髂拉力螺钉固定的、骶骨粉碎性骨折者；⑤后方皮肤损伤，无法经后入路进行手术的患者可选择前入路切开复位内固定技术。

2. 禁忌证 接骨板螺钉系统不适用于骨折片小而多的严重粉碎性骨折，接骨板难以固定和保持复位后位置；不适用于对已知金属过敏或不能耐受的患者；不适用于有感染记载的患者；不适用于内固定装置的置入物将妨碍其他重要组织（如神经、血管等）者；不适用于无足够组织覆盖的置入处。

（三）手术入路与技巧

1. 髂腹股沟入路 全身麻醉生效后，患者取平卧位，患侧臀部垫高，髋部及患侧下肢皮肤消毒。以髂嵴中后 1/3 交接点作为切口起始点，并顺其内侧做切口，横过下腹部，于耻骨联合上方 2cm 处停止，长约 25cm。逐层切开皮肤、浅筋膜，充分显露股静脉、股动脉、游离纱布条保护牵引，显露股神经和髂腰肌，游离纱布条保护牵引，显露精索（子宫圆韧带），皮肤拉钩向内牵拉保护，显露耻骨结节。将髂肌自髂骨内板处的骨膜进行分离向后显露至部分骶骨，分离显露的过程中可以通过屈曲、内收髋关节，减少髂腰肌的张力增加显露，因为髂骨翼经常向后移位，骶骨往往会在髂骨翼的前方，小心不要切断骶骨表面的髂肌，以免损伤 L_5 神经根。沿着移位的髂骨翼可找到骶髂关节的关节面，然后向上和向后，就可以找到骶骨翼，在骶骨翼处做骨膜下剥离，将软组织轻轻拉向内侧，其中包括 L_4、L_5 神经根。L_5 神经根通常位于腰椎内侧 2～3cm 的一个浅沟里，然后在骶骨前方进入骨盆。确认骶骨翼表面之后，继续沿骶骨翼前方和真骨盆边缘分离，以免损伤臀上动脉。如果出血，可用纱布填塞止血。确认骨折或骨折脱位后，如果需要复位后再进行骶髂关节融合，则需刮除骶髂关节面上的软骨板，并刮除软骨下骨以备植骨融合。植骨块可取自髂嵴，用合适长度的重建接骨板塑形后固定。对于双侧骶髂关节损伤可采用双侧髂腹股沟入路解决。

经髂腹股沟入路是治疗骨盆后环不稳定骨折常用的前方手术入路，其通过不同窗口可显露至骶髂关节和骶骨前外侧面，充分显露后采用提、压等方法进一步将骶髂关节复位，复位满意后采用 2 块 2～3 孔重建钛质接骨板呈 20°～40° 角横跨骶髂关节不同平面进行固定。髂腹股沟入路可应用于髂骨骨折、合并髋臼骨折的骶髂关节周围损伤、骶髂关节垂直剪切力损伤、与骶髂关节损伤同时存在或后方软组织损伤严重的病例。以往认为有骶骨体部骨折或经骶孔骶骨骨折者不适用于此入路。

2. Simpson 入路 患者取仰卧位，予气管插管全身麻醉，沿髂嵴前部做 Smith-Peterson 切口的上半部分，切口向前延长至髂嵴的最上部，向下达髂前下棘。沿切口切开皮肤及皮下组织后，自髂骨内侧面骨膜下钝性剥离髂肌，注意不要损伤腹膜外脂肪和腹膜，向内侧牵开髂肌和腹腔脏器，继续分离至骶髂前韧带的外侧附着点，将其自髂骨上剥离，显露骶髂关节。注意勿损伤位于关节内侧 2～3cm 的腰骶神经根。可用 Hohmann 拉钩插入骶骨翼，向内侧牵开腹腔脏器，仔细操作，间断性牵拉，避免腹股沟或腰骶神经根的神经痛。通过筋膜后剥离显露骶髂关节，复位后用接骨板螺钉固定。该入路优点是在髂骨内板剥离髂肌比较容易，出血较少。

3. 经腹直肌外侧入路 患者取仰卧位（头侧可稍低，使腹部脏器远离耻骨联合），予气管插管全身麻醉。采用经腹直肌外侧入路完成手术，选择髂前上棘与脐连线的中点为皮肤切口上顶点，腹股沟韧带中点为皮肤切口下方止点，两点间连线为手术皮肤切口（也可选择皮肤横行切口），长度 8～12cm，平均（9.6±1.4）cm，体表投影为腹直肌外侧，手术切口正下方为髋臼顶至骶髂关节位置。于深筋膜下自腹股沟前环内侧缘向外侧缘向外上做斜行切口，斜行切断腹外斜肌腱膜、腹横肌及腹内斜肌至腹膜外。切口位于 Hesselbach

三角内,内侧是腹直肌外侧和腹壁下动脉,外侧是精索(子宫圆韧带),下方是腹股沟韧带。于腹膜外间隙分离,将腹膜及盆腔内组织牵向内侧,髂腰肌牵向外侧,中间为股血管束及精索(子宫圆韧带)。在股血管、精索(子宫圆韧带)与髂腰肌间为中间组织窗,可显露骶髂关节及内侧的闭孔神经、腰骶干、髂内血管等。骶正中血管与髂血管间为 S_1 椎体前方,向外侧牵拉可显露 S_1、S_2 神经孔。通过此窗口于骶骨峡骨膜下剥离,进行骶骨骨折复位和骶丛探查松解。根据骶骨骨折情况,予骨折复位和神经松解后,行跨骶髂关节接骨板固定。合并同侧髋臼骨折者在同一切口下进行骨折复位固定;合并对侧骨盆髋臼骨折者,再辅助同样切口进行复位固定。

腹直肌外侧切口切开显露骶髂关节周围损伤,甚至可直至 S_1 椎体中部,显露范围充足,有术者操作的安全空间。跨神经根双接骨板固定,大大提高了生物力学稳定性。经前入路固定的优点是可避免经后入路所引起的皮肤坏死等并发症,降低感染发生率;腹直肌外侧入路与髂腹股沟入路均可在仰卧位下完成手术,通过解剖不同的窗口,充分显露骨盆前环及后环,联动复位,达到最佳复位;腹直肌外侧入路同样在完成骨盆后环损伤修复的同时,结合髂内动脉栓塞,为术者提高清晰的操作视野,可完成腰骶丛损伤的探查松解。笔者采用腹直肌外侧入路治疗骨盆后环骨折,包括合并前环骨折、髋臼骨折的患者,同一切口可一期完成髋臼前后柱骨折的固定及合并腰骶丛损伤的探查松解,取得良好效果。

(四)复位与固定

常见的骨折移位方向是髂骨外翻及向近端、向后移位,因此通过向远端牵引患肢,纠正向近端的移位。可用持骨钳夹住髂前上、下棘之间的间隙从而把持住半骨盆,并将其向前推。在髂骨棘或髂前下棘置入 1 枚 Schanz 钉,连接 T 形手柄,通过提拉可以恢复髂骨向后移位,通过旋转半骨盆可以恢复髂骨上旋,也可以在骶髂关节两侧各拧入 1 枚螺钉,使用复位钳夹持螺钉复位。用不对称骨盆复位钳,也可以使骶髂关节得到临时复位和固定,钳子的一个臂放在髂嵴的后面,另一个臂放在骶骨翼前方,闭合钳子的作用力使髂嵴向前,同时骶髂关节闭合,如果骨折线通过髂骨翼,这个操作能够帮助脱位复位。

塑形 3.5mm 或 4.5mm 重建接骨板或选用国产骶髂关节前方解剖接骨板(图 3-55),骶骨侧 1 枚螺钉钉入骶骨与骶髂关节面平行(与骶骨纵轴一致),髂骨侧螺钉应与髂骨上、下方向一致,这样可使螺钉在骶骨或髂骨内走行几厘米后穿出骨皮质,使接骨板能牢固固定,为保证螺钉的方向,可以在复位后将 1 枚克氏针插入关节间隙,螺钉的长度通常为 30~40mm,接骨板可选用全螺纹松质骨螺钉固定贴附于髂骨翼,固定有效后可松开复位钳换上第二块接骨板(两块接骨板可平行放置也可相互交叉成 60°~90° 角),全螺纹螺钉固定,最好固定在髂骨后上方骨质致密的区域,这样会有良好的把持力。目前有些专门为骶髂关节设计的接骨板,但是它不能用于合并髂骨翼骨折的情况,有时在骶髂关节的髂骨侧或骶骨侧会有一骨嵴,如妨碍复位或接骨板的贴附,可予以切除,对于髂骨翼的骨折,可选择复位后经皮置入 1 枚螺钉或者可以用 3~4 孔 3.5mm 或 4.5mm 重建接骨板固定。

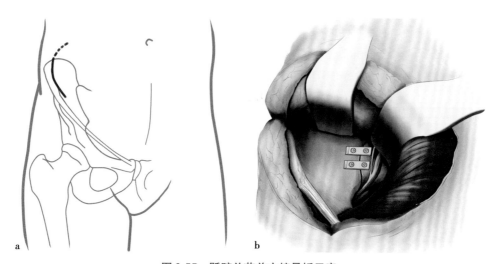

图 3-55 骶髂关节前方接骨板示意
a. 手术切口示意;b. 骶髂关节前方接骨板。

骶髂关节前方接骨板固定术在直视下进行复位，操作简单，经前入路可在同一体位、同一个手术视野完成骨盆前后环的固定，减少了后部软组织的破坏，提高了手术效果，如同时合并神经根损伤，经前入路可显露损伤神经，对其进行探查松解或修复，最大限度地恢复损伤神经的功能。但是由于骶髂关节解剖位置较深，周围毗邻结构复杂，解剖变异较多，手术本身创伤大、出血多、适应证窄，术中显露困难，对术者技术要求高，同时，骶骨上只能固定 1 枚螺钉，邻近髂骨只能固定 1~2 枚螺钉，生物力学稳定性不够可靠，术后无法早期负重，治疗效果不理想，研究显示骶髂关节前方接骨板固定与其他内固定方式相比没有明显优势。

骨盆骨折因其解剖结构复杂，骨盆后环骨性结构不规则，个体差异大，为提高手术治疗效果，术中接骨板与骨性结构需做到尽量贴附，而术前塑形的重建接骨板，其强度特别是在钉孔周围的强度必然下降，从而增加接骨板疲劳断裂的可能；螺钉孔的变形，可影响螺钉的置入，特别是螺钉的锁定，从而降低内固定的稳定。3D 打印技术可以"量身定制"个性化接骨板，其接骨板长度、螺钉孔及螺钉方向术前均已设计好，因此接骨板固定后与骨面更加贴附、稳定，有利于患者的康复。由于解剖学设计，有利于接骨板的微创插入，术中不需要折弯，不会影响其刚度和抗疲劳强度。

（五）注意事项

经前入路骶髂接骨板固定骨盆后环可在直视下复位骶髂关节，方便且易操作；可避免经后入路所引起的皮肤坏死等并发症，能降低感染发生率；可在同一手术体位、一个术野内同时完成骨盆前、后环的固定；前入路骶髂接骨板能显著增加骨盆环的稳定性，同时恢复骨盆的轴向载荷，骶髂螺钉内固定后骨盆的稳定性及轴向载荷较前入路接骨板差。但须严格掌握骶髂关节复合体损伤的手术适应证及前入路切开复位内固定手术的适应证，术中需注意骶髂关节结构特殊，邻近关系复杂，解剖变异多，术前需完全理解骶髂关节三维结构，必要时术前行 3D 打印，清楚髂骨、骶骨、骨折线、耳状面、骶骨前裂孔及椎体的位置关系，明确损伤情况，熟悉骶髂关节周围毗邻的重要神经血管。腰骶神经位于骶髂关节前下方，骶正中血管位于 S_1 椎体前方，对于骶髂关节周围骨折脱位（包括骶骨骨折），尤其是陈旧性损伤，我们建议术前行髂内动脉栓塞，为行前入路复位固定提供安全操作空间，对于复杂骨盆骨折预计术中出血量较多、手术时间较长的患者，我们认为术前采用髂内动脉栓塞结合腹主动脉临时阻断技术可有效减少术中出血，缩短手术时间。另外，在使用骶髂关节接骨板前入路固定时，在钝性剥离骶髂关节骶骨侧时，一定要做到骨膜下剥离，向中线牵开软组织时，动作轻柔，以防损伤神经根及血管，如遇到骶骨的关节缘有骨折时，应在骨折块下进行分离，待骶髂关节暴露清楚后，再用手指了解骨块的位置、大小，轻柔地将骨块游离（一般并不困难），以备植骨时用。骶髂关节接骨板可选用重建接骨板，骨质疏松患者可选择锁定接骨板，为了增加固定强度，可平行或垂直放置 2 块接骨板固定，骶髂关节接骨板置入术中，减少神经损伤尤为重要。臀上动脉经坐骨大切迹转向骨盆后方，损伤后可能大量出血，可采用压迫、局部应用止血药、吸收性明胶海绵或止血纱布等，如果不奏效，需解剖出臀上动脉，仔细结扎止血。

（六）术后处理

术后卧气垫床、进行心电监护、视情况静脉应用抗生素预防感染。合并神经损伤患者应用神经营养药。根据骨科深静脉血栓预防专家共识采取相应措施进行干预，尽可能降低下肢深静脉血栓的发生可能，一般手术当天即开始进行仰卧位足趾、踝关节屈伸练习，大腿部肌肉等长收缩锻炼，循序渐进开始行髋、膝关节屈伸锻炼。术后 4 周、8 周、12 周复查骨盆入口位和出口位 X 线片，术后 CT 扫描用来评估骨折复位和内固定物位置。因骨盆环损伤患者预后与众多因素相关，如患者受伤时损伤机制、是否存在合并损伤、身体一般情况、复位质量、固定的稳定性、固定的时机等，因此笔者认为不可对患者负重及恢复时间进行妄加判断，需根据复查情况，决定负重时间及重返岗位时间。

（七）典型病例

【主诉】 患者男性，22 岁。主因"车祸伤致盆部疼痛、活动受限 22 小时"入院。

【入院情况】 患者于 22 小时前行走时被小汽车撞伤，伤后盆部、左锁骨区、左肘部、右膝部及右小腿等处疼痛，双下肢活动受限，随即被 120 送至我院。

【术前检查】 X 线片提示：右侧耻骨下支骨折，耻骨联合脱位；骨盆变形。CT 提示：骨盆多发骨折

（左侧骶髂关节、右侧耻骨）；耻骨联合脱位（图 3-56）。

【术前诊断】　①创伤性休克；②骨盆骨折（Tile B2.2 型）；③骶骨骨折（Denis Ⅱ 型）；④左肩胛骨骨折（Ada-Miller Ⅰb 型）；⑤骶丛损伤；⑥膀胱损伤。

【手术方案】　于耻骨联合上腹部做横向切口，由双侧腹直肌外侧入路显露，先将脱位的耻骨联合及耻骨支骨折复位，选择 11 孔耻骨联合解剖弧形重建板固定；再显露左侧骶骨 1、2 区，见骶骨耳状面上缘小骨块骨折上移，卡压 L_5 神经根，神经连续性尚可，将骶骨骨块复位，解除神经根卡压，在直视下复位骶骨骨折，S_1 神经孔上方骨膜下剥离，弧形重建板跨骶髂关节置于 S_1 神经孔上方，跨骶骨骨折固定（图 3-57）。

【术后情况】　X 线片提示：骨折复位良好，内固定物在位满意（图 3-58）。

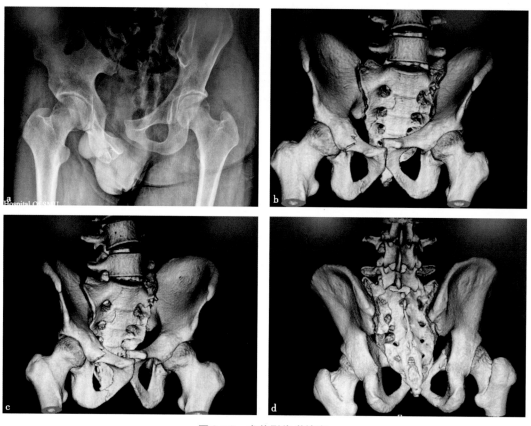

图 3-56　术前影像学检查
a. 骨盆正位 X 线片；b～d. 骨盆 CT 三维重建。

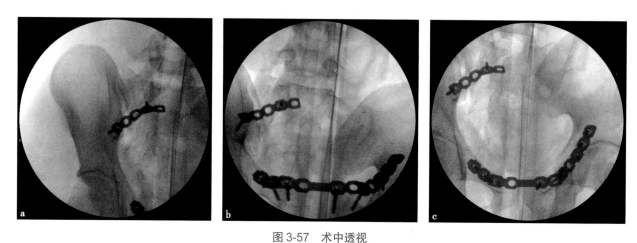

图 3-57　术中透视
术中透视示骶髂关节前方及耻骨联合接骨板内固定。a. 骨盆正位 X 线片；b. 骨盆出口位；c. 骨盆入口位。

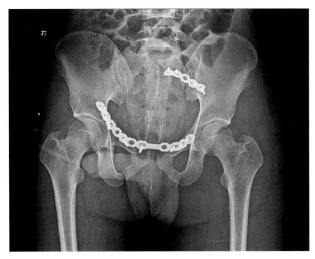

图 3-58　术后影像学检查

三、髂腰固定术

骨盆后环损伤，尤其是对于移位明显、神经损伤严重且存在腰盆分离的 Denis Ⅲ 型骨折，其治疗则更为棘手。骶骨为松质骨，血供丰富，愈合较快，若不能尽早诊治，骶骨畸形愈合可进一步卡压神经根，造成神经症状进行性加重，并影响最终恢复程度。对于多发伤患者，急诊体检除骨盆挤压分离试验外，必须仔细检查腰骶部。骶骨骨折常见体征：腰骶血肿形成，皮肤青紫甚至破裂，局部肿胀及压痛，双下肢不等长，有时可触及移位的骶骨块。骨盆 X 线片可很好地显示骨盆前环的损伤，但由于受到肠道气体影响，X 线片对骶骨骨折诊断价值非常有限。螺旋 CT 及三维重建是诊断骶骨骨折的金标准，该技术使骶骨完整、立体地展现在医师面前，从而明确骨折分型并指导手术方案。椎弓根螺钉系统固定技术于 20 世纪 90 年代中期开始用于临床，其通过 L₄、L₅ 椎弓根与髂骨翼固定治疗累及骶骨（Denis Ⅱ区、Ⅲ区及 Ⅰ区未累及骶髂关节者）的 Tile C 型骨盆损伤，对克服半侧骨盆的纵向移位有效，却难以同时控制其旋转倾向。这种经下腰椎骨盆的支撑技术（lumbopelvic distraction pondylodesis，LDS），未能达到预期的力学强度，患者需卧床 4 周后才能逐步负重。因此，Schildhauer 等设计了一种三角形的骨折连接方法（triangular osteosynthesis，TOS），以弥补 LDS 两点固定之不足。TOS 是在 LDS 的基础上加用骶骨横向固定装置从而形成的三角形框架结构，这样患者术后 2～3 天即可完全负重（图 3-59）。其中 LDS 的实现可借助于 AO 脊柱内固定器

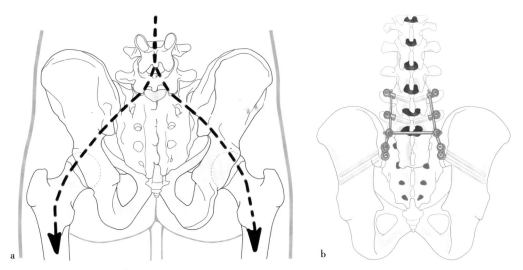

图 3-59　骨盆站立位力线及髂腰固定术示意
a. 完整骨盆正常力量传导；b. 髂腰固定术示意。

械或其他椎弓根内固定系统。L₅椎弓根螺钉和髂骨螺钉的连接能获得最好的稳定性。不同的学者采用 Galveslon 技术结合椎弓根钉棒系统治疗骶骨骨折或骶髂关节脱位的患者,获得了比较好的临床效果。该技术具有以下优点:①具有一定的抗垂直剪切应力;②髂骨与椎弓根钉棒系统的连接还具有较好的复位功能;③固定灵活简便,安全性较其他术式更好。该技术可适用于严重的骶髂关节及骶骨Ⅱ、Ⅲ区的骨折。但是,该术式也有手术创伤较大、术后疼痛时间较长、内固定器械处皮肤易产生压疮的缺点。

（一）适应证

1. 骶骨 U 形或 H 形骨折,可与骶髂关节螺钉联合使用。

2. 合并有髂骨后方骨折的骶髂关节骨折移位。

3. 经骶骨骨折的骨盆后方不稳定骨折。

4. 骨盆骨折合并腰骶结合部损伤。

（二）术前计划

骨盆骨折或骨折脱位本身的处理并不十分紧急,重要是对骨盆骨折相关合并症的救治,如出血性休克,尿道、膀胱的损伤,内脏破裂和重要血管的断裂均需紧急处理,骨盆骨折多合并其他部位及脏器的损伤,病情复杂,死亡率较高,往往要求神经外科、普外科、泌尿外科、胸外科、妇产科、麻醉科等多学科协同配合,伤后 24 小时内正确、及时的诊治,对减少并发症的出现,降低死亡率有着至关重要的作用。骨盆手术由于解剖结构复杂,术中误伤其他组织和器官的风险极大,因此手术操作难度系数高,对每一例患者在术前均应进行详尽的检查、分析,制订出个性化的治疗方案,术者应十分熟悉骨盆相关的局部解剖关系,具有娴熟的外科操作技巧及丰富的处理术中突发事件的能力,从而尽量减少甚至是避免并发症的发生。骨盆骨折髂腰固定术有很多专用器械,术中应熟练掌握各种器械的使用。对于垂直不稳定性损伤,应用骨牵引纠正其头侧移位并维持复位将有利于术中复位,如果不合并有同侧股骨骨折,且估计需要较大牵引重量时,可选择股骨髁上牵引,只有这样才能维持骶髂关节的复位。对于某些复杂的骨盆骨折,单纯使用外固定架不足以稳定骨盆,需要联合骨牵引同时治疗,才可以控制旋转畸形,纠正下肢不等长。在某些情况下(如皮肤坏死),骨牵引和外固定架也可作为骨盆骨折最终的治疗方法。治疗延迟时间预计较长时,必须全面评估包括髂内静脉在内的深静脉系统,尽量排除血栓形成的潜在因素,必要时使用预防性药物治疗,待患者全身情况及血流动力学稳定后及时对骨折采取内固定治疗。髂腰固定手术创伤大,需剥离部分组织,注意术前合理使用抗生素。

（三）手术与技巧

1. 全身麻醉 患者取俯卧位于垫上,使腹部和胸部得到支撑,使髂骨翼得到显露,术中应用 C 臂辅助透视。

2. 切口体表投影 自 L₃ 椎体棘突至肛裂做骶骨后方正中切口(图 3-60)。

3. 手术入路 沿切口体表投影切开皮肤及皮下组织,将竖脊肌自腰椎和骶椎上分离,可切断竖脊肌在骶骨上的附着点并对其进行翻转。合并神经压迫症状的患者,可以行骶骨的椎板切除和神经减压。

4. 骨折复位和内固定 闭合复位的方法是在侧位透视下,过伸髋关节,即向后侧抬高伸直双腿。切开复位是在显露骨折或脱位的骶髂关节后,清理骨折断端间和骶髂关节间的骨折碎片或血凝块,可用持骨钳、点式复位钳和骨盆复位钳复位(图 3-61),或台下进行患肢牵引配合复位。可用示指绕过坐骨大切迹探查骶髂关节前方关节面的对合来判断关节复位的情况。骶髂关节脱位的复位有一种标准且较省力的方法,即将点状复位钳一边放在髂骨上,而另一边放在骶骨棘突上,这种复位方法常能成功。但是,复位的力线可能使得关节的前方间隙或后方间隙遗留有半脱位,所以联合应用是最佳方法。其他复位辅助方法包括将 Schanz 钉打入髂嵴用做操作工具(撬拨杆),同时将螺钉置入髂骨和髂嵴外侧、骶骨翼和椎弓根,作为复位钳放置的瞄准点,复位满意后再用复位钳固定,透视确定复位的准确性,骨折的固定采取 USS 标准内固定系统。定位方法有:人字棘法,在腰椎以人字棘顶点作为入钉点,可减少对横突的过分显露;Magerl 法,经横突中点的水平线和经关节突外侧垂直线交点。进钉方向:腰椎椎弓根螺钉的内聚角在上腰椎为 5°～10°,在 L₅ 增加到 15°～20°。定位入针点后采用椎弓根锥或咬骨钳咬除骨皮质,用椎弓根探子自入针点沿椎弓根通道向深处进入约 3cm,注意在不同节段,内聚角不同,球头探子确定椎弓根侧壁完

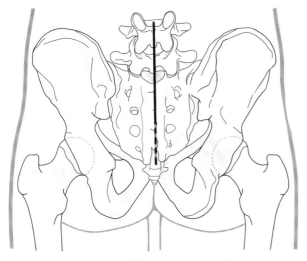

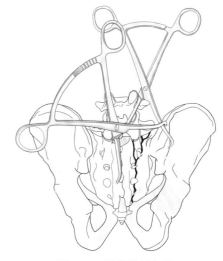

图 3-60　骶骨后方正中切口示意　　　　　　　　　　　图 3-61　骶骨器械复位

整，并没有穿透前方皮质，沿钉道置入定位针，C 臂确认位置、角度及所需的长度，确定后在 $L_{4/5}$ 节段置入椎弓根螺钉，在髂骨上同样适用椎弓根螺钉，自髂后上棘向髂前下棘方向置入，预弯钛棒，将 3 个椎弓根螺钉相连，附加 2 个横联杆连接两侧的钛棒，增加旋转稳定性（图 3-62）。

5. 缝合腰背筋膜及皮下，闭合切口，留置引流管。

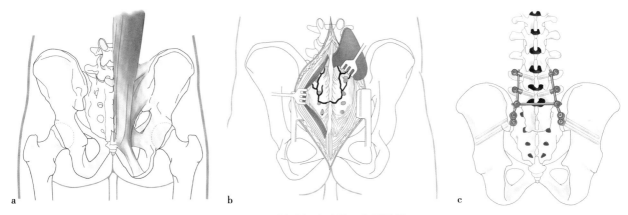

图 3-62　骶后入路髂腰固定及暴露

a. 沿切口体表投影切开皮肤及皮下组织；b. 切断并向外上翻转竖脊肌，暴露骨折区；c. 髂腰固定示意。

（四）术后处理

术后平卧 24 小时，定时翻身避免压疮，48 小时拔出伤口引流，视情况静脉应用抗生素预防感染，根据《中国骨科大手术静脉血栓栓塞症预防指南》采取相应措施进行干预，尽可能降低下肢深静脉血栓的发生可能性，术后 4～6 周佩戴腰围下床活动，术后 12～18 个月，评估脊柱的稳定性，视情况拆除内固定。

（五）注意事项

腰椎椎弓根螺钉与髂骨螺钉通过折弯的棒相连，双侧均如此固定，然后在两侧弯棒间予以横杆连接，从而防止后环开书样移位，对骶骨纵行、斜行、U 形、H 形骨折以及移位骶骨骨折合并腰骶结合部损伤等均可达到满意的治疗效果，准确无误的髂骨钉置入是髂腰固定技术的相对难点。髂骨钉置入失误可导致臀部疼痛、骶尾部压疮、螺钉把持力差、钉道进入髋臼及血管、神经损伤等不良后果。对于腰椎椎弓根螺钉与髂骨螺钉钉棒连接细节的处理，因髂骨翼骨密度较腰骶椎体差，故髂骨钉较椎弓根钉长度应显著增加，才可达到即刻、近中期和远期动态或静态稳定性。髂腰固定术早期需注意血管损伤、神经损伤、切口感染、切口愈合不良、压疮等并发症的发生，晚期需注意内固定物突出或松动、腰骶部疼痛或不适、腰椎活动受限、双下肢不等长、双下肢旋转畸形等并发症，特别是在经验较少的时候，加上术式本身的生物力学特点和内固定装置因素，上述并发症均可发生且不少见。髂腰固定术一般由手术经验丰富的骨科医师进行，同时借助C臂监视，术中很少出现医源性的血管、神经损伤。髂腰固定术虽然确实重建了脊柱、骨盆的完整结构和稳定性，但却限制了具有一定活动度的腰骶部关节。其优势主要在于能在垂直方向重建脊柱和骨盆的稳定性，但抗骨盆旋转的力量有限，术中也难以借助髂腰固定术对骨盆的旋转畸形进行复位，因此可能需要先行骨盆前环的复位和固定，否则可能会出现骨盆和下肢的旋转畸形。

（六）典型病例

【主诉】 患者男性，31岁。主因"摔伤致骶尾部疼痛，合并有大小便障碍1天"入院。

【入院情况】 患者于1天前的凌晨不慎从2楼摔伤，致骶尾部疼痛，无法站起，合并有大小便障碍。查体：骶尾部未见明显肿胀，骨盆分离试验（+），双下肢基本等长，左下肢轴向叩击痛（+），左足底、足背及小腿外侧、大腿背侧感觉减弱。左足背伸肌力5级，跖屈肌力4级，股四头肌肌力5级。肛周感觉减退，肛门收缩无力，以左侧为重，大便失禁，小便失禁，阴囊感觉减退。

【术前检查】 术前X线片及CT检查显示骶骨多发骨折，继发骶管狭窄（图3-63）。术前MRI结果显示：①骶骨多发骨折，继发骶管狭窄；②双侧骶髂关节广泛脂肪沉积；③左侧多裂肌水肿。

【术前诊断】 ①骶骨骨折（U形骨折）；②骶丛神经损伤；③L_2椎体压缩性骨折。

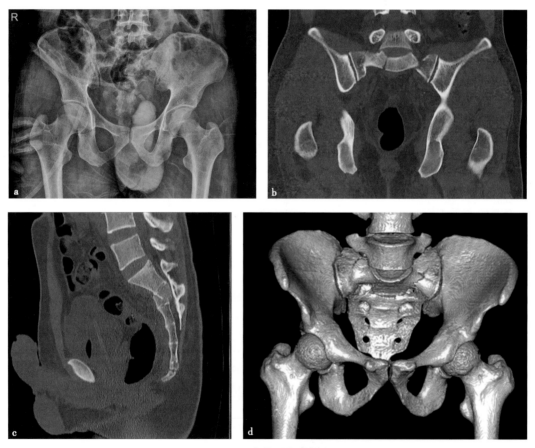

图3-63 术前影像学检查
a. 术前骨盆正位X线片；b. 冠状面CT扫描；c. 矢状面CT扫描；d. CT三维重建。

【手术过程】 在气管插管全身麻醉下行"骶骨骨折切开复位内固定＋椎管扩大减压＋神经根探查松解术"。

【术后情况】 术后X线片显示腰髂内固定在位，骨折复位及内固定位置满意（图3-64a）。术后CT检查显示螺钉未入椎管，骶管扩大减压充分（图3-64b～e）。术后2个月复查X线片显示骶骨骨折线模糊，内固定位置良好，未见明显松脱（图3-64f、g）。

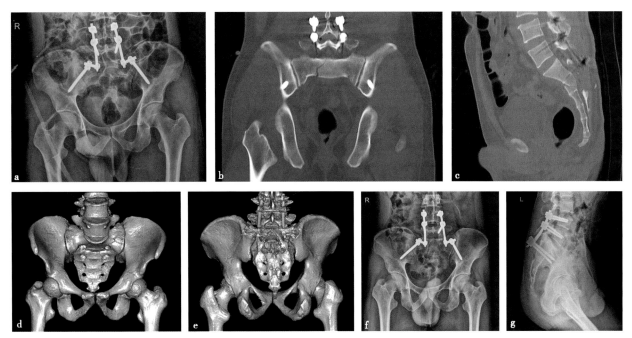

图 3-64　术后影像学检查

a. 术后骨盆正位 X 线片；b. 术后冠状面 CT 扫描；c. 术后矢状面 CT 扫描；d. 术后正面 CT 三维重建；e. 术后背面 CT 三维重建；f. 术后 2 个月骨盆正位 X 线片；g. 术后 2 个月骨盆侧位 X 线片。

四、后入路骨螺栓或 M 形接骨板固定术

骨盆后环后方应用横向长接骨板作为张力带接骨板来修复重建骨盆后环的方法，最早可追溯到 20 世纪 80 年代末。当时，研究者应用加压接骨板或蛇形接骨板作为张力带接骨板，但此方法需要广泛暴露，创伤大，接骨板容易对软组织造成压迫，切口出现并发症的概率较大，因此临床应用较少。90 年代后，Matta、Albert 分别对其进行了改良，开始应用重建接骨板作为张力带接骨板来修复重建骨盆后环，并取得了良好的临床效果。此后，该项技术在临床上逐渐开始广泛应用，并得到不断改良，现已从最初的开放手术发展到经皮微创手术，从普通重建接骨板发展到锁定接骨板。尽管此技术已在临床大量广泛应用，但至今这一技术在文献中还未有一个统一的名称，尚有经髂骨接骨板、重建接骨板、M 形接骨板、锁定接骨板、张力带接骨板等多种名称，鉴于其固定作用的机制，在文中我们称之为张力带接骨板。

（一）适应证与禁忌证

骶骨棒在国外已被广泛用于固定各型骶骨骨折，骶骨棒的固定原理是横向压缩固定，对骨折的骶骨、骶孔产生压缩，但容易使骶神经受压，因此对Ⅱ、Ⅲ型骶骨骨折固定要慎重。

1. 适应证　后入路张力带接骨板治疗骨盆后环损伤适应证主要有：①双侧骶髂复合体损伤；②骶髂关节损伤、脱位伴骶髂韧带损伤；③骶髂关节脱位伴骶骨或髂骨部分骨折；④骶骨 Denis Ⅰ、Ⅱ、Ⅲ区骨折。

2. 禁忌证　开放性骨盆后环损伤或骨盆后环软组织情况较差者、髂骨后翼粉碎骨折、骶骨横行骨折、严重骨质疏松患者为重建 M 形接骨板的禁忌证。

（二）术前计划

患者入院后首先防止休克，完善相关生化检查，请相关科室会诊，及时处理致命的合并伤，骨折予以临时固定，视伤口情况行加压包扎、清创缝合，对于骨盆骨折垂直移位较严重或合并下肢骨折的患者给予患肢皮牵引或骨牵引。术前必须完善 X 线片、CT 重建等影像学检查，以便使临床医师得到更详细的病情资料，避免出现误诊或漏诊，从而选择最合适的方法进行手术，待患者生命体征平稳后，行内固定手术。

（三）手术入路与技巧

1. 骨盆后环损伤经髂骨螺栓固定术

（1）麻醉：气管插管全身麻醉。

（2）体位：患者取俯卧位，一般需要C臂透视和透X线的手术床。

（3）切口及入路：背部常规准备铺单后，做2个长约6cm纵向切口，恰好位于髂前上棘至髂后上棘的髂嵴外侧，向下切开皮下组织至外展肌，于髂嵴上的起点，自外侧面分离外展肌，以Hofmann拉钩拉开软组织，显露约6cm长的髂骨。

（4）复位及固定：将钢针固定于髂后上棘，应用股骨牵开器复位骨盆，透视下证实复位。用导针自髂骨至骶骨做临时固定，钻入1枚粗（8～10mm）斯氏针，如同Harrington脊柱器械使用的骶骨棒固定，自髂骨外面通过对侧髂骨，拧上螺帽。根据情况使用或不使用垫片，于螺栓两端加压，但不加压髂骨螺丝钉，以免损伤神经根。约离远端1.5cm处，平行于第1根螺栓打入第2根螺栓，透视或X线片证实复位后，去除股骨牵开器和导针，彻底冲洗伤口后，放置引流，逐层关闭切口。

此技术要求既对骶骨骨折起到固定作用，又不能过度加压而造成神经的卡压，在透视复位及固定均满意后，剪断螺母外侧多余的骶骨棒，骶骨棒应在骨折复位后或者骶骨骨折错位较小的情况下使用，有学者将该技术用于双侧不稳定骨折，这要求用骶骨钉或接骨板固定一侧的骶骨骨折，然后再使用骶骨棒（图3-65）。

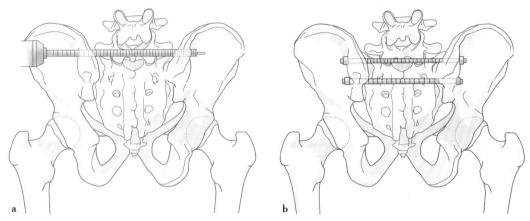

图3-65 骶骨棒示意

a. 第1根螺栓；b. 置入第2根螺栓。

2. 骨盆后环损伤双侧髂骨后方接骨板固定技术

（1）麻醉：气管插管全身麻醉。

（2）体位：俯卧位。

（3）切口及入路：选择双侧髂后上棘外侧3～4cm纵向切口，但根据骨折类型及复位需要可向下或向髂嵴延伸，将臀大肌自髂嵴附着部位剥离，显露髂骨翼后侧部分，并暴露骨折线。清除骨折脱位的骶髂关节软骨，用牵拉、撬拨、挤压等方法矫正骶髂关节的骨折及脱位。准备14～16孔重建接骨板1块或2块，分别沿骶骨的皮下隧道插至对侧髂后上棘，跨越骶骨。预弯重建接骨板呈弓形以适应两侧髂后上棘坡度。骨折脱位侧接骨板适当放长，应用C臂证实骨折或脱位位置可以接受后，在两侧依次拧入螺钉，接骨板长度应保证双侧至少能固定3枚以上螺钉为宜。跨髂后上棘顶点的螺钉钻入角度顺髂骨内外板间进入，术中可用探针进行触探，钻孔四壁均为骨质后，将长松质骨螺钉拧入髂骨内，术后取髂骨松质骨进行植骨（图3-66）。

（四）注意事项

锁定加压接骨板是后环骨折固定的理想材料，其独特的螺钉锁定及角接骨板原理设计，可以使接骨板螺钉形成一体，牢固固定，较适合后环骨折的固定。锁定加压接骨板具有内支架功能，该技术可单侧及双侧固定，不需要通过骶髂关节。对于双侧骶髂复合体损伤及粉碎性骶髂复合体损伤的固定可以维持复位，对骶孔及骶管不产生压缩作用，避免了过度压缩引起神经损伤，能维持骶骨骨折的非加压固定，可运用于各种骶骨骨折。锁定加压接骨板可以单皮质固定，从而避免螺钉穿透皮质损伤盆腔内部组织。后入

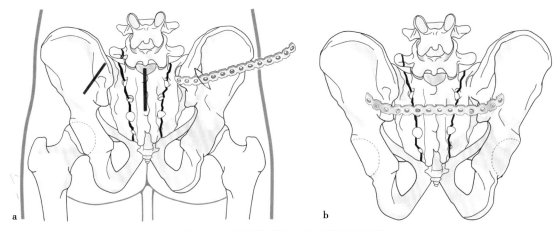

图 3-66 双侧髂骨后方接骨板固定示意
a. 切口体表投影及钢板的置入；b. 双侧髂骨后方接骨板固定示意。

路锁定接骨板固定技术较前方外固定支架更易于控制骨盆的后部骨折，操作简单、创伤小，是固定骨盆后环骨折、治疗骶髂关节复合体损伤的一种良好方法。如果合并骨盆前环骨折，在后入路接骨板内固定骨盆后环的同时，采用外固定支架固定骨盆前环，其力学强度可接近正常。

（五）术后处理

术后睡气垫床、心电监护、视情况静脉应用抗生素预防感染。合并神经损伤患者应用神经营养药。根据《中国骨科大手术静脉血栓栓塞症预防指南》采取相应措施进行干预，尽可能地降低下肢深静脉血栓发生的可能性，一般于手术当天即可仰卧位开始足趾、踝关节屈伸练习，大腿部肌肉等长收缩锻炼，循序渐进开始行髋、膝关节屈伸锻炼，术后 4 周、8 周、12 周复查骨盆入口位和出口位 X 线片，术后 CT 扫描用来评估复位和内置物位置，因骨盆环损伤患者预后与众多因素相关，如患者受伤时的损伤机制、有无合并损伤、身体一般情况、复位质量、固定的稳定性、固定的时机等，因此笔者认为不可对患者负重及恢复时间进行妄加判断，需根据复查情况，决定负重时间及重返岗位时间。

（六）典型病例

【主诉】 患者女性，47 岁。主因"车祸伤致全身多处肿痛，外院行骨盆外固定术后并右足背伸无力 17 天"入院。

【入院情况】 患者于 2015 年 5 月 27 日于我科行"骨盆髋臼切开复位内固定术"，现因骶髂螺钉松动再次行手术治疗。

【术前检查】 骨盆 X 线片及 CT 三维重建显示双侧骶髂关节间隙增宽（图 3-67）。

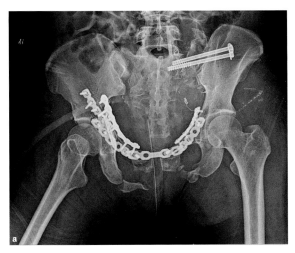
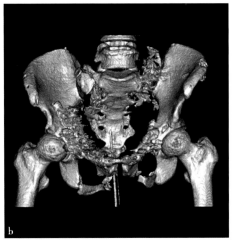

图 3-67 术前影像学检查
a. 骨盆正位 X 线片；b. 骨盆 CT 三维重建。

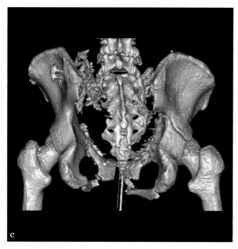
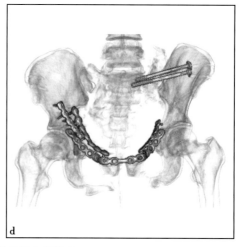

图 3-67（续） 术前影像学检查

c、d. 骨盆 CT 三维重建。

【术前诊断】 ①骨盆骨折；②坐骨神经损伤；③左肱骨近端骨折；④右肩胛骨骨折；⑤右胸锁关节脱位；⑥双侧多条、多处肋骨骨折、创伤性湿肺、双侧液气胸、胸腔积液；⑦肾挫伤及膀胱挫伤；⑧多发腰椎横突骨折；⑨下颌骨骨折术后；⑩左中指伸肌腱断裂术后；⑪全身多处皮肤软组织挫裂伤。

【手术方案】 触及右侧髂后上棘后沿髂后上棘做一长约 3cm 切口，逐层切开皮肤、皮下组织。显露髂后上棘后同理取左侧长约 3cm 切口，显露左侧髂后上棘后使用点状复位钳钳夹复位骶髂关节。选用一块直形骨盆重建接骨板（11 孔），将接骨板塑形成 M 形后置入双侧髂后上棘，两侧分别使用 2 枚螺钉固定。检查见骨折复位好。

【术后情况】 X 线片及 CT 三维重建提示骶髂关节上部见内固定金属钉板，骨盆环形态尚规则（图 3-68）。

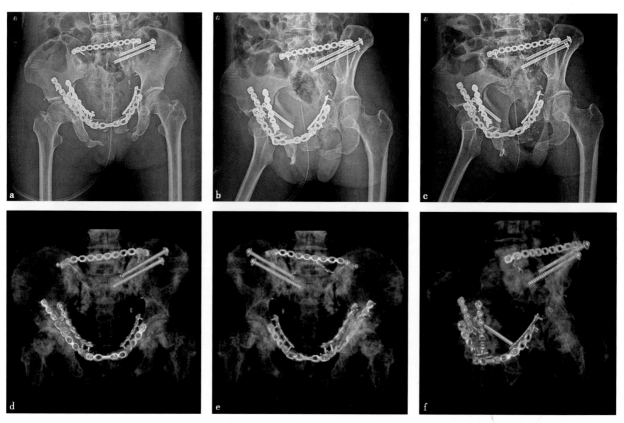

图 3-68 术后影像学检查

a～c. 术后 X 线片；d～f. 术后 4 个月 CT。

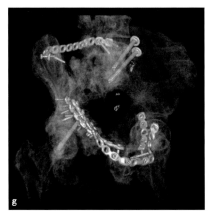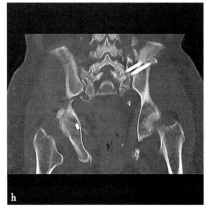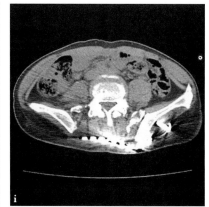

图 3-68（续） 术后影像学检查

g～i. 术后 4 个月 CT。

五、骨盆骨折合并神经损伤的前入路探查术

骨盆骨折合并腰、骶丛损伤的发生率占骨盆骨折的 0.75%～15.00%，而移位明显的骶髂关节周围骨折并发腰骶丛损伤的比例高达 50%。其中骶骨骨折多为高能量损伤，伤情较重且常合并多脏器损伤。伤后对合并腰骶丛损伤的漏诊、误诊较多，加之临床上对骶丛损伤是否早期治疗仍存在争议。究其原因，可能是由于骶丛 L_4-S_3 之间存在不同部位交叉支配的问题，目前尚没有一种明确的检查方法能够判断骶丛损伤的精确位置和损伤范围，而且常规的骶丛松解减压手术往往存在减压不彻底、术中再次损伤骶丛等情况，会影响减压效果，因此临床上陈旧性骶骨骨折合并骶丛损伤功能未恢复的病例呈上升趋势。腰骶丛损伤与其临床解剖结构密切相关，神经损伤类型主要有卡压伤、牵拉伤和撕脱伤，不同损伤类型的发生机制和损伤程度不同，治疗方法及预后相差较大。其中腰骶干神经最易损伤，其次是马尾神经、闭孔神经；临床表现以 L_5 神经症状最多。腰骶丛牵拉伤大多由于骶髂关节周围骨折移位，牵拉导致神经走行改变而造成的。在骨盆挤压伤 Denis Ⅰ 型骨折中，由于骶骨耳状面挤压后骨折块向前方突出，容易造成腰骶干的牵拉伤；骶骨 Denis Ⅱ 型骨折严重分离移位时，不同骨折类型引起的神经损伤是不同的，通过骶孔的骨折，骨折块受骶棘肌的作用，常向头侧移位，神经有可能被压在骨折线内，虽然骨折稳定，但神经受压，临床症状明显；不稳定纵行骶骨骨折，骨折块处于张力状态，神经根更多的是受到牵拉而不是压迫，牵拉伤占神经损伤的 50% 以上。目前复位固定骨盆骨折后是否行神经治疗存在很大争议，Huittinen 等学者认为骨盆骨折合并的神经损伤受伤时即决定了其损伤性质，绝大多数为牵拉伤或挤压伤，手术探查松解或减压较少成功。但 Denis 等认为骨盆骨折合并神经损伤表现为足下垂者，应早期行手术减压；有膀胱直肠障碍者，手术治疗较保守治疗效果好。笔者认为，对于明显的神经卡压、牵拉伤，早期手术能给神经功能恢复创造良好环境，有利于神经功能的恢复。对于明确的神经损伤，手术探查是从前入路探查还是后入路松解，术者的理念不同、手术习惯不同，在手术方式选择上也意见不一；部分学者认为，骶孔呈前大后小的喇叭状，扩大骶后孔的同时也扩大了骶前孔，采用后入路进行骶孔松解手术风险较小，但后入路减压一方面在术中干扰了正常的骶管，另一方面不能有效地移除前方移位的骨折块，而骶神经症状的主要原因正是由于前方移位骨块造成骶前孔的狭窄，从而压迫神经引起的。对于神经损伤机制清楚、受损部位明确的应采用相对应的手术减压方式。笔者认为压迫来自前方的牵拉或卡压伤，目的应将扩大骶前孔及骶神经减压放在首位，经后入路骶神经孔扩大减压术虽然避开了骶骨前方的重要结构，但无法直视骶前区，减压过程中有损伤骶髂血管的可能，而一旦损伤，将引起难以控制的出血（图 3-69）。

（一）适应证

Denis 等认为Ⅱ区骨折伴随神经症状，经 6～8 周保守治疗疗效不明显，且 CT 扫描发现骶孔面积仅为正常的 50% 者，应给予减压。而对于骶管压迫超过 75% 的病例，应尽早减压，以免骶管内的纤维瘢痕形成，影响手术的疗效。

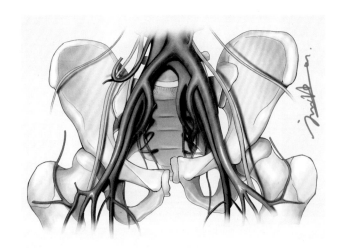

图 3-69　骨盆的动静脉及骶髂关节分离移位

（二）术前计划

对于休克患者应立即行抗休克处理；对合并 ARDS 的患者予以机械通气；对脾破裂患者予急诊脾切除；对颅内血肿患者予急诊开颅清除血肿；对血气胸患者行胸腔闭式引流术。患者转入我科后均予骶尾部气圈保护，并予神经营养药物治疗。对合并髋臼骨折及股骨干骨折的患者，行患肢股骨髁上牵引。对存在膀胱、直肠功能障碍的患者，予导尿和清洁灌肠。生命体征平稳后行 CT 平扫及三维重建和 MRI 检查，进一步明确骨折块移位情况和神经损伤情况。影像学资料是判断神经损伤类型的重要依据。通过骨盆正侧位、入口位、出口位 X 线片可判断骨折类型及骨盆稳定性，根据骨折类型初步判断神经损伤性质。造成腰骶丛损伤的机制主要包括两类，一类是骨盆后环骨折移位或关节脱位所造成的牵拉伤及撕脱伤，另一类是骨折移位及瘢痕形成的压迫性损伤。通常，侧方挤压型骨折造成的神经损伤为压迫性损伤，骨折虽然移位不明显，但骨折会挤压腰骶丛通道，从而压迫神经（图 3-70）；开书样损伤、垂直剪切型骨折造成的神经损伤则以撕脱伤、牵拉伤为主，神经损伤的机制为半侧骨盆明显移位，使神经从椎管牵拉撕脱或卡压于骨折间隙、骶孔周围。CT 扫描及三维重建可以清晰显示骨折形态。应根据神经损伤的表现，仔细观察腰骶部相关部位的解剖结构有无改变，并判断损伤部位是否能解释临床表现。通过骶孔的骨折，神经有可能被挤压在骨折线内，如果骶孔明显变形、移位或被碎骨片填充，则神经损伤多为压迫性损伤。经骶管的骨折可损伤骶神经，应注意观察骶管内有无骨块、变形或骶管变窄，经骶管的横行骨折，神经损伤多为压迫伤，移位明显者也可合并牵拉伤。靠近骶髂关节的骶骨骨折、髂骨骨折以及骶髂关节的损伤，可在其前方形成骨性突起，压迫腰骶干，因此应观察骶骨及骶髂关节前面，如有骨性突起或高密度阴影，尤其在腰骶干走行区，则局部压迫腰骶干可能性很大。骶骨翼骨折时，骨折块可与 L$_5$ 横突挤压，导致 L$_5$ 神经根损伤，因此应注意观察横突及椎间孔的形态。如有压缩或变形，应考虑神经根压迫的可能。观察 CT 图像以平扫图像为准，三维重建对于观察大体形态，理解骨折整体形象有帮助，但会产生影像误差。为了更清楚了解后环骨折区域，可采用 1mm 左右的薄层 CT 扫描。高分辨率 MR 技术由于使用适当的表面线圈和脉冲序列，能够较清晰地显示腰骶干及其周围影像，所以可用于判断损伤部位，同时结合 CT 扫描可以更好地判断神经的损伤性质。入院后均行 X 线片及 CT 检查以明确骨折类型及粉碎程度，并用 CT 三维重建观察后环骨折及移位形态。怀疑腰骶干受压而 CT 扫描显示不清者，行 MR 检查，以进一步判断神经损伤性质，决定是否行神经探查。骨盆骨折移位明显者术前先行下肢骨牵引。

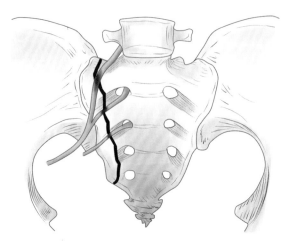

图 3-70　骶骨压缩性骨折神经卡压示意

（三）手术与技巧

1. 髂腹股沟入路 全身麻醉生效后，患者取仰卧位，患侧臀部垫高，髋部及患侧下肢皮肤消毒，以髂嵴中后 1/3 交接点作为切口起始点，并顺其内侧做切口，横过下腹部，于耻骨联合上方 3cm 的对侧处停止，长约 25cm，逐层切开皮肤、浅筋膜，充分显露股静脉、股动脉，游离纱布条保护牵引，显露股神经和髂腰肌，游离纱布条保护牵引，显露精索（子宫圆韧带），皮肤拉钩向内牵拉保护，显露耻骨结节，将髂肌自髂骨内板处的骨膜进行分离向后显露至部分骶骨，分离显露过程中可以通过屈曲、内收髋关节，减少髂腰肌的张力以增加显露，因为髂骨翼经常向后移位，骶骨往往会在髂骨翼的前方，小心不要切断骶骨表面的髂肌，以免损伤 L_5 神经根，沿着移位的髂骨翼可找到骶髂关节的关节面，然后向上和向后，就可以找到骶骨翼，在骶骨翼处做骨膜下剥离，将软组织轻轻拉向内侧，其中包括 L_4 和 L_5 神经根，L_5 神经根通常位于腰椎内侧 2～3cm 的一个浅沟里；显露神经后进行松解减压，必要时经前入路接骨板或直视下进行骶髂拉力螺钉固定（图 3-71）。

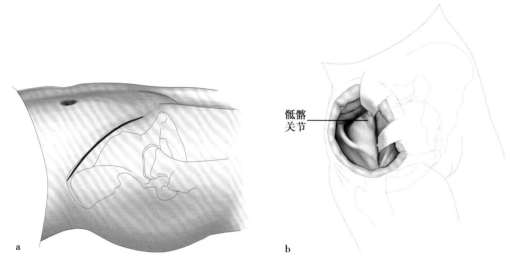

骶髂关节

图 3-71 髂腹股沟入路切口及显露
a. 髂腹股沟入路切口示意；b. 髂腹股沟入路切开显露示意。

2. 经腹直肌外侧入路

（1）麻醉、体位及皮肤切口：气管插管全身麻醉，患者取仰卧位。皮肤体表标志是位于髂前上棘与脐连线的外 1/3 点与腹股沟韧带内 1/3 点之间，长度一般 6～10cm，体表投影为腹直肌外侧，手术切口正下方为髋臼顶至骶髂关节位置。

（2）手术显露、骨折复位固定和神经松解：于深筋膜下自腹股沟前环内侧缘向外侧缘向外上做斜行切口，斜行切断腹外斜肌腱膜、腹横肌及腹内斜肌至腹膜外；沿腹膜后分离达骶髂关节前方，将腹壁肌肉和髂血管、腹膜内组织牵向内侧，外侧是髂腰肌，在股血管、精索（子宫圆韧带）与髂腰肌之间为外侧组织窗，可显露骶髂关节及内侧的闭孔神经、腰骶干、髂内血管等；骶正中血管与髂血管间为 S_1 椎体前方，向外侧牵拉可显露 $S_{1/2}$ 神经孔，通过此窗口于骶骨翼骨膜下剥离，进行骶骨骨折复位和骶丛探查松解。根据骶骨骨折情况，进行骨折复位和神经松解后，行骶髂螺钉或跨骶髂关节接骨板固定（图 3-72）。

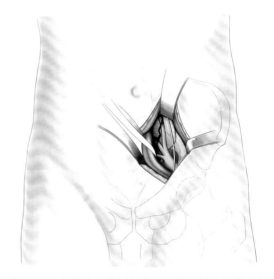

图 3-72 经腹直肌外侧入路切开暴露骶髂关节示意

3. Simpson 入路 患者气管插管全身麻醉，取仰卧位，沿髂嵴前部做 Smith-Peterson 切口的上半部分，切口向前延长至髂嵴的最上部,向下达髂前下棘,沿切口切开皮肤、皮下组织后,自髂骨内侧面骨膜下钝性剥离髂肌,注意不要损伤腹膜外脂肪和腹膜,向内侧牵开髂肌和腹腔脏器,继续分离至骶髂前韧带的外侧附着点,将其自髂骨上剥离,显露骶髂关节,注意勿损伤位于关节内侧 2～3cm 的腰骶神经根,可用 Hohmann 拉钩插入骶骨翼,向内侧牵开腹腔脏器,仔细操作,间断性牵拉,避免腹股沟或腰骶神经根的神经痛,通过筋膜后剥离显露骶髂关节,显露腰、骶丛,根据情况进行腰、骶丛的减压。

显露充分后判断骶丛探查减压的节段、减压范围以及深度,对神经受压部位进行探查,去除压迫神经的骨块、骨痂及瘢痕组织,复位骨盆后环骨折后,神经彻底松解,对受压的骶丛进行充分减压,最后固定骨盆后环。

(四)术后处理

所有患者术后均须卧床,行心电监护,按要求规范使用抗生素。神经损伤给予神经营养药治疗;出血量大出现贫血症状者予以输血;部分患者术后患肢行皮牵引以加强制动效果。根据伤口引流情况,2～3 天后拔除负压引流管,术后 3～4 小时可于床上进行轻微活动。鼓励患者术后于病床上行股四头肌等长收缩及膝、踝关节的主动及被动功能锻炼,2 周后伤口拆线,术后 3 个月根据复查结果决定是否可负重进行功能锻炼,并逐步加大负重量,分别于术后 1 个月、3 个月、6 个月、12 个月、24 个月复查骨盆 X 线片,了解骨折的愈合情况。

(五)注意事项

骨盆后环骨折合并腰、骶丛损伤的早期诊断和治疗是非常重要的。骨盆骨折合并腰骶丛损伤大多为神经牵拉伤或神经挤压伤,早期将骨盆后环解剖复位并获得牢靠的内固定能够及早缓解神经受压,同时也避免了骨折移位后形成的纤维瘢痕和骨痂造成的晚期神经损伤。如果骨块和骨痂造成的神经压迫性损伤不能及时解除压迫,那么被压迫神经支配的肌肉就会出现瘫痪并慢慢萎缩,细胞之间纤维组织逐渐增生,进而运动终板发生变形并最终消失。

(六)典型病例

【主诉】 患者女性,30 岁。主因"车祸伤致骶髂部疼痛伴双下肢活动障碍 2 天"入院。

【入院情况】 患者 2 天前乘坐汽车时被货车追尾受伤,当时失去意识,约 10 分钟后被家人叫醒后即感到骶髂部疼痛剧烈,伴右小腿及足背感觉减退,蹞趾背伸乏力,随即被 120 送至当地医院,X 线检查提示:$L_{4/5}$ 右侧横突骨折,骶骨右侧及左侧坐骨、耻骨上支骨折。当地医院予以补液、导尿、止痛等对症支持治疗,待患者病情平稳后转至我院继续治疗。

【急诊诊断】 ①骨盆骨折(Tile C1.3 型);②右骶丛损伤;③$L_{4/5}$ 右侧横突骨折。

【急诊处理】 急诊予局部麻醉下行右侧股骨髁上骨牵引。

【术前检查】 骨盆正位 X 线片及 CT:左侧耻骨上下支骨折,右侧骶骨骨折,$L_{4/5}$ 右侧横突骨折(图 3-73)。

【手术过程】 患者在全身麻醉下行骨盆骨折切开复位内固定 + 骶丛探查术。

前方骨盆固定:取左腹股沟中点至耻骨联合处做斜行长约 8cm 的切口,依次切开皮肤、皮下组织、腹外斜肌腱膜,将子宫圆韧带牵向内侧,切开骨膜,在骨骼平面做剥离,显露骨折,见左侧耻骨上支粉碎性骨折,直视下复位后,选择 1 枚松质骨螺钉垂直于骨折线固定骨折,再选用 1 块 6 孔重建接骨板,塑形后,在骨折线远近端各拧入 3 枚松质骨螺钉固定。

后方骨盆固定及神经探查:沿右侧腹直肌外缘做一纵向长约 10cm 的切口,依次切开皮肤、皮下组织,钝性分开腹外斜肌腱膜、腹内斜肌、腹横肌,自腹膜外分离至后腹膜间隙,保护好股神经及股动静脉向内牵开腰大肌,显露骶骨及骶髂关节,见骶骨经骶孔处纵行骨折,骶骨耳状面上缘小骨折块上移及右第一骶孔可见小骨折块,卡压 L_5、S_1 神经根,神经连续性尚可,行骶骨骨折撬拨复位,解除神经根卡压状态,直视下复位骶骨骨折,选用 5 孔弧形重建接骨板,跨骶髂关节置于 S_1 神经孔上方,在骶骨骨折两侧钻孔、测深、攻丝后依次拧入 5 枚松质骨固定;C 臂透视见骨折复位良好,内固定位置满意,被动活动双侧髋关节未见摩擦感,冲洗伤口后缝合。

【术后情况】 术后进行影像学检查提示:骨折断端对位对线良好,内固定在位满意,未见松动及断裂征象。术后 2 年及术后 4 年复查示骨折愈合满意(图 3-74)。

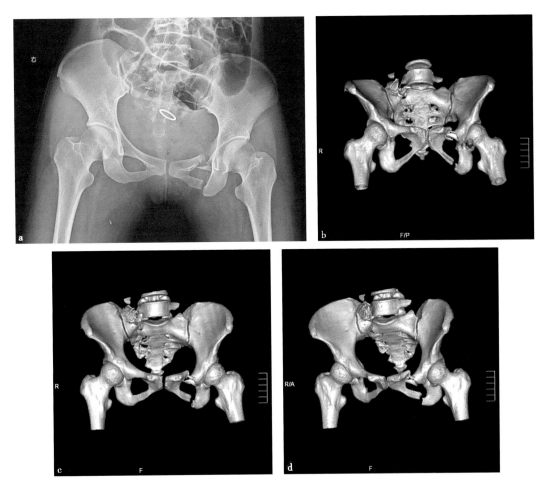

图 3-73 术前影像学检查
a. 术前骨盆正位 X 线片；b～d. 术前骨盆 CT 三维重建。

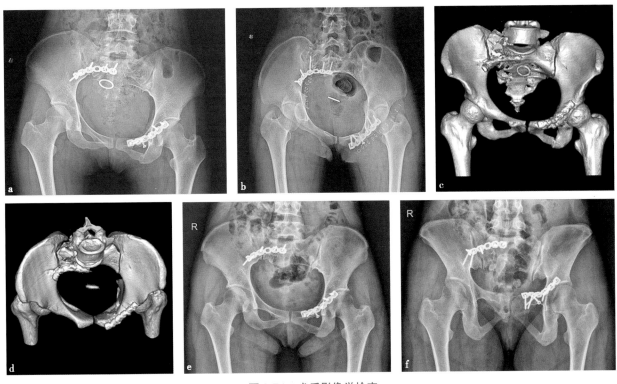

图 3-74 术后影像学检查
a～d. 术后检查；e～f. 术后 2 年。

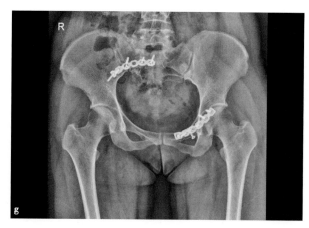

图 3-74(续) 术后影像学检查

g. 术后 4 年。

六、骨盆骨折合并神经损伤的后入路探查术

神经损伤是骨盆骨折后常见的并发症之一，其发生率为 10%～15%。在不稳定性骨折、双侧垂直方向骨折中，发生率上升至 46%。鉴于腰骶丛损伤危害的严重性，这就要求临床一线工作者能够及时地诊断出骨盆后环损伤患者是否合并腰骶丛损伤并作出及时而恰当的处理。然而，骨盆后环损伤的患者入院时多合并严重全身多发伤，腰骶丛损伤所致的功能障碍往往被掩盖，待患者病情稳定后，其神经损伤症状才有所显现，故骨盆后环骨折合并腰骶丛损伤的漏诊率、延迟诊断率比较高。临床一线工作者必须了解骨盆后环骨折合并腰骶丛损伤的临床特点，熟悉行之有效的诊断流程，并作出适当的处理。这些损伤表面上看起来是由前入路损伤引起的，但实际上从解剖学研究的角度看多提示为神经根撕脱。与骶骨横断骨折伴后凸畸形一样，骨折线经过神经孔或经过神经孔内侧的骨折，引起神经损伤的发生率非常高，复位与固定可以帮助这类骨盆骨折愈合，并对部分神经损伤及时进行减压，有助于神经根损伤的恢复。骨盆骨折尤其以骶骨创伤时的神经损伤多见，主要取决于其损伤的类型及骨折线的方向，骶骨的垂直骨折可累及一侧骶神经根，有部分感觉缺失，若 S_1 神经根未受损，则还可保持正常的膀胱直肠功能，几乎所有的伴有移位的骶骨横断骨折都存在神经损伤，5.9% 的 I 区垂直型髂骨翼骨折伴有神经功能异常，通常伤及坐骨神经或 L_5 神经根，症状轻微。28.4% 的 II 区骶骨骨折有神经损伤，小部分影响二便功能，其余还会有伤及 L_5、S_1、S_2 神经根所致的坐骨神经痛。移位的垂直型骨折或 L_5 横突的骨折可损伤到 L_5 神经根，称为创伤性 far-out 综合征，并且经常会出现足下垂，III 区骨折累及中央骶管，其中至少 50% 的患者有神经损伤，可以有二便和性功能异常，对于 S_{2-5} 节段损伤，可出现膀胱、直肠功能障碍，如果 S_2 或 S_3 有一条神经根保留，则可能不会出现功能性尿失禁，双侧损伤的后果则非常严重。在临床检查的基础上，还可以使用膀胱测压、括约肌肌电图等辅助检查诊断，针对骶骨骨折患者，我们应进行全面检查，因为神经根的损害很难确定是由骨盆骨折还是骶骨骨折所引起。

（一）适应证

对于骨盆骨折合并腰骶丛损伤的治疗选择，目前仍存在争议。Denis 等认为，骶骨骨折合并神经损伤表现为足下垂者，应该早期行手术探查减压。笔者认为，对于骨块及骨痂压迫性损伤，如果不解除压迫，则其所支配的肌肉可出现瘫痪并逐渐萎缩，细胞间纤维组织增生，运动终板发生变性以致消失。早期实施积极的手术治疗，去除神经压迫，可以为损伤的神经创造一个适合神经修复的最佳条件，对于神经功能的恢复十分必要。但如神经损伤系牵拉、碾挫及血肿压迫所致，早期将骨折复位固定，则大多神经的牵拉及压迫可以解除，不必常规探查神经。对于神经根性撕脱伤，治疗效果较差，医师及患者对此均应有正确的认识。撕脱伤合并神经受压时，虽然骨折复位及神经减压有助于神经恢复，但其结果更取决于神经撕脱程度。部分学者认为神经探查减压适应证为：①骨盆后环骨折合并明显的坐骨神经损伤症状和体征，神经损伤症状较重（下肢肌力多 <3 级），神经损伤水平在骨盆腰骶丛水平，经牵引复位后症状无明显缓

解，CT 可见下述四者之一：骶管内明显的骨折块压迫神经，骶管变窄、变形；骶孔明显变形缩小 > 50% 或被碎骨片填充；骶骨翼骨折伴有 L_5 横突骨折，存在明显垂直移位；骶髂关节骨折脱位，前方腰骶干走行区可见明显的骨性突起或高密度阴影。②经保守治疗或骨折复位手术后效果欠佳，患肢遗留足下垂畸形或下肢难以忍受的放射性疼痛。

保守治疗适应证：①骨盆后环骨折神经损伤症状较轻（下肢肌力大多≥3 级），经早期牵引复位后神经损伤症状明显缓解；②开放性骨盆骨折开放创面久不愈合，但神经损伤症状不严重，留待二期处理；③脊髓造影出现假性硬脊膜突出，提示神经根撕脱伤。

（二）术前计划

对于急症入院患者，应快速评估其基本生命体征，确保呼吸、脉搏、血压及意识均正常。立即给予吸氧、心电监护并建立至少 2 条有效的静脉通道。快速大量的输入晶体液和胶体液以补充血容量，纠正存在的电解质紊乱和酸碱失衡，交叉配血并输血，维持生命体征的稳定。

患者仰卧位于检查床，充分暴露。望诊重点：关注伤口、挫伤、泌尿生殖道、骨盆和下肢的移位。检查骨盆处伤口明确骨折是否为开放性骨折，充分显示挫伤部位以明确暴力方向，男性尿道外口出血常提示合并尿道损伤，女性阴道出血意味着存在隐匿的开放骨折，仔细查看髂前上棘和髂后上棘的水平和旋转程度，以判断骨折类型。进行骨盆挤压分离试验检查骨盆异常活动，牵动患者下肢，排除患者下肢骨折脱位的同时，辅助判断骨盆的稳定性，下肢无损伤的牵拉导致骨盆复位常提示骨盆极不稳定。骨盆骨折患者常规进行直肠和阴道检查，直肠和阴道指诊可触及骨折断端，便于判断骨盆骨折的稳定性，指套染血常提示直肠和阴道损伤，多需进一步行辅助检查进行验证。系统全面地检查患者下肢感觉、肌力和反射，不可忽视会阴区感觉、肛门括约肌和膀胱括约肌功能，密切观察患者二便情况，并详细记录。

影像学资料是判断神经损伤类型的重要依据。通过骨盆正侧位、入口位、出口位 X 线片可判断骨折类型及骨盆稳定性，根据骨折类型以初步判断神经损伤性质。造成腰骶丛损伤的机制主要包括两类：一类是骨盆后环骨折移位或关节脱位所造成的牵拉伤及撕脱伤；另一类是骨折移位及瘢痕形成的压迫性损伤。通常，侧方挤压型骨折造成的神经损伤为压迫性损伤，骨折虽然移位不明显，但骨折可以挤压腰骶丛通道，从而压迫神经；开书样损伤、垂直剪切型骨折造成的神经损伤则以撕脱伤、牵拉伤为主，神经损伤的机制是因为半侧骨盆明显移位，使神经从椎管牵拉撕脱或卡压于骨折间隙、骶孔周围。CT 扫描及三维重建可以清晰的显示骨折形态。应根据神经损伤的表现，仔细观察腰骶部相关部位的解剖结构有无改变，并判断损伤部位是否能解释临床表现。通过骶孔的骨折，神经有可能被挤压在骨折线内，如果骶孔明显变形、移位或被碎骨片填充，则神经损伤多为压迫性损伤。经骶管的骨折可损伤骶神经，应注意观察骶管内有无骨块、变形或骶管变窄，经骶管的横行骨折，神经损伤多为压迫伤，移位明显者也可合并牵拉伤。靠近骶髂关节的骶骨骨折、髂骨骨折以及骶髂关节的损伤，可在其前方形成骨性突起，压迫腰骶干，因此应观察骶骨及骶髂关节前面，如有骨性突起或高密度阴影，尤其在腰骶干走行区，则局部压迫腰骶干的可能性很大。骶骨翼骨折时，骨折块可与 L_5 横突挤压，导致 L_5 神经根损伤，因此应注意观察横突及椎间孔的形态。如有压缩或变形，应考虑神经根压迫的可能。观察 CT 图像以平扫图像为准，三维重建对于观察大体形态，理解骨折整体形象有帮助，但会产生影像误差。为了更清楚地了解骨盆后环骨折区域，可采用 1mm 左右的薄层 CT 扫描。用的高分辨率 MR 技术，由于使用适当的表面线圈和脉冲序列，能够较清晰地显示腰骶干及其周围影像，所以可用于判断损伤部位，同时结合 CT 扫描可以更好地判断神经的损伤性质。入院后均行 X 线及 CT 检查以明确骨折类型及粉碎程度，并用 CT 三维重建观察骨盆后环骨折及移位形态。怀疑腰骶干受压而 CT 扫描显示不清者，行 MR 检查，以进一步判断神经损伤性质，决定是否行神经探查。骨盆骨折移位明显者术前先行下肢骨牵引。一旦诊断为骶骨骨折伴神经损伤，需立即予骨盆牵引及神经营养药物，手术要待生命体征平稳后方可实施。只有以下两种情况时需考虑急诊手术：①骶骨开放性骨折伴脑脊液漏；②骶骨骨折后神经症状存在且进行性加重。

（三）手术与技巧

后入路神经减压根据减压后是否选择内固定及选择何种内固定来决定切口方式。

患者取俯卧位，行后正中切口，剥离皮肤、皮下组织及骶棘肌，并向两侧分离（图 3-75），暴露骶骨后面及双侧髂骨，清除骶孔内血肿和碎骨块，切除相应骨折处的骶椎椎板，将骶管打开，根据术前情况，探查相应骶神经，去除压迫神经的骨块、骨痂及瘢痕组织，彻底松解骶神经。S_{1-4}的椎弓根螺钉固定有一定要求：S_1螺钉由小关节内缘向内侧30°指向骶骨体，另一枚螺钉可在第一骶孔近端向外侧40°指向髂骨翼，这种技术允许在S_1放置2枚螺钉，其余螺钉可沿椎弓根平行于骶髂关节置入，位置在2个骶孔之间的骨面，向外侧30°～45°，用2mm钻头钻孔，穿透两层皮质骨，测深后拧入松质骨螺钉，选择合适长度的钛板或不锈钢骨盆重建板。

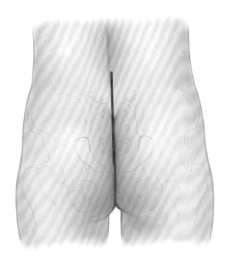

图3-75 后正中切口示意

骨折经由Cobb起子撬起复位，然后再放置接骨板固定。这里注意不能仅用接骨板去获得复位，螺钉应双侧放置，依次拧紧。对于粉碎性骨折，螺钉可拧入骶髂关节或髂骨后方，近端可延伸到L_5椎弓根或L_5S_1小关节固定，如果复位后成角畸形仍然对腹侧面的神经根有压迫，则要在骨折水平侧方开窗减压，通过这个窗口咬骨钳清除压迫物，不能仅仅试图砸平致压物，应当确保减压彻底，骶骨骨折时骨移植不是必需的，如果固定到L_5水平，常规行后外侧植骨。

目前已有多个研究证明，外科减压和固定对骶骨骨折及伴有神经损伤的病例有很好的疗效。神经组织的受压有多种因素，大多数横行骨折有成角，加重了后凸和移位，骶神经根形成帐篷样的受力模式，骶骨椎板减压术并不能有效解除神经根的压迫。此外，如果后凸部位的顶点被切除而没有固定，则会进一步加重移位引起的损伤。这种情况下，只有将骨折远端向近端对位，然后用接骨板固定，并去除未复位的骨折碎片。如果骨折是嵌插或粉碎而没有成角，神经根的减压主要靠清除椎管内的碎骨片，此时不应强求复位，建议原位固定并行椎板减压。

有成角的骶骨横行骨折复位及固定技术已经比较成熟。手术台应该能方便地进行透视。患者取俯卧位，膝、髋轻微屈曲，可采用由L_5或S_1棘突（保护L_5S_1小关节囊）至S_4水平的纵向切口显露。若骨折为斜行，至少要暴露至L_4水平以显示L_5椎弓根，从骶骨的后方骨膜下剥离棘旁肌达到骶骨的$S_{3/4}$水平。切除S_{1-4}椎板后，可显露骶神经根。继续向外侧解剖，可显露横行骨折线。椎板切除从骶骨近端椎管宽大处开始，向远端直到骨折线，外侧减压要看到腹侧的神经根和椎弓根。但如此彻底的减压通常是不必要的，可以通过骨折线用刮匙探查，开放部分骶管，切除后凸顶点的骨质以减少复位后神经的损伤。可使用Cobb骨膜起子轻柔地放于骨折块之间撬开骨折块，也可临时放置撑开器牵引。如果近端骨折块位置偏后，可以将Cobb骨膜起子由外侧放于远端骨折块的腹侧，向后撬以纠正后凸畸形。骨折复位满意后再固定脊柱。如果骨折线斜行穿过骶管（20°～40°），骶骨可向侧方移位，可用2枚单皮质螺钉固定后辅以骨盆复位钳以恢复骶骨长度（图3-76）。

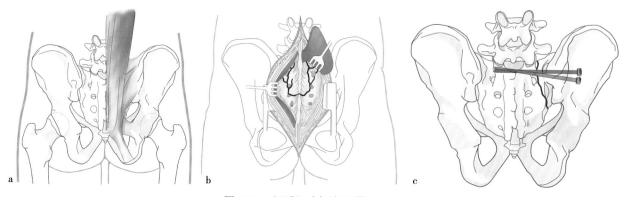

图3-76 经后入路探查显露及固定

a、b. 经后入路探查示意；c. 螺钉辅助固定示意。

（四）术后处理

充分止血后，放置有效引流，严密缝合棘旁肌肉，逐层缝合，严密包扎伤口，术后 48～72 小时拔出引流管，常规应用广谱抗生素 5～7 天预防感染，静脉或口服维生素 B_1、鼠神经生长因子、甲钴胺等神经营养药物数周，部分患者予短期小剂量糖皮质激素，部分条件允许的患者，可以配合针灸理疗，结合应用短波、电刺激、磁疗等方法，以促进神经肌肉功能恢复。使用腹带，术后腰骶部及下肢制动 3 个月，膀胱、直肠功能的恢复比较缓慢，术后视情况静脉应用抗生素预防感染。

（五）注意事项

由于腰骶丛的功能及局部解剖关系复杂，所以术者必须熟悉腰骶丛支配的区域及功能，术前仔细分析临床表现，并结合影像学资料早期确定神经损伤部位及损伤类型。临床神经检查注意会阴、臀部和下肢的运动、感觉和神经反射变化，尤其是直肠、膀胱、括约肌功能及肛周感觉。对腘绳肌、踝足伸屈肌无收缩和大腿后、小腿外侧及足部痛觉迟钝、消失者应诊断为坐骨神经损伤；对股内收肌麻痹及大腿内侧痛觉减退者应诊断为闭孔神经损伤；对伤后膀胱功能障碍及勃起功能障碍者，则考虑骶神经或马尾损伤。腰骶丛损伤的临床表现与高位坐骨神经损伤相似，L_4 神经根支配的关键肌为胫前肌，L_5 神经根支配的关键肌为踇长伸肌，S_1 神经根支配的关键肌为小腿三头肌。因此，L_4、L_5 神经根或腰骶干损伤的临床表现为足下垂、伸趾功能障碍，类似于以腓总神经损伤表现为主的高位坐骨神经损伤。两者的鉴别主要依据腰骶神经根或腰骶干在盆腔内发出的神经分支（如臀上神经）有无功能障碍来判定。因此，当查体发现臀中肌功能障碍时，则提示损伤部位在 L_4、L_5 神经根或腰骶干。值得注意的是，急诊入院时患者难以配合行臀中肌等臀部肌肉功能检查。由于多数腰骶丛损伤的临床表现很难与坐骨神经损伤区分，所以必须结合影像学资料及受伤机制进行诊断。神经根损伤对下肢运动功能的影响较小，表现为踝关节跖屈、屈趾肌力下降，类似于以胫神经损伤为主要表现的高位坐骨神经损伤，其区别主要在于前者可造成鞍区及大腿后侧感觉障碍，部分患者可出现排尿、排便功能障碍。由于骨盆骨折合并腰骶丛损伤者常伴有头部损伤、腹部内脏损伤、插管和使用镇静或麻醉药物而难以诊断，所以必须仔细检测并动态观察以排除腰骶丛损伤。

手术治疗的关键在于充分解除神经卡压，恢复并有效维持腰骶正常的解剖关系。采用后入路髂腰固定时，可在直视下充分暴露骶骨，清除嵌于骶孔与骶管内的血肿与碎骨块，从而进行有效减压。髂腰固定模拟了腰椎—骶髂关节—髋臼的应力传导，腰椎、髂骨连接杆可承受巨大应力，从而减缓了应力对骶骨的冲击，避免了骶骨再次移位和二次神经损伤。

神经减压时机目前也存在争论，决定腰、骶丛探查的手术时机要综合考虑骨盆骨折是否开放、闭合性 Tile C 型骨盆骨折牵引复位情况、患者合并伤等基本因素。开放性骨盆骨折患者只有等会阴部开放性伤口清洁好转、感染因素大幅降低的情况下，才能考虑对损伤的神经根进行探查。闭合性 Tile C 型骨盆骨折，通过拍摄骨盆正位 X 线片复查牵引后的骨盆复位情况，骨盆复位合适后考虑腰、骶丛减压探查和骨折复位内固定。骨盆骨折合并腰骶丛损伤患者多合并严重的多发伤，患者入院时病情不稳定，多会有昏迷、内出血、腹部脏器损伤，根据损伤控制骨科理论指导，此时患者不适合行骨盆环重建和神经损伤探查减压术，否则极易导致患者的内环境出现紊乱，进而出现低体温、代谢性酸中毒、凝血功能障碍等"死亡三联征"。

（六）典型病例

【主诉】 患者男性，25 岁。主因"重物压伤致左大腿、盆部疼痛、畸形并足感觉运动障碍 3 天"入院。

【入院情况】 患者 3 天前被重物压伤左大腿、右臀部致疼痛及双下肢麻痹，双下肢活动障碍，以左足运动障碍为重。于外院急救，上腹部及盆腔 CT 显示：①左侧髂骨骨折；②双侧骶骨骨折；③右侧耻骨上下肢骨折。予床旁局部麻醉下行左跟骨骨牵引术，并行导尿等对症处理。伤后患者左足感觉及运动障碍未缓解，为求进一步治疗，转入我院。

【术前检查】 骨盆 X 线片显示右侧耻骨上支骨折，左股骨中段骨折。CT 及三维重建显示 L_5 双侧横突、骶骨、右侧耻骨上支多发骨折（图 3-77）。

【术前诊断】 ①骨盆骨折（Tile B3 型）；②左股骨中段螺旋形骨折；③骶骨骨折（U 形骨折 Denis Ⅱ型）；④骶丛损伤。

【手术方案】 在全身麻醉下先行股骨骨折闭合复位内固定术，后改俯卧位行骶管减压及髂腰联合内固定术。

患者取俯卧位，经腰部后正中切口，上自 L$_3$ 棘突下缘，下至 S$_1$，长约 10cm。置入双侧 L$_{4/5}$ 椎弓根螺钉。于髂后上棘置入 6.0mm×7.5mm 髂骨螺钉。钛棒预弯，套入螺钉后尾，并拧入锁定螺母。拧紧下位螺母，适当撑开左侧骶骨后锁定所有螺钉。寻找 S$_{2/3}$ 椎体，见椎体骨折，前方椎体向后突出，骶神经卡压、水肿，仔细使用枪钳咬除部分骶骨，直至骶神经张力不高，神经松解后用生理盐水冲洗，使用吸收性明胶海绵及胶原蛋白海绵止血，放置引流管，逐层缝合伤口。

【术后情况】 骨盆 X 线及 CT 三维重建检查显示：骨盆内可见金属内固定影在位，未见松脱及断裂征象（图 3-78）。

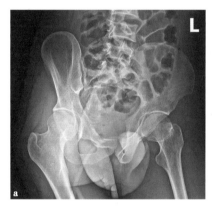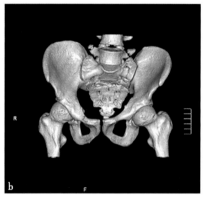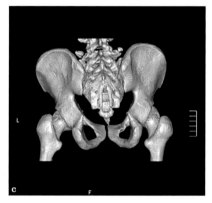

图 3-77 术前影像学检查
a. 骨盆 X 线片；b～c. 骨盆 CT 三维重建。

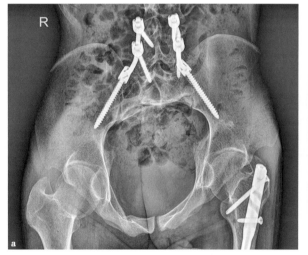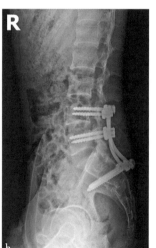

图 3-78 术后影像学检查
a、b. 术后骨盆 X 线片。

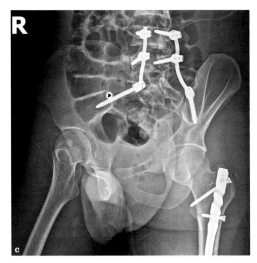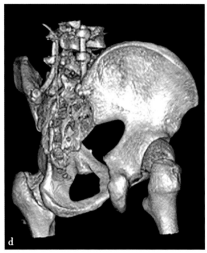

图 3-78(续) 术后影像学检查

c. 术后骨盆 X 线片；d. 术后骨盆 CT 三维重建。

（樊仕才　杨晓东　熊　然）

第七节　骶骨骨折的治疗

　　骶骨骨折的治疗方法选择取决于骨盆环的稳定性、骨折移位情况和骨折相关神经功能状态。单纯骶骨的垂直型骨折少见，常常合并有骨盆前环的骨折，所以治疗方式应综合考虑到骨盆环的骨折。骶骨的横行骨折分为两类：无移位骨折的后凸角度可能增大但稳定性良好，通常指 Roy-Camille Ⅰ 型骶骨骨折；骶骨近端的横行骨折常常伴有神经损伤，如果移位明显则需要复位并固定。一个重要的治疗标准是神经功能的损伤程度。关于包括神经根减压在内的脊柱损伤的手术治疗是否利于神经功能的恢复存在广泛的争议。研究显示，高位横行骶骨骨折如果伴有后凸畸形和神经功能损伤，就应进行椎板切除和神经根减压，可能有助于神经功能的恢复。另一个手术治疗指征是明显的冠状面或矢状面移位。大多数的骶骨骨折均可引起后凸畸形，也可以合并有滑移或旋转畸形。对于身体的负重而言，保持脊柱矢状面的正常对线是非常重要的，也有利于保留棘旁肌的功能。大部分脊柱骨折的治疗都要求恢复正常的对线，然而这个标准目前还没有能完全应用于骶骨。大部分的骶骨损伤都发生于年轻人，手术或保守治疗的随访时间比较短，因此治疗的原则还没有完全确定。临床上如果遇到有神经功能损害、没有严重后凸畸形的稳定性骨折，目前通常优先选择保守治疗。

　　综上所述，如果骨折或脱位累及腰椎骨盆结合部，导致了骨盆不稳定和／或神经功能损害时，需要手术治疗。这其中包括骶骨的斜行骨折，这是因为即使是单侧腰骶关节的损伤也可能引起不稳定。当骶骨骨折合并有严重的骨盆环损伤时，治疗的主要目标是重建骨盆环的生物力学稳定，虽然这可以通过手术或保守的方法实现，但如果创伤或应力因素引起骶骨的横行骨折造成了明显的严重的骨折成角、移位和／或神经很受压、功能缺失，则建议外科手术干预。采用手术或保守治疗的关键在于明确是否存在神经功能损伤，以及损伤的力学类型。也存在例外的情况，如果膀胱及直肠功能出现损害，应努力进行康复治疗，此时大多采用非手术的疗法。

　　1. A 型骶骨骨折（S$_2$ 以下的横行骨折）　由于此型骨折大多移位小或没有移位，因此常常采取保守治疗。如果严重移位的骨折块累及直肠肛门区域，或者骨折合并骶神经功能障碍，则应采取手术治疗。保守治疗的方法为在可耐受的范围内负重。

　　2. B 型骶骨骨折（旋转性损伤）　受伤机制常为侧方挤压，后侧的骨折常不需要特殊固定。如果外在挤压导致骨盆容积减小，可能需要外固定牵引治疗。对于开书样损伤或前后移位，需要通过合适的内固定如耻骨接骨板或螺钉完成骨盆环的重建。B 型骶骨骨折合并神经损伤的情况并不多见，如怀疑神经损伤,则可从体格检查和影像学检查中获取线索并进行针对性的治疗。

3. C 型骶骨骨折(完全不稳定) 在患者一般健康状况良好的情况下均应采取手术治疗,因为近年研究表明,对于此种类型的骶骨骨折,早期坚强内固定可使患者早日下床负重,明显改善患者的生活质量。L_5S_1 小关节骨折提示 C 型骶骨骨折。C 型骶骨骨折需高度警惕合并神经损伤,尤其是骨折线贯穿 Denis Ⅱ区和 Denis Ⅲ区的时候。由于没有韧带附着于这些区域的骨面,因此 Denis Ⅱ区和 Denis Ⅲ区骨折在功能性治疗的时候容易发生二次移位。C 型骶骨骨折若合并神经损伤,需要行切开复位内固定,骶神经根减压非常必要。虽然关于神经根减压是否在神经功能的恢复中扮演重要角色存在广泛的争议,但由于神经功能损伤很大程度上不可逆,因此我们建议早期行神经根减压。

4. 特殊类型——U 形骶骨骨折 又称"自杀坠楼骨折",是一类严重的骶骨骨折。U 形骶骨骨折根据形态又可分为四个亚型,分别为 H 形、U 形、Y 形和 T 形骨折(图 3-79)。此类骨折由于极度不稳定,且合并神经损伤的概率高,常需复位固定和神经根减压。

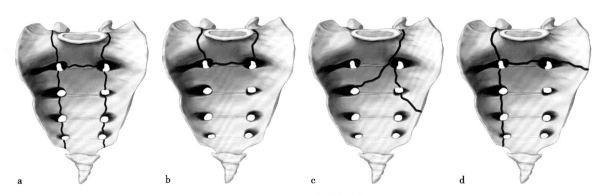

图 3-79 U 形骶骨骨折
a. H 形亚型;b. U 形亚型;c. Y 形亚型;d. T 形亚型。

一、术前计划

一位创伤患者在经过复苏抢救和大体评估后,我们应该通过患者和急救人员来了解受伤的细节。高能的减速伤比如从高处坠地或汽车、摩托车车祸可能导致骨盆环的骨折,也可合并骶骨损伤或者单独的骶骨骨折。对会阴和肛门进行常规指诊,尿道或直肠受到严重创伤的患者可能存在直肠穿孔,也可能合并有骶骨的横行骨折,这主要取决于骨折移位的方向。针对那些下腰部或腰骶部疼痛的老年患者,骶骨骨折区域应当进行仔细的检查。临床病史中需注意有无放疗史及有无药物性或老年性的骨质疏松症。不全骨折所致的神经功能损害很少见,但我们仍应该仔细评估直肠、膀胱功能,比如遇到患者因疼痛服用止痛药物,服药后又出现便秘,此时评价排便的功能就比较困难了。虽然通过患者的临床表现和骨盆 X 线检查可以对骨折进行初步分型,但骨盆 X 线片检查并不能很好地判断骶骨骨折的情况,受肠内气体的干扰,经验不足的医师仅依靠骨盆正位 X 线片容易漏诊。在进行确定性干预之前,建议通过 CT 扫描加三维重建详细地分析骨折情况。外科计划应该从骨盆整体的稳定性考虑,骶骨稳定是骨盆环稳定性的重要组成部分,且必须重视神经损伤。如果 CT 扫描显示骶神经根受压,强烈建议进行减压。如果进行经皮固定技术,例如骶髂关节拉力螺钉固定,必须进行仔细分析,这时就需要将切开复位内固定作为替代方案。由于术中影像增强技术性原因,骨折重建的质量经常难以精确控制,如果可能的话,可以考虑术中应用 3D 打印技术。

复位质量主要取决于骨折类型和手术入路,但细致的术前准备可能更为重要。术前常规行骨盆前后位、骨盆入口位及出口位 X 线片检查,并行骨盆 CT 平扫加三维重建(图 3-80)。若有神经损伤,则应加做 MRI 检查。术前常规清洁灌肠,会阴部备皮,备悬浮红细胞和新鲜冰冻血浆,有条件者备自体血回输装置。若术前有抗凝治疗则于术前 24 小时停用,根据麻醉医师评估决定是否采取控制性血压。

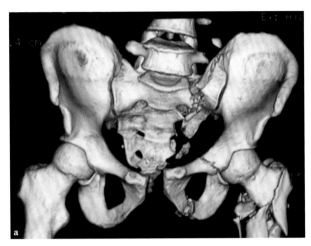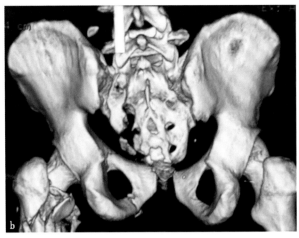

图 3-80 骶骨骨折的 CT 三维重建

a. 前面观；b. 后面观。

二、手术入路的选择

手术床应选择标准的透视手术床以便术中进行出口位和入口位透视。骶骨骨折多采用旁正中切口和正中切口，视骨折类型而选取合适的切口。

1. 经神经孔和经骶骨翼的骨折 经神经孔和经骶骨翼的骨折应选择旁正中切口，于 L_4 和 L_5 棘突及骶内侧嵴腰骶筋膜起点处切开腰骶筋膜，采用锐性剥离将肌肉分离。可将肌肉从髂嵴分离并向上翻起便于暴露骶骨外侧区域。手术过程中注意保持软组织（如向上翻起的肌肉组织）的湿润。

2. 双侧骶骨骨折和骶骨中央型骨折 双侧骶骨骨折和骶骨中央型骨折应采用后正中切口，通过软组织的牵拉可实现单一切口显露整个骶骨后方区域（图 3-81）。由于骶管、骶孔等结构特殊，且骶骨毗邻重要的神经血管结构，了解骶骨的安全区域对于内置物的放置至关重要。骶骨不同解剖部位的椎板密度不一，S_1 关节的骶骨边缘和神经孔区域的骨密度较强。在远端中央椎管处发生医源性骶神经损伤的概率较小，因为此处充满了脂肪组织和结缔组织。为了增加安全性，有必要使用振荡钻和三槽钻头。

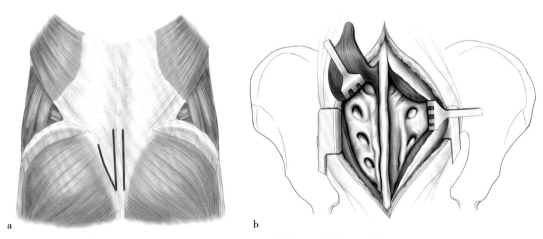

图 3-81 后正中切口暴露整个骶骨后方区域

a. 切口体表投影；b. 后正中切口可以暴露整个骶骨后方区域。

三、治疗原则

骶骨骨折的治疗可分为保守治疗和手术治疗。保守的方法包括卧床和体位复位，辅以石膏或支具外固定，牵引的方法现已很少使用。手术治疗包括后入路的切开复位内固定、脊柱融合，后侧或后外侧入路神经组织的直接或间接减压。大多数的应力性骶骨骨折均可以使用保守治疗,尽管有一些可能合并有神经的损伤。目前已经有很多研究支持,但早期卧床治疗的必要性仍有广泛争议,因为早期卧床并不能完全预防神经功能损害的发展,而且还有许多伴随的并发症:骨质疏松,深静脉血栓,肌肉力量减弱,心脏、消化道、泌尿生殖系统异常。然而目前还没有任何证据能显示哪种方法更有优越性,也没有病例报道证明卧床治疗可以导致不可预料或难以接受的并发症。还不是十分清楚卧床是否可以减轻症状和促进骨折愈合。大多数的研究显示症状将持续至少 3 个月,少数可持续达 9 个月。治疗的方式取决于骨盆环的稳定性、骨折移位情况和骨折相关神经功能状态,因此,外科医师需要仔细分析骨折类型,评估骨盆环的稳定性。

（一）尾骨骨折（A3.1 型损伤）

尾骨损伤表现为脱位或骨折,通常采取保守治疗,通过镇痛药和负重功能锻炼常可取得满意疗效。如果移位的尾骨造成严重疼痛,经肛门手法复位可以避免出现慢性疼痛。如果手法复位不能取得满意的复位效果或残存疼痛依旧严重,可采取后正中入路切除尾骨,一般不需要重建尾骨与骶骨的解剖关系。

（二）无移位的骶骨横行骨折（A3.2 型骨折）

S_2 水平以下的骶骨横行骨折不影响骨盆环的稳定性,且通常没有神经损伤。可采取疼痛管理对患者进行治疗与康复。

（三）移位的骶骨横行骨折（A3.3 型骨折）

S_2 水平以下的移位的骶骨横行骨折不多见,但合并神经损伤的概率很高。单纯横行骨折或斜行骨折,除非移位非常小,否则无论是否累及 L_5、S_1 小关节,均应采用双接骨板系统固定。S_2 水平以下的移位的骶骨横行骨折多作为 U 形骶骨骨折的一部分,具体见下文。在合并神经损伤的患者,需要行椎板切除加局部接骨板固定。

（四）旋转不稳定型骶骨骨折（B 型骨折）

旋转不稳定性骶骨骨折表现为骶骨一处或多处弧线的中断,通常没有移位或轻度移位。由于大多数患者不存在前方不稳定因素,骨盆环是稳定的,因此建议行保守治疗,包括部分负重 3~6 周,具体负重时间取决于骨盆后部疼痛情况。在恢复运动时需要复查 X 线片,以防止未发现的骨盆不稳定性骨折（C 型骨折）引起二期移位。对于骨盆环对线不良（通常为中度的内旋畸形）,可以采取外旋复位和前方稳定来处理。前方稳定的方法取决骨折的具体情况,包括耻骨联合接骨板、经耻骨拉力螺钉以及简单的骨盆外固定架。这些方法可以允许患者早期活动,并提供足够的稳定性以利于骨折愈合。通常不需要进行骶骨骨折切开复位内固定,除非有神经损伤的表现或 CT 扫描提示有神经压迫。骶骨的中央部在旋转不稳定性骶骨骨折中可作为外旋的轴,然而这类骨折合并中央部骨折的情况少见,因此移位通常不明显。然而,不稳定的骨折有不愈合的倾向,使用骶髂螺钉加压是合适的治疗方式。

（五）移位小且不伴神经功能障碍的完全不稳定性骶骨骨折（C 型骨折）

这类骨折可以通过经皮骶髂螺钉固定技术治疗,以减小手术创伤。患者可以选择平卧位或俯卧位,术前必须进行骨盆的前后位、斜位以及骶骨侧位透视。骶骨的侧位 X 线片可以显示 S_1 椎体的安全区域和骶骨翼的倾斜角度。需要注意的是,骶骨解剖变异较常见,在这种情况下,可以选择 S_2 椎体置入骶髂螺钉。如果需要在 S_2 椎体置入螺钉,必须确认椎弓根直径足够。

（六）移位明显和 / 或神经功能障碍的完全不稳定性骶骨骨折（C 型）

此种患者如果全身情况允许均应行切开复位内固定,并进行骶神经根减压（图 3-82）。

（七）特殊类型的骶骨骨折

1. U 形骶骨骨折 U 形骶骨骨折有较高的腰骶丛损伤可能,针对这种特殊骨折建议切开复位结合骶管和局部骶神经减压,采用腰椎骨盆固定或三角固定可充分固定这种骨折（图 3-83）。特殊类型的骶骨骨折可引起脊柱 - 骨盆不稳定,比如 U 形骶骨骨折。理想的骨盆后环修复方式的关键在于重建髂骨、骶骨和腰椎之间完整的功能性连接,其强度足以平衡垂直和水平方向的平移和旋转力。现有的大多数固定方法都无法达到这种效果。骶髂螺钉、经骶髂关节接骨板和局部接骨板固定均不能直接平衡骨盆后环上两个平面的力。1994 年,Kach 和 Trentz 设计了脊柱 - 骨盆撑开技术并将其应用于骶骨骨折。Schildhauer 等

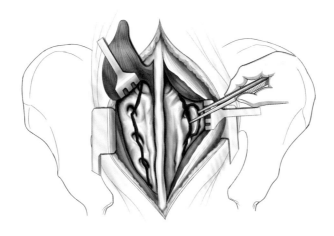

图 3-82　骶神经根减压

在脊柱 - 骨盆固定技术的基础上改进提出三角固定技术，通过脊柱 - 骨盆固定提供纵向稳定联合横向固定将纵向受力从下位腰椎转移至髂骨，从而达到上述两个平面的力的平衡。三角固定允许患者术后立即负重，相比其他固定方式限制 3 个月的负重优势明显。

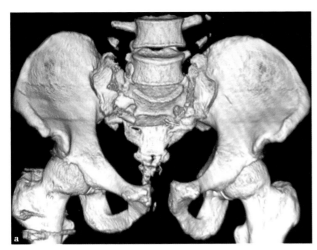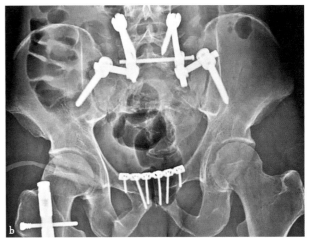

图 3-83　腰椎骨盆固定治疗 U 形骶骨骨折
a. 术前 CT 三维重建；b. 术后骨盆 X 线片。

2. 骶骨骨折畸形愈合和 / 或骨不连　骨盆骨折常为多发伤的一部分，早期由于血流动力学不稳定及并存疾病多采取保守治疗。此外，受肠内气体的干扰，经验不足的医师仅依靠 X 线片容易漏诊。骶骨骨折畸形愈合和 / 或骨不连的情况并不少见，其造成患者腰部疼痛及步态、坐姿异常，部分患者甚至出现性生活障碍，严重影响生活质量，使得手术纠正十分必要。由于解剖结构紊乱、软组织挛缩对抗复位、骨盆血供丰富导致大量骨痂形成等原因，手术治疗陈旧性骶骨骨折面临解剖复杂、复位和固定困难、失血量多等问题。针对下肢不等长超过 2.5cm 的骶骨骨折畸形愈合，建议采用骶骨截骨纠正畸形。

四、手术技巧

Louis 和 Roy-Camille 最早将椎弓根螺钉和接骨板系统应用于腰骶结合部和骶骨骨折的治疗。接骨板系统应用于骶骨骨折不仅可以进行简单的固定，更重要的是还可以通过预弯接骨板来控制移位和成角。有限长度的内置物就可以获得脊柱的满意固定。腰椎应用的 Roy-Camille 接骨板允许每个节段置入 2 枚椎弓根螺钉，这对 S_1 节段的固定十分重要。腰骶结合部的短节段固定可优先选择钉棒系统，先将椎弓根螺钉置入 L_5 椎弓根，在复位脱位或骨折后，于 S_1 或骶骨翼拧入螺钉，最后连接和固定连接杆。如果骨折斜行，则需要固定到 S_2 水平，这时不再适合使用钉棒系统，接骨板系统此时具有体积小和外形贴合的优势。

近年研究表明，复位后固定和神经根减压对骶骨横行骨折合并神经损伤的患者有着不错的疗效。神经症状的出现源于多种因素。大多数的横行骨折有成角移位，加重了后凸畸形，使得骶神经根被顶起受压，此时单纯的骶骨椎板切除并不能有效解除骶神经根受到的压迫。此外，如果后凸部位的最高部分被切除而没有被固定，有可能进一步加重移位引起的神经损伤。在这种棘手的情况下，需要将骶骨骨折远端提拉向近端复位，然后用接骨板固定，同时需要去除没有复位的骨折碎片。如果骨折嵌插或者粉碎而没有成角的话，主要通过清除椎管内的碎骨片达到神经根减压的目的。此时不应该强求解剖复位，采用原位固定加椎板切除减压是合适的治疗方法。有成角的骶骨横行骨折多发生于 S_{1-3} 节段，在治疗时患者应俯卧于可透视的手术台，膝关节和髋关节轻微屈曲。可采用自 L_5 棘突至 S_4 水平的后正中切口逐步暴露。若骨折为斜行走行，则需要暴露到 L_4 水平以充分暴露 L_5 椎弓根。在 S_{1-4} 椎板切除之后，骶神经根得到充分暴露，此时继续向外侧解剖即可完全暴露横行的骨折线。椎板切除术应从骶骨近端的椎管宽大区域开始，向远端切除直至骨折线。外侧的减压操作需要看到腹侧的椎弓根和神经根。在不需要完全减压的情况下，可以通过骨折线用刮匙探查并开放部分骶管，同时切除后凸顶点的骨质可以减少复位后对神经根造成二次损伤。可以使用 Cobb 骨膜起子轻柔地于骨折块之间撬开，如有需要可以放置撑开器牵引。如果近端骨块位置靠后，则可以将 Cobb 骨膜起子由外侧放于远端骨折块的腹侧，向后撬拨纠正后凸畸形。如果斜行骨折穿过骶管，可用骨盆复位钳复位后用 2 枚单皮质螺钉固定以恢复骶骨的解剖长度。

S_1 的椎弓根螺钉应由小关节内缘向内侧 30° 指向骶骨体，第 2 枚螺钉可在第一骶孔近端向外侧 40° 指向髂骨翼，其他的螺钉可沿着椎弓根平行于骶髂关节打入，位置在各个骶孔之间的区域，向外侧 30°～40°。钻孔采用 2mm 钻头，在穿透两层骨皮质之后测深并打入松质骨螺钉。选择合适长度的接骨板适应预先钻透的钉孔，S_1 需要的长度约 40mm，至 S_4 为 20mm，依次递减。骨折经由 Cobb 起子撬起复位，然后再放置接骨板固定。这里要注意不能仅用接骨板去获得复位。应该在骨折线双侧放置螺钉并依次拧紧。对于粉碎性骨折，可在骶髂关节或骶骨后方拧入螺钉，近端可延伸到椎弓根或 L_5S_1 小关节固定。如果复位后成角畸形仍然对腹侧面的神经根有压迫，则要在骨折水平侧方开窗减压。通过这个窗口用咬骨钳清除压迫物，不能仅仅试图复位压迫骨质，而应当确保彻底的减压。骨移植对于骶骨骨折不是必需的，如果固定到了 L_5 水平，常规行后外侧植骨，放置引流，注意要严密缝合棘旁肌肉。

（一）经骶骨翼骨折（Ⅰ区骶骨骨折）

当骶骨的外侧骨块有充足的区域可以允许螺钉置入时，可以在 S_1 水平使用 H 形接骨板固定，并附加在 S_3 和 S_4 水平进行固定（图 3-84）。外侧螺钉的钻孔方向严格平行于 S_1 关节面，螺钉可以安全置入骶骨外侧区域而不会有穿破神经孔和椎管的风险（图 3-85）。可使用 1 枚克氏针穿过骶髂韧带插入 S_1 关节来确定这一平面，在钻透腹侧椎板的时候要格外谨慎，切勿钻透过多，这是因为髂血管及腰骶干与腹侧椎板

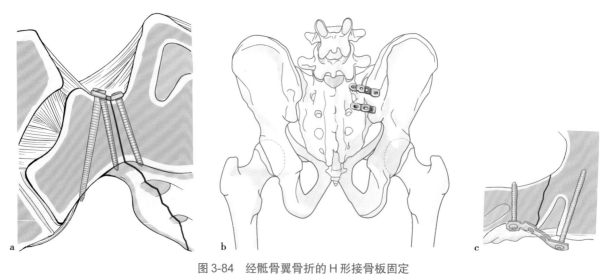

图 3-84 经骶骨翼骨折的 H 形接骨板固定

a. S_1 水平螺钉固定方向；b. 双钢板固定示意；c. S_3、S_4 水平螺钉固定方向。

的解剖位置联系紧密。S_1 水平的外侧螺钉必须朝向上终板置入，术中可以通过手指触摸 L_5 横突和骶骨之间的间隙来确认。如果骨折块邻近 S_1 骶髂关节，则没有足够的空间用来固定螺钉，外侧需要固定到髂骨。在 S_1 水平，使用预弯的 H 形接骨板或 3.5mm 锁定加压接骨板（locking compression plate，LCP）从 L_5S_1 下关节下方的内侧置钉点向后侧髂嵴延伸，止于髂后上棘进行固定，外侧螺钉置于髂骨内、外两层皮质之间。远端的骨折线可以通过标准的 H 形接骨板或 1/3 管形接骨板固定，如果内侧螺钉无法置入，则需要使用 LCP 接骨板跨中线固定。也可采用骶髂螺钉固定此类骨折（图 3-86）。推荐的进钉点在股骨长轴线与髂前上棘、髂后上棘连线的交点，在此点做一长约 1.5～2.0cm 的切口，钝性分离软组织，分开臀大肌和臀中肌的纤维即可到达骨皮质。在透视下，钻入髂骨和 S_1 椎体 1 枚 2.8mm 带螺纹的克氏针，深度约 10.0mm，在 4 个不同方位进行透视评价克氏针的方向，必要时予以调整，位置理想后克氏针继续钻入，远端越过骨折线至少 20.0mm，测深，5.0mm 空心钻开口，置入带垫圈的长度为 16.0mm、直径为 7.3mm 的螺纹空心钉。

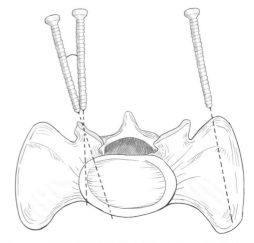

图 3-85 骶骨外侧螺钉及内侧螺钉的安全置钉位置

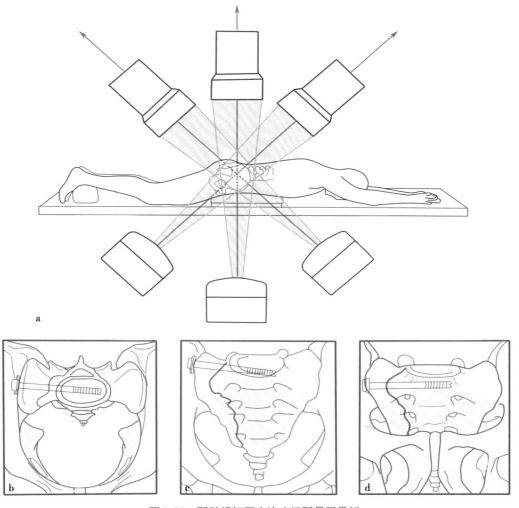

图 3-86 骶髂螺钉固定治疗经骶骨翼骨折
a. 术中透视方向；b～d. 需确定骨盆入口位、骨盆正位及骨盆出口位上螺钉在骶骨内的位置。

（二）经骶神经孔骨折（Ⅱ区骶骨骨折）

经骶神经孔骨折可以使用塑形或标准 LCP 板，或者 1/3 管形的接骨板进行固定，可以在 S_3 或 S_4 水平应用 1/3 管形的接骨板加强远端的骨折线。

（三）双侧骶骨骨折和中央型骶骨骨折（Ⅲ区骶骨骨折）

双侧骶骨骨折和中央型骶骨骨折可以应用平行放置的 2 块 3.5mm 接骨板固定，放置于 S_2 和 S_3 水平的接骨板通过外侧螺钉固定，如果解剖结构允许，使用内侧螺钉可以加强固定的牢靠性（图 3-87）。选取 H 形接骨板或 1/3 管形接骨板可以增加固定的稳定性，根据骨折的类型灵活选择。当骨折线经过骶孔时，应注意避免过度加压，因为这样可能导致神经根的医源性损伤，应尽量避免。移位的骨折必须要复位，并且骨折间隙需要植骨保证骨折愈合，这在非神经孔区域尤为重要。骶骨后方的接骨板起到张力带作用，因此合并的骨盆前环骨折也需要固定，从而达到足够的稳定性以预防二次移位。前环的固定方式包括 3.5mm 的耻骨联合接骨板、INFIX 固定架、耻骨支的拉力螺钉。耻骨联合接骨板可通过改良 Stoppa 入路置入。拉力螺钉参照前柱螺钉的方法从相反的方向置入。

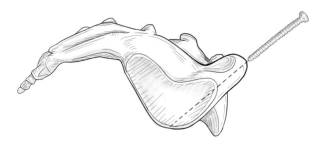

图 3-87　内侧螺钉在矢状面的安全置钉示意

（四）腰骶部小关节损伤和脱位

患者俯卧于可透视的手术台，患者的髋关节应水平弯曲以利于复位。复位后可调整手术台回原位以维持复位位置。后正中切口从 L_4 棘突至 S_2 水平。暴露过程中应特别注意避免损伤 $L_{4/5}$ 棘间韧带和小关节关节囊。分离至 L_5S_1 小关节处要仔细分辨骨折线与小关节的关系，对骨折进行 Isler 分型进而指导手术和固定方式。如果没有骨折，可以使用巾钳牵引 L_5S_1 棘突以解开交锁。复位困难时可将手术台过度屈曲。如果关节突后凸，可以将手术台由屈曲改为轻微过仰，此时可使得关节突恢复正常的解剖位置。如果复位后的位置难以维持，可以使用棘突间钢丝进行短暂维持。必须注意的是，无论是钢丝还是最终的内置物固定，都不能加压，因为椎间盘受到过多的压力很可能会导致神经根的牵拉损伤。复位后应该常规进行探查，以确保没有椎间盘疝出和神经根受到损伤。若出现上述情况，可以切除受压的椎间盘。在检查椎间隙之后，在 L_5S_1 放置椎弓根螺钉是常规的操作，有效的加压有助于维持复位在最佳状态。如果需要融合，可以从髂嵴取骨块。如果骨折线经过小关节突顶部，在复位钳必须清除细小的碎骨片。需要注意避免旋转状态下进行最终固定。如果骨折线穿过小关节突基底部斜行进入骶骨，这一侧的关节突就有了移位，不再保留并排的原始状态，此时需要将移位的骨折向后方复位，于 L_5 打入 1 枚螺钉，于 S_1 打入 2 枚螺钉，之后用足够长度的接骨板在远端固定斜行骨折。

（五）骶骨 U 形骨折

全身麻醉下患者俯卧于可透视手术床上，取 L_5 或 L_4 至肛裂后正中切口，沿正中剥离竖棘肌，暴露 L_5 或 L_4 椎板、关节突和横突；沿两侧髂嵴和骶骨切开骶棘肌附着点向上翻开，暴露整个骶骨椎板、髂后上棘和髂骨外板。合并神经损伤应行椎板切除，仔细暴露骶神经根，骨折复位前取出压迫骶神经根骨折块至腹侧水平，以免在骨折复位过程中加重神经损伤。内置物采用节段腰椎内固定系统，在 L_5 或 L_4 置入椎弓根螺钉，髂骨螺钉放置在两侧髂后上棘水平，咬除 1.5cm 深的凹槽便于螺钉尾帽的放置，并平行于髂骨外板或骶髂关节，向髋臼方向在内外板间放置 6.5mm×60.0mm 的髂骨螺钉。腰椎正侧位透视证实椎弓根螺钉的位置，髂骨螺钉位置采用标准骶骨侧位透视（两侧的坐骨大切迹重叠）证实螺钉在坐骨大切迹上方 1~2cm，骨盆入口位透视证实螺钉在坐骨大切迹上方，闭孔斜位、出口位透视证实螺钉在泪滴中央，对侧在骶孔外侧骶骨翼平行骶髂关节面置入螺钉。骨折复位直接利用连接 T 型手柄 Schanz 钉、顶棒或复位钳向尾侧牵引纠正纵向移位，也可以利用内置物纵向撑开（图 3-88）；完全的横行骨折直接用骨刀在骨折断面撬拨复位；U 形骨折如果整个骨盆和骶骨远端在矢状面向腹侧旋转移位，可以先固定髂骨螺钉，利用提拉螺钉纠正矢状面的旋转移位。弯棒后安装连接 L_5 或 L_4 椎体和髂骨螺钉纵向连接棒，锁紧椎弓根螺钉端，连接横连杆，增加内固定系统在水平面的稳定性。再次拍摄 X 线片检查骨折的复位情况，常规放置引流。

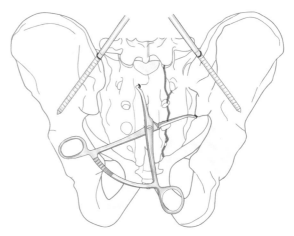

图 3-88 利用骨盆复位钳对分离移位进行最后复位

（六）骶骨骨折畸形愈合和 / 或骨不连

纠正骶骨畸形通常需要三步，前 - 后 - 前或后 - 前 - 后，这取决于术者的习惯和患者的骨折情况。前入路的目的在于通过耻骨上下支截骨使得骨盆前环获得移动性利于整个骨盆环的复位。骶骨骨折畸形愈合后软组织对抗复位和固定的力量十分强大，需要使用腰椎骨盆固定或三角固定（图 3-89）。下文主要描述骨盆后环固定的手术技巧。患者全身麻醉后取俯卧位，选取后正中切口，便于进行骶神经探查及减压。以旁正中切口为例，从 L_4 水平至髂后上棘水平做 6～8cm 纵行切口。暴露多裂肌和骶棘肌后，即从骶棘肌的内外侧切开胸腰筋膜，不切断骶棘肌远端。术中少用电刀，间断用生理盐水湿润组织。通过将骶棘肌游离并拉向侧方可暴露 L_4 横突，推向中间则可暴露髂后上棘。将 1 枚拉力螺钉打入髂后上棘，进钉方向平行于骶髂关节。骶骨的截骨术是在患者俯卧的情况下进行的。在两个平面中的荧光透视控制下，插入 X 线对比标记（注射针）以标记骶骨侧块的上边缘和下边缘，并且借助于标记钻孔。之后使用骨刀沿钻孔凿开骶骨侧块，特别注意骨刀凿入的深度不能超过腹侧骨皮质表面 2～3mm，否则容易伤及腹侧重要神经血管结构甚至是腹侧器官。如果可能，可以采用骶骨保护器放在骶骨前后。在保护器之间，在透视控制下进行骶骨侧的骶骨截骨术。最后，检查分离的骶骨具有明显的活动性并于 S_1 置入椎弓根螺钉。此时可将置入完毕的髂骨螺钉和骶骨椎弓根螺钉拧入把手进行纵向撑开。纵向撑开后可从纵向和横向同时复位骶骨骨折。由于腰骶间撑开系统在连杆之间有连接模块，可方便在多个平面调整角度，省去了繁琐的连接杆塑形。可采取下肢牵引辅助复位（图 3-90），复位完毕后可在透视下经皮置入骶髂螺钉。当骶骨过于粉碎或未达到解剖复位时采用张力带接骨板，可避免二次神经损伤或固定失败。张力带接骨板需要在对侧做一小切口，皮下分离后插入接骨板，两端各置入 2～3 枚螺钉固定于髂骨。需注意的是应在横向固定完成后再将连接模块锁定。如果患者软组织有挫伤尤其是脱套伤，则常规放置引流。

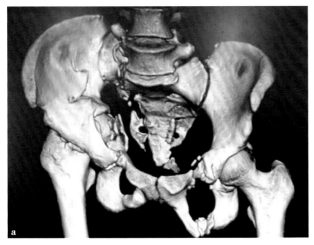
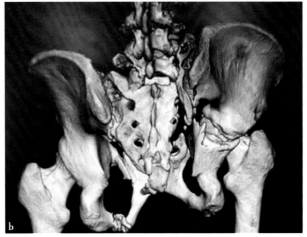

图 3-89 三角固定治疗骶骨骨折畸形愈合

a、b. 术前 CT 三维重建。

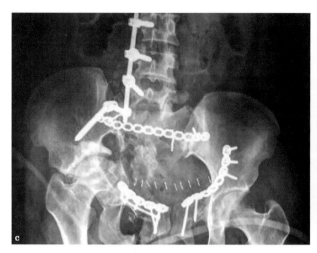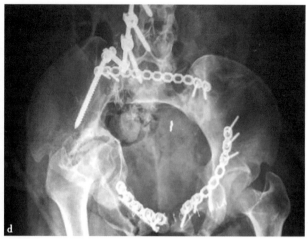

图 3-89(续) 三角固定治疗骶骨骨折畸形愈合

c、d. 术后骨盆 X 线片。

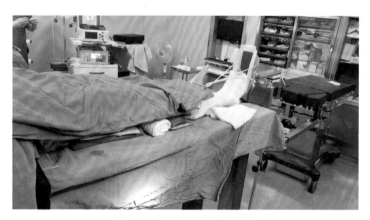

图 3-90 下肢牵引辅助复位

五、术后处理

术后第 2 天即鼓励患者进行主动及家属协助被动下肢肌肉收缩练习,促进功能恢复并预防下肢深静脉血栓形成。血栓形成高风险患者可于术后 24 小时皮下注射低分子肝素预防深静脉血栓至拆线。视恢复情况可于 3 周后拄拐下床行走,逐渐过渡为完全负重。嘱患者于术后 3 个月、6 个月、1 年随访检查骨折愈合情况。

六、典型病例

【主诉】 患者女性,48 岁。主因"外伤致双髋部疼痛、活动受限 14 天"入院。

【入院情况】 患者于 14 天前由 5m 高处坠落导致双髋部疼痛、活动受限,伤后至当地医院就诊,予对症支持治疗后病情稳定,为行进一步手术治疗转入我院。

【术前检查】 骨盆 CT 三维重建见骶骨 H 形骨折,上移位不严重;右侧骶髂关节周围粉碎性骨折,重叠移位;右侧髂骨坐骨大孔处骨折并向后移位;S_2 骨折向后移位;右侧耻骨上下支骨折(图 3-91)。

【术前诊断】 骶骨 H 形骨折;右侧髂骨合并新月形骨折。

【手术方案】

麻醉及体位:全身麻醉,患者取俯卧位。

手术切口及手术方式:后正中入路辅助右髂下小切口复位,$L_{4/5}$ 及髂骨钉固定,骶管减压。

手术切口长度:12cm。

术中透视见图3-92。

【术后情况】 骨盆X线片及CT三维重建显示骨盆环结构恢复,内固定在位(图3-93)。

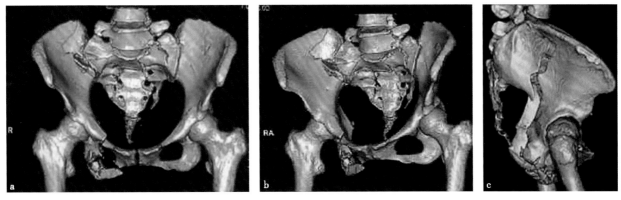

图3-91 术前骨盆CT三维重建
a. 正面观;b. 内侧面观;c. 侧面观。

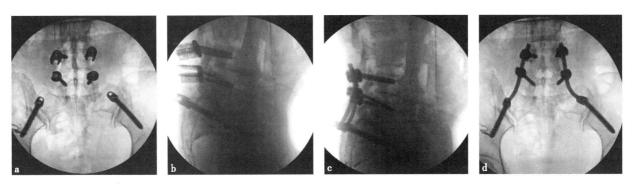

图3-92 术中透视
a～b. 术中透视示椎弓根螺钉置入位置良好;c～d. 术中透视示髂腰固定装置位置良好,骨折复位良好。

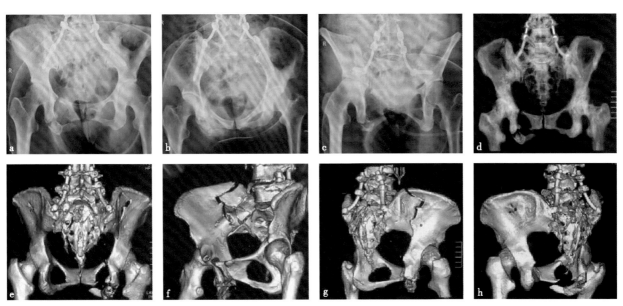

图3-93 术后影像学检查
a～c. 术后X线片;d～h. 骨盆术后CT三维重建。

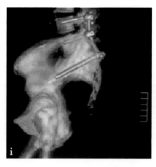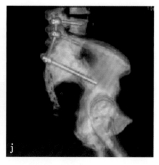

图 3-93(续) 术后影像学检查
i、j. 骨盆术后 CT 三维重建。

（易成腊 陈煜辉 朱振华）

第八节　骨盆骨折的微创治疗

　　Tile C 型骨盆骨折多是高处坠落或车祸致伤的高能量损伤，纠正骨盆后环移位是临床的难题，目前多采用皮肤切开直视下复位，面临的最大问题是切口显露大、出血多。如果患者高龄或病情复杂，或合并直肠破裂、实质性脏器损伤、膀胱破裂、周围严重的软组织损伤等，就会错过切开复位固定手术治疗的最佳时机，部分患者因此失去了矫正畸形的机会，留下终身残疾。严重骨折移位的骨盆后环重建与稳定，切开复位、接骨板固定是目前一种常规技术；只有没有移位或者轻度移位的骨盆后环骨折，才可以采取经皮骶髂关节螺钉或 LC-2 螺钉稳定固定以重建骨盆后环的稳定性；但是对于骨盆后环移位骨折，如果想采用微创方式（即不切开或小切口微创手术），通过通道螺钉固定治疗，如何实现闭合复位就成为骨折治疗的关键。因此对于一个严重移位的闭合骨盆骨折，要实现微创治疗必须解决以下几个问题：如何不切开骨折部位实现骨折的闭合复位；如何在术中判断复位情况；如何维持骨盆骨折的复位；如何稳定固定骨盆；如何减少透视对医务人员的放射损伤等。

　　骨盆骨折的移位存在复位困难、复位的维持靠助手的把持也非常困难的问题。这主要是由于骨盆结构稳定需要坚强的韧带结构、附着的肌肉，复位这些移位骨折或脱位需要非常大的力量；骨盆损伤引起的畸形是多平面的，对它的理解以及复位对抗的力量和方向非常抽象，需要丰富的复位经验；对复位的维持和骨折固定靠助手的把持非常困难。基于这些因素，骨盆骨折闭合复位技术应运而生：①术中透视技术；②通道螺钉固定技术；③骨盆复位架复位原理和技术；④机器人导航置钉技术。

一、术中透视技术

　　术中透视是骨盆髋臼骨折经皮微创复位和固定的关键技术，透视是手术医师的眼睛，是判断骨折复位和内固定物放置位置、固定稳定程度的判断依据，良好的术中透视影像将大大提高手术效率、缩短手术时间、提高手术疗效。一张好的透视图像需要有放射技师的配合、好的透视机、很好的术前患者准备以及手术操作过程中一些需要注意的影响透视影像质量的细节。

　　透视技术：放射技师必须经过专门、系统的培训，理解骨盆每个透视角度和方向的意义，清楚手术医师手术操作的意图。透视技术对于骨盆经皮微创复位固定至关重要，通过对放射技师的培训可以使得我们能够快速获得骨盆高质量固定通道影像，缩短手术时间、避免手术并发症。放射技师必须掌握骨盆正位、入口位、出口位、闭孔斜位、髂骨斜位、LC-2 全长、闭孔出口位、髂骨入口位、正视骶髂关节像入口位或出口位、正视髂骨翼、泪滴及骨盆侧位 X 线片。

　　术前准备：麻醉前，确保肠道积气不影响透视影像关键结构显示，如果结构显示不清，必须将患者推回病房，择期安排手术，必要时进行肠道准备。

　　透视机选择：常用透视影像接收器有 9 英寸或 12 英寸两种，两者 X 线管球照射强度和清晰度接近，但显像的范围有一定的差距,相较 12 英寸范围更大。因此如想一次照射显示更大范围的骨盆结构,建议使用 12 英寸的透视影像接收器。12 英寸透视影像接收器的缺点是机身较重,机器移动有一定困难;小机器操作相对简单、便捷,但是影像显示范围较小。

透视管球的位置:骨盆离透视机射线发射管球越近,显示骨盆的视野越小、放大率越大;离接收器越近,显示骨盆的视野越大、放大率越小。所以就骨盆手术而言,患者取仰卧位,透视机的接收器尽量在上方,特别是肥胖患者,体格越胖,骨盆离手术床的距离越远。如果透视机接收器在手术床的下方,那么相对接收器在上方而言,显示骨盆的视野相对要小得多,因为接收器在上方时,可以通过上升手术床或下降透视机在保证无菌的前提下,使得接收器与骨盆尽量接近,这样就能获得最大的骨盆视野显示。

手术床:选择全透视手术床,多用碳纤维板制成,强度大,不受手术床板两侧金属支撑遮挡的影响。

消毒铺单:尽量不使用布巾钳固定无菌巾单(可以使用缝线将无菌巾单缝合固定在皮肤上,然后用无菌塑料贴膜封闭),如果在透视视野内有金属,如布巾钳、止血钳、拉钩等,将会影响骨骼精细结构的显示,同时也加大 X 线的曝光量,对手术团队和患者造成不必要的 X 线剂量损害。

下面我们将从透视体位、影像所见和实物模拟三个方面,对各个特殊透视角度和方向展开论述。

1. 骨盆正位 X 线透视体位与投照角度 患者取仰卧位,X 线透视机发射管球置于手术台正下方,显示的是自上而下直视的骨盆。如果患者脊柱前凸过大,骨盆正位 X 线片看起来更像入口位,而脊柱前凸过小更像出口位,遇到这样的患者,投照标准骨盆正位 X 线片需要调整透视机投照方向,使其位于入口位和出口位的中间位置。投照时注意腰椎棘突、尾骨尖和耻骨联合必须在一条直线上,如果不在一条直线上,则提示存在旋转畸形。骨盆正位 X 线片对于前柱、后柱螺钉的置入、骨盆环复位及复位结果的评估非常重要(图 3-94)。

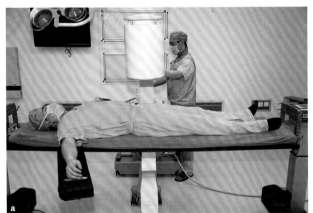
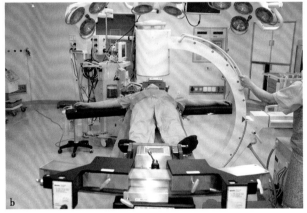
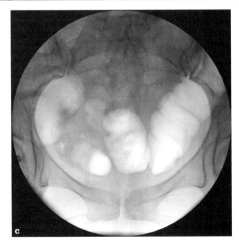
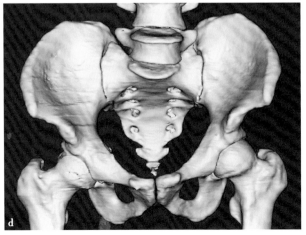

图 3-94 骨盆正位 X 线透视
a、b. 透视体位及投照角度;c. 透视像;d. 实物模拟。

2. 骨盆入口位X线透视体位与投照角度　　透视机向头侧倾斜约40°、骶骨岬与S_1椎体前侧皮质重叠,显示的是骨盆最佳入口位,相当于从头侧正视骶骨和骨盆环。骨盆环呈鸡蛋形,前后径大于左右径。纠正骨盆的旋转畸形时,腰椎棘突、尾骨尖(后方)和耻骨联合(前方)必须调整在一条直线上。骨盆入口位X线片对于骨盆后环(主要评估半侧骨盆是向前还是向后移位)、骶骨、骶髂关节和耻骨联合复位的评估非常重要(图3-95)。

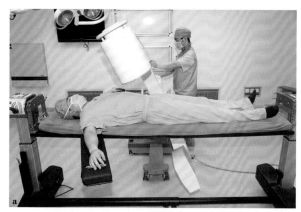
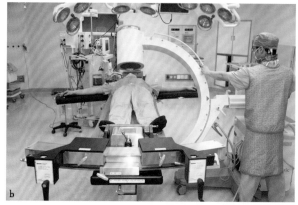
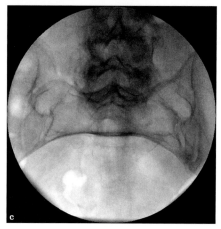
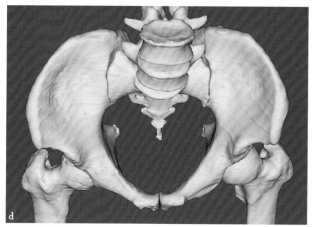

图3-95　骨盆入口位X线透视
a、b. 透视体位及投照角度;c. 透视像;d. 实物模拟。

3. 骨盆出口位X线透视体位与投照角度　　透视机向尾侧倾斜约45°、耻骨联合位于S_2水平,为最佳骨盆出口位,相当于从前方正视骶骨和骨盆,骨盆环外观呈蝶形。在纠正旋转畸形时,腰椎棘突、尾骨尖(后方)和耻骨联合(前方)调整必须在一条直线上。该体位及投照角度对于骶骨骨折、髂骨翼后方骨折或耻骨支骨折、骶髂关节是否增宽、半侧骨盆向头侧还是尾侧方向移位(垂直向)均可以清楚显示(图3-96)。

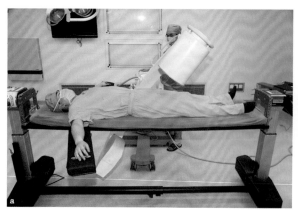
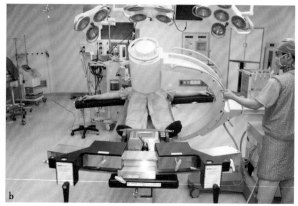

图3-96　骨盆出口位X线透视
a、b. 透视体位及投照角度。

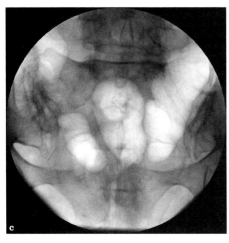
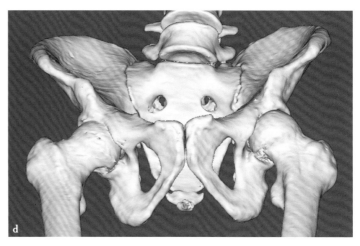

图 3-96(续)　骨盆出口位 X 线透视
c. 透视像；d. 实物模拟。

4. 闭孔斜位 X 线透视（右侧）体位与投照角度　透视机向右侧方旋转约 45°，与髂骨斜位的方向相反。闭孔呈圆形，显示的髂骨翼就像燃烧的火炬。闭孔斜位 X 线片可以清楚显示骨盆前柱、髋臼后壁以及髋臼后柱的下半部分，对后柱螺钉的置入、髋臼后壁和前柱骨折复位评估非常有用（图 3-97）。

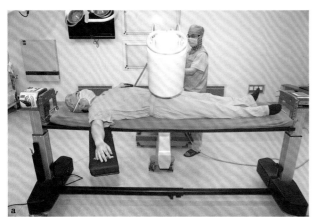
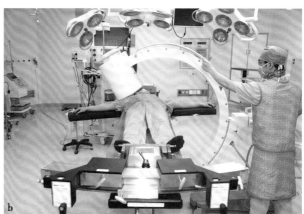

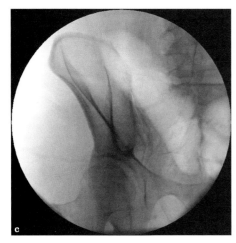
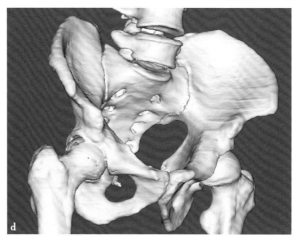

图 3-97　骨盆闭孔斜位 X 线透视
a、b. 透视体位及投照角度；c. 透视像；d. 实物模拟。

5. 骨盆髂骨斜位 X 线透视（右侧）体位与投照角度　透视机向左侧方旋转约 45°，此时观察髂骨翼，一侧是髂前下棘、另一侧是髂后上棘，两者在同一水平线上，同时，此视角也是 LC-2 螺钉通道的正视角度。骨盆髂骨斜位 X 线片可以清楚显示坐骨大切迹、髋臼后柱和髋臼前壁,对骨盆环的固定、LC-2 螺钉或后柱螺钉的置入、髋臼后柱复位评估非常有用(图 3-98)。

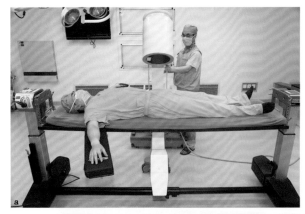
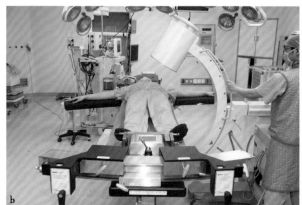
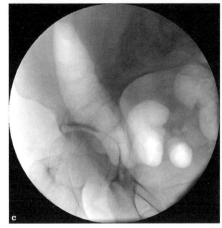
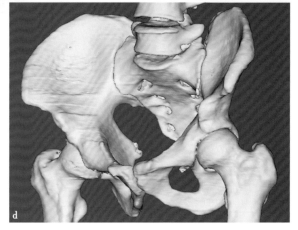

图 3-98　骨盆髂骨斜位 X 线透视
a、b. 透视体位及投照角度;c. 透视像;d. 实物模拟。

6. LC-2 长轴 X 线透视(沿着右侧 LC-2 通道)体位与投照角度　改良的髂骨斜位,首先将透视机摆放于髂骨斜位,显示髂前下棘后,再向出口位方向倾斜少许,直至髂后上棘与 S_1 的椎体重叠。该体位及投照角度特别适用于用 LC-2 螺钉固定新月形骨折时,能够清楚显示髂后上棘,用于判断适用 LC-2 螺钉的长度。当置入 LC-2 导针和螺钉时,我们用 LC-2 长轴 X 线片来测量 LC-2 通道长度(因导针从髂后上棘部位穿出)。如果髂后上棘不能清楚显示(患者肥胖或肠道积气),我们要通过骨盆标准侧位 X 线片来判断螺钉的出点(图 3-99)。

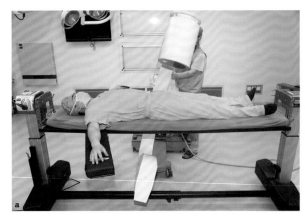
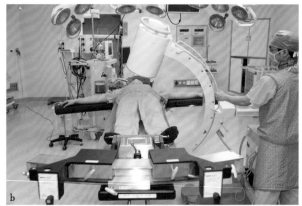

图 3-99　LC-2 长轴 X 线透视
a、b. 透视体位及投照角度。

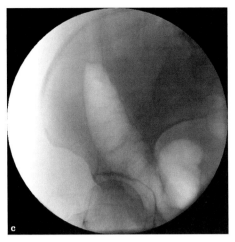
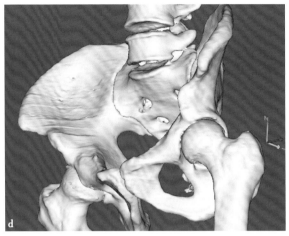

图 3-99（续） LC-2 长轴 X 线透视
c. 透视像；d. 实物模拟。

7. 闭孔出口位（右侧）X 线透视体位与投照角度 为改良的闭孔斜位，在闭孔斜位的基础上，透视机向骨盆出口位方向倾斜。骨盆闭孔斜位可以清楚显示髋臼的前柱，通过透视机管球向骨盆出口位倾斜，可以看到髋臼的前柱独立位于髋关节之外。闭孔出口位联合髂骨入口位可以清楚显示前柱螺钉（耻骨支螺钉）的置入通道（图 3-100）。

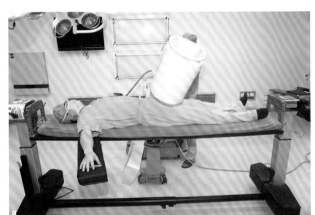
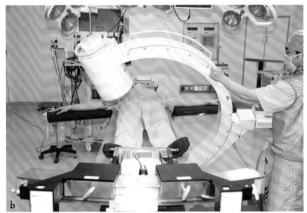
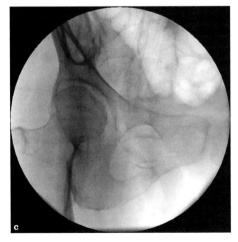
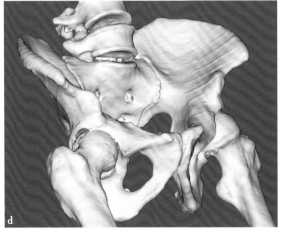

图 3-100 闭孔出口位 X 线透视
a、b. 透视体位及投照角度；c. 透视像；d. 实物模拟。

8. 髂骨入口位（右侧）X 线透视体位与投照角度 为改良的髂骨斜位，在髂骨斜位的基础上，透视机向骨盆入口位方向倾斜。髂骨斜位 X 线片可以清楚显示髋臼后柱，通过透视机向入口位倾斜透视臂，可以更好地显示位于关节外的后柱。这一影像可以清楚显示髋臼后柱和 Magic 螺钉的固定通道。髂骨入口位（右侧）与闭孔出口位成 90°（垂直 90° 透视平面），两者经常联合使用以显示髋臼前柱（耻骨支螺钉）固定的通道（图 3-101）。

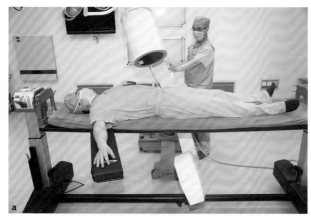
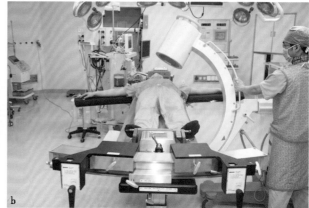
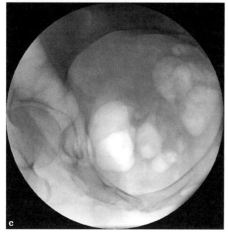
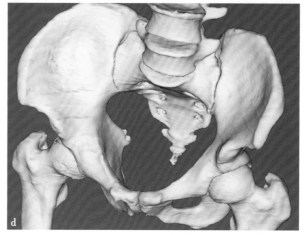

图 3-101　髂骨入口位 X 线透视
a、b. 透视体位及投照角度；c. 透视像；d. 实物模拟。

9. 骶髂关节正位 X 线透视入口位（入口 - 右侧）体位与投照角度　自上而下俯视骶髂关节。先摆好骨盆入口位，再将透视臂向要显示的骶髂关节侧倾斜 20°～30°。可以清楚显示骶髂关节间隙，用于观察骶髂关节移位情况以及复位情况，特别是骶髂关节的开合和前后方向的移位。该体位及投照角度经常和骨盆入口位、骶髂关节正位 X 线片的出口位联合使用（图 3-102）。

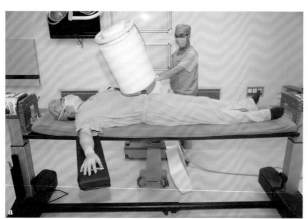
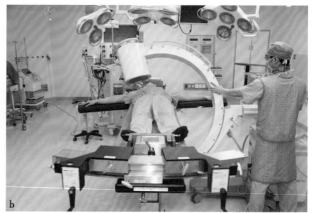

图 3-102　骶髂关节正位 X 线透视入口位
a、b. 透视体位及投照角度。

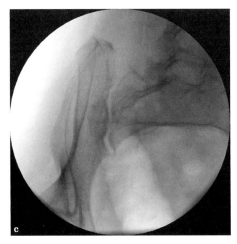

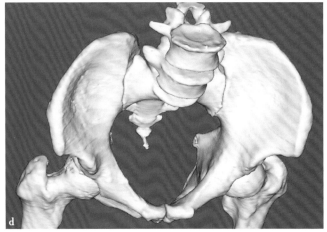

图 3-102(续)　骶髂关节正位 X 线透视入口位

c. 透视像；d. 实物模拟。

10. 髂骨翼正位 X 线透视体位与投照角度　与骶髂关节正位 X 线片入口位非常相似。透视臂向显示侧多倾斜一些，向入口位多旋转一些（5°～10°）。因此视野内直视的并非为骶髂关节，而是后侧髂骨外板的皮质。导针从髂前下棘进入，贴着髂骨的外侧皮质自髂后上嵴穿出，清楚地显示 LC-2 螺钉通道的全长。利用髂骨翼正位 X 线片，可避免导针自髂骨外板或内板穿出，但此影像不能用于确定 LC-2 螺钉的长度，因为该影像不能确定髂后上嵴的具体位置（图 3-103）。

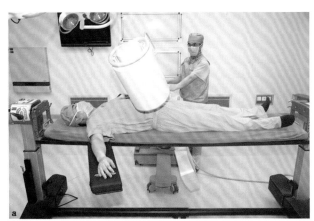

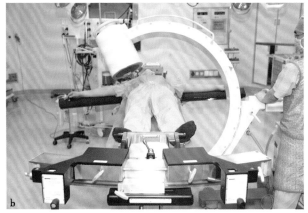

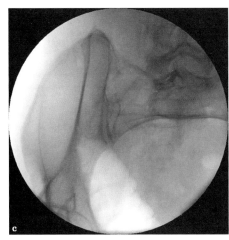

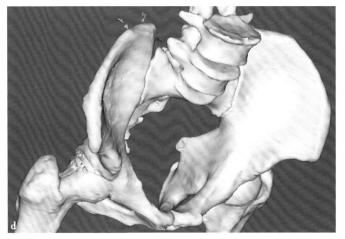

图 3-103　髂骨翼正位 X 线透视

a、b. 透视体位及投照角度；c. 透视像；d. 实物模拟。

11. 骶髂关节正位 X 线透视出口位（出口 - 右侧） 这是第 2 张骶髂关节正位 X 线片，它是在骨盆出口平面正视骶髂关节，而不是入口平面。此图像与泪滴位非常相似（相反的视角）。体位与投照角度：它以骨盆正位为基础，透视臂向显示一侧旋转 20°，略向出口位倾斜，直到骶髂关节面显示为一条直线。该体位及投照角度通过观察骶髂关节、骶骨翼，对半侧骨盆向头侧移位程度以及骶髂关节的复位情况的评价非常有用（图 3-104）。

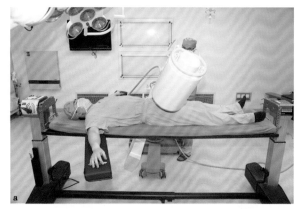
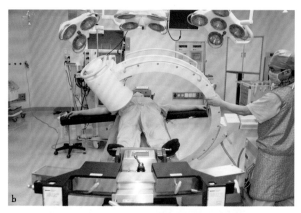
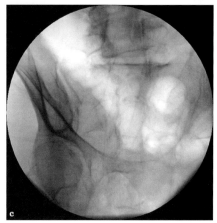
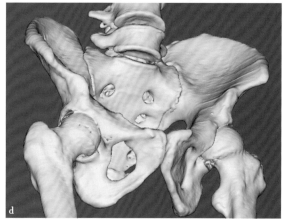

图 3-104　骶髂关节正位 X 线透视出口位
a、b. 透视体位及投照角度；c. 透视像；d. 实物模拟。

12. 泪滴位（LC-2 通道正位）X 线透视 LC-2 通道是一起自髂前下棘至髂后上棘的柱状骨性通道。患者取仰卧位，其方向是由前外侧指向后内侧；俯视此柱状骨呈泪滴样。体位与投照角度：与骶髂关节正位 X 线片出口位相似，但是透视臂向出口位和闭孔位方向倾斜更多一些。泪滴位用于确定 LC-2 螺钉的入针点（注意图 3-104 和图 3-105 中骨盆透视投照角度的细微区别）（图 3-105）。

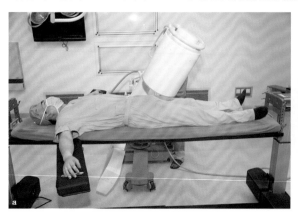
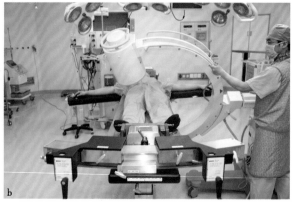

图 3-105　泪滴位（LC-2 通道正位）X 线透视
a、b. 透视体位及投照角度。

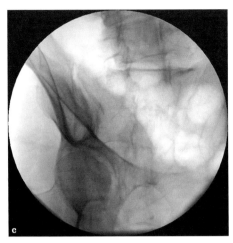
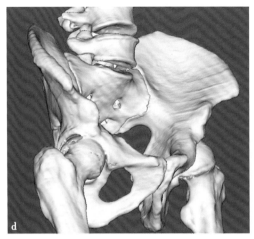

图 3-105(续) 泪滴位(LC-2 通道正位)X 线透视
c. 透视像;d. 实物模拟。

13. 骨盆侧位 X 线透视体位与投照角度 C 臂与身体垂直,确保坐骨大切迹、髋关节影像重叠。对于逆行髋臼后柱螺钉的置入非常有帮助,当螺钉从骨盆近侧皮质穿出时,可以实际测量后柱螺钉的长度,也可以用于测定 LC-2 螺钉的长度,特别是肥胖患者或肠道积气患者。骨盆侧位 X 线片并不常规用于骶髂关节螺钉入点的确认,但是对于骶骨发育畸形或者骶骨骨折分离移位的患者,特别是骶骨前上发育缺陷时,该影像对确定螺钉没有切出骶骨前侧皮质或进入骶管非常有用(图 3-106)。

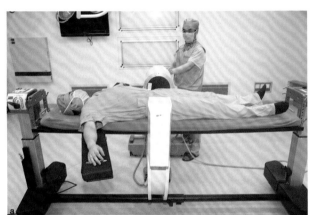
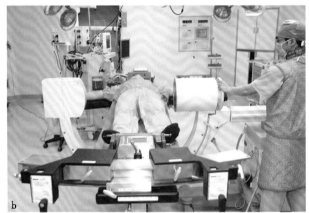
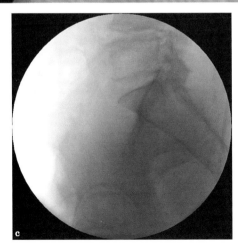
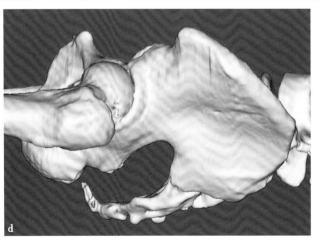

图 3-106 骨盆侧位 X 线透视

a、b. 透视体位及投照角度;c. 透视像显示坐骨大切迹重叠,黑色的阴影代表骨盆缘,经 S_1 椎体骶髂关节螺钉的入点必须位于这条线的下方;d. 实物模拟。

二、通道螺钉固定技术

传统骨盆和髋臼骨折都是通过切开进行复位，然后在骨的表面用接骨板和螺钉进行固定，这需要扩大切口的显露，出血多、对组织剥离大。通道螺钉固定技术不需要对骨折周围组织的扩大显露，其通过骨盆柱状结构通道进行螺钉固定，实现骨盆柱状结构的稳定，就像长腿骨折髓内钉固定的原理一样，也就是我们常说的经皮固定螺钉系统。这一技术以前很多学者都进行过详细的描述，我们不是这些技术的发明者，而是使用者，使用这些标准的治疗技术进行骨盆和髋臼骨折的经皮微创固定治疗，需要我们对骨盆通道螺钉系统有全面的理解，这些通道螺钉包括骶髂关节螺钉、前柱螺钉、后柱螺钉、LC-2 螺钉、Magic 螺钉、髋臼上横行螺钉、耻骨梳螺钉。

（一）单侧骶髂关节螺钉

单侧骶髂关节螺钉（unilateral sacro-iliac screw）的适应证是主要结构完整的骶髂关节脱位或骨折脱位；不稳定、移位的骶骨骨折，特别是合并骶孔或其侧方的骨折，可对关节实现加压。骶骨畸形、过于肥胖是单侧骶髂关节螺钉的相对禁忌证。

术前根据 CT 和 X 线检查确定骨盆后方的解剖和变异情况，确定安全区范围，判断是否存在骶骨上部发育畸形、骶骨斜坡特征不典型、辨认髂骨翼是否有凹陷（凹陷的髂骨翼容易出现导针进出皮质过程中损伤 L_5 神经根的情况）；保证术中获得高质量的骨盆影像（体位、C 臂、透视技术、术前灌肠）；对损伤进行准确分型，熟悉骨盆三维解剖结构；手术医师应该接受过骨折闭合复位和切开复位的培训，并能完成该手术；术前灌肠可以消除肠胀气对骶孔透视显示的影响。

【手术技术】 患者仰卧于可透视手术台上，腰骶部垫一软枕，使患者骶尾部抬离手术台少许。C 臂置于损伤侧骨盆的对面。摄骶骨正位、侧位（识别 ICD）、骨盆出口位和入口位 X 线片（用胶布或记号笔在地面记录出口位、入口位拍摄时透视机轮子的位置），以便术中快速变换透视位置、减少透视次数。首先复位骨盆后环。复位的辅助方法包括牵引、在髂骨翼打入 Schanz 钉和前方外固定架以固定骨盆前环。骨盆后环复位的标志：坐骨大切迹和 ICD 重叠，克氏针临时固定；骶骨侧位片上确认 S_1 椎体的前后缘。入针点的选择取决于损伤的类型和计划打入螺钉的数目。骶骨骨折时螺钉横向打入（螺钉与骨折线垂直）；骶髂关节脱位时螺钉方向则由后下方打向前上方（螺钉与骶髂关节垂直）。在皮肤上标记入针点，做 1cm 切口，插入导向套筒直达髂骨。在侧位 X 线片上确认套筒尖端放置在理想入针点，然后将尖端锤入皮质，防止套筒滑动。通过相互垂直的双平面透视（骨盆入口位/出口位），调整导向套管角度保证导针安全打入 S_1（图 3-107）。通过侧位 X 线片再次确认钢针在骶骨椎体内。测量螺钉长度，通过导针空心钻钻孔。通过导针拧入螺钉，再次在骨盆正位、入口位、出口位和侧位 X 线片上确认螺钉位置正确。

双枚螺钉固定技术：导针入针点在髂后上下棘之间，髂后上棘外 2 横指、坐骨大切迹上方 2 横指；透视确认入针点，切皮到髂嵴外侧，确认骨盆正位、入口位和出口位导针位置满意后（正位 X 线片中，导针尖部位于在 S_1 椎体阴影中；出口位导针指向 S_1 椎体中间 1/3，第 1 枚导针位于 S_1 椎体上终板附件的骨质最厚处，不能打入间隙；第 2 枚导针打入 S_1 椎体的前 1/3），入针方向为向腹侧倾斜 20°、向头侧倾斜 20°，打入导针到身体中线，一共穿过 3 层皮质骨。

（二）穿骶骨骶髂关节固定螺钉

穿骶骨骶髂关节固定螺钉（trans-sacral screws）是指空心螺钉穿过一侧髂骨翼、S_1 或 S_2 椎体，最后螺纹固定牢牢抓住对侧髂骨皮质，螺纹抓持了对侧髂骨外板还有两侧的骶髂关节（图 3-108）。由于构成骶髂关节的髂骨部分位于 S_2 椎体水平以上，因此只有 S_1 或 S_2 椎体才能成为可能的固定通道。文献报道这种固定方式在 S_1 和 S_2 都有强有力"咬合"，固定失败率大大降低。对于双侧损伤，通过使用螺纹长度较短的空心钉、仅抓持对侧髂骨，对双侧骶髂关节可产生拉力螺钉作用。这一技术对一侧骶髂关节垂直方向不稳定、对侧水平方向不稳定的 LC-3 型骨折非常有用，仅 1 枚螺钉产生双侧骶髂关节加压作用，避免双侧使用螺钉固定的需要。对于发育正常的骶骨安全置入骶髂关节螺钉来说，术中透视骶骨标准侧位 X 线片（图 3-109）没有太大的必要，但是对于发育畸形的骶骨来说则非常重要，因为这类患者 S_1 固定螺钉通道非常狭窄，必须选择准确的入钉点才能正确置入。骶骨标准侧位 X 线片能够很好地显示骶骨斜坡、骶骨翼皮质及骨盆缘。

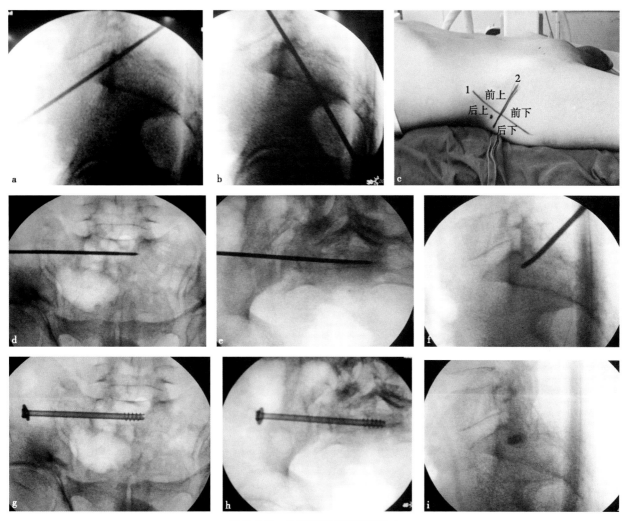

图 3-107 单侧骶髂关节螺钉技术

a、b. 克氏针透视体表定位出 S_1 椎体的上表面方向和位置以及与之垂直的骶椎轴向方向；c. 用记号笔在体表标出，这两条线反映了骨盆出口位和入口位的投照方向（1 代表入口位投照方向，2 代表出口位投照方向），导针的入针点位于后下象限内；d～i：出口位（d）、入口位（e）和侧位（f）确定导针位于骨性通道内，旋入合适长度空心螺钉固定，然后再次出口位（g）、入口位（h）和侧位像（i）检查螺钉位置。

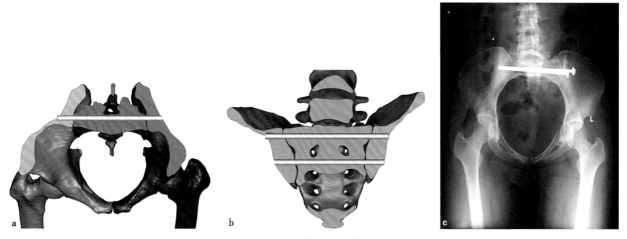

图 3-108 穿骶骨骶髂关节固定螺钉

a. 入口位螺钉剖面；b. 出口位剖面；c. 骨盆入口位 X 线片。

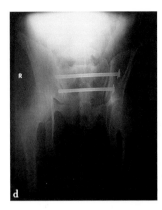
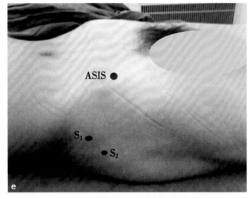
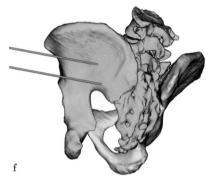

图 3-108(续)　穿骶骨骶髂关节固定螺钉

d. 骨盆出口位 X 线片；e. 螺钉入钉点的体表定位；f. 螺钉入钉点骨骼表面的体表标志。

ASIS：髂前上棘。

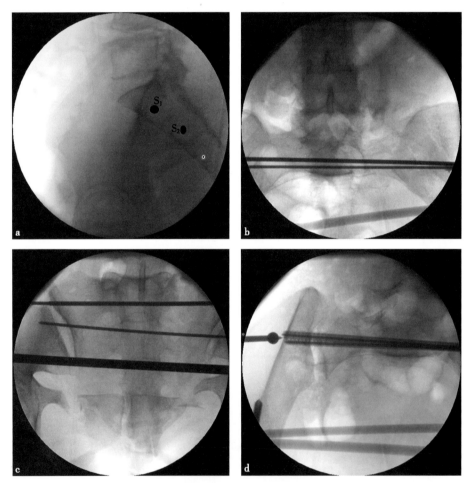

图 3-109　穿骶骨骶髂关节固定螺钉术中透视定位

a. 骶骨侧位，经 S_1 螺钉的最佳入钉点在骶骨侧位 X 线片上的体表投影在 $S_{1/2}$ 椎间隙的上方，髂骨翼斜坡皮质（安全线）的下方、从前到后的中心线上；经 S_2 螺钉则位于 S_2 椎体中心稍偏下。红点代表螺钉在椎体的最佳位置。b. 入口位，由于骶骨翼斜坡前上方凹陷，所以螺钉不能太贴近 S_1 椎体的前侧皮质，有穿出的风险。理想的位置应该在 S_1 椎体前侧皮质和骶管前壁的中间位置。c. 出口位，理想的位置应该是螺钉穿过 S_1 椎体中心的稍下方，贴近骶神经管的上缘而不是下缘，因为骶神经走行在骶神经根管的下半部分。因此出口位上螺钉低一点比高一点更加安全。d. 髂骨翼正位 X 线片入口位，能够显示螺钉在对侧髂骨皮质的出点便于测量使用螺钉的长度；临床操作导针穿透对侧髂骨皮质时往往有落空感，也方便长度的测量，但是通过这个位置的影像能够得到进一步的验证。

【手术技术】 穿骶骨骶髂关节固定螺钉置入的关键在于入钉点在出口位上不能太高,入口位上不能太偏前,特别是经 S_1 固定的螺钉(图3-110)。尽管出口位和入口位上均显示螺钉位于骨性通道内,但是当螺钉在入口位上置入太偏前而在出口位上置入太偏上时,螺钉切出前侧骶骨皮质损伤神经的风险就会大大增加。必须清楚,在正常发育的骨盆,即使螺钉在多个角度透视都显示在骨内,但是也有可能已经切出皮质。出口位上,螺钉尽量在椎体内低位、贴近下位骶神经孔的上缘;S_1 椎体入口位,给螺钉在前方留出足够的空间,避免螺钉切出前侧的皮质。

正常人腰骶椎解剖存在很大的变异,对其准确的理解对骶髂关节螺钉置入有重要意义。20%～44%的人存在先天性畸形,因此对于骨盆损伤而言必须仔细检查找出是否存在骶骨发育畸形和变异。常见的畸形类型有两种:①腰椎骶化:L_5 椎体与骶椎融合在一起,可以将其看作骶骨的一部分,L_5S_1 间盘发育差导致 Bertolotti 病变,即 L_5 一侧或两侧横突与骶骨融合(该畸形可能是下腰痛产生的一个来源),骶骨上半翼状部分看起来像 S_1,但实际是 L_5,L_5 的横突可能不够大,难以容纳穿骶骨的骶髂关节固定螺钉。②骶椎腰化:非常常见,骶骨类似 L_5,后面的乳突明显,骶骨翼斜坡垂直向下。存在的问题是骶骨翼消失,前上侧缺失,这意味着通过骶骨固定存在技术上的困难,通常是不可能实现的。③骶骨先天性畸形:Routt 描述了骶骨畸形的影像学特点,骨盆出口位 X 线片特征性表现有乳状突过度突起;骶骨翼斜坡倾斜过大;S_1 和 S_2 之间残留退化间盘间隙;髂嵴平腰骶间盘间隙(正常位于 $L_{4/5}$ 水平);S_1 前神经出口通道呈非圆形、不规则形。CT 扫描显示骶骨岬呈峰形或船形;骶髂关节面呈舌和凹槽对接型咬合;S_1 斜坡是倾斜、狭窄的,只能允许单侧螺钉通过;S_2 通常有一个宽的螺钉通道,能允许 trans-sacral 螺钉通过。

术前对骶骨发育畸形的识别非常重要。骶骨翼斜坡过度倾斜,骶髂关节螺钉通道就很狭窄,螺钉穿破前侧皮质的风险将加大,可能引起 L_5 神经根和闭孔神经的损伤。而 S_2 椎体较大,允许穿骶骨全长骶髂关节螺钉的置入。对于骶骨发育畸形的骨盆不稳定骨折的患者,我们一般采用单侧固定 S_1 椎体的骶髂关

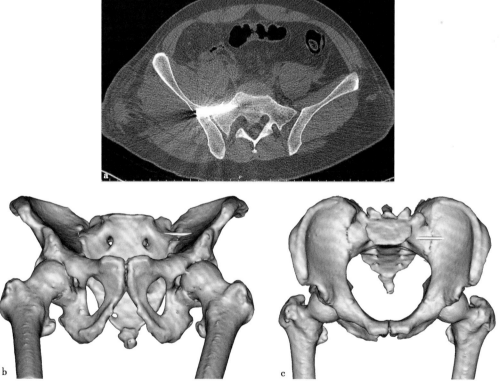

图3-110 穿骶骨骶髂关节固定螺钉经 S_1 固定

a. 经 S_1 的 trans-sacral 螺钉在入口位和出口位术中透视时均显示螺钉位于骨性通道内,然而术后 CT 平扫证实经 S_1 的 trans-sacral 螺钉切出骶骨前侧皮质;b、c. 三维重建打印骨盆模型模拟手术操作也显示螺钉穿出了骶骨翼的前侧皮质。

节螺钉和穿 S_2 椎体的全长骶髂关节螺钉固定。Anna 研究中，对骨盆发育畸形患者应用骶髂关节螺钉固定骶髂关节，固定 S_1 椎体的骶髂关节螺钉允许直径 6.5mm 的空心螺钉固定，方向从后下向前上斜行；穿骶骨的骶髂关节螺钉在 S_1 水平不建议使用，建议选择在 S_2 水平使用，因其通道足够宽大，足以安全容纳螺钉置入。

（三）前柱螺钉固定

累及前柱的髋臼、耻骨上支骨盆环骨折均可采用前柱螺钉固定（图 3-111），特别适用于移位小、关节内骨块较大的骨折。逆行置钉方式可以避免肥胖体型的影响。值得一提的是，中国人的骨盆相对于欧美人种发育较小，其中女性骨盆前柱并不总是能够容纳长的、粗的螺钉固定。前柱螺钉钉道外侧入点（图 3-112a）位于臀中肌柱（gluteus medius pillar）上，臀中肌柱是指髋臼顶上方的骨柱，向上延伸至髂骨翼；内侧出点（图 3-112b）位于耻骨结节下内方，恰恰位于耻骨联合。

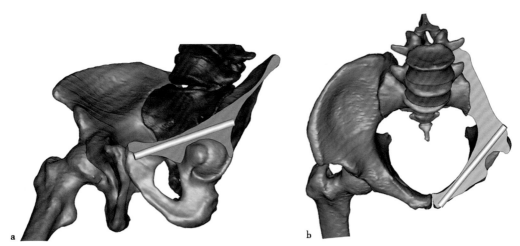

图 3-111　前柱螺钉固定
a. 纵向剖面实物模拟；b. 横向剖面实物模拟。

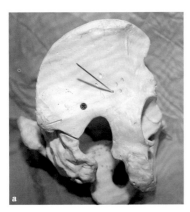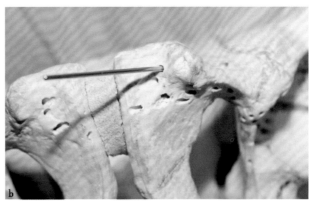

图 3-112　骨盆前柱通道的外侧入点和内侧出点
a. 外侧入点，在臀中肌柱区域；b. 内侧出点，在耻骨结节下方的区域。

【手术技术】　骨盆前柱螺钉越贴近关节，对关节骨块的把持、控制就越好；螺钉直径越粗，提供的把持力越大。通过透视监视导针和螺钉穿过软骨下骨而不穿入关节内，通过耻骨上支而不穿出皮质。前柱螺钉外侧通道：闭孔出口位，轻微调整管球投照的方向，最大显示前柱最大厚度。髂骨入口位能调整螺钉进入的方向。前柱螺钉内侧通道：出口位和入口位能够清楚显示内侧通道，防止穿出内上方皮质。入口位显示导针在耻骨支内前后方向的位置，出口位显示导针在耻骨支内上下方向的位置。

（四）后柱螺钉固定

用于固定累及后柱的髋臼骨折，典型用于髋臼横行骨折后侧部分（图3-113）。顺行或逆行置钉均可，两者都有其优点和缺点。顺行入针，术中透视容易、患者体位简单，但在髂骨内板寻找入针点有一定的困难。逆行入路寻找入针点容易，位于坐骨结节上，但体位摆放和透视有一定困难。手术过程中，骨盆需要牢固固定，髋屈曲90°。评估出针点唯一的方法是获得一张标准的侧位透视骨盆X线片（便于测定使用螺钉的长度）。

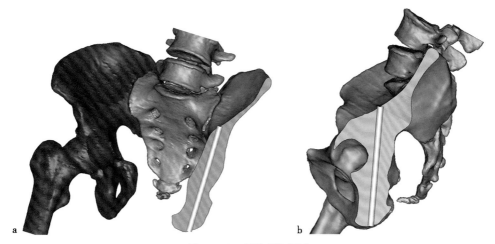

图3-113 后柱螺钉固定
a. 左右剖面实物模拟；b. 前后剖面实物模拟。

【**手术技术**】 顺行置入（图3-114）：髂前上棘后方约5cm位置，做髂腹股沟入路外侧窗有限切开至髂骨内板。将腹壁肌肉从髂嵴附着处切开，做骨膜下游离，用Cobb将髂肌从髂骨内板表面推开，向下达于入钉点（入钉点恰恰位于骨盆边缘1～2cm）。然后使用Pigsticker导向器在透视下找到入钉点。逆行置入（图3-115）：患者取仰卧位，骶尾区垫枕，髋膝屈曲90°，直接触到坐骨结节。使用Pigsticker导向器透视下找到坐骨结节上的入钉点，在骨盆正位、髂骨斜位、闭孔斜位透视监视下置入螺钉。螺钉的出钉点位于骨

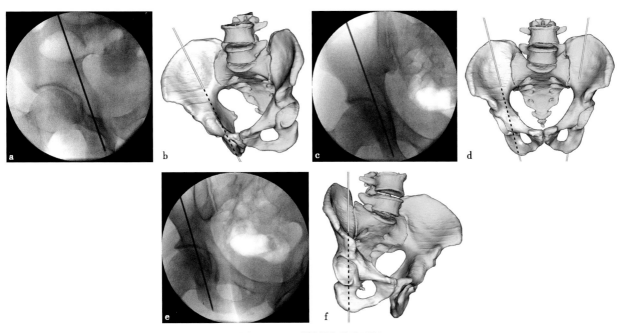

图3-114 后柱螺钉顺行置入
a. 髂骨斜位X线片；b. 髂骨斜位实物模拟；c. 骨盆正位X线片；d. 骨盆正位实物模拟；e. 闭孔斜位X线片；f. 闭孔斜位实物模拟。

盆边缘的髂骨内板上，骨盆标准侧位 X 线片上能够清楚显示。膝关节屈曲 90° 会妨碍获得清楚的闭孔斜位 X 线片，可以适度伸直髋关节。

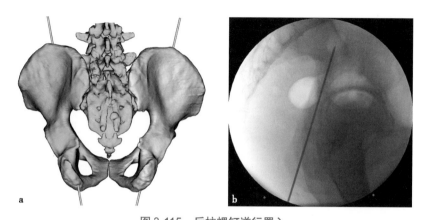

图 3-115 后柱螺钉逆行置入
a. 实物模拟；b. 标准骨盆侧位 X 线片，螺钉入钉点在坐骨结节上，出钉点平骨盆缘。

（五）LC-2 螺钉

这个通道用途非常广泛，此处的通道螺钉既可以连接固定系统精确固定髂骨（INFIX），也可以作为临时复位、固定髂骨的工具。使用 LC-2 螺钉与骨盆复位架相连接，像游戏手柄一样铆合或控制半侧骨盆。该螺钉使用固定合并 LC-2 骨盆环损伤的新月形骨折（因此而得名）。近来，我们在该通道使用椎弓根螺钉并与内固定系统相连，也可作为微创、长的扩髓器取骨的通道。该通道起自髂前下棘（anterior inferior iliac spine，AIIS），终于髂后上嵴（posterior superior iliac spine，PSIS），两者均可以在皮下触及，固定方向可从前到后，也可从后到前。

【手术技术】 入钉点位于髂前下棘，泪滴像（图 3-116）能清晰显示。皮肤上放置器械，标记入钉点，经皮、垂直、止血钳分离组织达于入钉点。骶髂关节入口正位 X 线片（图 3-117）显示髂骨内板和外板之间导针的方向，应忽视外侧髂嵴阴影（髂后上棘不能很好地显示，因此螺钉的长度不能准确测定）。髂骨斜位 X 线片（图 3-118）显示导针在坐骨大切迹上方安全通过，出钉点位于髂后上棘。调整透视到出口位，髂后上棘可以显示得更加清楚，导针穿出可以准确测量选取螺钉的长度（LC-2 螺钉长度）。肥胖患者或者肠气干扰显示髂后上棘有困难时，骨盆侧位 X 线片则可以相对比较清楚地显示螺钉的入钉点和出钉点（图 3-119）。

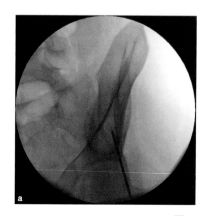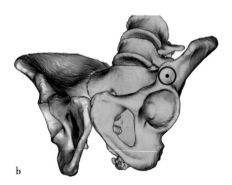

图 3-116 泪滴像
a. X 线片；b. 实物模拟。圆圈为 LC-2 螺钉的入钉点，代表髂前下棘的位置。

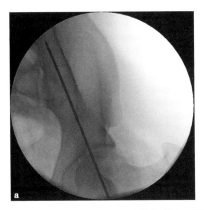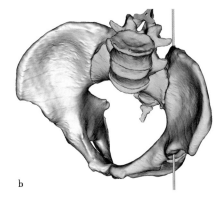

图 3-117　骶髂关节入口正位像
a. X 线片；b. 实物模拟。

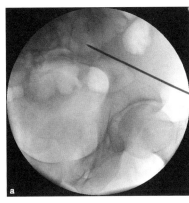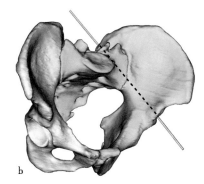

图 3-118　髂骨斜位像
a. X 线片；b. 实物模拟。

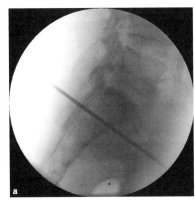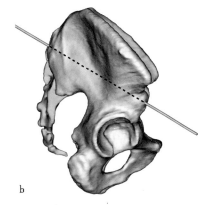

图 3-119　骨盆侧位像
a. X 线片；b. 实物模拟。

（六）Magic 螺钉

Magic 螺钉抓持方形区骨板，阻止髋臼骨折向内侧移位。螺钉通过后柱，用于稳定横行骨折，替代后柱螺钉。该螺钉固定因有一定的困难而得名，特别是已经置入前柱螺钉的情况下（两者的入钉点非常接近，都在臀中肌柱上），有学者说成功置入这枚螺钉需要超自然的能量。

【手术技术】　入钉点（图 3-120）：与前柱螺钉入钉点非常接近，位于臀中肌柱（gluteus medius pillar）上，通道位于髋臼之上，导针指向坐骨棘。在髂骨斜位 X 线片（图 3-120b）显示最清楚，通道位于髋关节的后方；正位 X 线片上（图 3-120d），通道位于关节的上方。出钉点（图 3-121）：位于坐骨棘的内侧（或者恰好穿过坐骨棘）。闭孔斜位、出口位和入口位像上反复验证导针出钉点，完成导针置入过程。

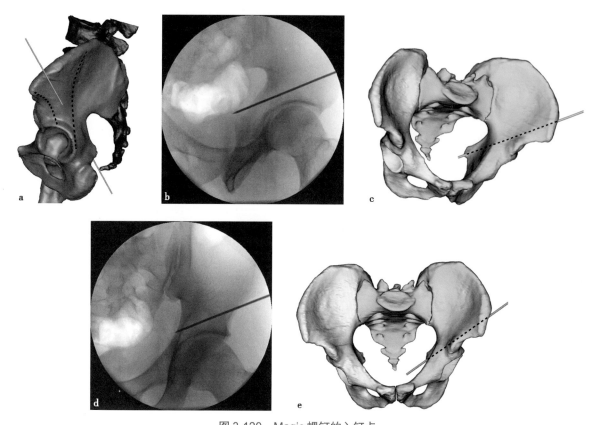

图 3-120 Magic 螺钉的入钉点
a. 大体实物模拟；b. 髂骨斜位 X 线片；c. 髂骨斜位实物模拟；d. 正位 X 线片；e. 正位实物模拟。

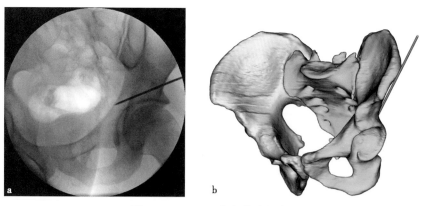

图 3-121 Magic 螺钉的出钉点
a. 闭孔斜位 X 线片；b. 闭孔斜位实物模拟。

（七）髋臼上横行螺钉

髋臼上横行螺钉经皮固定髋臼骨折，支撑臼顶或者抓持向内侧移位的方形区骨板。临时固定针像游戏手柄一样操纵半侧骨盆，或者作为一侧骨盆的静力稳定装置，以便另一侧的骨盆与之复位。

【手术技术】 骨盆正位 X 线片上入钉点：入钉点位于关节水平上 1cm，刚好位于髂前下棘水平，既不干扰 LC-2 螺钉置入，也不干扰前柱螺钉置入（它们的入钉点都很接近）（图 3-122）。导针的穿出点位于方形区上部分，恰恰在关节的内侧。入钉点（图 3-123）：正位 X 线片可以很好地显示。出钉点（图 3-124）：沿方形区骨板垂直向下看，正位像上管球旋转至入口闭孔斜位像。

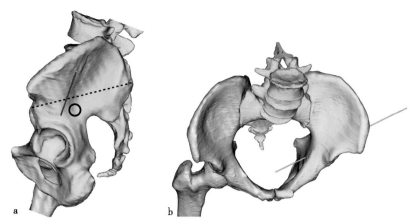

图 3-122 髋臼上横行螺钉与 LC-2 螺钉和前柱螺钉的位置关系
a. 髋臼上横行螺钉入钉点示意；b. 髋臼上横行螺钉钉道示意。

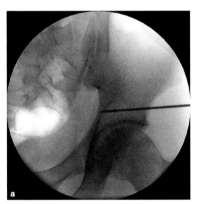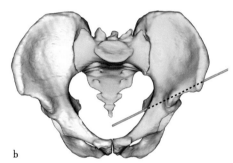

图 3-123 髋臼上横行螺钉入钉点
a. 骨盆正位 X 线片；b. 骨盆正位实物模拟。

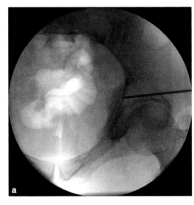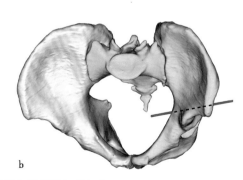

图 3-124 髋臼上横行螺钉出钉点
垂直方形区骨板垂直向下看，螺钉不要穿出太多，有损伤盆腔脏器的风险。
a. 入口位 X 线片；b. 入口位实物模拟。

（八）耻骨梳螺钉

耻骨梳螺钉（pecten screw）与后柱螺钉相似，不同之处在于前者入针点靠前，所以清晰显示坐骨支是非常困难的。通常用于累及前柱的髋臼骨折，特别适于有耻骨梳骨折、骨折块向上翻转、前柱螺钉不能固定者，横行或 Magic 螺钉如果不通过关节也很难把持住它。耻骨梳螺钉在髋臼顶的内侧通过，向下、向后进入后柱。

【手术技术】 像后柱螺钉一样,有限切开并沿髂骨内板向下推开软组织,用Cobb做骨膜下推移显露耻骨梳,用示指推开组织至耻骨梳,移位的骨块可以直接触及。骨折复位以后,使用同一窗口置入 pigsticker 放在骨折块上,用作复位工具抓持复位的骨折块,然后钻入导针。入钉点:闭孔出口位(图3-125a)显示耻骨梳螺钉的入针点,正位 X 线片(图3-125c)显示螺钉通过坐骨棘。出钉点(图3-126):通过坐骨棘内侧或者直接通过坐骨棘。髂骨闭孔斜位可清楚显示耻骨梳螺钉钉道,出钉点位于坐骨棘,确认螺钉没有进入关节。

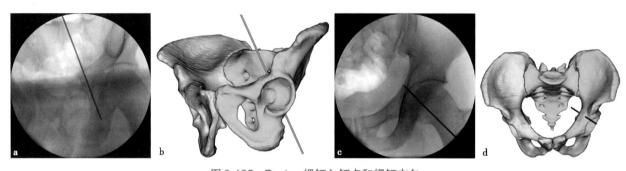

图3-125 Pecten 螺钉入钉点和螺钉方向
a. 闭孔出口位 X 线片; b. 闭孔出口位实物模拟; c. 骨盆正位 X 线片; d. 骨盆正位实物模拟。

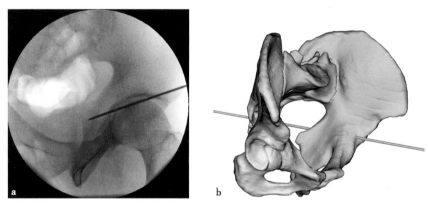

图3-126 Pecten 螺钉出钉点
a. 髂骨斜位 X 线片; b. 髂骨斜位实物模拟。

(九) 弧形螺钉技术

以上这些通道螺钉固定技术,通过骨盆这些狭窄的通道固定,有时是非常困难的。我们尝试使用弧形螺钉技术,注意使用的螺钉只能是弹性的 6.5mm 空心钛质螺钉,不锈钢螺钉因为过度坚硬、沿导针不能弯曲置入,所以不建议使用。骨性结构发育异常患者其骨性通道较正常通道更窄。通道致密的骨质可使导针偏移,从而沿着错误的路径前行。导针在皮质骨表面滑移,入点也经常发生偏移。导针多次错误钻孔,使得再建一个新的、正确的通道变得非常困难。退出导针、调整方向重新置入经常出现失败。导针过度弯曲,螺钉可能直接切断导针而不是通过导针到达末端。因此在旋入螺钉以前,在导针的弯曲部分应该进行扩髓。

【手术技术】 顺行前柱螺钉置入:用导向器定位入钉点,导针尽可能贴近髋关节软骨下骨置入,当导针到达髋关节区遇到阻挡会致导针偏移轨道,或进入关节,或沿着骨折部位薄弱区穿出骨盆前柱内理想的螺钉走行通道(图3-127a)。我们常常采用弧形螺钉固定技术。首先用空心钻沿导针扩髓到导针偏移理想钉道的位置,退出空心钻,旋入空心的 7.3mm 螺钉。空心螺钉作为导向器控制导针进入的位置和方向。然后沿空心钉置入尖端预弯成弧形的导针至偏离理想钉道的位置;然后在闭孔出口位和髂骨入口位的影像监视下(图3-127b~f)通过旋转导针、调整导针尖端弧形的方向,用锤子敲打预弯的导针进入前柱。一旦通过障碍，旋转弯曲的导针180°，继续锤击导针直至通过骨折断端进入远端前柱螺钉的通道。然后旋入6.5mm钛质空心螺钉，可见螺钉沿导针弯曲进入前柱（图3-127g~h）。

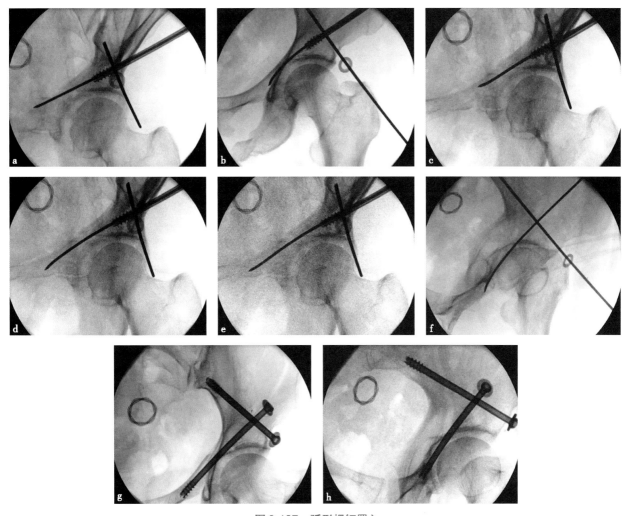

图3-127 弧形螺钉置入

a. 导针受到阻挡时容易发生偏移；b~f. 空心螺钉作为导向器，在闭孔出口位和髂骨入口位置入导针；g~h. 沿导针置入螺钉，可见螺钉沿导针弯曲进入前柱。

三、骨盆复位架复位技术

（一）骨盆骨折闭合复位原理

将半侧骨盆固定在手术床上，控制对侧移位的骨盆，以固定侧半骨盆（复位基准）为参照实现复位，就像倒车一样，通过控制方向盘、调整车行进的方向，将车倒入车库。

移位骨盆骨折复位的关键是理解骨盆移位的方向，逆移位方向复位用力，通过垂直复位应力方向上的透视影像进行畸形矫正的观察。侧方模拟（图3-128）显示骨盆模型在手术床上三个透视方向（正位、入口位和出口位）。下肢股骨髁上牵引，力线垂直于前后位方向，复位产生的最大位移显示在这个透视角度上（骨盆正位），换句话说就是下肢股骨髁上牵引导致入口位和出口位上移位的矫正程度能够在骨盆正位上显示。膝关节屈曲置于三角形支架上，牵引弓保持无菌，由手术医师连接到牵引针上；另一端由台下助手在术野上方与床脚自动旋转牵引柱相连。无菌单覆盖住有菌的牵引臂部分，由台下的助手实施牵引。膝关节屈曲位置牵引，于出口位和入口位监视骨折复位的结果。

骨盆骨折严重移位闭合复位的条件（图3-129）：首先对骨折移位进行闭合复位；伤后复位越早，复位的成功率越高，超过10天后骨盆骨折闭合复位将非常困难；半侧骨盆上移可通过大重量股骨髁上牵引复位，必要时可在手术时应用牵引床；半侧骨盆内外翻及前后旋转，可通过髂前下棘置入的 LC-2 螺钉控制半侧骨盆的移位方向，获得骨盆的复位。另外一个难点就是骨折复位后如何维持：靠助手的牵引或扶持是非常困难的，因为长时间的把持后人的手臂会疲劳，时间越长越容易出现相应的并发症。因此有学者专门设计了骨盆复位架，供骨盆骨折移位的复位和复位维持，然而其相比我们亚洲人来说外形巨大，有很多不便，中国人民解放军总医院课题组在其基础上也做了很多改进。

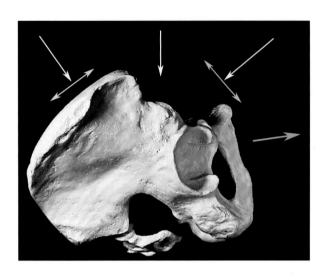

图 3-128　骨盆移位复位示意
入口位上显示黄线平面的移位，出口位上显示蓝线平面的移位。白色箭头从左至右依次为：入口位、正位、出口位，绿色箭头表示牵引方向。

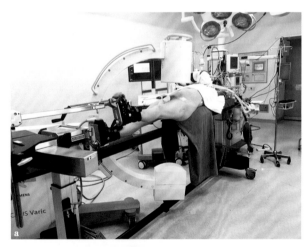
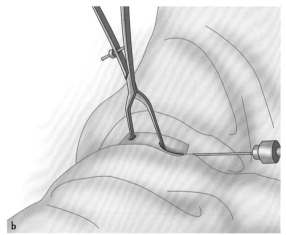
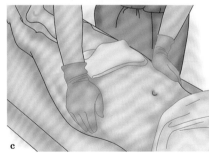
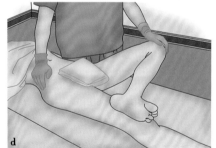
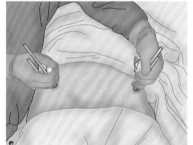

图 3-129　骨盆骨折闭合复位方法

a. 垂直方向的移位，可以通过术前大重量股骨髁上牵引，或术中应用骨科牵引床来复位；b. 对于髂骨外翻造成的耻骨联合分离损伤，可以用大的复位钳，经皮钳夹双侧耻骨结节复位；c. 对于髂骨外翻、内翻，可以采用双手向中间推挤髂骨翼或向两侧下压髂骨翼复位；d. 对于部分耻骨联合交锁的患者，可以将患侧肢体摆成 4 字形，一边按住健侧髂骨翼，一边下压患侧大腿，外旋、外展髋关节完成复位；e. 对于骨盆向上、向下旋转移位和内外翻移位，也可以通过在髂前上棘或髂前下棘置入 Schanz 螺钉，加装 T-handle 后，应用摇杆原理复位。

（二）中国人民解放军总医院骨盆外固定架复位系统

骨盆复位器的设计需要满足两个要求：一是复位架足够坚强且能够透X线；二是结构简单轻便，因此复位器的最佳材料是碳纤维材料，其制备需要制备磨具。中国人民解放军总医院改进的骨盆外固定架随意复位系统：①由两个11mm直径的碳纤维做成的半车轮式的架子组成，它们可以被固定在手术床的侧面，中心位于患者的骨盆上方；用1枚或更多的横梁连接，将轮子、手术床稳定成一个整体，就像塑料大棚一样。两种特制的外固定架夹头，分别用于连接直径11mm的连杆与外固定架及连接连杆与直径6mm长40cm的螺钉（其固定在骨盆上）。②螺钉推拉器：是一个可伸缩的装置，空心结构，螺钉、球形顶棒可以穿过空心结构并固定连接，以实现螺钉连接移位骨盆的推和拉的逆向复位；推拉器可以通过L形结构固定在复位架上。根据临床需要完成沿固定方向上的牵引或加压，以及内外翻的控制，最终完成对移位骨折的复位。

骨盆复位架的设计及使用，使得维持复位变得轻松容易，避免了因助手疲劳带来的复位丢失，同时简化了手术操作，利于复位动作的分解，如向一个方向推骨盆、再向另一个方向拉骨盆、旋转一侧骨盆等，最终将这些动作复合起来复位复杂移位的骨盆环骨折。

1. 体位　患者仰卧于骨科全透视手术床上，上肢伸直、外展置于手术床伸出的支臂板上，患侧下肢股骨髁上牵引连接的牵引弓连于手术床床脚上（图3-130），实现下肢的纵向牵引。如果患者瘦长，骶骨后正中放置一厚垫子，使骨盆向前离开床面，扩大消毒铺单范围，为骶髂关节螺钉的置入操作留出空间。肥胖患者不需放垫子，因为较多脂肪有垫子一样的作用。常规导尿。

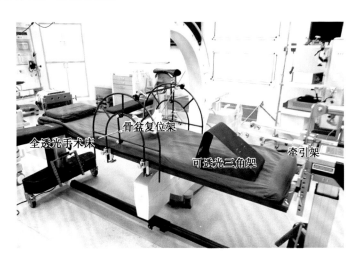

图3-130　中国人民解放军总医院骨盆外固定架复位系统

患者呈"十字架"仰卧手术床上，患肢股骨髁上牵引的牵引弓连于手术床床脚上，便于术中沿下肢肢体方向上的牵引，帮助骨盆后环移位复位。

2. 铺单　会阴区常规备皮、清洗、干燥，然后用非无菌的一次性塑料粘贴单覆盖非术区，将术区与非术区分离开来。术区包括耻骨联合区、臀区和侧腹部。术区要用清洗液清洗，然后等待干燥，术区边缘必须烘干。术区边缘干燥对手术过程中保持术区无菌非常重要。牵引侧整个下肢均消毒；如果双侧股骨髁上牵引，那么双侧下肢都要做消毒准备。如果消毒前没有置入牵引针，那么可以消毒铺单后再打牵引，然后连接牵引弓。无菌中单或治疗巾用皮钉或缝线固定在皮肤上，向下尽可能达到会阴区根部。一侧有骨牵引时，另一侧无菌巾单要完全覆盖另一条腿。铺单保证无菌的关键是让皮肤完全干燥，助手站在手术床对面，这样方便术区后侧铺单（注意助手容易污染左手套，需要更换）。单子除了用缝线或皮钉固定在皮肤以外，一定要用无菌贴膜覆盖术区边缘，彻底将术区和非术区分离，防止污染。使用手术贴膜的问题是导针或钻头旋转时易使单子和贴膜被绞起。置入螺钉时为了避免这一问题，可以通过贴膜做一钳式切口，将单子沿切口向周围做少许剥离，防止导针旋转时导针绞住贴膜。

3. 一侧骨盆固定　用复位架控制骨盆的位置有很多种方法，其基本原则是固定一侧骨盆在架子上（架子固定在手术床上），然后控制对侧骨盆（图3-131）。这样，移位的一侧骨盆与正常侧复位，使用透视监视评估骨盆的复位。骨盆复位架使用原理是稳定一侧骨盆，控制另一侧与之复位。而骨盆双侧损伤，使用相同的复位原理。如LC-3型损伤，骶骨体常作为参照点，控制每一侧骨盆与骶骨体分别复位。双侧与单侧损伤的区别在于一旦一侧复位,接着交换应用这项技术到另一侧。

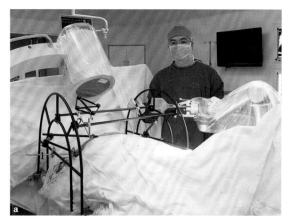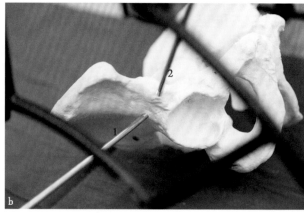

图 3-131 骨盆复位架和一侧骨盆固定

通过 LC-2 螺钉和髋臼上横行螺钉的固定,连接在骨盆复位架上,完成一侧骨盆和手术床的稳定固定。a. 术中手术场景;b. 骨盆模拟手术固定。

1:髋臼上横行螺钉;2:LC-2 螺钉。

如何固定一侧骨盆到架子上,作为一个稳定复位平台来对抗复位另一侧移位的骨盆。固定半侧骨盆到复位架子上的标准方法是使用 2 枚螺钉,第 1 枚是 6mm 直径髋臼上横行螺钉,另一枚是直径 6mm 的 LC-2 螺钉。髋臼上横行螺钉的置入:正位 X 线片显示螺钉的入点、髂骨的外侧皮质,入钉方向指向髋臼顶的上方。调整透视方向到入口位或轻度的闭孔斜位,清晰显示螺钉在方形区的出点。LC-2 螺钉的置入,三个方向的透视影像显示该螺钉通道,Teepee 像显示 LC-2 螺钉的入点;髂骨斜位显示髂前下棘入点和坐骨大切迹上方的螺钉通道;骶髂关节入口正位 X 线片显示螺钉在髂骨内的走行,位于髂骨内外板之间。

半骨盆稳定到骨盆复位架上,分别展示在骨盆模型上和手术中,然后螺钉用夹头固定在骨盆复位架上,剪去螺钉多余的部分。

4. 骨盆后环前后方向移位复位与入口位评估 入口位的骨盆移位以通过该平面的运动获得纠正,沿 LC-2 螺钉轴向施力可使半侧骨盆向前或向后移动,以 LC-2 螺钉作为杠杆可以纠正半侧骨盆内翻和外翻移位。

左半骨盆按照常规方式与骨盆复位架固定在一起,半侧骨盆外旋或内旋超过中线(图 3-132a),LC-2 螺钉作为杠杆纠正骨盆旋转至正常位置(图 3-132b)。纠正旋转畸形是非常困难的,特别是双侧损伤、双侧都不稳定。腰椎棘突与尾椎尖在一条直线上,透视监视在这条线上放置 1 枚克氏针,向远端移动透视机,骨盆的结构以这条线作为参照评价骨盆的旋转畸形复位情况。

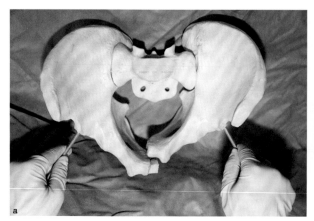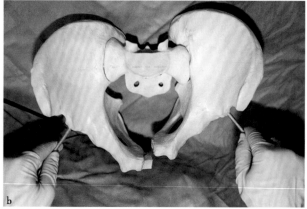

图 3-132 骨盆入口位:内旋 / 外旋的纠正

a. 内旋;b. 外旋。

一侧或对侧半骨盆相对骶骨而言是向后方移位的，向前移位较少发生，这种畸形在入口位和骶髂关节入口位正位 X 线片显示明显。沿 LC-2 螺钉方向牵引复位骨盆在入口位上的向后移位（图 3-133a、b）。X 线片显示骨盆移位在入口位的复位情况，注意骶髂关节前后皮质缘的变化（图 3-133c、d）。

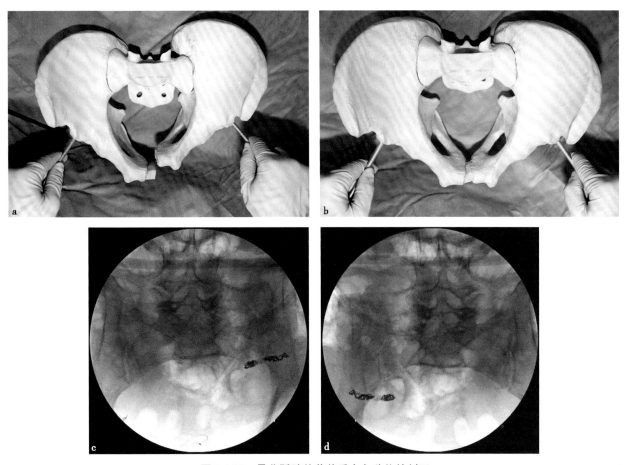

图 3-133　骨盆骶髂关节前后方向移位的纠正
a、b. 沿 LC-2 螺钉方向牵引复位骨盆在入口位上向后移位；c、d. X 线显示复位情况。

骶髂关节正位 X 线片是入口位透视的改良位置（两者显示的平面接近），透视管球在入口位向外旋转管球，恰好位于骶髂关节或对侧骶髂关节的上方，该影像可很好地显示骶骨翼和骶髂关节。结合入口位可以很好地显示骨盆后环和骶髂关节的复位情况。骶髂关节正位入口位影像显示骶髂关节前后移位的复位过程，复位前（图 3-134a）髂骨部分向后移位，复位后（图 3-134b）骨盆环的弧线恢复。

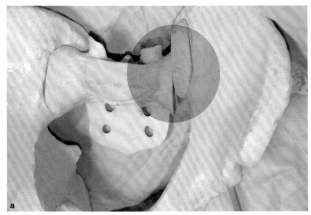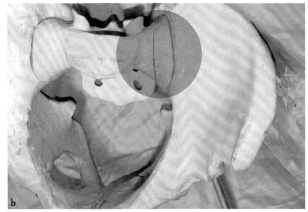

图 3-134　骶髂关节正位入口位影像显示骶髂关节向后移位的矫正
a. 复位前；b. 复位后。

5. 后环垂直移位矫正与出口位评估　LC-2 螺钉与出口位管球投照方向垂直，LC-2 螺钉屈伸方向的调整可以纠正出口位上的上下旋转畸形（图 3-135a）。骨盆损伤累及右侧骶髂关节和耻骨联合，后方结构复位，但是前方耻骨联合复位不理想（图 3-135b）；通过使用 LC-2 螺钉向上旋转、屈曲右侧半骨盆，耻骨联合在出口位影像上显示复位（图 3-135c）。

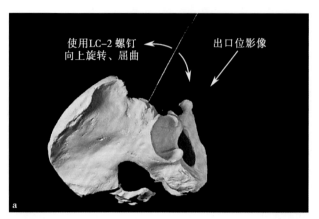

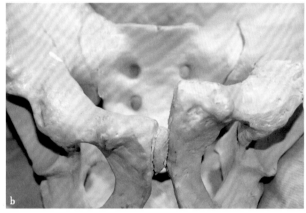
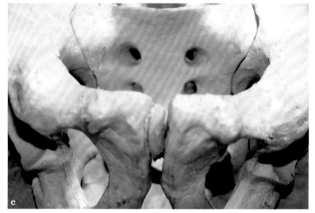

图 3-135　骨盆出口位：上旋 / 下旋的纠正

a. LC-2 螺钉在身体长轴上下方向的调整可以纠正出口位上的上下旋转畸形；b. 骨盆后方结构复位，但前方耻骨联合复位不理想；c. LC-2 螺钉向上并屈曲右侧半骨盆后耻骨联合复位良好。

　　髂骨相对骶骨向上移位可在骨盆出口位影像中显示，图 3-136a 和 b 显示的是经 Denis Ⅰ 区骶骨骨折，伴有骨折向上的显著移位。出口位显示右侧骶骨翼上表面皮质分成两部分，并且分离移位，骶骨下面部分尽管经常显示不清，但是偶尔可以见到骨折部分向上移位。用顶棒顶在髂骨翼外侧的髂嵴上，向远端推以纠正后环垂直方向的移位，同时控制 LC-2 螺钉以纠正耻骨联合部位的旋转畸形。左半骨盆和骨盆复位架稳定在一起，右半骨盆向头端移位。左上球形顶棒连在骨盆复位架上的滚柱丝杠上，应用一个可以控制的持续的复位力量，同时观察出口位上骨盆的复位情况（图 3-136c、d）。注意，右侧的球形顶棒作为复位手柄，LC-2 螺钉的固定附件应该稍微松开，允许半侧骨盆能够旋转。复位结束后，需要将 LC-2 螺钉再次牢固锁定。

　　骶髂关节正位影像有两种改良影像，一种是入口位，另一种是出口位。X 线管球向外侧旋转 20°，直视骶髂关节。从前方最佳显示骶骨翼和骶髂关节，复位的关键标志是骶骨翼的上面皮质。从骶髂关节出口正位影像（图 3-137）观察骶髂关节的垂直移位部分的复位情况，球形顶棒向下、向内，复位骶骨翼。出口位显示的是骨盆后环垂直方向的移位，骨盆左侧被 LC-2 螺钉和横行螺钉稳定，右侧半骨盆通过右腿踝上牵引和球形顶棒顶住髂嵴来复位。注意骶骨上面的皮质可以作为复位的标志，L_5 横突随之向远端复位。

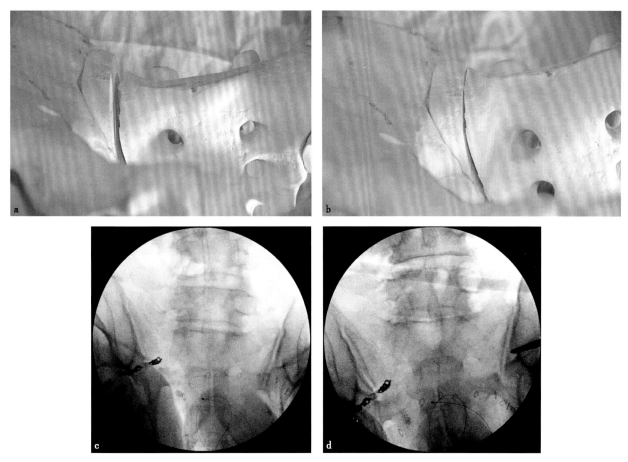

图 3-136　髂骨相对骶骨向上移位在骨盆出口位上的矫正

a、b. 骨盆出口位上后环垂直方向移位的矫正；c、d. 骨盆出口位上骨盆的复位情况。

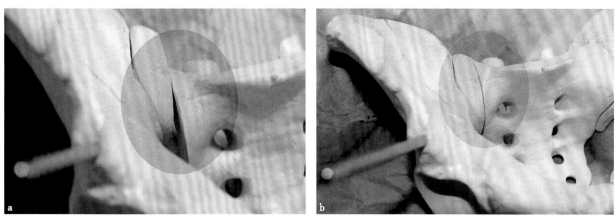

图 3-137　骶髂关节出口正位影像显示骶髂关节垂直方向移位的矫正

a. 矫正前；b. 矫正后。

　　6. 闭合骶髂关节顶棒技术　骨盆环损伤经常累及骶髂关节，关节间的铰链韧带经常是完整的，对于开书样损伤只需要推挤闭合即可。其他情况下，关节将是完全分离的，这意味着患侧半骨盆必须仔细复位，特别是有移位的骶骨骨折。骶髂关节经常复位不佳，这是因为骶髂关节表面并不规则、平坦。如果三维方向准确，关节经常能够被很好地复位。我们使用球形顶棒控制每侧的骶髂关节，用骨盆复位架另一侧提供的反作用力来闭合骶髂关节。球形顶棒给复位过程中实时调节方向留有一定的余地，而且也能锁住方向，准确闭合。若使用髂骨上 Schanz 钉复位，由于螺钉与外固定架连接，其移动方向及范围是固定的，反而可能会妨碍骨折的复位。

　　球形顶棒可以用在髂骨外层皮质的任何地方，顶棒位置向后移，产生的力矩也随之变化。球形顶棒连接到推拉器上，顶在髂骨髋臼的柱上，如果骶髂关节后方韧带完整就会产生一个骶髂关节内旋的力矩，这有利于 APC 损伤骶髂关节的闭合（图 3-138a）。顶棒顶在后方，可产生一个外旋的力矩，以对抗外侧挤压型损伤的骨盆内旋后环的不稳定（图 3-138）。

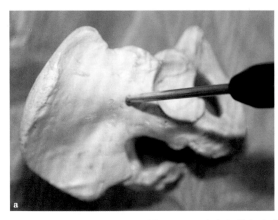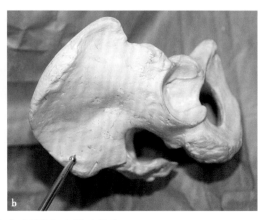

图 3-138　连在复位架上的球形顶棒闭合骶髂关节

a. 耻骨联合分离闭合，顶棒作用部位在髂骨翼的前方；b. 骶髂关节分离闭合，顶棒作用部位在髂骨翼后部。

四、闭合复位经皮微创固定技术

　　对于垂直不稳定骨盆环损伤，应特别强调早期行伤侧股骨髁上牵引、复位经骶髂关节、髂骨翼后部或骶骨脱位的骨盆后环移位，并力争在伤后 24～72 小时内复位，否则将失去复位机会。复位强调尽早、大重量牵引。具体方法：首先以体重的 7%～8% 确定牵引重量，维持该重量牵引 12 小时；行骨盆出口位和入口位透视；若骨盆没有复位，需行瞬时大重量牵引，术者可以踩在牵引坨上使牵引瞬间力量达到 30～80kg（复位时患者可以感觉到骶髂关节有关节弹响），然后透视检查骶髂关节复位情况；若已复位，再行维持牵引重量继续牵引。早期复位对于这类损伤非常重要，如果错过机会，复位将非常困难，往往需要切开手术复位，而手术复位会带来出血的风险，严重会危及患者生命，这将为患者后期处理带来尴尬的局面。若伤后超过 7 天，血肿机化、韧带挛缩、周围肌肉保护性痉挛，使得这种复位通过经皮技术将很难复位，则必须手术切开复位，随之而来的问题就是手术创伤大、出血多，加之很多患者由于病情不稳定，因此也就丧失了手术修复的机会，留下终身残疾。

　　理论上，骨盆环损伤可分为只涉及骨盆后环的单侧损伤和双侧损伤。骨盆环稳定治疗过程中，获得复位后靠多个助手的扶持来维持骨折复位非常困难，难度主要和助手的疲劳有关。而使用骨盆复位架则避免了这些问题，而且获得适当复位后，还可以通过微调和使用复位工具，使复位更加精确并且得到透视的验证，然后采用通道螺钉获得固定。本节通过一个病例的讲解详细介绍骨盆复位架是如何复位固定骨盆骨折的。

　　【典型病例】　患者女性，30 岁。主因"车祸伤致骨盆疼痛、右下肢感觉障碍 20 小时"入院。受伤当时骨盆及双下肢疼痛难忍、双下肢活动困难、右下肢感觉麻木，大腿根部鲜血渗出，紧急被送往当地医院急诊救治，影像学诊断为骨盆骨折，因同时出现失血性休克，故给予输血、补液复苏治疗、留置尿管、伤口包扎、骨盆兜临时固定骨盆等处置，生命体征相对平稳后转来我院救治。骨科急诊以"开放性骨盆骨折、失血性休克"收入重症监护治疗病房（intensive care unit, ICU），予以开放伤口的清创缝合、输血（悬浮红细胞 4.0U，血浆 3.8U）、扩容补液等复苏措施治疗，病情逐渐趋于平稳。

　　1. 术前检查

　　（1）体格检查：右髂腰部可见一 20cm×30cm 擦皮伤伴皮下血肿，皮肤淤青明显，压痛明显。骨盆区肿胀明显，广泛触压痛明显，可触及骨擦感，骨盆挤压分离试验未能检查。左大腿外侧见大面积皮擦伤，左大腿根部内侧见一 2cm 已缝合伤口，无红肿及渗出。右足背、小腿外侧皮肤痛温觉减弱，双侧足背动脉搏动触及、搏动有力，足趾末梢血运好，皮肤温度正常，双髋、膝关节主被动活动受限，双踝及各足趾关节活动好。双足踇趾背伸肌力4级。

（2）骨盆 X 线片：右侧骶髂关节脱位，左侧髂骨翼（新月形）及双侧耻骨支、坐骨支可见粉碎骨折、断端移位（图3-139a）。

（3）骨盆 CT 扫描并三维重建：左侧髂骨、双侧耻骨支、坐骨支可见多处骨折并移位，骨盆环不连续；右侧骶髂关节脱位，向后、向上移位。双侧髋关节及耻骨联合结构正常，髋部周围软组织肿胀（图3-139b）。

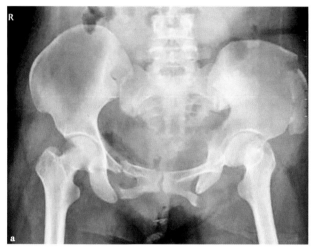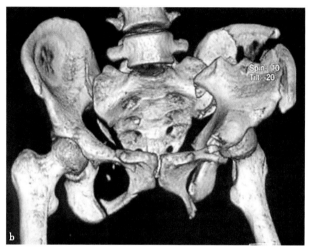

图 3-139　骨盆粉碎骨折典型病例术前影像学检查

骨盆正位 X 线片（a）及术前三维 CT 扫描重建（b）提示骨盆粉碎骨折（Tile C3 型），Young-Burgess 分型：左侧 LC-2、右侧 APC-3。

2. 术前诊断　①骨盆粉碎骨折伴严重移位，极不稳定；②贫血；③右侧坐骨神经损伤；④多发软组织损伤。

3. 手术方案

（1）患者平卧于全透视牵引手术床上（图3-140a），腰骶部垫高，双侧股骨髁上牵引连接于手术床牵引弓上，双下肢置于 Triangle 上保持屈髋屈膝位（图3-140b）。常规消毒铺单，将两半环随意外架连接固定于手术床上，通过连杆夹头连接，保持复位系统结构稳定（图3-140c）。

（2）确定复位基：C 臂透视骨盆正位、入口位、出口位显示骨折移位方向，骶骨、左侧骶髂关节完好，与躯干保持正常解剖关系，可共同作为移位骨盆复位的基准——复位基。在骨盆入口位、出口位监视下置入 Schanz 螺钉，使其穿过左侧骶髂关节，螺钉尾部与骨盆架连接（图3-141）。

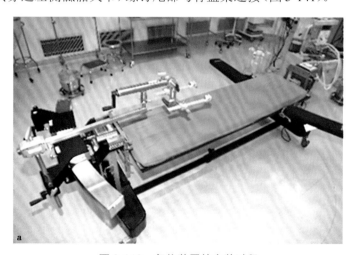

图 3-140　复位装置的安装过程

a. 全透视牵引手术床安装下肢牵引架。

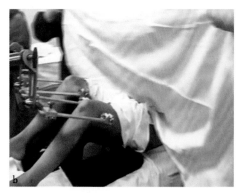
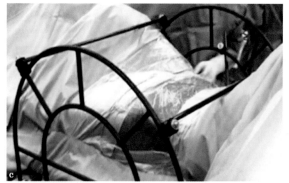

图 3-140(续) 复位装置的安装过程
b. 双下肢屈髋屈膝位股骨髁上牵引;c. 随意外架连接固定于手术床上。

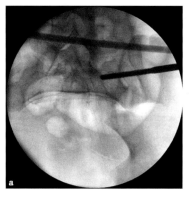
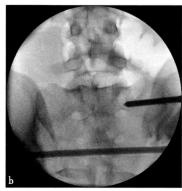
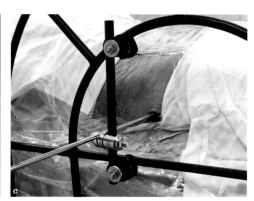

图 3-141 确定复位基
a. 入口位监视下置钉;b. 出口位监视下置钉;c. 术中左侧 Schanz 螺钉稳定复位基。

(3)以复位基为参照,逆向牵引、定向复位:在入口位监视下在左侧髋臼上方由外向内置入 1 枚 Schanz 螺钉(图 3-142a),避免穿破髂骨内侧皮质进入盆腔。在入口位、出口位监视下纵向牵引左下肢,水平牵引 Schanz 螺钉,逆向复位左侧髂骨(图 3-142b、c),Schanz 螺钉连接于随意外架维持复位。

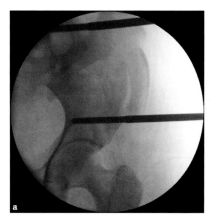
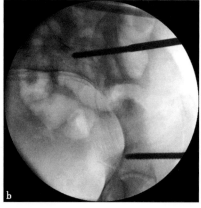
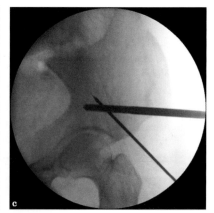

图 3-142 以复位基为参照,逆向牵引、定向复位左侧髂骨
a. 髋臼上 Schanz 螺钉置入;b. 复位后入口位影像;c. 复位后髂骨位影像。

入口位、出口位显示经过大重量牵引,右侧骶髂关节垂直向上的脱位已被纠正,右髂骨仍有向后、向外翻移位(图 3-143)。入口位透视定位,微创切开皮肤,置入球形顶棒于髂骨翼合适位置。在入口位、出口位、骶髂关节入口位监视下纵向牵引右下肢、球形顶棒水平推压,逆向复位右骶髂关节。球形顶棒连接于随意外架以维持复位。用克氏针临时稳定右侧骶髂关节。

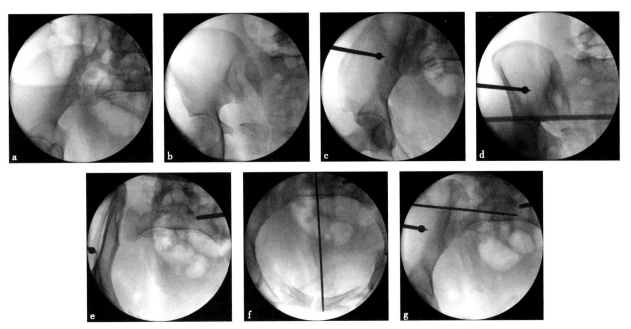

图 3-143 以复位基为参照，逆向牵引、定向复位右侧骶髂关节

a、b. 右侧骶髂关节复位前；c～e. 复位后用球形顶棒临时稳定；f、g. 入口位检查骨盆环呈正常圆形，耻骨联合位于脊柱棘突的连线上，然后用克氏针贯穿右侧骶髂关节临时稳定；骨盆入口位（a、c、g）；骨盆出口位（b、d）；骶髂关节正位入口位（d、e）。

（4）左侧髂骨新月形骨折固定及骨盆前环 INFIX 稳定：确定 LC-2 通道的入点，左侧骶髂关节正位入口位（图 3-144a）、髂骨斜位（图 3-144b）透视监视下沿髂前下棘向髂后上棘方向置入 LC-2 通道的导针，位置满意后沿导针旋入空心螺钉，完成左侧髂骨新月形骨折的稳定固定。

然后同法再次沿双侧髂骨 LC-2 通道置入导针，经开口、攻丝、置入空心的椎弓根钉（图 3-144c、d）。根据患者腹部体型裁剪并折弯合适长度、弧度的钛棒，经皮下穿至另一侧椎弓根螺钉处，将钛棒两端分别固定于椎弓根螺钉上 U 形卡槽内，弧形钛棒凸向前方，锁紧钉帽，完成骨盆前环的稳定固定。

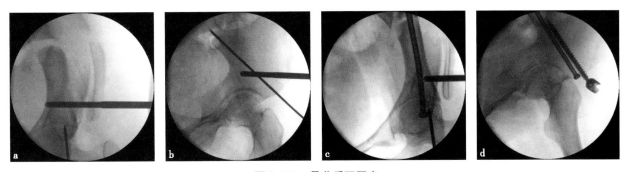

图 3-144 骨盆后环固定

LC-2 通道入口位置的确定，LC-2 通道内分别置入空心螺钉和空心椎弓根钉完成左侧侧髂骨新月形骨折的固定和前环的稳定。a、c. 左侧骶髂关节正位入口位；b、d. 髂骨斜位。

（5）机器人体外通道定位系统引导骶髂关节螺钉置入：拆除骨盆复位外架系统，由 Tirobot 机器人体外通道定位系统引导骶髂关节螺钉置入（图 3-145a），采集骨盆入口位、出口位影像并进行空间定位，在骨盆入口位、出口位影像上分别规划经 S_1、S_2 的贯穿骶髂关节的螺钉通道（图 3-145b、c），运动机械臂至规划位置插入套筒经皮置入 2 枚导针，入口位、出口位透视导针位置良好后置入合适长度的 AO 空心螺钉，透视确认螺钉位置满意（图 3-145d、e）。

（6）术后骨盆 CT 扫描三维重建、X 线片显示骨折复位满意，内固定位置正常（图 3-146）。

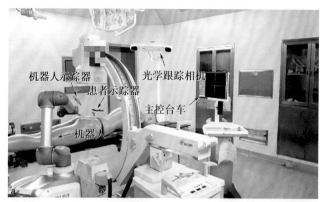

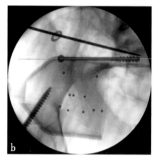
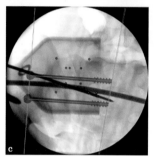
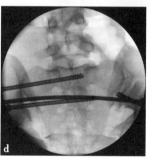
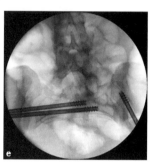

图 3-145　机器人体外通道定位系统引导骶髂关节螺钉置入

a. Tirobot 机器人体外通道定位系统；b. 规划螺钉通道入口位影像；c. 出口位影像；d. 右侧骶髂关节螺钉置入后，出口位影像；e. 右侧骶髂关节螺钉置入后，入口位影像。

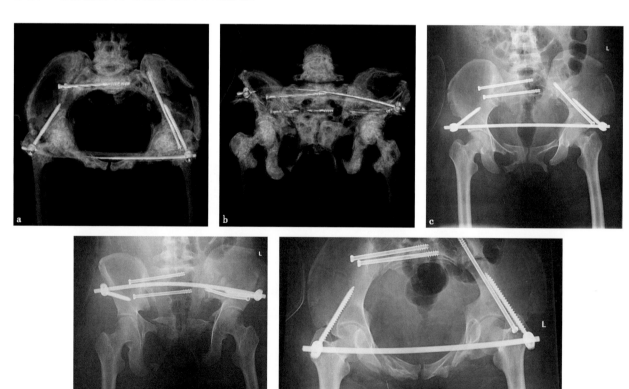

图 3-146　术后影像学检查

a、b. 骨盆 CT 扫描三维重建；c. 正位 X 线片；d. 出口位影像；e. 入口位影像。

（陈　华）

第九节　新月形骨折的治疗

新月形骨折作为骨盆侧方压缩型损伤中的一种亚型,约占骨盆环损伤的12%。其原始定义为一种特殊类型的骶髂关节骨折脱位,即从骶髂关节处发生髂骨骨折,骨折线向外上方延伸造成骶髂关节前半部分发生脱位,同时在髂骨翼后方形成一新月状的骨折块,此骨折块依靠后方完整的骶髂关节韧带复合体的连接,仍然与骶骨连成一个整体,而前方脱位的骶髂关节伴有不同程度的骶髂前韧带和骨间韧带损伤,但骶棘韧带、骶结节韧带及盆底肌常保持完整,这一损伤常伴有骨盆前环的耻骨支骨折或耻骨联合损伤。因此,通常认为新月形骨折会导致受累骨盆在旋转方向上不稳定,而在垂直方向上则基本稳定;其原始分型属于Tile分型中的B2.2或B2.3型,在Young-Burgess分型中则属于侧方压缩型损伤中的Ⅱ型。

以往认为新月形骨折主要是破坏了骨盆旋转方向上的稳定性,而在垂直方向上的稳定性则不受影响,但最近有学者研究发现其在垂直方向上的稳定性也受到影响,这也提示我们对骨盆新月形骨折的损伤机制可能存在认识上的不足,需要在以后的临床研究和相关的生物力学实验中进行进一步的验证。

一、分型及影像学诊断

(一)新月形骨折的分型

准确判断新月形骨折的类型以及受伤程度,有利于正确地选择手术入路、固定方式以及手术器械,以便取得更满意的治疗效果。目前对新月形骨折较为认可的是Day分型,其根据骶髂关节所累及的位置和范围,将新月形骨折分为三型(图3-147):Ⅰ型,累及骶髂关节前方1/3,导致后方一个较大的新月形骨折块(图3-148);Ⅱ型,累及骶髂关节的中1/3,造成后方一个中等大小的新月形骨折块(图3-149);Ⅲ型,累及骶髂关节的后1/3,形成后方一个较小的新月形骨折块(图3-150)。最近Calafi等提出了一些不属于Day三型内的骨折类型,但笔者认为这是与CT扫描不同层面记录的不同影像有关,并不属于新的类型。总的来说,Day分型是目前为止对新月形骨折较为实用和可靠的分型。

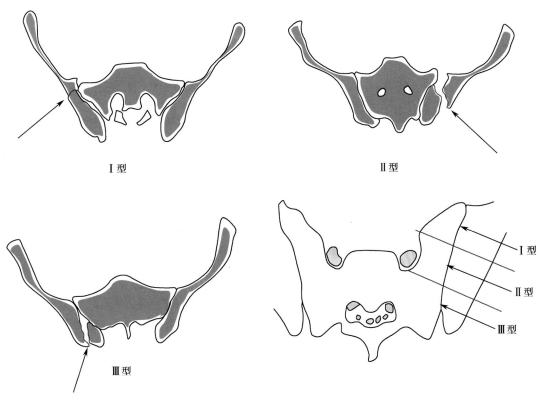

Ⅰ型　Ⅱ型　Ⅲ型

图3-147　新月形骨折的Day分型所对应的骶髂关节损伤部位示意

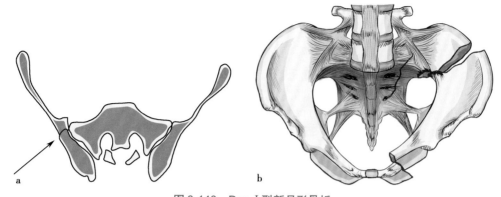

图 3-148　Day Ⅰ型新月形骨折
a. 累及骶髂关节前方 1/3；b. 形成后方一个中等大小的新月形骨块。

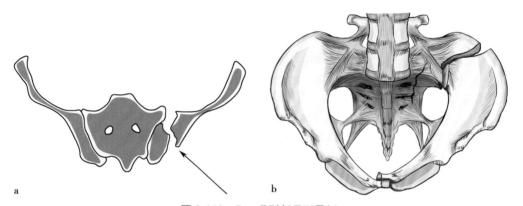

图 3-149　Day Ⅱ型新月形骨折
a. 累及骶髂关节中 1/3；b. 形成后方一个较大的新月形骨块。

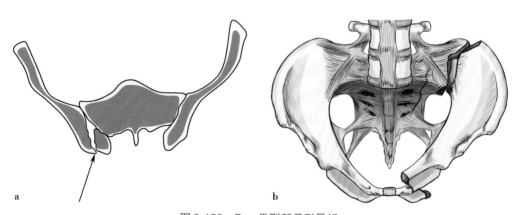

图 3-150　Day Ⅲ型新月形骨折
a. 累及骶髂关节后 1/3；b. 形成后方一个较小的新月形骨块。

（二）新月形骨折的影像学诊断

新月形骨折是属于骨盆骨折中的一种类型，因此，骨盆骨折所需的影像学检查同样适用于新月形骨折，其中在临床上最常用的检查主要为 X 线片和 CT 检查。X 线片评估包括骨盆 X 线片（即前后位 X 线片）、骨盆入口位 X 线片、骨盆出口位 X 线片、斜位 X 线片，其中前后位 X 线片在临床上最常用。CT 平扫可以清晰地显示新月形骨折的移位情况，对于 X 线片上显示不清的轻度移位骨折，在 CT 平扫图像中都可以清晰地显示出来。CT 三维重建，可以提供直观、立体的三维图像，可以根据需要向任何方向旋转，使医师可以在任意角度观察新月形骨折移位情况和后方骨折块的大小，从而得到直观印象。

二、治疗现状

对于骨盆新月形骨折的手术固定方式,目前并没有一个统一的标准。Borrelli 等首先报道了 22 例骨盆新月形骨折,并对全部病例采用后侧入路行切开复位,空心钉结合接骨板的内固定方式进行治疗,取得了良好的疗效,但其建议仅对新月形骨折进行固定,而没有固定骶髂关节。Day 则根据其提出的不同骨折类型采用不同的手术固定方式:Ⅰ型采用前入路切开复位接骨板固定髂骨骨折;Ⅱ型采用后入路切开复位接骨板结合螺钉固定髂骨骨折;Ⅲ型采用闭合复位骶髂螺钉固定骶髂关节。

结合 Day 的治疗建议和我们自己的临床经验,我们总结出:对于Ⅰ型新月形骨折,因其仅累及骶髂关节前缘部分,可将其当做髂骨骨折处理,选择前方髂窝入路、腹直肌外侧或腹直肌旁入路中的一种固定髂骨骨折,术中可视骶髂关节的稳定性,必要时同时固定前方骶髂关节(图 3-151)。对于Ⅱ型新月形骨折,可选择前方髂窝入路、腹直肌外侧、腹直肌旁入路中的一种固定前方骶髂关节,必要时同时使用接骨板或者 LC-2 螺钉固定后方新月形骨折;或者从后入路切开复位固定新月形骨折,必要时结合骶髂螺钉固定骶髂关节(图 3-152)。对于Ⅲ型新月形骨折,因累及前方大部分的骶髂关节,仅遗留后方较小的、稳定的新月形骨块,因此,建议将其当做骶髂关节脱位行经皮骶髂关节螺钉固定术或者可选择前方髂窝入路、腹直肌外侧、腹直肌旁入路中的一种接骨板固定即可(图 3-153)。

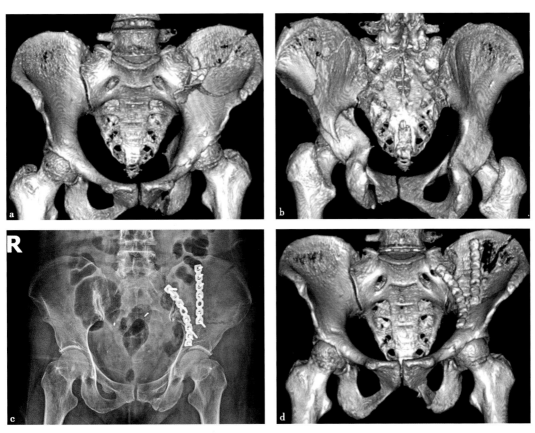

图 3-151　Day Ⅰ型新月形骨折的治疗

a、b. 术前骨盆 CT 三维重建示受累骶髂关节位于前缘,后方新月形骨块较大;c. 采用腹直肌外侧入路,术后骨盆 X 线片示采用双接骨板固定,其中下方一块接骨板同时固定前方骶髂关节;d. 术后骨盆 CT 三维重建可见骨折解剖复位,内固定位置良好。

对于采用前入路或后入路切开复位这两种固定方式,其各有优缺点:① Day 及以往的研究多数都是以后入路切开复位内固定为主,且主张只固定髂骨骨折,理由是他们认为新月形骨折在垂直方向上基本稳定,故不需要固定骶髂关节,但目前并没有相关生物力学实验予以支持。后入路的优势在于能使髂骨

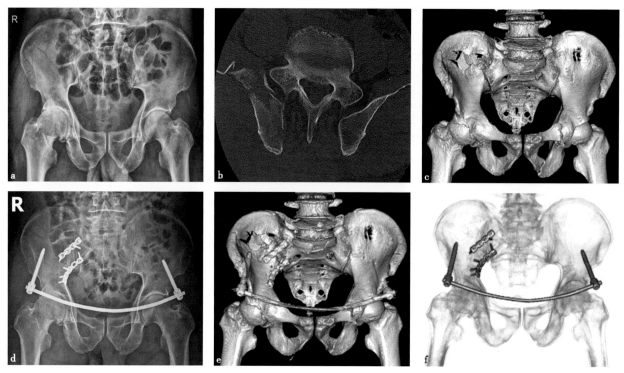

图 3-152 Day Ⅱ型新月形骨折的治疗

a. 术前骨盆 X 线片；b、c. 术前骨盆 CT 平扫及三维重建示受累骶髂关节位于骶髂关节中段，后方有一中等大小新月形骨块；同时伴有左侧耻骨上支骨折；d. 采用腹直肌外侧入路，术后骨盆 X 线片示双接骨板固定骶髂关节，同时骨盆前环采用 INFIX 固定；e、f. 术后骨盆 CT 三维重建示骨折解剖复位，内固定位置良好。

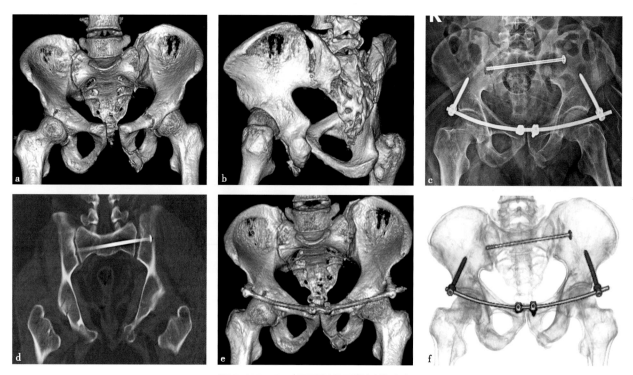

图 3-153 Day Ⅲ型新月形骨折的治疗

a、b. 术前骨盆 CT 三维重建示骶髂关节大部分受累，后方有一较小的新月形骨块；同时伴有骨盆前环耻骨联合分离及左耻骨上支骨折；c. 术后骨盆 X 线片示采用骶髂螺钉固定骶髂关节，同时骨盆前环采用 INFIX 固定；d. 术后骨盆 CT 二维重建示骶髂关节复位良好，螺钉贯穿 S_1 椎体；e、f. 术后骨盆 CT 三维重建示骨折解剖复位，内固定位置良好。

后部结构充分暴露,包括坐骨大切迹及髂后下棘,可供放置内固定的区域面积较大,神经损伤的发生率较低;其缺点是不能直接看到骶髂关节面,解剖复位难度较大,容易导致复位不全。②也有学者提出行前入路切开复位内固定术,直视下复位骶髂关节,跨骶髂关节接骨板固定。前入路的优点是能够直接暴露骶髂关节前方,使骶髂关节的复位变得相对简便,且复位是在直视下进行,复位质量明显优于后入路;其缺点是可能造成 L_5、S_1 神经根的损伤,而且前入路不能充分显露髂骨骨折,固定髂骨的难度相对较大。由于骨盆骨折往往伴有多发损伤,血流动力学不稳定,加上切开复位内固定需要前方或后方较大的暴露,致使术中出血较多、软组织损伤较重及切口愈合不良,从而影响了手术疗效。

三、不同类型新月形骨折的经皮微创固定方式及技术要点

笔者所在医院自 2005 年以来对不同类型的新月形骨折均尝试进行闭合复位、不同方式的经皮微创内固定术,取得了良好的疗效。对于Ⅰ型新月形骨折,可在仰卧位下经皮髂前下棘至髂后上棘行闭合复位,或者俯卧位下经皮髂后上棘至髂前下棘行螺钉固定,应在髂骨骨质较厚区域用 1～2 枚螺钉(即 LC-2 螺钉)尽量垂直骨折线固定;对于Ⅱ型新月形骨折,我们首先提出了俯卧位下闭合复位后经皮用 1～2 枚 LC-2 螺钉和 1～2 枚骶髂关节螺钉交叉固定的方式,同时对新月形骨折及骶髂关节予以经皮内固定;对于Ⅲ型新月形骨折同样采用经皮骶髂关节螺钉固定。若患者伴有骨盆前环耻骨支骨折或耻骨联合分离,则先对骨盆前环骨折脱位进行闭合复位螺钉内固定,包括耻骨支螺钉和耻骨联合螺钉固定。在闭合复位失败的情况下行前入路或后入路切开复位内固定。三种不同 Day 分型的新月形骨折经皮微创内固定示意见图 3-154。

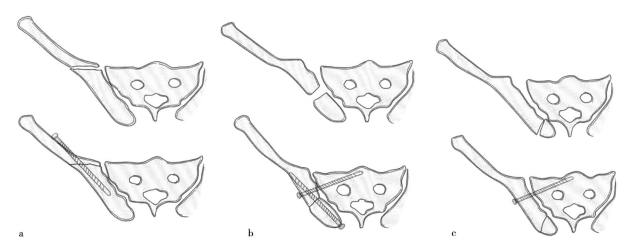

图 3-154 三种不同 Day 分型的新月形骨折经皮微创内固定方式示意

a. Ⅰ型新月形骨折采用 LC-2 螺钉固定;b. Ⅱ型新月形骨折采用 LC-2 螺钉和骶髂关节螺钉交叉固定;c. Ⅲ型新月形骨折采用骶髂关节螺钉固定。

由于Ⅰ型和Ⅲ型新月形骨折经皮微创固定方式相对简单,因此,笔者重点予以介绍Ⅱ型新月形骨折的经皮微创螺钉交叉固定手术方法及注意事项。

(一)术前准备及手术方式

患者均常规予以术前骨牵引,待生命体征稳定、术前牵引基本纠正骨盆后环垂直移位后再行手术,这也是行经皮内固定的前提条件。

麻醉成功后将患者置于可透视手术床上,确保可以透视骨盆正位、侧位、髂骨斜位、闭孔斜位、骨盆出口位和入口位。若骨折明显移位,则受伤一侧下肢应消毒、铺巾,以方便术中牵引复位。当骨盆后环骨折移位明显时,骨盆前环一般也有明显移位,而骨盆前环损伤的解剖复位有助于骨盆后环的复位与稳定,因此可先在仰卧位下对移位的骨盆前环损伤进行闭合复位和经皮内固定。

然后再通过手法复位向外推挤伤侧压缩的髂骨或使用 1 枚 Schanz 钉置入髂嵴边缘辅助外旋髂骨进行

复位。同时外旋、外展髋关节也能起到辅助伤侧髂骨外旋的作用。对于术中闭合复位较困难者，在髂嵴后部骨折移位明显的顶点处做长为 0.5cm 的小切口，用顶棒将往近端移位的髂骨后部骨折端向远端顶，并辅以下肢纵向牵引复位。当闭合复位完成后，再行经皮螺钉内固定。一般我们在纠正髂骨后部骨折垂直移位的基础上先行骶髂关节螺钉固定，复位骶髂关节脱位后再行 LC-2 螺钉固定。

闭合复位从后方置入 LC-2 螺钉的方法：骨折复位后，在透视辅助下找到髂后上棘偏中央侧的入针点，正位透视导针指向髂前下棘，水平面导针向外侧约成 15°、矢状面向下约成 30° 进入，术中应反复透视骨盆侧位影像使导针位于坐骨大切迹之上，结合闭孔斜位导针应位于泪滴中心，最后通过髂骨斜位影像确认导针的深度。必要时可在第 1 枚导针的外上方 1～2cm 处再打入第 2 枚导针。当确定导针位置良好后沿导针拧入直径为 6.5mm 或 7.3mm 的空心加压螺钉。此时可将导针退出一半再行活塞样冲击进出导针，如感觉导针尖端撞击在骨质上无突空感即可确定钉在髂骨内。典型病例见图 3-155、图 3-156。

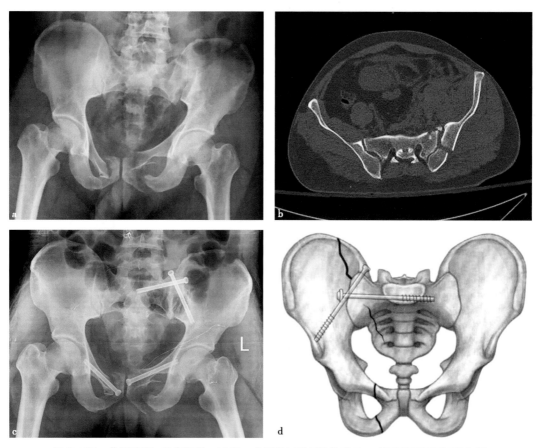

图 3-155　典型病例：患者男性，44 岁。主因"交通事故伤致 Day Ⅱ型新月形骨折"入院

a. 术前骨盆正位 X 线片；b. CT 平扫示典型的 Day Ⅱ型骨盆后方新月形骨折脱位；c. 闭合复位经皮采用 1 枚 LC-2 螺钉加 1 枚骶髂关节螺钉交叉固定，术后骨盆 X 线片示复位位置满意；d. 采用经皮交叉螺钉固定的三维示意。

（二）术后处理

手术后第 2 天予以骨盆正位 X 线片检查，确定内固定及螺钉位置。放置引流管的患者，术后 24～72 小时内视引流管引流液的情况予以拔除。根据切口级别使用相应的抗生素，避免感染。若为开放性创口，可根据实际情况增加使用抗生素的时间。手术后患者若无抗凝禁忌，可行双下肢动静脉抗凝治疗，避免血栓形成。非脊柱骨折患者，手术后 1 天即可在床上进行翻身锻炼，手术后 3 个月可借助双拐进行部分负重锻炼，术后 4～6 个月可视情况完全负重行走。

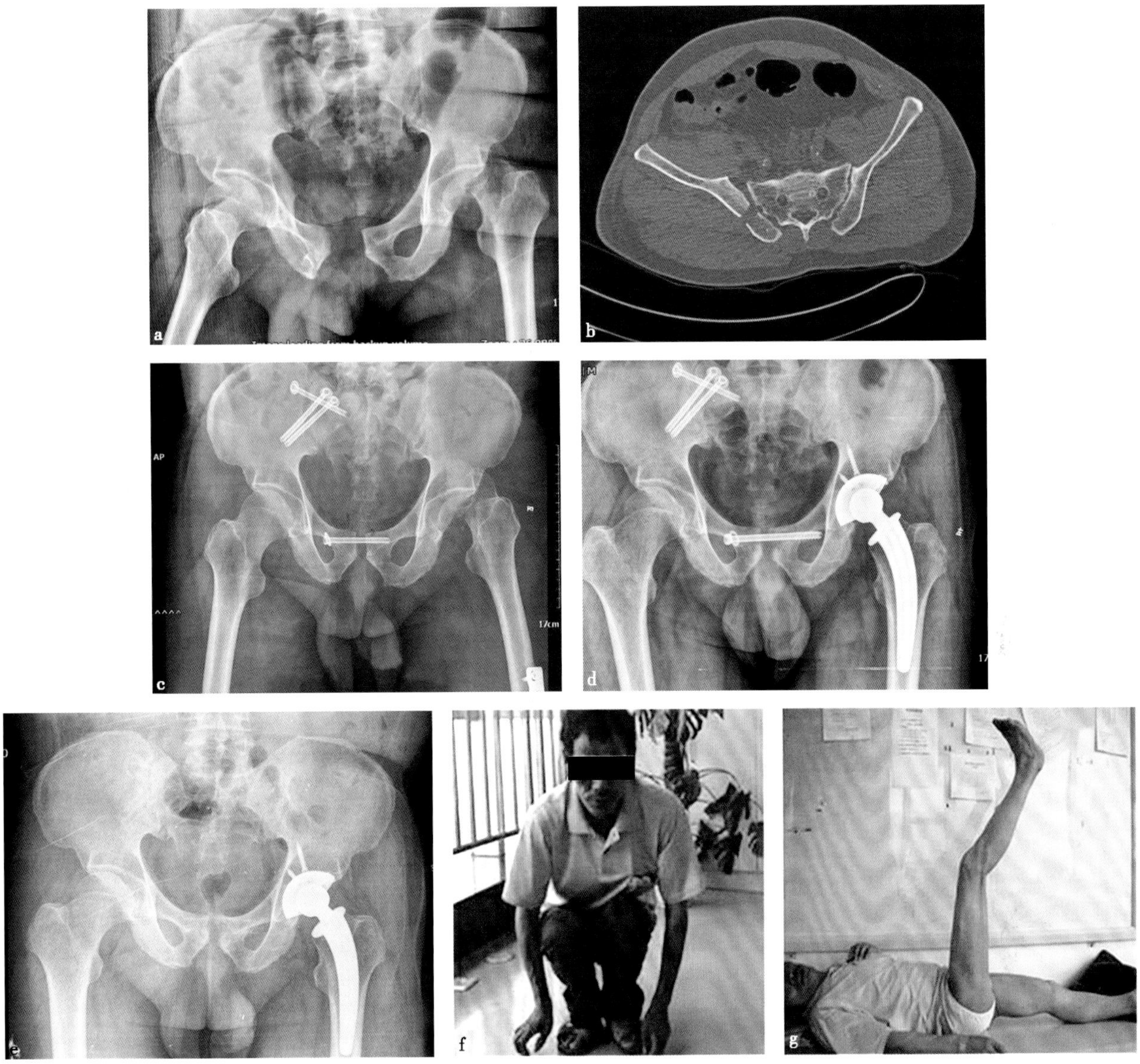

图 3-156 典型病例：患者男性，51 岁。主因"交通事故伤致 Day Ⅱ型新月形骨折"入院
a. 术前骨盆正位 X 线片；b. 术前 CT 平扫；c. 闭合复位经皮采用 2 枚 LC-2 螺钉加 1 枚骶髂关节螺钉交叉固定，术后骨盆 X 线片示骨折复位满意；d. 术后 5 个月随访骨盆 X 线片示骨折无移位，内固定无松动拔出；e. 术后 1 年 4 个月，内固定取出后骨盆 X 线片示骨盆内固定取出，骨盆骨折愈合，位置良好；f、g. 术后 1 年 6 个月，患者骨盆及髋关节功能情况。

（三）技术要点及注意事项

手术之前一定要进行三维 CT 检查，明确钉道情况，为术中顺利置钉做好准备。对于Ⅱ型新月形骨折损伤，在固定的先后顺序上，如果首先固定髂骨骨折则可能会影响后续骶髂关节的复位。因此，当垂直移位被纠正后，需要先复位和固定骶髂关节分离；当骶髂关节复位后，髂骨前方骨折端自然与后方新月形骨块复位在一起，固定后再行经皮 LC-2 螺钉固定。

术前大重量的牵引对于骨盆新月形骨折的闭合复位来说非常关键。虽然其受伤机制为侧方压缩型损伤，往往造成髂骨新月形骨折的垂直移位不大，但笔者的经验是术前必要的牵引对术中骨折的整体复位，特别是对垂直移位的复位非常有帮助。因此，对于相对移位较明显的新月形骨折脱位，术前下肢骨牵引是需要常规进行的。而对于已经经过术前骨牵引，但术中仍发现有垂直方向上的移位或是对需要急诊手术而无法进行骨牵引的，可以在术中通过在髂骨后部骨折移位相对明显的上方做一小口，用骨盆专用复位的顶棒在 C 臂监视下复位，并结合 Schanz 钉置入髂嵴边缘辅助外旋髂骨进行复位，再辅以下肢垂直、外旋位牵引等进行多种方式的复位，待闭合复位满意后，再行经皮螺钉固定。在行骨盆后环骨折脱位复位及固定前,对骨盆前环的复位与固定也非常关键。Simonian 和 Routt 的生物力学实验研究表明,同时固定骨盆前、后环可使骨盆环获得最大的稳定性。另外,通过单纯的纵向牵引往往难以对骨盆的旋转移位进行纠正,通过仰卧位先复位固定骨盆前环也有利于纠正骨盆的旋转移位。

新月形骨折的良好复位是行经皮 LC-2 螺钉及骶髂关节螺钉固定的前提条件,否则经皮内固定往往难以成功,即使勉强操作也容易出现内固定断裂或骨折再移位等风险,而且往往会导致螺钉不能整体经髂骨后柱固定。对于 LC-2 螺钉的进钉方向,一般先采取俯卧位经髂后上棘往髂前下棘方向置钉,从后向前的置钉方式,其优点包括:髂后上棘体表标志相对比较明显;髂骨骨折的骨折线靠近后上,从后上向前下进钉相对从前下向后上进钉固定所需的螺钉长度短,这样螺钉穿出髂骨皮质的风险也相对偏低,固定也更加可靠。对于Ⅱ型新月形骨折,从后上方进钉固定几乎是必需的。但其缺点是,在仰卧位骨盆前环固定后需要改变体位,而在俯卧位下对髂骨旋转移位的纠正复位相对仰卧位而言又较为困难。

手术过程中要通过透视明确骶髂关节已经复位,再通过 C 臂的引导,将导针打入,从各个角度进行透视,确认无误后再拧入骶髂螺钉,且上述操作不能反复进行,不然容易出现螺钉松动、移位;而对于新月形骨折的经皮固定除了反复的髂骨斜位、闭孔斜位、骶骨侧位等多方向的透视,观察导针置入的深度及其与坐骨大切迹上方的相对位置外,术中的手感也非常重要,术中置入导针的过程中应反复做活塞样动作,以确保导针在髂骨内行走。

(四)适应证及禁忌证

手术中要遵循相应原则和操作规范,如果术中经过手法复位或微创操作能达到解剖复位及新月形骨折块后方皮质完整者,可选择经皮微创手术。经皮微创交叉螺钉固定的方式,避免了前入路或后入路切开复位内固定操作的较大创伤及并发症问题,使不稳定的骨盆环得到快速的稳定。因此,尤其适用于伴有直肠破裂、尿道损伤等合并伤及开放性骨盆新月形骨折的患者,可显著降低切口并发症及感染的发生率。另外,经皮固定能提供快速、有效的微创稳定,对于血流动力学不稳定、存在多发伤的骨盆骨折患者,可明显提高其抢救的成功率。但是新月形骨块的后外侧皮质有破损、骶骨解剖异常、闭合复位不满意的病例不能采用这种手术方式。

(五)存在的问题

经皮微创交叉螺钉置钉方式也存在以下问题:①经皮固定骶髂关节无法对关节面直视,所以无法直接确定复位质量;置入螺钉的位置和规格要通过影像学检查确定;术中 X 线辐射较大,且对于闭合复位不满意的患者不能采用。有文献报道,术中在 X 线透视引导下置钉,螺钉错位率达 2.8%~13.2%。②目前对经皮固定新月形骨折的入针角度研究较少,存在难以把握等问题。③骨折线走行方向可能与进钉方向不一定垂直而出现固定效果欠佳及螺钉穿出髂骨骨质损伤血管、神经等风险。

经皮微创固定技术也并非完全取代了各种切开复位内固定方式。术前应该对每个病例进行详细的分析和研究,严格掌握手术的适应证及禁忌证,不可盲目开展。术前及术中的闭合复位技术仍是手术的难点,开展经皮微创固定手术前需要熟练掌握经皮骨盆前、后环固定技术,熟悉骨盆前、后环的解剖通道,具备一定的切开复位内固定手术经验,需要一定的学习曲线,不然将无法进行经皮固定,或可能对神经、血管造成严重损伤。

(冯永增　樊仕才)

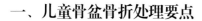

第十节　儿童与老年人骨盆骨折处理要点

一、儿童骨盆骨折处理要点

(一)概述

在所有的儿童骨折中,骨盆骨折所占的比例不足 2%,由于儿童的骨性结构和解剖特点随其年龄变化而改变,因此描述和总结儿童骨折的性质和治疗具有很大的挑战性。

儿童骨盆骨折绝大多数是由交通事故等高能量损伤所致,其多系统损伤很常见,Silber 等一项儿童骨盆骨折病例报道指出，最常见的损伤因素是机动车撞伤（60%），其次是机动车内受伤（22%），再次是坠落伤（13%），其余为其他损伤因素所致损伤。另有一些研究指出，体育运动伤占儿童骨盆骨折的 4%~11%，撕脱性骨折多继发于运动型损伤。儿童骨骼弹性模量较低，在儿童骨折时，骨骼变形能力及对能量的吸收能力较成人更多，另外儿童骶髂关节和耻骨联合具有更高的弹性，导致儿童骨盆骨折往往需要较成人更高的能量，因此儿童骨盆骨折是一个损伤严重的信号，往往提示伴有其他部位的合并伤，包括腹部、泌尿生殖系统、神经系统损伤和其他部位骨折。Silber 报道的 166 例儿童骨盆骨折患者，其中 60% 的患者为多发伤，50% 合并有其他骨的骨折，死亡率为 3.6%，死因均为头部和 / 或内脏损伤。因此儿童骨盆处理中最重要的方面是关注高能量损伤因素所导致的骨折和其他系统的合并伤。

儿童骨盆骨折有以下特点：①儿童骨盆弹性好、脆性好、可塑性好，骨盆软骨较多，可吸收更多能量；②良好的关节弹性可耐受较大的移位，使得骨折一般只发生在一处，而不是骨盆骨折中常见的双环骨折；③由于软骨承受张力和剪切力的能力较骨弱，儿童和青少年撕脱骨折较青少年高，累及 Y 形软骨的髋臼骨折多见；④累及骨骺的骨折可导致发育停滞、下肢不等长等畸形。

（二）处理要点

1. 诊断

（1）症状和体征：对于疑似骨盆骨折的患儿，应通过完整的询问病史和全面的体格检查来建立初步诊断，对于危及生命的颅脑、胸部、腹部及泌尿生殖系统损伤应先于骨盆骨折进行检查和治疗。

骨盆区体格检查主要包括：①视诊：重点检查骨盆和会阴部皮肤的挫伤、擦伤、裂伤、瘀斑、血肿等；②触诊：应包括髂前上棘、髂嵴、骶髂关节和耻骨联合，尤其注意骨盆挤压和分离试验；③骨盆骨折患儿常可查及某些部位的压痛及骨擦感。下肢活动时引起或加重疼痛，尤其是活动髋关节时，常提示髋臼受损。

（2）影像学检查：在进行影像学检查之前，应对骨盆骨折患儿进行急诊评估，进行创伤严重程度评分（injury severity score，ISS），病情不稳定的，应首先处理合并症；病情稳定后，应对有任何有创伤征象的部位进行影像学检查。

1）X 线片：与成人骨盆骨折无异，应拍摄患儿骨盆入口位、出口位及正位 X 线片，必要时应拍摄骨盆斜位 X 线片；正位 X 线片上骶髂关节移位提示骨折不稳定；入口位 X 线片对于半骨盆向后移位有很高的诊断价值；出口位 X 线片对半骨盆向前及垂直移位有较高的诊断价值；骨盆斜位 X 线片有助于明确髋臼骨折情况；对比骨盆双侧骨突部位有助于发现撕脱骨折。

2）CT 扫描及骨盆三维重建：是评估骨盆骨折的最好方法，尤其是观察骶髂关节、骶骨、髋臼部位骨折；如果 X 线片提示可疑骨盆骨折，笔者推荐进行 CT 扫描及骨盆三维重建；CT 扫描在所有的解剖区域内均较 X 线片检查有更好的敏感性，合并邻近内脏、软组织等其他部位的损伤，对复杂性损伤尤其适用；另外清晰的三维重建图像可以加强对骨折的认识，有助于医师对于手术或非手术治疗的选择，并帮助选择手术入路。随着 3D 打印技术的不断发展，基于患者 CT 扫描数据，打印出患者 1:1 的骨盆模型，为骨盆骨折的治疗方式选择、预手术的实施等对患者更加合理的治疗提供了进一步保障。

3）MRI：对于软组织的观察优于 CT 扫描，对于软骨骨折如后壁骨折伴髋关节后脱位显示效果优于 CT，且具有无辐射的优点。

（3）分型：目前不同的儿童骨盆骨折分型方法对于骨折分型稍有差异，近年来许多儿童骨盆骨折研究使用 Tile 分型法，目前 Tile 分型法已经被骨科创伤协会（AO）所采纳，具体分型见表 3-20。无论采用何种分型系统，一旦出现骨盆前环和后环骨折，严重畸形的骨盆后环移位骨折或 Y 形软骨移位骨折，则骨盆稳定性丧失。

2. 处理

（1）全身情况处理：在处理儿童骨盆骨折时必须注意到其合并伤如头部、胸部、腹部及泌尿生殖系统损伤等发生率很高，对于骨盆骨折患儿，当出现血流动力学不稳定时，创伤医师、骨科医师应着重于应用损伤控制原则，首先稳定患儿生命体征，骨科医师可以暂时包扎骨盆或外固定稳定骨盆以便于优先处理致命合并症，可以在处理其他合并症时手术治疗骨盆骨折，也可以待患儿病情稳定后再行手术治疗。

（2）骨折处理：骨盆骨折的治疗原则首先是获得复位，然后维持复位直至骨折愈合。骨折复位的方法

表 3-20　儿童骨盆骨折分型

Tile 和 Pennal 骨盆骨折分型法		AO 分型法	
分型	描述	分型	描述
A	稳定骨折	A	稳定骨折
A1	撕脱骨折	B	旋转不稳定但垂直稳定骨折
A2	无移位的骨盆环或髂骨翼骨折	C	旋转与垂直均不稳定骨盆环骨折
A3	骶骨或尾骨横行骨折	C1	单侧骨盆后环骨折
B	部分不稳定骨折	C1.1	髂骨骨折
B1	开书样损伤	C1.2	骶髂关节骨折脱位
B2	侧方压缩损伤（包括 Y 形软骨损伤）	C1.3	骶骨骨折
B3	双侧 B 型损伤	C2	双侧骨盆后环骨折，一侧垂直不稳定
C	不稳定骨盆环骨折	C3	双侧损伤，双侧不稳定
C1	单侧骨折		
C1.1	髂骨骨折		
C1.2	骶髂关节脱位或骨折并脱位		
C1.3	骶骨骨折		
C2	双侧骨折，一侧 B 型，另一侧 C 型		
C3	双侧 C 型骨折		

包括推拿、牵引或者手术开放复位；获得复位后可用石膏、牵引、外固定、内固定等维持复位，体型较小的儿童可用人字形石膏固定，骨牵引适合能够忍受长期卧床或无法接受内固定的患儿。在双侧髂前上棘分别置入 1~2 枚钢钉可实现骨盆前方的外固定，但外固定对于骨盆后环的固定效果欠佳。

　　对于稳定性骨盆骨折，包括：撕脱骨折（图 3-157）（髂前上棘、下棘撕脱，坐骨结节撕脱骨折）、髂骨翼骨折、坐骨或耻骨的单纯骨折（同侧耻骨上下支骨折；坐骨体骨折；耻骨联合半脱位或耻骨联合周围骨折）、骶髂关节半脱位或骶髂关节周围骨折，大多数患儿均可行保守治疗，主要包括对症治疗、制动、挂拐限制负重等，多数患儿可取得较为满意的临床效果。但对于以下情况，笔者建议手术治疗：①急性撕脱骨折移位明显（移位 >1cm）；②耻骨联合分离 >2.5cm。

　　对于不稳定性骨盆骨折，包括：①双侧耻骨支垂直骨折或耻骨骨折合并骨盆另一处前环骨折；②骨盆前后环双处骨折；③多发挤压伤导致骨盆环两处以上粉碎性骨折，越来越多的证据表明，应行手术复位治疗，否则预后不佳。有学者认为儿童骨盆骨折的手术指征包括：①开放的有移位的骨盆骨折；②不能用闭合方法复位的有移位或旋转的不稳定性骨盆骨折；③有移位的垂直剪切型骨折；④耻骨联合分离 >3cm，或伴有出血需要剖腹探查的开书型骨折（图 3-158）。

　　对于有严重移位的年龄较小的儿童，在无法行切开复位的情况下可在移位侧行股骨牵引。切开复位内固定的技术性原则与治疗成人骨折相同（详见前述章节），根据骨折情况，手术入路可选择髂腹股沟入路或者后方入路。对于骶髂关节或者后方髂骨损伤可以采用接骨板或螺钉进行内固定；骶髂关节螺钉可应用于骨骼未成熟的骨盆骨折，螺钉应适合 S_1 的解剖位置、大小，术中应行 X 线透视以确定螺钉位置。近年来随着智能机器人导航在医学领域的应用，使螺钉的恰

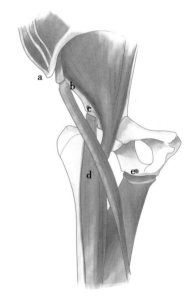

图 3-157　撕脱骨折部位示意

a：腹外斜肌腱附着的髂嵴撕脱；b：缝匠肌附着的髂前上棘撕脱；c：股直肌附着的髂前下棘撕脱；d：髂腰肌附着的小转子撕脱；e：腘绳肌附着的坐骨结节撕脱。

当置入变得相对简单。对于年龄较大的青少年，可按照成人骨盆骨折治疗指南进行救治，包括联合使用内外固定，尽早进行功能锻炼。

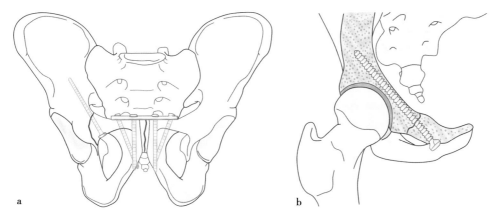

图 3-158 耻骨上支螺钉固定及耻骨联合分离加压接骨板固定示意
a. 耻骨上支螺钉固定及耻骨联合分离加压接骨板固定；b. 耻骨上支螺钉固定通道。

骶尾骨骨折：文献报道骶骨骨折仅占儿童骨盆骨折一小部分，且骶骨骨折很少移位，受盆腔脏器等软组织影遮挡而易在 X 线片上被漏诊，故 CT 是诊断骶骨骨折的最佳影像学手段。骶骨骨折一般行对症治疗，预后较好；部分患者出现神经根受压症状，需行减压手术（图 3-159）。许多儿童因尾骨着地摔伤引发疼痛需考虑尾骨骨折可能，常表现为伤后尾骨区即刻出现疼痛，且局部压痛明显，X 线片检查诊断尾骨骨折较为困难，CT 检查有助于明确诊断。尾骨骨折仅需对症治疗，包括限制运动、应用马桶垫圈式坐垫，预计康复周期为 6～8 周。

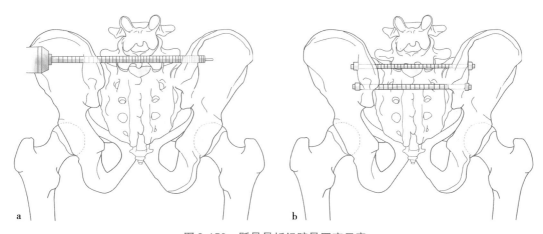

图 3-159 骶骨骨折经髂骨固定示意
a. 骶骨棒置入示意；b. 采用 2 根骶骨棒对后环进行固定。

（3）合并伤及并发症的处理：骨盆骨折患儿大多有两种或两种以上的合并伤或并发症，几乎涉及全身各系统，有时对患儿是致命的。主要合并伤和并发症有①失血性休克：失血性休克是儿童骨盆骨折首发的最严重的并发症，治疗的关键是及时有效地止血和迅速恢复有效血容量，及早改善微循环的低灌注状态，保证脑、心、肺等重要脏器的血供；②腹膜后血肿：对腹膜后血肿一般不主张手术探查止血，若快速输血一定量后，血压仍不能维持，可考虑行一侧或双侧髂内动脉造影及栓塞，必要时行剖腹探查；③颅脑损伤：常是此类患儿的首要死因，对怀疑有颅脑损伤的患儿，应行头颅 CT 或 MRI 检查以排除或确定颅内情况，有开颅术指征者行急诊开颅术；④膀胱及尿道损伤：是骨盆损伤常见的并发症，临床怀疑尿道损伤时，常规行导尿和留置尿管；⑤神经损伤：其程度可经临床检查、影像学检查、肌电图检查和必要的手术探查明确，对 S_1 神经损伤、坐骨神经痛者，可先保守治疗，无效者可手术探查；骶管区骨折伴大小便功能障碍者，手术椎板减压比保守治疗好。

（三）典型病例

【主诉】 患儿女性，2岁2个月。主因"车祸伤致骨盆疼痛，活动受限25天"入院。

【入院情况】 患者家属代诉患儿于25天前遭遇车祸致骨盆部肿胀、疼痛，双下肢活动受限，伤后前往当地医院抢救治疗，做骨盆X线检查及CT平扫提示骨盆骨折、左骶髂关节前脱位、合并胸腹脏器损伤。2周后患儿病情稳定，为求进一步治疗，转入我科。

【术前检查】 专科查体：左髋外旋外展畸形。骨盆CT三维重建显示：左骶髂关节骨折合并前脱位（图3-160）。

【术前诊断】 陈旧性骨盆骨折（Tile C1.2型，左骶髂关节前脱位）。

【手术方案】 患者取平卧位，在全身麻醉下实施手术，经腹直肌外侧入路腹膜后显露骶髂关节周围，直视下复位骶髂关节前脱位，骶髂螺钉（4.0mm空心钉）固定骨盆后环，加外固定支架辅助固定治疗。

【术后情况】 术后骨盆正位X线片显示骨折断端对线对位满意，内固定在位（图3-161）。

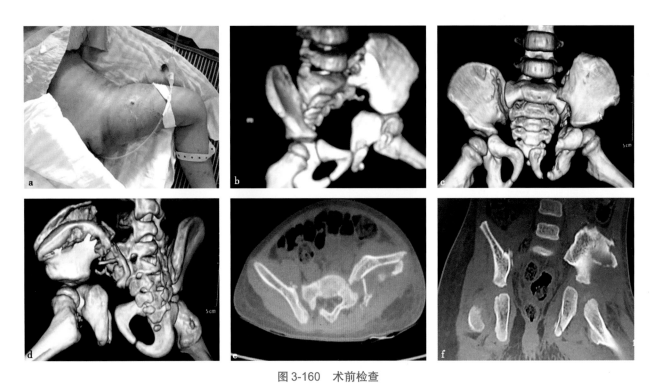

图3-160 术前检查
a. 术前外观：左髋外旋外展畸形；b~f. 骨盆术前CT平扫及三维重建提示左骶髂关节骨折并前脱位。

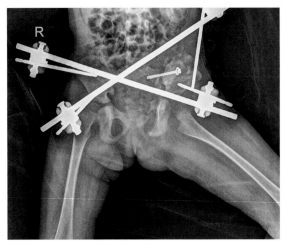

图3-161 术后骨盆正位X线片

术后 1 个月拆除外固定架后复查骨盆 X 线片及 CT（图 3-162）提示骨盆环结构基本正常，骶髂螺钉位置好，无松动脱出；术后 3 个月拆除内固定后复查 X 线片（图 3-163）见骨折脱位愈合；术后 6 个月复查 X 线片（图 3-164）见骨折愈合良好，无骨折复位丢失；术后 2 年复查，患儿行走正常，双侧臀纹对侧，X 线片及 CT 见图 3-165。

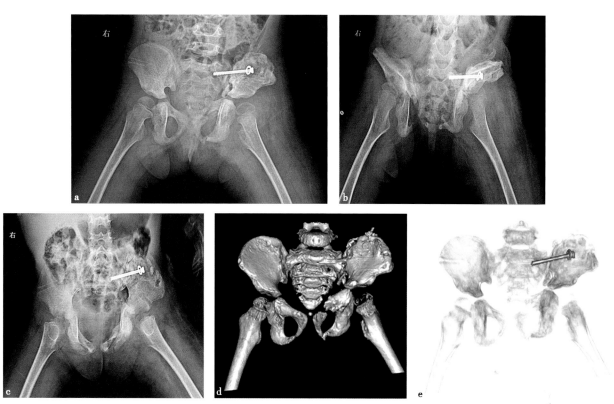

图 3-162　术后 1 个月复查并拆除外固定架后影像学检查
a～c. 术后 X 线片；d、e. 术后 CT 三维重建。

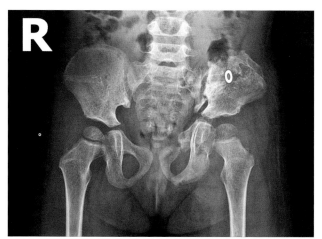

图 3-163　术后 3 个月拆除内固定后 X 线片

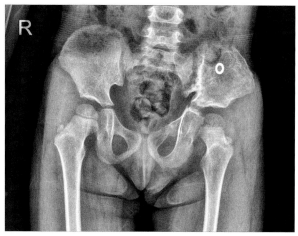

图 3-164　术后 6 个月复查 X 线片

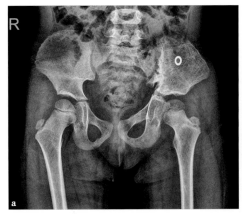
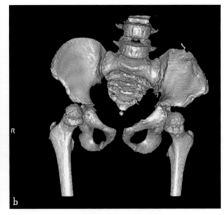
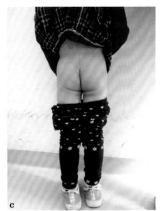

图 3-165　术后 2 年复查，行走正常
a. 术后 X 线片；b. 术后 CT 三维重建；c. 术后站立位外观。

二、老年人骨盆骨折处理要点

（一）概述

一般认为，年龄越大的患者残存的生理功能和代偿能力越差，老年人多合并一种及以上内科慢性疾病如高血压、糖尿病、冠心病、脑血管病等；由于其生理特性，老年患者往往存在不同程度的骨质疏松。基于上述因素，较低能量的外伤也可以导致老年人骨盆骨折；交通意外等高暴力能量损伤则常合并多发伤。老年人器官功能衰退，对于创伤及低血容量耐受能力差，故高龄患者与遭受同样损伤的年轻患者相比死亡率更高，而且容易产生各种并发症，住院治疗骨折恢复时间较年轻人更长，远期功能恢复往往较差。

（二）诊断

1. 临床表现　诊断的建立必须基于对患者病史的详细采集和全面的体格检查。在临床工作中明确的外伤病史导致髋部疼痛功能障碍往往不会被漏诊；但部分老年患者由于意外跌倒或轻微外伤就导致无法站立或功能障碍，此时需高度怀疑骨盆骨折。体格检查时应注意患者骨盆区是否有肿胀、瘀斑等，骨折局部常可查及压痛，与髋部骨折不同，患者很少出现明显的患肢畸形。

2. 影像学检查　在进行影像学检查之前应对骨盆骨折患者进行急诊评估，病情不稳定的，应首先处理合并症；待病情稳定后，应对有任何创伤征象的部位进行影像学检查。疑似骨盆骨折的患者应常规行骨盆 X 线片检查，常需拍摄骨盆正位、入口位和出口位影像，必要时查骨盆斜位影像以明确髋臼骨折。骨盆 CT 平扫及三维重建较 X 线片具有更高的阳性率，并能检出是否合并邻近内脏、软组织等其他部位的损伤，对复杂性损伤尤为适用；另外，清晰的重建图像能够提供骨折在多个平面上的旋转图像，可以加强对骨折的认识，有助于医师对于手术或非手术治疗的选择，并帮助选择手术入路。

多数轻微外伤导致的骨盆或髋臼骨折一般移位较小，拍摄 X 线片常难以检出，有些无移位的骨折通过 CT 检查甚至都不能被发现，此时，最为敏感的检查方法是行 MRI 检查，骨折在 MRI 上有特殊的信号改变，MRI 亦能有效地区分骨折、恶性肿瘤等，对于髋关节渗出、肿胀亦能清晰显示。

3. 分型　老年患者骨盆骨折分型与成年人无异，常采用 Tile 或 AO 分型。

（三）治疗

骨盆骨折按照 Tile 分型法主要分为 A、B、C 三型。A 型为稳定型骨盆骨折，一般采用保守治疗即可，B、C 型为不稳定型骨盆骨折，理想的治疗方法为切开复位内固定手术治疗。

1. 非手术治疗　骨盆骨折非手术治疗指征与成人指征无异，低能量致伤患者，骨折移位常较小，另外由于部分老年人身体基础条件差等原因不能耐受手术的创伤，故非手术治疗是老年人骨盆骨折一项重要治疗方法之一。新鲜无明显移位的骨盆骨折，一般均可采用非手术治疗，制动 6～12 周，症状一般会缓解。常用非手术治疗方法包括：卧床制动、骨盆束带、石膏外固定、骨牵引、骨盆夹板等。

非手术治疗有一个共同点，就是卧床制动时间长，下肢活动、开始负重时间晚，所以在治疗期间应注意相关护理问题。主要包括：在卧床期间，严防压疮产生，应放置气垫床，定期翻身并按摩受压部位；长期骨牵引时应注意观察牵引针有无松动，注意牵引孔卫生，预防针孔处感染；有条件的应用足底静脉泵，必要时口服抗凝药物以减少下肢静脉血栓的形成；注意预防长期卧床并发的坠积性肺炎、泌尿系统感染等。

2. 手术治疗　对于移位明显或骨盆环不稳定的骨折类型（Tile 分型中 B、C 型），保守治疗常出现腰背疼痛、骨折畸形愈合、骨不愈合、双下肢不等长、脊柱代偿性侧弯、永久性神经损伤，以及其他严重影响生活和工作的后遗症，故近年来手术治疗移位明显、骨盆环不稳定骨折已成为主流。

由于老年患者多数存在不同程度的骨质疏松且多伴有一种或多种内科疾病，在这种情况下，如何做好围手术期工作以确保手术顺利完成、预防术后并发症在骨盆骨折治疗过程中至关重要。临床治疗老年创伤性骨折时应采取以下策略：①加强术前评估：老年患者入院后应及时予以全面系统的检查，掌握器官功能，明确合并症，评估治疗风险，并加强基础支持和疾病控制，以提高耐受，为提高治疗的安全性奠定基础。②科学治疗：老年骨折手术治疗风险与年龄、体质、基础疾病等存在密切相关性，临床确定治疗方案时应综合考虑多种因素，具备手术适应证者，手术治疗一般坚持宜小不宜大、宜简不宜繁的原则，以降低手术风险。对于骨质疏松患者，重视围手术期抗骨质疏松治疗，大量的动物实验和临床研究显示，现有的多数抗骨质疏松药物对骨折修复和骨折愈合无不良影响。抗骨吸收抑制剂可能会使骨折修复过程中的骨痂变大，此种大骨痂也可能提供了更高的生物力学刚度和强度。

经皮内固定术：近年来随着 CT 多平面扫描及三维重建等影像学技术的发展，骨盆骨折微创内固定技术发展迅速，日趋成熟。在移动 C 臂的引导下，现今多种经皮固定技术可用于骨盆骨折的手术治疗，包括：外固定支架、经皮骶髂关节螺钉（图 3-166～图 3-168）和经皮耻骨支螺钉，以及近年开展的经皮骨盆

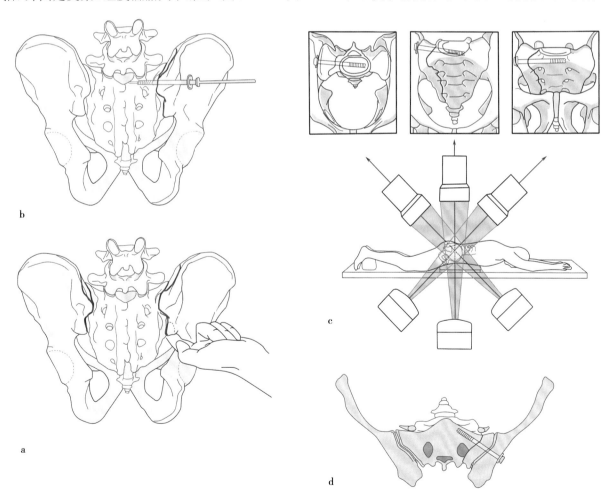

图 3-166　经皮骶髂关节螺钉置入示意

a. 体外定位髂后下棘；b. 定位完成后置入导针及螺钉；c. 术中需分别在骨盆出入口位、骨盆正位进行透视确定螺钉位置；d. 螺钉通道示意。

内固定支架等固定技术。外固定支架是严重骨盆骨折早期急救与复苏的重要手段。老年患者由于脏器功能减退,内科合并症比较多,行传统开放手术的风险比较高,经皮内固定术对患者的内环境干扰小,可以较传统开放手术更早期实施,有利于骨折的解剖复位与即刻稳定,手术后患者的身体功能恢复很快,可以早期进行功能锻炼,有助于预防各种并发症,减少住院时间和病死率,手术操作简便、创伤小、失血少,患者术后康复快,临床效果满意。

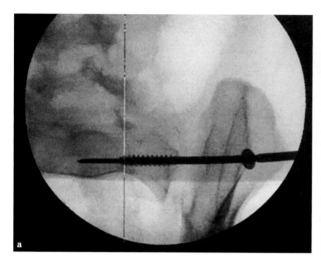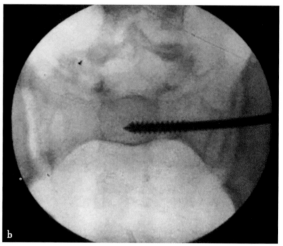

图 3-167　经皮骶髂关节螺钉置入术中透视
a. 沿导针置入螺钉;b. 螺钉加压后固定效果。

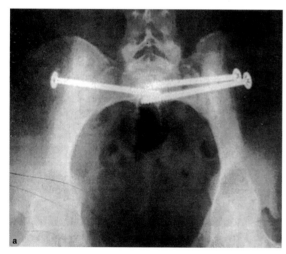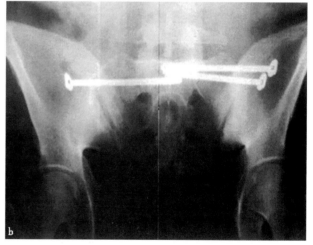

图 3-168　经皮骶髂关节螺钉置入术后 X 线片
a. 术后入口位 X 线片提示螺钉位置理想;b. 术后出口位 X 线片提示螺钉位置理想。

切开复位内固定手术治疗指征和手术入路与成人无异。常用的手术入路有:①髂腹股沟入路;②改良 Stoppa 入路;③ Korcher-Langenbeck 入路(后简称 K-L 入路);④联合入路等。

大多数老年骨盆骨折患者往往存在骨量丢失和不同程度的骨质疏松,此时以往的固定方法仍然适用,但如果要达到比较完美的固定,常需采用一些改良或加强技术,例如:①选用直径更粗、长度更长的螺钉;②选用更大、更长的接骨板;③应用带钩接骨板以增加稳定性;④选择性钢缆或钢丝固定;⑤螺钉联合骨水泥应用(图 3-169、图 3-170)。

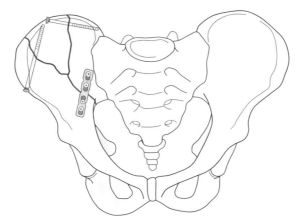

图 3-169 髂骨骨折内固定示意

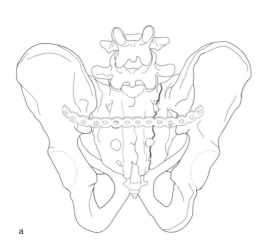

a

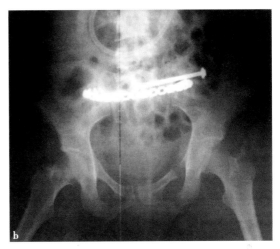

b

图 3-170 后入路 M 形接骨板联合骶髂关节螺钉固定

a. 后入路 M 形接骨板固定示意；b. 应用 M 形接骨板联合骶髂螺钉固定患者术后复查情况。

（四）典型病例

【主诉】 患者女性，67 岁。主因"外伤致右髋部疼痛、活动受限 3 天"入院。

【入院情况】 患者 3 天前在行走时不慎摔倒，右侧肢体着地，致右髋部疼痛，右髋关节活动受限。患者家属当即将患者送至当地医院救治，骨盆正位 X 线片及骨盆 CT 提示：右侧耻骨上下支骨折，右髂骨翼骨折，予消炎、补液治疗。患者为求进一步诊治，转入我科。

【术前检查】 骨盆 X 线片、CT 及三维重建提示：右侧耻骨上下肢骨折，骶骨右侧及右侧髋臼、髂骨骨折（图 3-171）。

【术前诊断】 骨盆骨折。

【手术方案】 牵引患侧下肢（右下肢）使髂骨复位，透视提示右髂骨骨折复位好，沿右髂前下棘做一长约 4cm 切口。切开皮肤后显露髂前下棘。沿着髂嵴用开口器开 2 个口，间距 1cm。用 2.0 克氏针分别从开口处穿入直达髂骨骨折两端，透视提示骨折复位位置好，定位克氏针完全在髂骨内，连接骨折两端。以克氏针为导针分别拧入 2 枚 75mm×110mm 空心钉固定髂骨。在下方 1.0cm 处再次用开口器开口，穿入 2.0 克氏针作为导针，透视提示克氏针完全在髂骨内，顺着导针拧入 1 枚椎弓根钉。沿左髂前下棘做一长约 4cm 切口，与右侧椎弓根钉位置等高，定位，并拧入同样大小的椎弓根钉，透视位置好，测量两侧螺钉长度，经过皮下用横杆连接两侧椎弓根螺钉，拧紧尾帽，再次透视提示骨盆结构良好，内固定物位置好，冲洗伤口并缝合。

【术后情况】 骨盆 X 线片显示骨盆对位、对线可，内固定在位（图 3-172）。

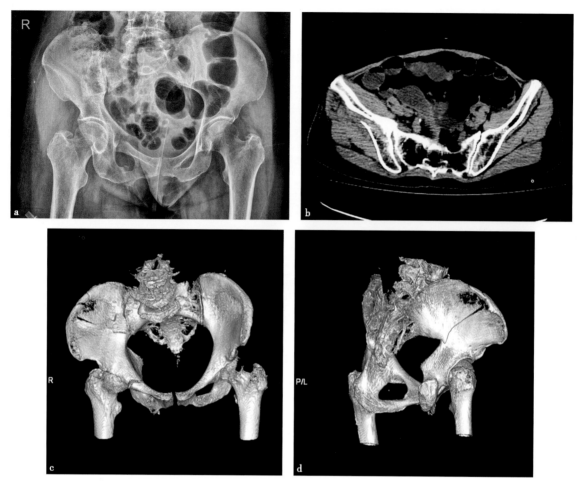

图 3-171 术前影像学资料

a. 术前骨盆正位 X 线片；b～d. 术前骨盆 CT 平扫及三维重建。

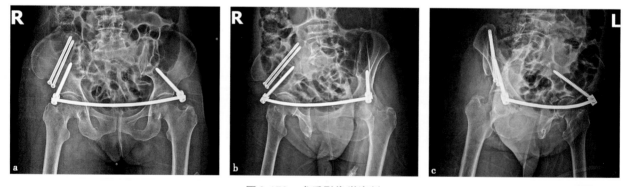

图 3-172 术后影像学资料

a. 术后骨盆正位 X 线片；b、c. 术后 Judet 斜位 X 线片。

（贾 健 刘兆杰）

参 考 文 献

[1] 李宏翔. 不稳定骨盆骨折的内固定治疗 [J]. 临床合理用药杂志, 2013,（1）: 125-126.

[2] 陈伟, 王满宜, 张奇, 等. 三种内固定物固定骨盆后环损伤稳定性的生物力学比较 [J]. 中华骨科杂志, 2011, 31（11）: 1232-1238.

[3] 孙家元, 陈伟, 刘磊, 等. 两种内固定方法治疗骨比较 [J]. 中华创伤杂志, 2013, 29（3）: 249-253.

[4] 胡健，禹宝庆. 骨盆骨折的手术入路及其选择 [J]. 中华创伤杂志，2014，30（1）：30-32.

[5] 孙玉强，唐明杰，宋文奇，等. 有限切开复位内固定治疗 Tile C 型骨盆骨折 [J]. 中华创伤骨科杂志，2012，14（5）：395-398.

[6] YU X，TANG M，ZHOU Z，et al. Minimally invasive treatment for pubic ramus fractures combined with a sacroiliac joint complex injury[J]. Int Orthop，2013，37（8）：1547-1554.

[7] 张殿英，郁凯，董胜利，等. 微创经皮桥接钢板技术治疗骨盆前环骨折的疗效分析 [J]. 中华创伤杂志，2013，29（1）：33-37.

[8] 尹成国，刘军，徐鹏，等. 经皮空心拉力螺钉技术治疗耻骨联合分离的定量解剖研究 [J]. 中华创伤杂志，2014，30（6）：589-593.

[9] YU K，HONG J，SUN Y，et al. Anatomical measurement and finite element study on screw channel parameter in percutaneous fixation of canulated screw for symphyseolysis[J]. Cell Biochem Biophys，2015，71（2）：1243-1248.

[10] Faur C，Crainic N，Sticlaru C，et al. Rapid prototyping technique in the preoperative planning for total hip arthroplasty with custom femoral components[J]. Wiener klinische Wochenschrift，2013，125（5-6）：144-149.

[11] Vikmanis A，Jakusonoka R，Jumtins A，et al. Mid-term outcome of patients with pelvic and acetabular fractures following internal fixation through a modified Stoppa approach[J]. Acta Orthopaedica Belgica，2013，79（6）：660-666.

[12] KACRA B K，ARAZI M，CICEKCIBASI A E，et al. Modified medial Stoppa approach for acetabular fractures：an anatomic study[J]. J Trauma，2011，71（5）：1340-1344.

[13] KIM H Y，YANG D S，PARK C K，et al. Modified Stoppa approach for surgical treatment of acetabular fracture[J]. Clin Orthop Surg，2015，7（1）：29-38.

[14] 熊然，张潇，李涛，等. 经腹直肌外侧切口入路治疗髋臼骨折合并同侧骨盆骨折 [J]. 中华创伤骨科杂志，2014，16（5）：385-390.

[15] SHIMIZU T，MATSUDA S，SAKURAGI A，et al. Simultaneous occurrence of a severe Morel-Lavallee lesion and gluteal muscle necrosis as a sequela of transcatheter angiographic embolization following pelvic fracture：a case report[J]. J Med Case Rep，2015（9）：69.

[16] 谷诚，杨晓东，夏广，等. 经腹直肌外侧切口治疗骨盆、骶骨骨折合并腰骶丛损伤的临床疗效 [J]. 中华骨科杂志，2016，36（9）：521-527.

[17] 杨晓东，刘涵，周忠信，等. 髂内动脉栓塞及预置腹主动脉球囊在复杂骨盆骨折手术中的应用 [J]. 中华骨科杂志，2017，37（1）：11-16.

[18] 李辉，易成腊，白祥军，等. 微创腰椎骨盆三角固定技术在不稳定型骶骨骨折治疗中的应用 [J]. 创伤外科杂志，2015，17（6）：518-521.

[19] YI C，HAK D J. Traumatic spinopelvic dissociation or U-shaped sacral fracture：a review of the literature[J]. Injury，2012，43（4）：402-408.

[20] KEEL M J，TOMAGRA S，BONEL H M，et al. Clinical results of acetabular fracture management with the Pararectus approach[J]. Injury，2014，45（12）：1900-1907.

[21] FAROUK O，KAMAL A，BADRAN M，et al. Minimal invasive para-rectus approach for limited open reduction and percutaneous fixation of displaced acetabular fractures[J]. Injury，2014，45（6）：995-999.

第四章　髋臼骨折

一、概述

由坠落伤或交通伤导致的骨盆髋臼骨折约占全身骨折的 3.37%。明确髋臼的骨折类型,有助于骨科医师正确认识髋臼骨折的发生机制,同时对手术入路、复位方法和固定方式的选择有一定的指导意义。目前,髋臼骨折分型包括 Letournel-Judet 分型、AO 分型和 Marvin Tile 分型等,其中 Letournel-Judet 分型最为常用。然而,在临床工作中不少同仁发现该分型存在一定的局限性,完全掌握对于初学者而言是一项巨大的挑战。为此,本节将就上述分型的特点进行详细阐述,并提出以髋臼三柱构成为基础的髋臼骨折改良分型。

二、Letournel-Judet 分型

早在 1964 年,Letournel 和 Judet 就在 *JBJS* 上发表了基于双柱理论的髋臼分型理论,将髋臼骨折分为五种简单骨折(前壁骨折、前柱骨折、后壁骨折、后柱骨折、横行骨折)和五种复杂骨折(后柱 + 后壁骨折、横行 + 后壁骨折、前柱 + 后半横行骨折、T 形骨折、双柱骨折)(图 4-1)。该分型有助于骨科医师系统地认识和理解髋臼骨折,且对不同骨折类型患者的手术入路选择进行描述,至今在临床上仍广泛使用。

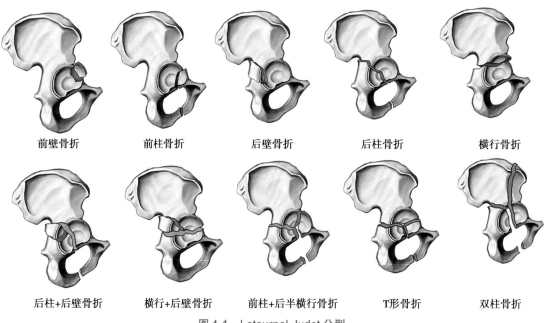

前壁骨折　　前柱骨折　　后壁骨折　　后柱骨折　　横行骨折

后柱+后壁骨折　　横行+后壁骨折　　前柱+后半横行骨折　　T形骨折　　双柱骨折

图 4-1　Letournel-Judet 分型

（一）简单骨折

横行或者骨折线仅累及一个柱、一个壁的孤立骨折。包括后壁、前壁、后柱、前柱及横行骨折。

1. 后壁骨折　该骨折受伤机制多为股骨头撞击髋臼后壁导致股骨头、后壁向后上移位，在闭孔斜位结合 CT 扫描观察最佳。该骨折常涉及关节面，甚至伴有关节面塌陷，属于不稳定型骨折，需进行切开复位固定（图 4-2）。

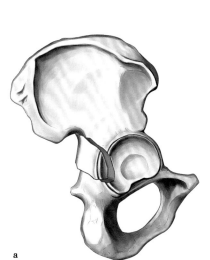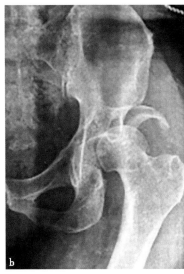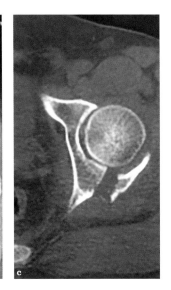

图 4-2　后壁骨折
a. 骨折示意；b. 骨折 X 线片；c. 骨折 CT 扫描。

2. 后柱骨折　髂坐线断裂，骨折线起于坐骨大切迹，穿行后壁关节面，止于闭孔，可伴随股骨头脱位。于髂骨斜位上观察最佳，手术复位固定是良好预后的前提（图 4-3）。

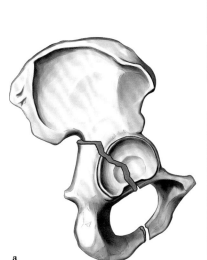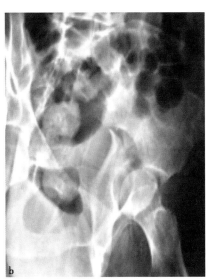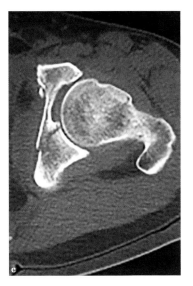

图 4-3　后柱骨折
a. 骨折示意；b. 骨折 X 线片；c. 骨折 CT 扫描。

3. 前壁骨折　骨折线很少累及顶部。股骨头常脱位于前壁及方形区之间。前柱保持完整，坐骨、耻骨无骨折。CT 可清晰显示髋臼前柱中部的骨折移位（图 4-4）。

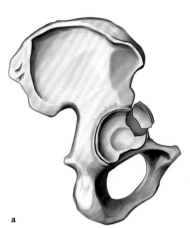
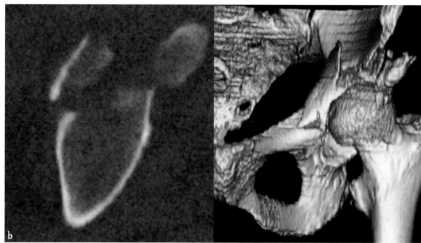

图 4-4 前壁骨折
a. 骨折示意；b. 骨折 CT 扫描。

4. 前柱骨折 髂耻线的连续性中断，股骨头可向前内侧脱位，骨折线涉及位置越高，所累及的关节负重面越大。闭孔斜位能清晰显示骨折断端移位情况，正位显示髂坐线完整，髂骨斜位显示后柱完整。CT 可明确骨折累及髋臼的程度（图 4-5）。

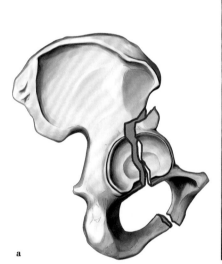
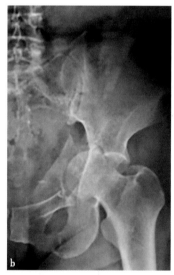
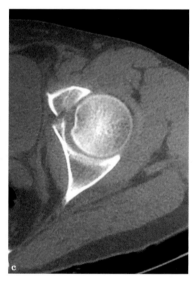

图 4-5 前柱骨折
a. 骨折示意；b. 骨折 X 线片；c. 骨折 CT 扫描。

5. 横行骨折 臼顶下方骨折线经过前柱和后柱，但与双柱骨折不同，顶部及负重区与髂骨关系正常。依据骨折线的水平又分为：骨折线经负重区的高位骨折；顶部完整，骨折线位于髋臼窝之上的经关节骨折；骨折线位于负重区下方的低位骨折。骨折线越高，臼顶移位越明显，预后亦越差。正位 X 线片显示骨盆所有的解剖径线中断，骨折移位，但闭孔环完整。髂骨斜位可显示方形区部位的骨折情况。CT 显示髋臼层面以外区域无骨折征象（图 4-6）。

（二）复杂骨折

复杂骨折是指两种或者两种以上的简单骨折并存，包括后柱＋后壁骨折、横行＋后壁骨折、前柱＋后半横行骨折、T 形骨折、双柱骨折。

1. 后柱＋后壁骨折 后柱骨折移位不明显而后壁骨折块移位明显，常合并股骨头脱位，坐骨神经损伤。正位片示髂耻线和髋臼前部完整，髂坐线和后唇线于坐骨大切迹处断裂，闭孔斜位显示后壁骨折块，髂骨斜位及 CT 可见后柱骨折和移位情况（图 4-7）。

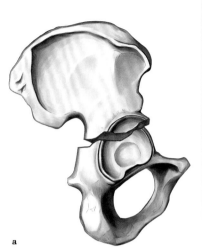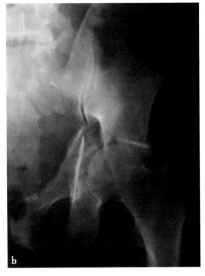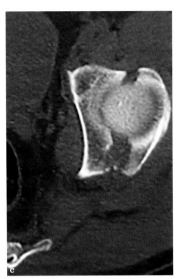

图 4-6　横行骨折
a. 骨折示意；b. 骨折 X 线片；c. 骨折 CT 扫描。

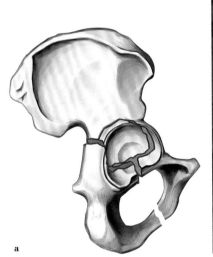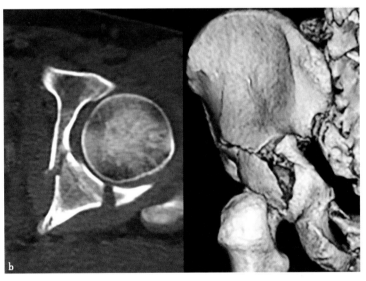

图 4-7　后柱 + 后壁骨折
a. 骨折示意；b. 骨折 CT 扫描。

2. 横行 + 后壁骨折　此类骨折 2/3 有股骨头后脱位，1/3 有股骨头中心脱位。闭孔斜位可清晰显示后壁缺如和骨块后移，并可见横行骨折线。正位 X 线片显示骨盆的解剖径线全部中断。髂骨斜位显示髂骨翼完整和方形区骨折征。CT 可明确髋臼边缘的压缩骨折（图 4-8）。

3. 前方 + 后半横行骨折　此型少见，骨折线由髂前下棘向下穿过髋臼窝止于耻骨上支连接处，后柱的下半部分为横行骨折，常无移位。与双柱骨折不同的是此型总有部分髋臼关节面与髂骨翼相连，是术中复位的关键。正位 X 线片可见后柱骨折无移位，髂耻线不连续。髂骨斜位见骨折通过方形区，闭孔斜位可观察前壁或前柱的骨折块大小。CT 有助于区分 T 形骨折或双柱骨折（图 4-9）。

4. T 形骨折　横行骨折的基础上出现通过髋臼窝的垂直骨折线，将耻骨、坐骨分成两部分，易与前方 + 后半横行骨折混淆。除横行骨折表现外，闭孔斜位可见垂直骨折线通过闭孔环，闭孔环不完整。CT 可见横行骨折线均为矢状面方向，且纵行骨折线分离至坐骨耻骨部位。该型骨折存在耻骨、坐骨游离骨块，很难通过单一入路完成其复位及固定（图 4-10）。

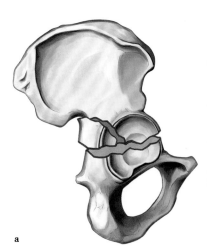
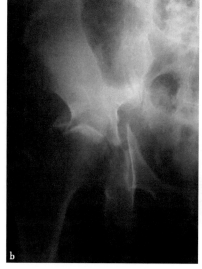
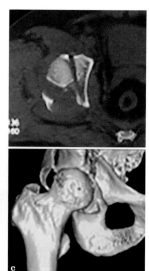

图 4-8　横行 + 后壁骨折
a. 骨折示意；b. 骨折 X 线片；c. 骨折 CT 扫描。

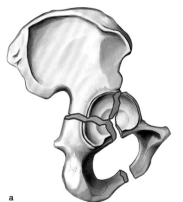
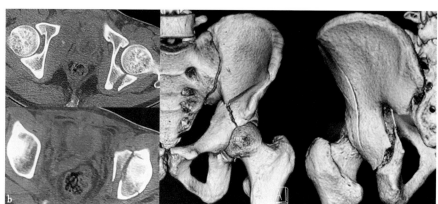

图 4-9　前方 + 后半横行骨折
a. 骨折示意；b. 骨折 CT 扫描。

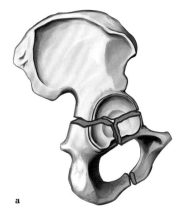
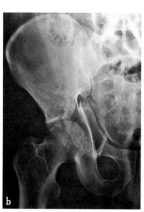
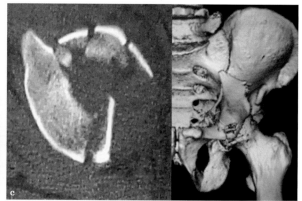

图 4-10　T 形骨折
a. 骨折示意；b. 骨折 X 线片；c. 骨折 CT 扫描。

5. 双柱骨折　双柱在髂骨的轴线上分离移位，髋臼关节面与中轴骨失去连续性，即所谓的漂浮髋，是最为复杂的骨折类型。其 X 线片多存在四个特征：股骨头中心性脱位、高位髂骨骨折线、闭孔环断裂及"马刺征"。"马刺征"是由于远端骨折远侧端及髋关节向内移位，骨折近侧端突出形成骨刺状。半骨盆被分为 3 个主要的骨折块：与中轴骨相连的后方固定髂骨块、向内上方移位的髂耻块及向内移位的坐骨块。髋臼 CT 三维重建检查可以在诊断双柱骨折中发挥重要作用。该型骨折多为股骨头撞击髋臼前方导致，单纯的前方手术入路即可实现对主要骨块的复位及固定（图 4-11）。

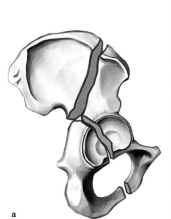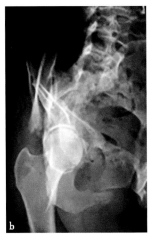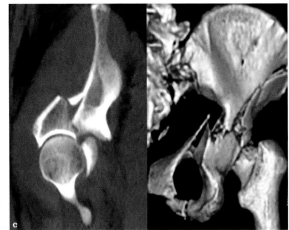

图 4-11　双柱骨折

a. 骨折示意；b. 骨折 X 线片；c. 骨折 CT 扫描。

（三）"钟表"理论

"钟表"理论缩短了骨科医师 Letournel-Judet 分型的学习曲线。

Letournel 和 Judet 分型方法较为全面、详细，目前已被骨科医师普遍接受。但由于髋臼解剖结构不规则，髂骨翼至闭孔环并不位于同一平面，两者之间存在一个旋转的过程，单一角度的 X 线片不能完整直观地显示髋臼骨折的全貌，需要拍摄骨盆正位、髂骨斜位和闭孔斜位影像来进行分析，这对于不少医师来说充分理解髋臼骨折分型十分困难。为了更好地理解髋臼骨折分型，侯志勇教授团队对大量髋臼骨折患者影像学资料进行对比，提出了一种基于髋臼骨折 Letournel-Judet 分型的"钟表"理论，希望能够帮助骨科医师理解 Letournel-Judet 分型。

"钟表"理论简单地说就是将髋臼比作表盘，髋臼骨折的骨折线就如同表盘上的时针、分针和秒针，三者指示的方向不同，代表了不同的骨折线走向，进而表示不同的骨折类型（图 4-12）。这种方法的理论依据是：髋臼由髂骨、坐骨和耻骨三部分构成，这三者骨质较厚，如同三个强有力的支柱，支撑着髋臼，但对于髂骨、坐骨支、耻骨支之间的交界区来说，其骨质相对较薄，为骨质薄弱区，当髋臼受到外力冲击时，外

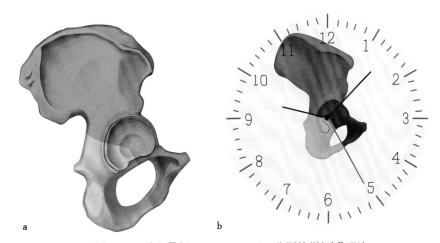

图 4-12　髋臼骨折 Letournel-Judet 分型的"钟表"理论

a. 髋臼示意；b. 髋臼在钟表上示意。红色、绿色、紫色分别代表髋臼中髂骨、坐骨、耻骨，三者中每两者间为骨质薄弱区，易发生骨折。

力最先达到或超过骨质薄弱区所能承受的临界值,致使这些区域最先发生骨折,故骨折多发生在髂骨、坐骨支、耻骨支之间的交界区,如果外力持续增大,便可造成髋臼上方的髂骨翼骨折。

根据此方法,可以将 Letournel-Judet 分型中的简单骨折理解为三针中两针重合的情况,故只有两条主要骨折线;而复杂骨折为三针互不重合,分别代表三条不同的主要骨折线,同时,复杂骨折中的双柱骨折更为特殊,其多数的表盘中心(三条骨折线交点,即骨折中心)并不位于髋臼窝内,而是上移至臼顶区域的髂骨上,致使髋臼关节面完全与髂骨断开,这是与其他类型骨折的不同之处。

1. 简单型髋臼骨折 指髋臼的一柱或壁的部分或全部骨折,由于横行骨折只有一条骨折线,故也列入简单骨折类,此类包括后壁、后柱、前壁、前柱和横行骨折。

(1)后壁骨折:此骨折可以理解为表盘中心(即骨折中心)位于髋臼内,"时针"组成高位骨折线;"分针"和"秒针"重合,组成低位骨折线。这两条骨折线都位于髂骨和坐骨之间,由于髂骨和坐骨之间薄弱区面积较大,致使后壁骨折较其他类型骨折更容易发生,这也是临床上后壁骨折最常见的原因。此未影响髋臼的力学传导,对负重功能影响不大,主要是影响到髋关节的稳定性(图4-13)。

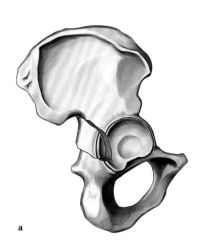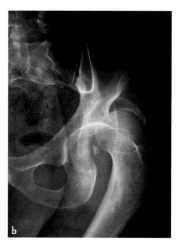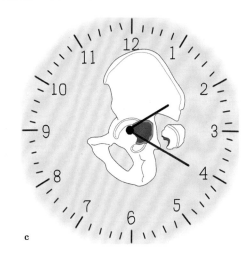

图 4-13 后壁骨折
a. 骨折示意;b. 骨折 X 线片;c. 骨折线在钟表上的位置。

(2)后柱骨折:和后壁骨折一样,表盘中心(即骨折中心)同样位于髋臼内,"时针"位于髂骨和坐骨之间的薄弱区,组成高位骨折线延伸至坐骨大切迹方向,"分针"和"秒针"重合构成低位骨折线,共同旋转,穿过闭孔环,延伸至坐骨和耻骨之间的薄弱区。两条骨折线位于坐骨与髂骨及耻骨之间,同时或其中一条旋转角度不同就构成了不同类型的后柱骨折(图4-14)。

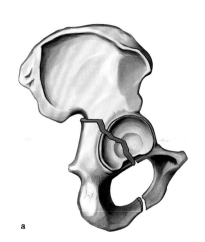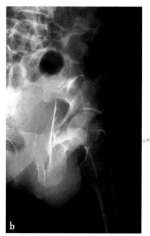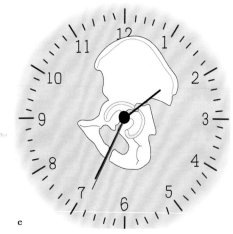

图 4-14 后柱骨折
a. 骨折示意;b. 骨折 X 线片;c. 骨折线在钟表上的位置。

（3）前壁骨折：此型骨折表盘中心（即骨折中心）位于髋臼内，"时针"组成高位骨折线，"分针"和"秒针"重合构成低位骨折线，两条骨折线均位于髂骨和耻骨支之间的薄弱区，由于髂骨和耻骨支之间角度较小，同时由于髋臼前倾角的存在，使前壁发生骨折的概率较小，并且骨折多不影响生物力学传导（图4-15）。

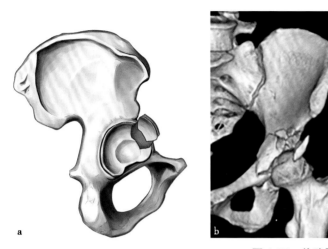
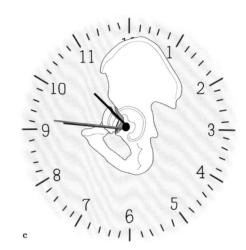

图 4-15　前壁骨折
a. 骨折示意；b. 骨折 CT 扫描；c. 骨折线在钟表上的位置。

（4）前柱骨折：此型骨折表盘中心（即骨折中心）位于髋臼内，"时针"组成高位骨折线，"分针"和"秒针"重合构成低位骨折线，"时针"转动指向髂骨和耻骨之间薄弱区，"分针"和"秒针"重合所形成的另一条骨折线向耻骨支方向旋转穿过闭孔，至耻骨和坐骨之间的薄弱区。两条骨折线同时或一条旋转形成不同类型的前柱骨折（图4-16）。

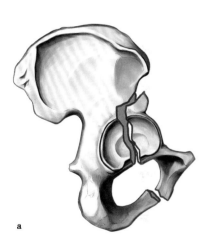
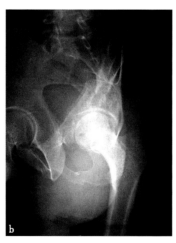
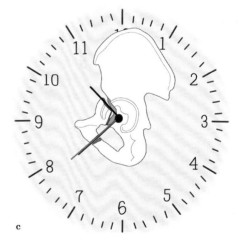

图 4-16　前柱骨折
a. 骨折示意；b. 骨折 X 线片；c. 骨折线在钟表上的位置。

（5）横行骨折（图4-17）：此型骨折位于髂骨和坐骨之间的薄弱区，"分针"和"秒针"重合，与位于髂骨和耻骨之间薄弱区的"时针"组成一条近似180°的横向骨折线，将髋臼分离为上方髂骨和下方坐、耻骨。

2. 复杂型髋臼骨折　指含有两种以上基本骨折形式的骨折，包括 T 形骨折、后柱＋后壁骨折、横行＋后壁骨折、前柱＋后半横行骨折和双柱骨折。

（1）T 形骨折：此型骨折可以理解为横行骨折的演变，横行骨折中"分针"和"秒针"原本重合于髂骨和坐骨之间的薄弱区，当"秒针"旋转至耻骨和坐骨之间薄弱区时，形成一条纵行向下的骨折线，穿过闭孔环，将闭孔环分成前后两部分，三条骨折线分别位于髂骨、坐骨和耻骨交界处的薄弱区，此时三个支撑彼此之间互不相连（图4-18）。

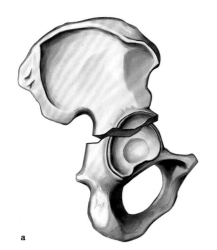
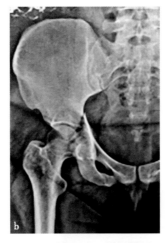
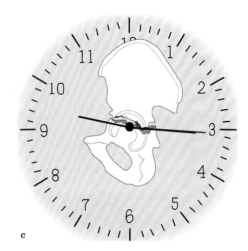

图 4-17 横行骨折

a. 骨折示意；b. 骨折 X 线片；c. 骨折线在钟表上的位置。

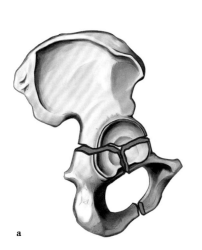
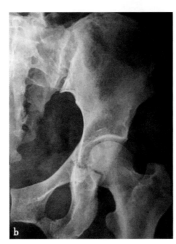
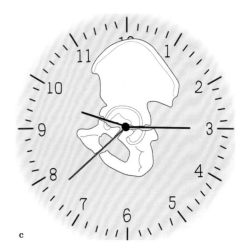

图 4-18 T形骨折

a. 骨折示意；b. 骨折 X 线片；c. 骨折线在钟表上的位置。

（2）后壁+后柱骨折：此型骨折可理解为后壁骨折中，已与"分针"重合的"秒针"继续旋转，直至转到耻骨和坐骨之间的薄弱区，而此时"分针"和"时针"仍位于髂骨和坐骨之间的薄弱区，三者共同组成了后壁+后柱骨折（图 4-19）。

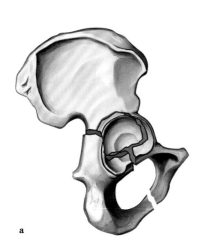
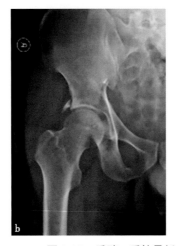
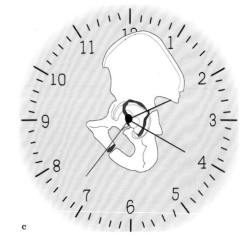

图 4-19 后壁+后柱骨折

a. 骨折示意；b. 骨折 X 线片；c. 骨折线在钟表上的位置。

（3）横行＋后壁骨折：和后壁＋后柱骨折相似，"秒针"继续旋转，直至转到耻骨和髂骨之间的薄弱区，与"分针"形成近似 180° 的横向骨折线，而此时"分针"和"时针"仍位于髂骨和坐骨之间的薄弱区，并组成后壁骨折线（图 4-20）。

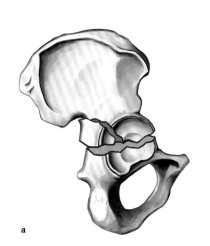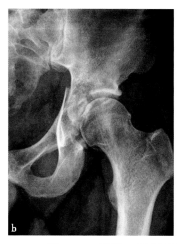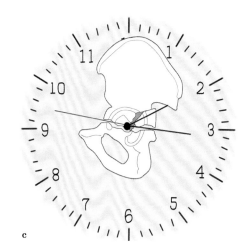

图 4-20　横行＋后壁骨折
a. 骨折示意；b. 骨折 X 线片；c. 骨折线在钟表上的位置。

（4）前柱＋后半横行骨折：此型骨折可以理解为前柱骨折中与"分针"重合的"秒针"继续旋转，至坐骨和髂骨之间的薄弱区，形成一条近似水平的骨折线，将后柱分成两部分，仅髋臼后上部分关节面与髂骨相连，此型骨折与 T 形骨折类似，三条骨折线也都是分别位于三个不同的薄弱区，将三个支撑分离，只是骨折线的方向、角度不同（图 4-21）。

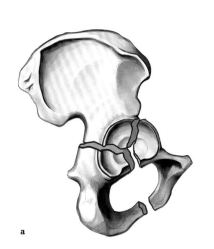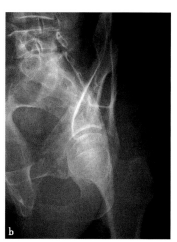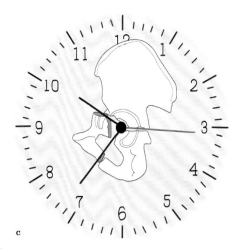

图 4-21　前柱＋后半横行骨折
a. 骨折示意；b. 骨折 X 线片；c. 骨折线在钟表上的位置。

（5）双柱骨折：此型骨折可以理解为当前柱＋后半横行骨折中"表盘中心"脱离髋臼窝至上方的髂骨时，"三针"也同时移向上方，这使原来得以保留的髂骨后上部分关节面被同时上移的"秒针"分割下来，致使髋臼关节面完全与上方髂骨分离，而之前位于髂骨和耻骨之间薄弱区的"时针"也上移至髂骨翼，造成髂骨骨折，最终形成双柱骨折（图 4-22）。

"钟表"理论有助于骨科医师理解髋臼骨折的 Letournel 分型，缩短了骨科同仁对该分型的学习曲线。Letournel 分型自 1964 年提出至今已经成为临床上骨科医师诊断髋臼骨折最为广泛的分型，然而不少学者提出该分型亦存在诸多弊端。

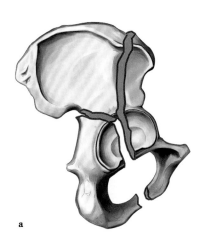
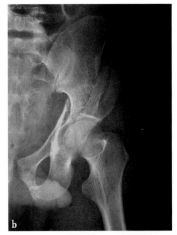
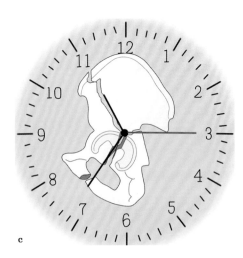

图 4-22 双柱骨折
a. 骨折示意；b. 骨折 X 线片；c. 骨折线在钟表上的位置。

（四）Letournel 分型的弊端

Letournel 分型基于髋臼的双柱构成理论，将髂耻线定义为前柱骨折，将髂坐线断裂定义为后柱骨折。然而横行骨折、横行＋后壁骨折、前柱＋后半横行骨折、T 形骨折等骨折类型的骨折线均涉及前柱及后柱却不叫"双柱骨折"，而单纯的"髋臼关节面与主骨不连的骨折"却被定义为"双柱骨折"（图 4-23），很容易给医师造成理解上的困难。

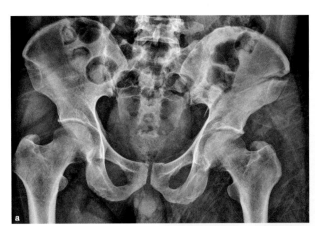
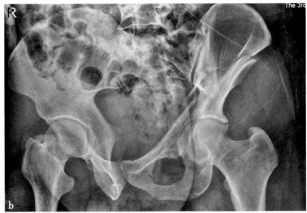
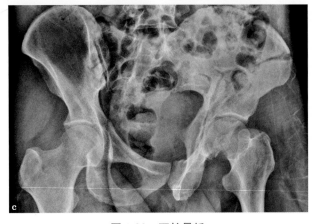

图 4-23 双柱骨折
a. 骨盆正位 X 线片；b. 闭孔斜位 X 线片；c. 髂骨斜位 X 线片。

有一种特殊髂骨连带关节面的骨折类型，其 X 线片显示髂耻线与髂坐线均完整（图 4-24），Lenarz 等根据"双柱理论"将其定义为"真骨盆环完整的高位前柱骨折"，而 Letournel 将其归纳为后上型后壁骨折，定义与分型标准矛盾，存在一定的混淆；前柱＋后半横行骨折在临床中罕见，而且髋臼内骨折线走行为 Y 形，与 T 形骨折相似，两者较难区分；此外，基于双柱理论的分型系统不能包括所有髋臼骨折的类型，如前柱＋前壁、T 形＋后壁、双柱＋后壁等。Letournel 分型存在大量特殊的骨折类型需要记忆，对临床经验较少的骨科医师而言很难完全掌握。

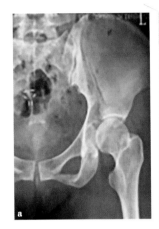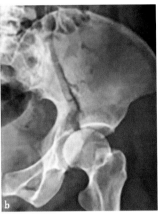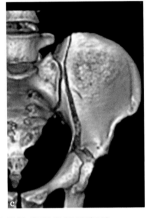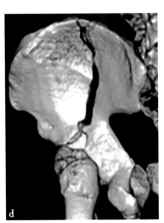

图 4-24　特殊髂骨连带关节面的骨折类型
a、b. 骨盆 X 线片；c、d. 骨盆三维重建。

三、AO/OTA 分型

（一）A 型

A 型骨折指涉及一柱的部分关节内骨折（图 4-25）。

1. A1 型　涉及一柱的部分关节内骨折，髋臼后壁骨折。

（1）A1.1 型：单纯骨折脱位，1 个后方、后上方或后下方的骨折块。

（2）A1.2 型：单纯骨折脱位，后方、后上方或后下方粉碎性骨折。

（3）A1.3 型：骨折脱位伴后方、后上方或后下方边缘压缩性骨折。

2. A2 型　涉及一柱的部分关节内骨折，髋臼后柱骨折。

（1）A2.1 型：经坐骨骨折。

（2）A2.2 型：经闭孔环骨折（如泪滴保存或延伸型涉及泪滴）。

（3）A2.3 型：伴随后方、后上方或后下方的后壁骨折。

3. A3 型　涉及一柱的部分关节内骨折，髋臼前柱骨折。

（1）A3.1 型：前壁骨折，1 个、2 个或 2 个以上骨折块。

（2）A3.2 型：高位前柱骨折（可达髂嵴），1 个、2 个或 2 个以上的骨折块。

（3）A3.3 型：低位前柱骨折（可达前缘），1 个、2 个或 2 个以上的骨折块。

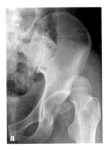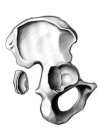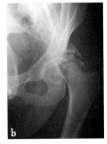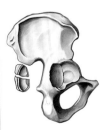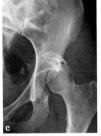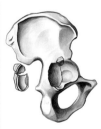

图 4-25　A 型骨折 X 线表现及示意
a. A1.1 型；b. A1.2 型；c. A1.3 型。

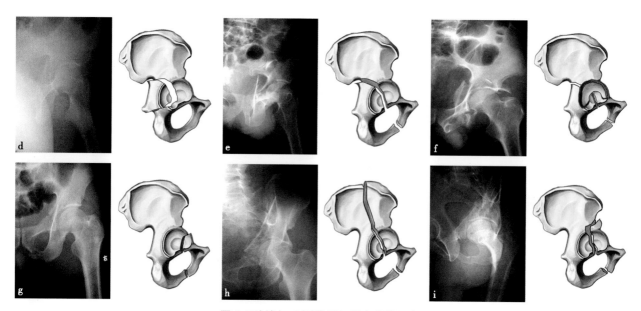

图 4-25（续） A 型骨折 X 线表现及示意

d. A2.1 型；e. A2.2 型；f. A2.3 型；g. A3.1 型；h. A3.2 型；i. A3.3 型。

（二）B 型

B 型骨折指横向的部分关节内骨折（图 4-26）。

1. B1 型 横向的部分关节内骨折，横行骨折。

（1）B1.1：髋臼顶盖下方的单纯横行或横行＋后壁骨折。

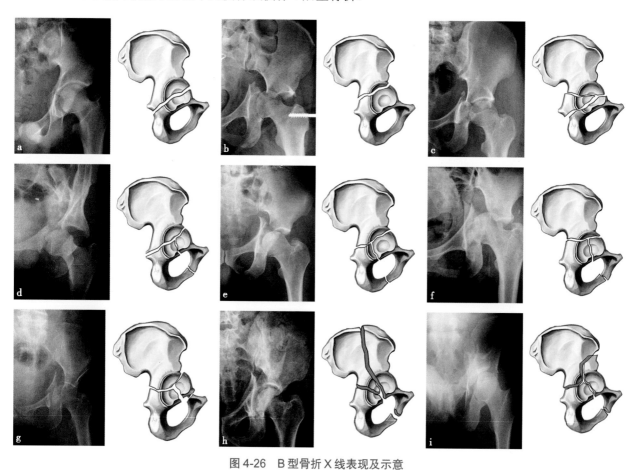

图 4-26 B 型骨折 X 线表现及示意

a. B1.1 型；b. B1.2 型；c. B1.3 型；d. B2.1 型；e. B2.2 型；f. B2.3 型；g. B3.1 型；h. B3.2 型；i. B3.3 型。

（2）B1.2：邻近髋臼顶盖的单纯横行或横行＋后壁骨折。

（3）B1.3：经髋臼顶盖的单纯横行或横行＋后壁骨折。

2. B2型 横向的部分关节内骨折，T形骨折。

（1）B2.1：髋臼顶盖下方的单纯T形骨折或伴后壁骨折，也可伴后侧、经闭孔或前侧骨折。

（2）B2.2：邻近髋臼顶盖的单纯横行骨折，或伴后壁骨折，也可伴后侧、经闭孔或前侧骨折。

（3）B2.3：经髋臼顶盖的单纯横行或伴后壁骨折，也可伴后侧、经闭孔或前侧骨折。

3. B3型 横向的部分关节内骨折，前柱/前壁骨折伴后半横行骨折。

（1）B3.1：前壁骨折。

（2）B3.2：高位前柱骨折，1个、2个或2个以上的骨折块。

（3）B3.3：低位前柱骨折，1个、2个或2个以上的骨折块。

（三）C型

C型骨折指涉及双柱的完全关节内骨折（图4-27）。

1. C1型 涉及双柱的高位完全关节内骨折。

（1）C1.1型：双柱简单骨折。

（2）C1.2型：双柱简单骨折，前柱粉碎性骨折（2个或2个以上骨折块）。

（3）C1.3型：后柱＋后壁骨折伴前柱骨折。

2. C2型 涉及双柱的低位完全关节内骨折。

（1）C2.1型：双柱简单骨折。

（2）C2.2型：后柱简单骨折，前柱粉碎性骨折。

（3）C2.3型：后柱＋后壁骨折伴前柱骨折（1个或2个以上骨折块）。

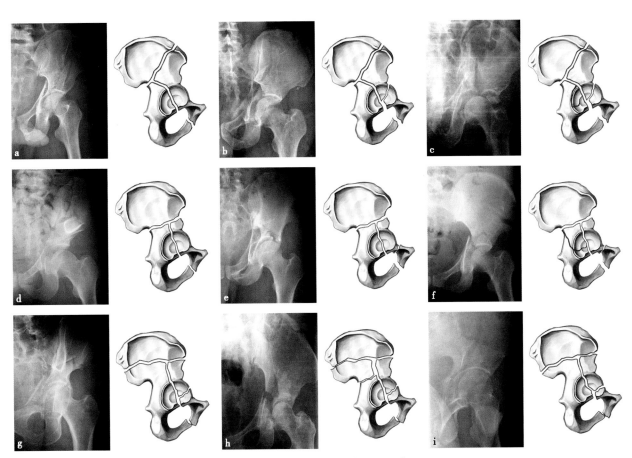

图4-27 C型骨折X线表现及示意

a. C1.1型；b. C1.2型；c. C1.3型；d. C2.1型；e. C2.2型；f. C2.3型；g. C3.1型；h. C3.2型；i. C3.3型。

3. C3型 双柱完全关节内骨折，涉及骶髂关节。

（1）C3.1型：后柱单纯骨折（高位或低位的简单或粉碎性骨折）。

（2）C3.2型：后柱粉碎性骨折、前柱高位单纯或粉碎性骨折伴骶髂关节分离或骶髂关节分离伴后壁骨折。

（3）C3.3型：后柱粉碎性骨折、前柱低位单纯或粉碎性骨折伴骶髂关节分离或骶髂关节分离伴后壁骨折。

AO分型按损伤程度分为A、B、C三型，同样基于双柱理论，但该分型未包含前壁骨折、真骨盆环完整的高位前柱骨折等骨折类型；虽然AO分型较为简单，但A、B、C各亚型之间界限不清晰，一定程度上限制了其临床应用。

四、Marvin Tile 分型

髋臼骨折分为有移位的髋臼骨折和无移位的髋臼骨折（图4-28）。

有移位的髋臼骨折分型如下：

1. Ⅰ型 后部骨折伴或不伴后脱位。

（1）ⅠA型：后柱骨折。

（2）ⅠB后型：后壁骨折伴后柱骨折或伴横行骨折。

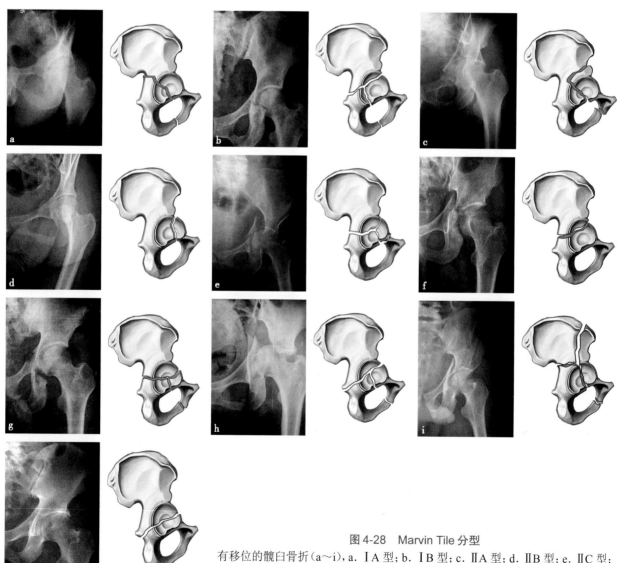

图 4-28 Marvin Tile 分型

有移位的髋臼骨折（a～i）。a. ⅠA型；b. ⅠB型；c. ⅡA型；d. ⅡB型；e. ⅡC型；
f. ⅢA型；g. ⅢB型；h. ⅢC型；i. ⅢD型；j. 无移位的髋臼骨折。

2. Ⅱ型　前部骨折伴或不伴前脱位。

（1）ⅡA 型：前柱骨折。

（2）ⅡB 型：前壁骨折。

（3）ⅡC 型：合并前部或横行骨折。

3. Ⅲ型　横行骨折伴或不伴中心性脱位。

（1）ⅢA 型：单纯横行骨折。

（2）ⅢB 型：T 形骨折。

（3）ⅢC 型：伴横行或髋臼壁骨折。

（4）ⅢD 型：双柱骨折。

五、髋臼骨折三柱分型

一个好的髋臼骨折分型，应该便于理解各骨折类型的损伤机制，能被骨科同仁广泛接受，并且应包括所有的骨折类型，进而为术者制订手术方案提供帮助。根据髋臼窝的解剖构成，我们提出了基于三柱构成理念的髋臼骨折三柱分型。在生长发育阶段，半骨盆是由髂骨、耻骨、坐骨构成，其软骨交汇处形成髋臼。随着年龄的增长，软骨的骨化中心被坚硬的骨质所替代进而形成球窝状髋臼。发育成熟后，构成半骨盆的髂骨、耻骨、坐骨的骨质较厚，构成髋臼三个强有力的柱：顶柱、前柱和后柱。髋臼通过上方的顶柱和主骨支撑柱相连。侯志勇教授团队将髂骨耻骨、髂骨坐骨和耻骨坐骨之间的移行薄弱区定义为前壁、后壁和内壁。另外由于髂骨宽大，所形成的关节面是髋臼的负重顶区——顶壁，是维持髋臼稳定性的重要结构，该部位易发生压缩骨折。三柱之间移行的部位则为相对薄弱区，三柱、四壁均是骨折容易发生的部位（图 4-29）。

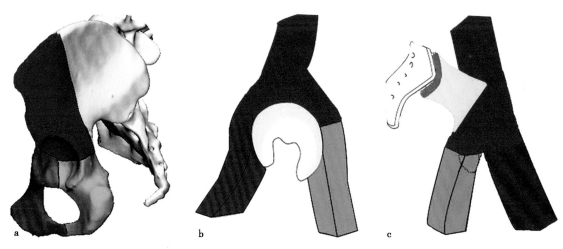

图 4-29　髋臼三柱模式示意
髋臼由髂骨、耻骨、坐骨的软骨的骨化中心骨化交汇而成分别形成对应顶柱、前柱、后柱。a. 髋臼的示意；b、c. 髋臼的外面观、内面观；顶柱、前柱、后柱分别对应红色、紫色、蓝色；黄色为髂骨的支撑柱。

根据三柱理念我们对髋臼骨折分型进行改良：按照骨折涉及柱的数量分为三型：即单柱骨折为 A 型、两柱骨折为 B 型和三柱骨折为 C 型。

单柱骨折（A 型）即仅有一个柱的骨块与主骨分离，按照骨折部位可分为：前柱 / 壁骨折（A1 型）、后柱 / 壁骨折（A2 型）和顶柱 / 壁骨折（A3 型）。每一部位骨折又根据骨折的粉碎程度分为不同的亚型，例如，A1 型可以分为前壁骨折（A1.1 型）、前柱骨折（A1.2 型）、合并前壁或内壁的复杂前柱骨折（A1.3 型）（图 4-30）。

A 型骨折的手术方案应根据骨折线所涉及的部位进行选择。A1 型损伤涉及前柱可采用前入路（髂腹股沟入路或 Stoppa 入路）对骨折块进行处理，A2 型损伤涉及后柱可采用后方的 K-L 入路进行骨折的复位及固定。顶柱／壁概念是我们根据髂骨在髋臼的位置所提出的，该位置处于负重顶区，是维持髋关节稳定的重要结构。过去，人们将顶壁骨折（A3.1 型）定义为特殊类型的后壁骨折，可采用后方的 K-L 入路对骨块进行暴露，而对于某些臀部软组织肥厚的患者常需要进行大转子截骨对该区域进行处理。简单顶柱骨折（A3.2 型）表现为髂耻线及髂坐线均完整；复杂的顶柱骨折（A3.3 型）表现为顶柱髂骨或关节面进一步碎裂，这两型损伤应首先使用髂窝入路对骨块进行处理，必要时向下延长或辅助后方 K-L 入路。

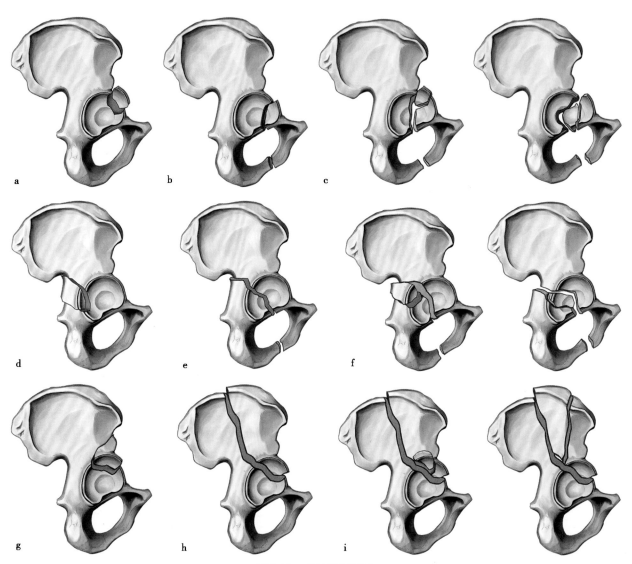

图 4-30 单柱骨折亚型

a. A1.1 型——前壁骨折；b. A1.2 型——前柱骨折；c. A1.3 型——复杂前柱骨折；d. A2.1 型——后壁骨折；e. A2.2 型——后柱骨折；f. A2.3 型——复杂后柱骨折；g. A3.1 型——顶壁骨折；h. A3.2 型——顶柱骨折；i. A3.3 型——复杂顶柱骨折。

　　两柱骨折（B 型）即为三柱中的两柱与主骨分离，半骨盆三柱中与支持柱相邻移行的部位为顶柱及后柱，而前柱与支撑柱不直接相连。按照三柱与主骨的位置关系，分为后柱与主骨相连的顶前柱骨折（B1型）和顶柱与主骨相连的前后柱骨折（B2 型）。B1 型损伤进一步分为顶前柱一体骨折（B1.1 型）、顶前柱分离骨折（B1.2 型）及骨折线涉及内壁的复杂顶前柱骨折（B1.3 型）。B2 型损伤进一步分为前后柱一体骨折（B2.1 型）、前后柱分离骨折（B2.2 型）及合并前／后壁骨折的复杂前后柱骨折（B2.3 型）（图 4-31）。对于B1 损伤应优先经髂窝入路处理顶柱骨折，然后在经 Stoppa 入路对前柱或内壁骨块进行复位固定。对于B2 型，应优先对骨折移位较大的柱进行处理，合并后壁损伤的 B2.3 型，优先选择后入路，当单一手术入路难以对骨折进行复位时，则需要前后联合入路对骨折进行处理。

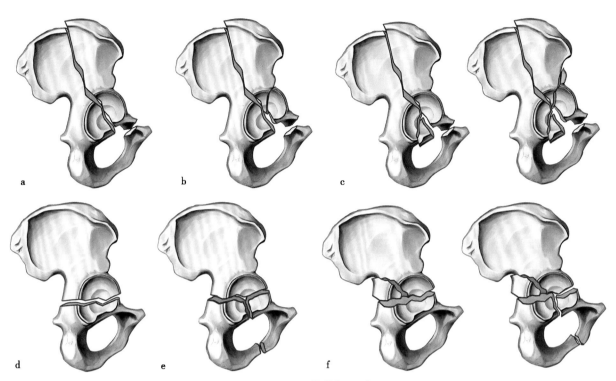

图 4-31 两柱骨折亚型

a. B1.1 型——顶前柱骨折；b. B1.2 型——顶前柱分离骨折；c. B1.3 型——复杂的顶前柱骨折；d. B2.1 型——前后柱骨折；e. B2.2 型——前后柱分离骨折；f. B2.3 型——复杂的前后柱骨折。

三柱骨折即前柱、后柱、顶柱均与主骨支撑柱分离，此时的骨折中心位于髋臼上方的坐骨大切迹处，骨折线交汇于髋臼上方。由于前、后、顶三柱向内前移位，支撑柱骨质留在原位，相对突出而形成"马刺征"。该型损伤可根据髋臼关节面损伤程度进一步的分为简单三柱骨折（C1 型）、合并后壁的三柱骨折（C2型）以及前后柱粉碎的三柱骨折（C3 型）（图 4-32）。三柱骨折应优先经髂窝入路对移位顶柱骨块进行处理，恢复髋臼上方关节面的高度，该区域往往存在复位的关键骨块（keystone），它是顶柱与支撑柱解剖复位的参考标志。三柱骨折往往合并髋臼后壁的骨折（C2 型），有学者提出必须经后方 K-L 入路对 C2 型骨折的后壁骨块进行固定，然而，我们在临床工作中发现该型损伤后壁骨块的断面根部宽大，不同于单纯A2.1 型骨折的后壁骨块，在经前入路对顶柱、前柱、后柱进行充分的复位固定后，该后壁骨块即可获得良好的稳定性。

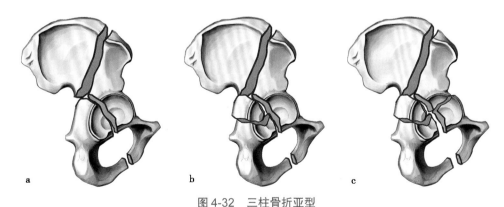

图 4-32 三柱骨折亚型

a. 单纯三柱骨折；b. 合并后壁三柱骨折；c. 前后柱粉碎的三柱骨折。

髋臼是由髂骨、耻骨、坐骨交汇而成的球窝形结构，其组织解剖结构复杂，周围有重要的血管与神经聚集，一旦发生骨折常伴有严重的并发症。髋臼骨折线形态多变，复位难度大，术中血管、神经损伤的发生率高，故髋臼骨折手术对于绝大多数骨科医师而言是一项巨大的挑战。

　　明确髋臼的损伤类型，进而制定合适的治疗方案是患者获得良好预后的前提。一个合适的骨折分型系统应当包含绝大多数骨折类型，对临床治疗有一定的指导作用，且不应该有太多的特殊情况，以免影响骨科医师之间的交流。为解决基于双柱理念的 AO 分型及 Letournel 分型存在的问题，我们提出了基于三柱构成理念的髋臼骨折三柱分型，该分型系统以髋臼生长发育的解剖特点为基础，将髋臼分为顶柱、前柱、后柱；将髂骨耻骨、髂骨坐骨和耻骨坐骨之间的移行薄弱区定义为前壁、后壁和内壁；另外由于髂骨宽大，所形成的关节面是髋臼的负重顶区，我们将其定义为顶壁，该结构是维持髋臼稳定性的重要结构，易发生压缩骨折。三柱、四壁均是骨折容易发生的区域。该分型具有规律性便于理解，囊括了所有的髋臼损伤类型，同时解决了 Letournel 分型及 AO 分型中对"柱"的理解混乱的问题。对于"真骨盆环完整的前柱骨折"，其 X 线片显示髂耻线、髂坐线均完整，三柱分型系统将其归纳为顶柱骨折（A 型）；将 Letournel 分型中髂坐线、髂耻线均断裂的横行骨折、横行 + 后壁骨折、前方 + 后半横行骨折、T 形骨折归纳为两柱骨折（B 型）；将髋臼关节面与主骨不连的骨折定义为三柱骨折（C 型）。此外，该分型系统囊括了以前 Letournel 分型未涉及的髋臼骨折类型（前柱 + 前壁骨折、前柱 + 内壁骨折等）。该改良分型和 AO 分型的 A、B、C 分型相似，但理念不同，分别为：涉及一柱的关节部分骨折（A 型）；涉及两柱的关节部分骨折（B 型）；涉及三柱的关节完全骨折（C 型）。该分型条理更加清晰，便于理解和记忆。

（侯志勇　宋朝晖）

第二节　髋臼骨折的生物力学

　　生物力学研究可以帮助临床医师更好地理解髋臼骨折后生物力学环境的改变，且可以比较解剖复位与不良复位如何改变髋关节的受力机制，联合生物力学实验研究结果和临床结果可以更好地掌握创伤后关节炎及关节退变产生的原因。这些知识可以引导临床医师了解致伤过程中患者的姿势，以及暴力的种类、作用方向、持续时间等详细情况，对骨折类型的理解有重要意义，同时也有助于掌握内固定的适应证、选择最优的固定方式并判断预后。

一、髋臼骨折的创伤力学

　　髋臼骨折是暴力作用于股骨头和髋臼之间而产生的结果（图 4-33）。暴力通常有四个来源：膝部（屈膝状态）、足部（伸膝状态）、大转子以及骨盆后方。根据受伤一瞬间暴力的来源、作用方向以及股骨头和髋臼之间的位置不同，而产生不同类型的髋臼骨折。

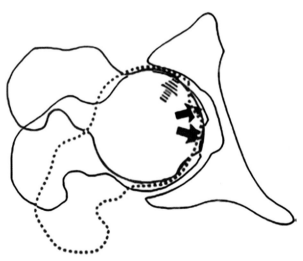

图 4-33　髋臼骨折暴力方向示意
下肢的位置及股骨头在髋臼内的位置，决定了骨折的类型。

（一）沿股骨颈轴线作用于大转子处的暴力

股骨头撞击在髋臼上的部位取决于股骨外展或旋转的程度。

1. 股骨处于外展内收中立位　通过髋关节的内外旋转，作用在髋臼上的撞击点在以股骨颈为轴线的 $30°\sim40°$ 的球面范围内（图4-34）。

通过髋关节水平切面显示在不同的内旋和外旋下的暴力作用情况。

（1）在旋转中立位时，由于股骨颈正常的前倾角，使得作用在大转子处的暴力传导到髋臼窝的前下角。可造成前柱或前柱＋后柱半横行骨折。

（2）在外旋（25°）时，撞击点主要位于前柱。

（3）当极度外旋达 $40°\sim50°$ 时，撞击点主要位于前壁。

（4）当髋关节处于内旋位（20°）时，撞击点主要位于髋臼的中心，根据暴力的特点，可能会造成横断骨折，或 T 形骨折，或双柱骨折。

（5）当极度内旋达 50° 时，则撞击点主要位于后关节面和髋臼窝的交界处，所以可能会造成后柱骨折或横行骨折。

2. 不同的外展内收位　在固定的旋转角度下，作用在髋臼上的撞击点主要取决于髋关节的外展或内收位置。在内旋 20° 位时，撞击点主要位于髋臼中央沿冠状面分布（图4-35）。

（1）在外展内收中立位时，撞击点主要位于髋臼顶的内缘，从而可能会造成横断骨折或 T 形骨折。

（2）当处于明显内收位时，撞击点主要位于髋臼顶部，容易造成横断骨折。

（3）当处于外展位时，撞击点主要位于髋臼的下方，容易造成低位横行骨折。

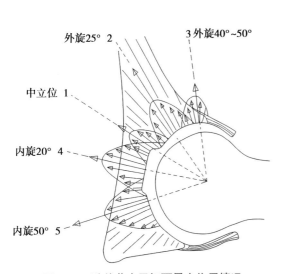

图 4-34　髋关节水平切面暴力作用情况

1：髋关节中立位时冠状切面暴力作用情况；2：髋关节外旋 25° 时冠状切面暴力作用情况；3：髋关节外旋 $40°\sim50°$ 时冠状切面暴力作用情况；4：髋关节内旋 20° 时冠状切面暴力作用情况；5：髋关节内旋 50° 时冠状切面暴力作用情况。

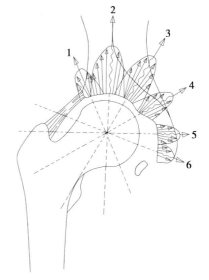

图 4-35　髋关节内旋 20° 位时的冠状切面暴力作用情况

髋关节内旋 20° 位时的冠状切面，显示在不同的外展和内收情况下，暴力作用的情况。

1：下肢内收 20°；2：下肢中立位外展；3：股骨颈最大内收 30° 或下肢外展 30°；4：股骨颈外展中立位或下肢外展 60°；5：股骨颈外展 30°；6：股骨颈外展 50°。

（二）沿股骨干轴线作用于屈曲膝关节部位的暴力

当髋关节处于屈曲 90° 位时，原则上作用在膝关节的暴力不会造成股骨颈骨折，而是更容易造成髋臼骨折。在屈髋情况下，股骨的旋转对造成髋臼骨折的类型没有明显影响，而髋关节不同的屈伸及旋转角度对骨折类型会有影响。

1. 当髋关节处于屈曲 90° 位时，如图 4-36 所示，根据下肢处于不同角度的外展及内收，所造成的骨折类型也各不相同。

（1）在外展内收中立位时，撞击点主要位于髋臼后壁，造成后壁骨折。

（2）当处于接近最大的50°外展时，撞击点主要位于髋臼的后内侧，可造成后柱或横行骨折。

（3）当处于外展15°时，撞击点主要位于髋臼的后柱，造成后柱骨折。

（4）当处于内收位时，撞击点主要位于髋臼的后缘，可引起后脱位或后缘骨折。

2. 当髋关节处于不同的屈曲角度时，从膝部传导来的暴力所作用的情况如图4-37所示。

（1）当髋关节屈曲＞90°时，撞击点主要位于髋臼后壁的下部。

（2）当髋关节屈曲＜90°时，撞击点主要位于髋臼的后上方，这种情况主要见于汽车仪表盘损伤，可能会造成伴有后缘骨折的后脱位。

（3）当髋关节屈曲为90°时，同（2）。

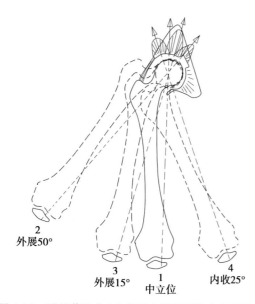

图4-36　髋关节屈曲90°位时水平切面暴力作用情况
髋关节屈曲90°时的水平切面，显示从膝部来的暴力作用情况。

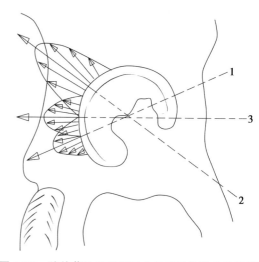

图4-37　髋关节处于不同屈曲角度时的暴力作用情况
1：当髋关节屈曲＞90°时，撞击点主要位于髋臼后壁的下部；
2：当髋关节屈曲＜90°时，撞击点主要位于髋臼的后上方；
3：当髋关节屈曲为90°时，撞击点主要位于髋臼的后上方。

髋关节处于不同屈曲角度时，从膝部来的暴力作用情况。

（三）在伸膝状态下暴力作用于足部

1. 髋关节屈曲　这主要发生在汽车前方撞车后，暴力从踩刹车的足部经伸直的膝关节传导到髋部，撞击点位于髋臼的后上部，最常见的是后壁上部骨折或伴有横行骨折。

2. 髋关节伸直　主要发生在高处垂直跌落伤，常常伴有髋关节轻度外展，髋关节的旋转此时不起作用，常造成横行骨折。

（四）作用于腰骶部的暴力

多发生在站立位，髋关节屈曲，暴力从后方撞击，如站立屈髋情况下（弯腰），被后方的重物砸在腰骶部，易造成的骨折是后壁骨折。最常见于矿工在弯腰工作时屋顶塌下而致伤。

二、髋臼骨折Judet分型的受力分析及内在联系

髋臼所在的髋骨为不规则骨，在婴幼儿时期由髂骨、坐骨、耻骨和三者之间的软骨构成，随着年龄增长，软骨的骨化中心逐渐骨化，最终髂骨、坐骨和耻骨之间的软骨被坚硬的骨质代替，三部分形成一个完整的髋骨。成年以后髋臼周围的髂骨、坐骨和耻骨骨质较厚，如同三个强有力的支柱，支撑着髋臼，对于髋臼而言，其上方为髂骨翼，骨质最为坚固；下方为闭孔环，仅有耻骨支和坐骨支相连，骨质较薄弱；而左右两侧无宽大的骨质相连，此处最为薄弱。当髋臼受到外力冲击时，外力最先达到或超过骨质薄弱区所

能承受的临界值,致使这些区域最先发生骨折,故骨折多发生在髂骨、坐骨支、耻骨支之间的交界区,如果外力持续增大,便可造成髋臼上方的髂骨翼骨折。各类型髋臼骨折中大部分骨折线都走行在薄弱区。

而髋臼骨折均为外力通过股骨干或大转子传递到股骨头作用于髋臼造成的,股骨头的应力随着受力传导方式(例如大转子的侧方推挤、沿股骨轴线的轴向载荷)和股骨头位置(例如屈曲、外展、旋转)的不同而发生变化,而其撞击髋臼不同部位将会产生不同的髋臼骨折类型。根据髋臼发生骨折时髋臼受力部位的不同将 Letournel-Judet 分型中的 10 种骨折分为前方受力型、中部受力型和后方受力型。前方受力型是指骨折是由股骨头撞击髋臼前方造成的,这类包括前壁骨折、前柱骨折、前柱 + 后半横行骨折和双柱骨折;中部受力型指骨折是由股骨头撞击髋臼中部造成的,包括横行骨折、T 形骨折和横行 + 后壁骨折;后方受力型是指骨折是由股骨头撞击髋臼后方造成的,包括后壁骨折、后柱骨折和后柱 + 后壁骨折。

（一）前方受力型骨折

1. 前壁骨折　下肢多处于外旋位,这时股骨头大部分位于髋臼前方,轴线指向髋臼前缘,如果此时外力撞击大转子,股骨头沿外力传导方向撞击髋臼前缘,造成前壁骨折。另一种损伤机制类似仪表盘损伤,不过此时下肢处于外展外旋位,外力撞击大腿,股骨头撞击髋臼前方,易导致前壁骨折合并髋关节前脱位。

2. 前柱骨折　与前壁骨折类似,只是此骨折发生时下肢外旋角度比前壁骨折小,髋臼表面着力面积较大,股骨头撞击髋臼前方时,形成前柱骨折。

3. 前柱 + 后半横行骨折　形成前柱骨折后,如果外力未减小,仍持续作用于股骨头,则股骨头继续撞击髋臼窝。此时在完整后柱部分中,髂骨与坐骨的交界处最薄弱,受外力冲击时,其最先发生断裂,后柱部分与髂骨分离,形成前柱 + 后半横行骨折。

4. 双柱骨折　下肢极度外旋时,髋臼窝首先受到股骨头向内上方的外力,由于着力点较高,故撞击形成的前柱骨折块较大,此时骨折中心移至髋臼上方,随后下肢内旋牵拉后柱造成骨折,形成双柱骨折,有时在牵拉过程中可导致后壁骨折。

对于上述前方受力型骨折,前侧骨折块移位明显,而且较粉碎,优先选择前入路,如改良 Stoppa 入路、腹直肌旁入路或髂腹股沟入路。一般不用联合后入路即可得到满意的复位(图 4-38)。

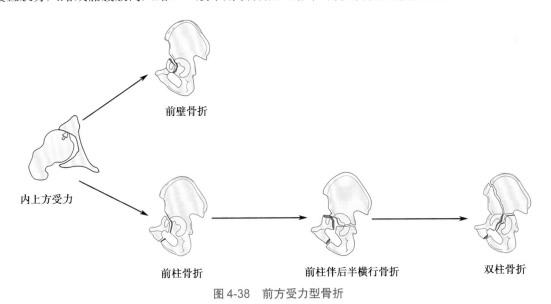

图 4-38　前方受力型骨折

（二）中部受力型骨折

1. 横行骨折　下肢处于中立位时,股骨头与髋臼窝接触面积最大,此时大转子受到外力传导至股骨头,进而撞击髋臼窝中部,由于髋臼左右两侧与上下方相比骨质最少、最薄弱,故导致骨折线沿左右两侧薄弱区走行,形成横行骨折,同时下肢处于外展或内收等不同角度时,所形成的骨折高度也不一样。

2. T 形骨折　形成横行骨折后,外力未减弱,仍持续作用髋臼窝中心,髋臼下方的闭孔环比上方的髂骨翼薄弱,故骨折线向下方走行,形成 T 形骨折。

3. 横行 + 后壁骨折　形成横行骨折后,外力未减弱,股骨头撞击髋臼后方,造成后壁骨折,形成横行 + 后壁骨折。

对于中部受力型骨折,可根据前后骨折块移位的大小选择前入路或后入路,必要时选择联合入路。其中对于横行 + 后壁骨折来说,由于存在后壁骨折,手术入路多选择后入路(图 4-39)。

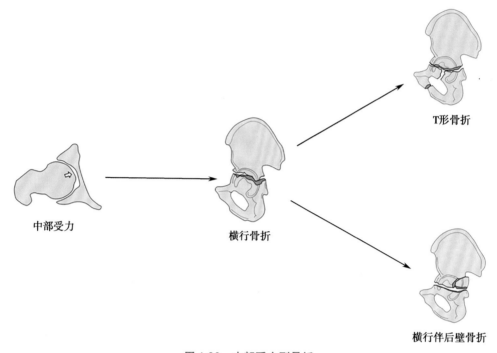

图 4-39　中部受力型骨折

（三）后方受力型骨折

1. 后壁骨折　髋、膝关节均处于屈曲状态下,髋关节内收角度较大时,外力撞击膝关节,可导致髋臼后壁骨折合并髋关节后脱位,又称仪表盘损伤。髋关节屈曲内收的程度决定了髋臼后壁骨折的位置。髋关节屈曲的程度越大,导致后壁骨折的位置越靠下方;髋关节屈曲的程度越小,导致后壁骨折的位置越靠上方。

2. 后柱骨折　和后壁骨折类似,髋、膝关节均处于屈曲状态下,髋关节内收角度变小,股骨头与髋臼窝接触面积增大,这时外力导致股骨头撞击髋臼窝时,造成后柱骨折。

3. 后柱 + 后壁骨折　形成后柱骨折后,外力未减弱,股骨头继续撞击髋臼后方,造成后壁骨折,最终形成后柱 + 后壁骨折。

对于上述后方受力型骨折,由于髋臼后方骨折块移位明显,而且往往造成后壁骨块的游离,因此必须选择后侧的 K-L 入路进行复位固定(图 4-40)。

对于每一类型的髋臼骨折,尤其是复杂类型,往往所受外力的方向并不是一种,受力的轻微变化,又有可能造成不同类型的骨折,例如前柱 + 后半横行骨折与 T 形骨折骨折线走行方向类似,前者可以由前柱骨折形成后再被股骨头撞击髋臼窝中心,形成横行骨折,也可以因处于中立位的下肢股骨头撞击髋臼窝中心形成,而双柱骨折中髋臼窝则是先受到股骨头向内的撞击,再受到向上的撞击,这样导致骨折线中心偏离髋臼窝,直至髋臼上方。

总之,髋臼的解剖结构特点和损伤时股骨头与髋臼的对应关系是髋臼骨折损伤机制的两个决定性因素。由于髋臼所处的髋骨不规则,同时周围解剖结构复杂,了解每一种髋臼骨折类型的损伤机制及骨折块移位方向,对于选择合适的手术入路至关重要。对于前方受力型,选择前入路如改良 Stoppa 入路、腹直肌旁入路或髂腹股沟入路;对于后方受力型,必须选择后入路如 K-L 入路;而对于中部受力型,可选择前入路或后入路,有时可能选择联合入路。

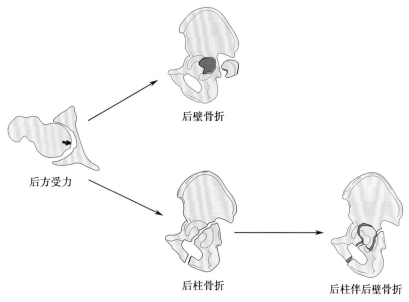

后壁骨折

后方受力

后柱骨折

后柱伴后壁骨折

图 4-40　后方受力型骨折

三、髋臼骨折的生物力学

Judet 等在 1964 年论述了髋臼骨折损伤机制，认为股骨头传递来自大转子、膝部或足部所受的暴力，作用于髋臼而造成髋臼骨折，而来自背部的暴力使髋臼作用于股骨头所引起的髋臼骨折却很少。他们把暴力作用点与股骨头中心的连线看作受力轴，该轴上的头臼连接点即髋臼的受力点。由于髋臼与股骨头关节软骨垫的存在，髋臼所受的力集中在一个以受力点为中心的有限区域，中心受力最大，周围受力则依次递减。结论是股骨头在受伤时的不同位置造成不同损伤结果。他们还列举了股骨头在各种不同位置所能造成的髋臼骨折类型。这种观点得到国内外许多学者的赞同并被广泛引用。

（一）髋臼负重区

髋臼顶部约占髋臼的 2/5，由髂骨构成。正常人体负重力线由 L_5 椎体、骶骨经骶髂关节下传，由坐骨大切迹前方到达臼顶。正常情况下，髋关节压力均匀分布在髋臼负重面上，压强较低。压应力自臼顶承载面中央向周围递减。软骨下硬质骨在相对区域增厚，相应骨小梁密度增加。在 X 线片上呈近水平的致密影均匀分布于负重载荷面，呈"眼眉"状。"眼眉"的长度及形态变化可以直观的反映出髋臼应力分布的改变。髋臼顶负重区的复位在髋臼骨折的治疗中占有中心位置，若臼顶受损区复位不良，会导致髋臼关节负重面减小而发生应力集中，关节软骨变性而继发创伤性关节炎。

髋臼骨折的移位有台阶状移位和裂缝状移位两种，或者两者联合出现。对于波及关节面的横行骨折。两种移位均可引起髋臼上方最大压力的显著提高。Hay 等用尸体骨盆标本模拟经顶型及近顶型髋臼横行骨折，利用压敏片测量台阶状移位及裂缝状移位情况下关节面接触面积及压力，发现经顶型髋臼骨折台阶状移位使臼顶最大压力上升至 20.5mPa，而完整髋臼臼顶所承受的压力仅为 91mPa；经顶型髋臼横行骨折裂缝状移位及近顶型髋臼横行骨折裂缝状移位、台阶状移位均不引起髋臼压力的大幅增加。Konrath 等利用尸体半骨盆标本模拟髋臼高位前柱骨折，发现台阶状移位导致臼顶最大压力显著提高，裂缝状移位次之，而解剖复位则不影响髋臼的应力分布。若负重顶区骨折受累且复位不良，髋关节负重面积减小而发生应力集中，关节软骨变性而继发创伤性关节炎。为了对臼顶负重区的分布做定量研究，有学者提出了顶弧角的测量方法。在 X 线片上从髋臼几何中心画一条通过臼顶的垂线，再做该几何中心与臼顶骨折断端的连线，两线夹角成为顶弧角。在前后位、闭孔斜位和髂骨斜位 X 线片上所测得顶弧角分别称为内顶弧角、前顶弧角和后顶弧角。若测量值分别 >30°、40°、50°，则说明负重顶完整；若分别 <30°、40°、50°，则说明负重顶受累。Thomas 等对横行骨折时髋关节稳定性进行了研究，指出髋关节稳定性与顶弧角、顶弧角与髋关节内收或外展角度显著相关。当顶弧角 >90° 时，负重顶不受累；顶弧角为 60°

时，负重顶开始受累；顶弧角<60°时，负重顶明显受累。Levine 等对双柱骨折后的头臼继发匹配进行了生物力学研究。他们采用 9 具新鲜尸体半骨盆，模拟了双柱骨折，通过压敏片技术测量了关节面压力，发现骨折后继发匹配条件下，在单足站立相时邻近骨折线的髋臼顶部应力集中明显增加。

（二）前柱与后柱

Vrahas 等通过新鲜髋关节标本模拟不同顶弧角的髋臼横行骨折及不同位置的前柱、后柱骨折。发现内顶弧角<45°、前顶弧角<25°、后顶弧角<70°者髋关节稳定性均明显受损，髋关节的稳定性与骨折线位置及加载大小均有关。Harnroongroj 指出，在骨盆环稳定性中，前柱提供的最大力量平均为（2 015.40±352.31）N，刚度为（301.57±98.67）N/mm；后柱提供的最大力量平均为（759.43±229.15）N，其刚度平均为（113.19±22.40）N/mm，前柱所起的作用约为后柱的 2.75 倍。这主要是前柱和骨盆的其他部分形成了弓形结构。由此可见，前柱的骨折移位通常需要复位固定。Olson 等将髋臼后壁 50° 弧范围内的关节面分别做 1/3、2/3 和全部宽度的分级切除。结果发现臼顶关节面的相对接触面积均比完整髋臼显著提高，分别为 64%、71% 和 77%，提示后壁骨折可显著改变关节面的接触情况，即使是较小的缺损也可对关节接触面积有较大的影响。梅良斌等通过三维有限元方法研究发现在髋臼后壁骨折 1/3、2/3、3/3 的情况下，髋臼后壁骨折使臼顶负重应力依次增加 20%、26%、33%，以垂直方向最为显著；前壁应力依次降低 22%、30%、35%；剩余后壁应力依次增加 39%、47%、54%。在一侧髋臼后壁骨折情况下，髋关节的负重形式和接触压力将有较大改变。用压力感受膜先测定一个正常髋关节负载 2 000N 时接触面积、接触压力及载荷分布，然后将凹顶下 40°～90° 范围内的一块髋臼后壁被去除，重新进行测试，最后将其修复再进行测试。测试结果如下：髋臼骨折后，髋臼总接触面积减少，但在髋臼范围内，髋臼顶接触面积增大，髋臼前壁、后壁接触面积减少；髋臼顶的平均接触压力及最大接触压力均增加。在髋臼后壁骨折切开复位、支持接骨板及螺钉内固定后，该髋关节上述指标将大部分恢复，但并没有完全恢复到正常值。作者仍采用去除 40°～90° 范围内髋臼后壁的方法做进一步的研究，在髋臼完整时，髋臼顶接触面积为 48%，分别去除髋臼后壁宽度的 1/3、2/3、3/3 时，髋臼顶接触面积分别增加到 64%、71%、77%。因此，髋臼顶接触面积与髋臼后壁骨折块大小有关，但两者并非呈线性关系。

对髋臼横行骨折的研究结果与后壁骨折相似，髋臼横行骨折后，髋臼边缘接触面积减少，负载向中心转移。对股骨头脱位复位不良的患者的研究发现，股骨头脱位复位不良可造成髋臼接触面积和负载传递的变化。Vrahas 等报道，髋臼横行骨折中在冠状面上有 90° 的髋臼顶弧保持完整，对髋臼负载影响很小。这些研究都有助于理解髋臼的生物力学功能。但是这些信息仅仅反映了髋臼骨折和内固定后的早期情况。对于髋臼骨折患者，应该谨慎地看待这些研究资料，因为这些资料并不是髋臼骨折愈合状态的准确反映。

一项对不同台阶状移位对于髋臼骨折的生物力学影响的研究发现，髋臼骨折后解剖复位可获得良好的生物力学特性及生理功能。如若未能解剖复位，无论位移大小和方向均会造成负重区平均应力增大。其中内旋移位台阶达到 2mm 时引起髋臼负重区应力显著性改变，而外旋移位台阶达到 3mm 时才会引起平均应力显著性增大。同时，无论内、外旋转移位，均会造成前壁平均应力逐步增大而后壁平均应力减小。在 3 个不同区域的应力研究中笔者发现，台阶状移位在 1～3mm 左右即可发生应力显著性改变，所以手术的目的应追求解剖复位以减小台阶状移位程度。若在术中因各种原因如骨缺失等导致无法解剖复位，应避免内旋台阶状移位，从而减少创伤性关节炎的发生，因为内旋移位台阶达到 2mm 即可引起髋臼负重区应力的显著性改变。髋臼骨折块不同的旋转位移方向不同对髋臼应力的分布有着直接影响。根据研究结果，骨折块内旋位移达到 3mm 时髋臼前壁平均应力显著增大，达到 4mm 时后壁平均应力显著减小；而外旋位移达到 2mm 时就有前壁平均应力的显著改变，但后壁在骨折块移位 4mm 时仍未出现显著改变。所以内旋移位对髋臼骨折的峰值应力改变较外旋移位影响更大。而对于峰值应力，髋臼骨折块内旋位移在 1mm，其髋臼前壁和负重区的峰值应力显著增大，在位移达到 3mm 时，髋臼后壁的峰值应力出现显著减小；而在外旋移位组中，当台阶达到 2mm 时出现髋臼前壁的峰值应力明显增大，在外旋 3mm 台阶位移时，髋臼负重区的峰值应力也开始明显增大，但髋臼后壁的峰值应力在整个测试中均未出现显著改变。所以，手术时应对旋转移位特别是内旋移位给予充分重视。

（三）髋周肌肉对髋臼骨折的影响

正常情况下，髋骨本身的双凹形态非常适应正常生理需求。在承受来自股骨头的应力时，髋骨内侧皮质骨呈弓形，便于承受应力。而软骨下骨呈凹面形，在髋臼受力时相对易变，既能缓冲暴力，也能分散应力，避免应力过度集中造成骨折。加之软骨适当变形，构成与股骨头完美的协调，完成复杂、多变的生物力学运动。如遇暴力损伤，髋周肌肉收缩合力越小，发生典型髋臼骨折时需要的暴力就越大，并发伤也较多。当髋周肌肉收缩合力小到某一值以下（2 000N），髋臼遭暴力打击时只能发生粉碎性骨折。如髋周肌肉收缩合力很小（700N 以下），常发生髋周骨折脱位，如耻骨上、下支骨折，骶髂关节分离，髂骨翼、骶骨翼骨折，耻骨联合分离，股骨颈骨折，及转子间骨折。原因是髋臼承受暴力的能力远高于这些部位，髋臼只有预先承受一定的作用力，承受应力能力降低时，遭受暴力打击才可能发生骨折。髋周肌肉收缩合力越大，发生典型髋臼骨折时需要的暴力就越小，并发伤也较少。当髋周肌肉强力收缩时，如足球运动员射门的瞬间，髋臼承受到巨大应力，超过了软骨、软骨下骨、松质骨和皮质骨的适应能力，它们就必须以一个应变性很小的整体去承受应力，甚至耻骨上、下支的约束和拉力作用也达到了极限。这时髋臼的应力和应变能力很小，遇很小暴力就可发生髋臼骨折。这就是运动员和抽搐发作患者非暴力型髋臼骨折的损伤机制。老年低暴力性髋臼骨折则是由于骨质疏松，髋臼本身质量降低，承受应力、应变能力下降，而髋周肌肉收缩能力下降不明显，遇紧急情况时髋周肌肉强烈收缩，受力能力下降的髋臼遭小的暴力打击就可能发生髋臼骨折。如髋周肌肉收缩力较弱，髋臼承受应力能力较强，也可发生高能损伤性髋臼骨折。

（侯志勇　宋朝晖）

第三节　髋臼骨折的手术入路

一、髂腹股沟入路

髋臼骨折的手术治疗至今已有半个多世纪的历史，从 19 世纪 60 年代开始，以 Letournel 和 Judet 等为代表的骨科医师就尝试采用切开复位内固定的方式治疗髋臼骨折，并获得了良好的前期疗效，此后，髋臼骨折的手术治疗日益被全世界骨科医师所推崇，且不断得到完善。

髂腹股沟入路是由 Letournel 等提出来较早被用于髋臼骨折治疗的前方手术入路，也是迄今最为经典的手术入路。Letournel 等在收集了大量的髋臼骨折临床病例的基础上，充分认识了髋臼解剖形态，并仔细分析各种不同类型髋臼骨折的受伤机制，最终设计出髂腹股沟入路用于骨盆髋臼患者的手术治疗，并逐渐熟练掌握了其手术技巧，大部分患者均可获得满意的手术疗效，后来该入路逐渐在全球范围内得到推广。

下面将从髂腹股沟入路的手术适应证、显露、手术方法和优缺点等方面对该入路进行介绍。

（一）适应证

适用于各种髋臼前方骨折：①髋臼前壁骨折（A3 型）；②髋臼前柱骨折（A3 型），尤其是累及髂耻隆起远端的前柱骨折，而骨折线位于髂耻隆起近端时，采用髂股入路即可；③旋转或移位的骨折块位于前方的髋臼横行骨折（B1 型）和 T 形骨折（B2 型）；④部分前方伴后半横行骨折（B3 型）；⑤双柱骨折（C 型），当后柱骨折块较大，后壁较完整时，经验丰富的手术医师可以采用单一的髂腹股沟入路完成手术；⑥作为前后联合入路的一个组成部分，很多时候手术医师宁愿选择前后联合入路，而不采用扩展的髂股入路。

（二）显露

可以显露从骶髂关节前方、整个前柱，到耻骨联合，包括方形区上部和耻骨上下支。主要通过显露 3 个"手术窗"进行手术操作。

（三）手术体位

患者仰卧于可透视的手术台上，泡沫乳胶垫保护所有可能受压的体表骨性隆起。若想更清晰地暴露方形区，可在对侧臀下稍垫高。如果与后路联合使用，应采用漂浮体位，以方便患者仰卧、侧卧或者俯卧位。

（四）手术方法

髂腹股沟入路的手术方法详见第三章第四节骨盆骨折的手术入路。

髋臼骨折的复位步骤与其他关节骨折不同。髋臼骨折的复位采取序贯方式从外周向关节复位，因为此入路无法直视关节面，所以每一个骨折块的精确复位都非常重要。手术过程中，屈曲髋关节以放松髋关节前方的肌肉、神经和血管，有利于助手拉钩、手术视野显露和骨折复位。在髂嵴上置入 2 枚 Schanz 钉，尾端连上外固定架中的连接杆，可以像开车时操作方向盘一样，复位髂骨和前柱的骨折，尤其是当髂骨骨折存在旋转移位时。

骨折复位固定后，冲洗完毕，在 Retzius 耻骨后间隙、髂窝各摆放 1 根引流管。用粗丝线将腹直肌腱缝合到耻骨骨膜上，仔细修补腹股沟管，将腹横筋膜、腹内斜肌、腹横肌与腹股沟韧带缝合，注意腹股沟管内环口缝合不宜过松或过紧，过松可能发生腹股沟斜疝，过紧可能引起精索（子宫圆韧带）嵌顿，以刚好容入一根小拇指为好。最后缝合腹外斜肌腱膜、皮下组织和皮肤。

（五）优点

1．这种入路可以很好地显露骨盆和髋臼的前方和内侧，对髋臼前壁、前柱显露充分。

2．当合并后柱骨折时，可经接骨板使用螺钉固定后柱及方形区。

3．创伤相对较小，不用剥离髂骨外侧肌群，因而髋外展活动正常，有利于术后快速康复。

4．因为髂腰肌与骨盆只是疏松连接，因此此术后异位骨化率低。

5．不切开关节囊，有利于保护股骨头血运。

6．髂骨显露充分，对处理合并髂骨翼的髋臼骨折更为简单方便。

（六）缺点和风险

1．此入路是一个关节外入路，不能直视关节面是其最大的缺点，只能通过骨折的间接复位来重建关节面。

2．该入路通过的解剖区域较复杂，对于操作不熟练的骨科医师来说，有损伤髂外血管和股神经等重要结构的风险，学习曲线较长。

3．需要解剖腹股沟管，术后有发生腹股沟斜疝的风险。有腹股沟疝气病史的患者不宜采用此入路。

4．股外侧皮神经损伤率较高。

5．使用该入路时，主要通过螺钉来固定后柱，对术中透视及手术技术要求比较高，且对低位后柱的固定不可靠。

（吕　刚　王　筠　孟庆才）

二、改良 Stoppa 入路

1961 年，Letournel 提出的髂腹股沟入路是常用的治疗髋臼骨折的前入路，而且已经被成功应用许多年，一度被认为是治疗髋臼前柱骨折、前壁骨折、横行骨折、T 形骨折、前柱伴后半横行骨折、联合后方入路的双柱骨折的金标准。（部分内容参阅第三章第四节中改良 Stoppa 入路）

改良 Stoppa 入路因具有创伤小、分离少、显露充分等优点，经该入路手术时，主刀医师站在患髋对侧，能够在直视下对耻骨上支、髋臼内壁、方形区乃至骶髂关节进行复位和固定，手术视野开阔，操作相对简单，因此得到了众多骨科医师的推崇。

（一）适应证和禁忌证

改良 Stoppa 入路的适应证包括：骨盆前环骨折、髋臼前部及方形区骨折。但由于该入路不能直视处理后方结构，故不适用于髋臼后壁骨折、坐骨棘以下的后柱骨折、以向后移位为主的髋臼横行或 T 形骨折、坐骨支撑部粉碎的髋臼骨折和受伤至手术时间超过 3 周的陈旧性髋臼骨折的治疗。有膀胱损伤或手术史者，局部瘢痕组织粘连，手术分离难度增加，且易导致医源性损伤和术后感染，也应避免使用该入路。

理论上所有能通过髂腹股沟入路完成的髋臼骨折均可以通过改良 Stoppa 入路完成。包括 Letournel-Judet 分型的前壁、前柱、前柱合并后半横行、双柱、T 形和横行骨折等，尤其适用于伴股骨头内移的方形区骨折,但对于坐骨棘以下的后方骨折,如后壁骨折和骨折线偏低的后柱骨折则无法进行有效处理,此时需加用后方 K-L 入路进行固定。对既往有剖宫产史、膀胱损伤、膀胱手术或前列腺手术史的患者,因附近结构瘢痕组织增生,术中难以辨识、分离,故此时选用改良 Stoppa 入路进行手术,则围手术期发生膀胱损伤、腹腔感染、腹膜破裂的风险会大幅增加;对合并腹股沟疝和复发性疝的患者,可选用改良 Stoppa 入路进行手术。

(二)操作技巧

患者取仰卧位,屈曲患侧髋关节,患肢单独消毒包扎以便术中进行牵拉、推顶操作,手术床要求不影响术中透视,主刀医师站于患髋对侧。

沿骨盆缘切开骨膜和髂耻筋膜后于骨膜下剥离髂腰肌,将 S 形拉钩置于髂腰肌下并将其抬起,显露前柱和内侧髂窝,同时注意保护髂外血管。沿骨盆缘向后分离至骶髂关节前方,显露整个骨盆缘。显露内侧髂窝和骨盆缘后,向下分离方形区和后柱。闭孔神经血管束位于闭孔肌内面的脂肪中,可用弹性拉钩向下牵拉加以保护。因术者常需要在该血管束的上方和下方进行后柱和方形区骨折的操作,故应游离该处的闭孔神经血管束。向外牵拉股骨头,使内移的后柱方形区向外移位,以减少闭孔神经血管束的张力。

对于高位前柱骨折,或需要置入中空螺钉的后柱骨折,常需沿髂嵴附加一个外侧入路以便骨折复位和固定。外侧入路起自髂前上棘上方 1~2cm,沿髂嵴向后走行,松解腹外斜肌于髂嵴上方的止点后,沿髂嵴分离至内侧髂窝,在此处骨膜下剥离髂肌至骨盆缘和骶髂关节前方。后柱骨折可于改良 Stoppa 入路内通过偏心骨盆复位钳复位,但将下方的钳齿置于坐骨棘或坐骨大切迹需视骨折位置而定。同时,可在方形区处推顶和在大转子处牵引以复位后柱骨折。对于高位后柱骨折,可将重建接骨板置于后柱内面并行固定;而低位后柱骨折(坐骨棘部分),虽可通过改良 Stoppa 入路进行复位,但需通过外侧入路置入长中空螺钉进行固定。

粉碎的不稳定型方形区骨折需使用方形区弹性接骨板固定,通常该接骨板应放置于耻骨上支后表面直至方形区内面和后柱上方。当骨折线复杂、方形区骨折粉碎严重时,方形区接骨板也可以经塑形后置于闭孔神经血管下,从内髂窝经骨盆缘、方形区直至后柱,注意避免在方形区上置钉,否则螺钉有可能进入关节腔内。前柱骨折可通过改良 Stoppa 入路联合外侧入路进行复位,固定时需使用骨盆重建接骨板,必要时可联用中空螺钉,沿髂嵴放置桥接接骨板。术中骨盆正位和出、入口位 X 线片有助于判断骨折复位情况和内固定位置。

(三)安全区

由于髋关节位置深在,解剖复杂,所以即使经过反复透视,甚至是最熟练的高年资专科医师在进行髋臼骨折手术时也无法完全避免内固定螺钉进入髋关节。因此,Guy 等提出了"安全区"的概念,设想在方形区周边存在一个能够安全置入螺钉却不进入髋关节腔的区域;他通过统计 93 例骨盆三维数据,对方形区上的"安全区"进行计算,认为"安全区"范围与股骨头大小有关,当股骨头直径>47mm 时,后方"安全区"前缘距坐骨棘 28mm;当股骨头直径<47mm 时,后方"安全区"前缘距坐骨棘 23mm,前方"安全区"后缘距离闭孔最高点后方 5mm 处(图 4-41)。Zhang 等在计算"安全区"时将真性骨盆缘和闭孔设置为参照物,认为距真性骨盆缘>35.6mm、距闭孔>38.5mm 时为"安全区";当距真性骨盆缘<30.7mm、距离闭孔<28.6mm 时为绝对"危险区";在这两个范围之间为相对"危险区"。这一数据和 Guy 等的数据不尽相同。另外,Zhang 等认为,根据 CT 三维重建得出的数据应与手术入路、实际操作相结合。不是所有看到的骨面均能垂直进钉固定,改变进钉方向时"安全区域"和"危险区域"会相互转变。与 Guy 等和 Zhang 等的研究中将骨性标志物作为参照物不同,Zhang YZ 等将腰小肌作为解剖标志辅助髋臼骨折术中置钉,通过腰小肌前、后缘与真性骨盆缘之间的交点将真性骨盆缘分为 3 个区域,采用改良 Stoppa 入路从腰小肌前缘的前方和腰小肌后缘的后方垂直于骨面进钉,所有钉道在"安全区"内,均未进入髋关节(图 4-42);他们强调,虽然只有 16 例(53.3%,16/30)患者存在腰小肌,但将该位点(30 例尸体标本中腰小肌前缘和后缘与真性骨盆缘交点将骶髂关节与耻骨联合之间的距离分为 28.03%、29.14% 和 42.83% 三个部分)应用于没有腰小肌的尸体中时,同样未发生钉道进入髋臼的情况。

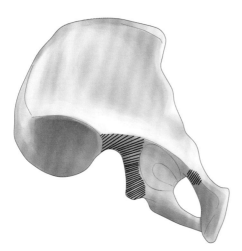

图 4-41 方形区的置钉"安全区"(阴影部分)

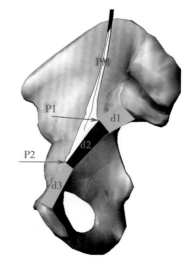

图 4-42 腰小肌将真性骨盆缘分为 3 个区域(d1,d2 和 d3)
PM：腰小肌；P1：腰小肌后缘；P2：腰小肌前缘。
d1：骶髂关节至腰小肌后缘；d2：腰小肌附着区；d3：腰小肌前缘至耻骨联合。

(四)并发症

改良 Stoppa 入路虽然较传统的髂腹股沟入路存在一些优点，但同时也有其自身固有的局限。首先，改良 Stoppa 入路为关节外复位，不能直视关节内情况，因此对关节内游离体的患者不宜单独使用。对术前已经进行膀胱造瘘或盆腔引流的患者，因内固定术后感染风险大，不宜使用。对于肥胖患者，腹壁脂肪厚，牵开显露困难，亦不宜轻易使用。对并发髂骨翼骨折、骶髂关节脱位的患者需联合髂窝入路；对于合并髋臼后壁骨折的患者，应联合 K-L 入路。

此手术入路要注意术后并发症的发生，如切口感染、股外侧皮神经、闭孔神经及股神经损伤、股动静脉损伤、栓塞性疾病、腹膜破裂、疝的形成、膀胱破裂、肠穿孔、术后肠梗阻、腹部感染等。但是其发生率相对于髂腹股沟入路明显较少。对于陈旧性骨折、肥胖和盆腔手术史的患者，由于可能存在软组织粘连等原因，术中要注意损伤股血管的可能，轻柔操作，仔细止血。也有报道称改良 Stoppa 入路会发生腹直肌萎缩。

(五)注意事项

1. 术前患侧膝下垫枕，屈髋屈膝体位能有效改善术中显露和复位过程。

2. 向前外侧牵开髂血管束时注意用湿纱布保护，不可过度牵拉，防止损伤髂外静脉造成严重后果，术中留置导尿管并注意保护膀胱。

3. 不可过度向内后方牵开闭孔血管神经束，避免其损伤。

4. 钻头长度不够时可用 3.0mm 克氏针代替钻孔，因克氏针可在弯曲状态下钻孔，有利于调整螺钉方向。

5. 在耻骨支、方形区内壁固定，可充分利用接骨板、螺钉结合时的挤压、提拉作用复位骨折。

6. 髋臼骨折合并髂骨翼骨折以及高位前柱骨折可联合应用髂窝入路。

综上所述，改良 Stoppa 入路创伤小，只需纵行劈开腹直肌白线进入即可，手术出血少，不需要分离腹股沟管、股动静脉、股外侧皮神经等结构，因此发生股神经和血管损伤的损伤性小，股血管血栓栓塞更是很少出现，异位骨化并发症发生率低。术中显露清楚，手术过程中可以清楚显露骨盆前环、真骨盆界线、方形区的内侧壁，可在直视下对骨折进行复位，容易对重建接骨板进行塑形和贴附。容易显露和处理死亡冠。由于该入路可以在直视下显露方形区及髋臼内侧面，尤其适用于伴有髋臼中心脱位的方形区骨折。可以在同一个切口内实现对双侧髋臼骨折的复位和固定，不需要延长手术切口或另做手术切口，特别适合于双侧髋臼骨折和双侧耻骨上支骨折的病例。但同时也有其自身固有的局限。首先是改良 Stoppa 入路为关节外复位，不能直视关节内情况，因此对关节内游离体的患者不宜单独使用。对术前已经行膀脱造瘘或盆腔引流的患者，因内固定术后感染风险大，不宜使用。对于肥胖患者，腹壁脂肪厚，牵开显露困难，亦不宜轻易使用。对并发髂骨翼骨折、骶髂关节脱位的患者需要联合髂窝入路，对于并发髋臼后壁骨折的患者，还应当采用联合入路。

随着影像学的不断进步和手术导航技术的发展，骨盆骨折的治疗手段正在朝着微创的方向发展，比如微创经皮螺钉治疗耻骨上支骨折、经皮螺钉治疗骶骨骨折等，都是在极小的创伤下获得可靠的固定效果，避免了患者进行开放复位手术的创伤。但是对于关节内骨折要求进行关节面的精确复位、坚强固定的原则是没有变的，因此对于涉及髋臼的关节内骨折，很多还是需要通过各种手术入路进行开放手术的。

（侯志勇　宋朝晖）

三、腹直肌外侧入路

目前仍没有一种手术入路能满足所有类型的髋臼骨折治疗的需要，但是随着手术技术与内固定器械的研究发展，单一手术入路的适应证进一步扩大，目前采用单一入路的微创手术技术治疗复杂髋臼骨折成为一种趋势。腹直肌外侧入路（lateral-rectus approach，LRA）是近年来出现的一种新的经腹膜外显露的前方手术入路，2014 年由樊仕才首次提出，并尝试采用此入路切开复位内固定治疗髋臼骨折，获得了良好的前期疗效，且不断得到完善，大部分患者均获得了满意的手术疗效，目前该入路逐渐在全国范围内得到了推广。下面将从手术适应证、显露、手术方法和优缺点等方面对腹直肌外侧入路进行介绍。

（一）手术切口及显露

腹直肌外侧入路可以显露自骶髂关节周围、整个前后柱、方形区，到耻骨联合，整个半骨盆环均可在直视下进行显露（详见第三章第四节骨盆骨折的手术入路）。主要通过 3 个"手术窗"进行手术操作。

1. 麻醉及体位　患者取平卧位，全身麻醉，常规术区消毒，患侧下肢消毒至膝关节以远并包扎供术中牵引用，手术区域尤其是会阴部周围用贴膜封闭，避免手术中手术切口与会阴相通而受到污染。术中需联合后方 K-L 入路进行后壁骨折的处理，可选择漂浮体位。

2. 皮肤切口　详见第三章第四节骨盆骨折的手术入路。

3. 深层显露　LRA 主要是经腹膜后内侧窗、中间窗和外侧窗 3 个窗口进行骨折的显露和复位、固定。

（1）内侧窗：相当于改良 Stoppa 入路的显露（图 4-43），自切口的下方耻骨结节沿耻骨支的内侧缘用大拇指浅行分离至髂耻隆起处，将腹膜用 S 形拉钩牵向内侧，外侧腹壁肌肉、精索（子宫圆韧带）及髂外血管牵向外侧，显露内侧窗。可见腹壁下血管或髂外血管与闭孔血管的吻合支——死亡冠（存在率约为 65%，多为静脉），其全程均在手术视野中，可直接结扎处理。沿耻骨上支表面切开髂耻筋膜、耻骨梳韧带至髂耻隆突，骨膜下剥离，可显露整个耻骨支、耻骨结节、耻骨联合、闭孔环、髋臼前壁、前柱及方形区等。在显露方形区时注意保护闭孔神经血管，闭孔环的外缘即髋臼下缘，以此为骨性标记在真骨盆环内侧缘上接骨板，螺钉可在此处偏向内侧置入，跨 2 个钉孔向髋臼上方置入螺钉，两螺钉呈八字形置入，可确保螺钉不会置入髋臼内。内侧窗显露完成后，纱布填塞压迫止血，进行中间窗的显露。

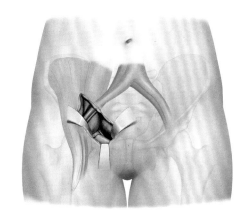

图 4-43　腹直肌外侧入路内侧窗

（2）中间窗：在切口上半部分，将腹膜向内侧分离，找到髂腰肌，髂腰肌内侧为髂外血管束，沿髂腰肌与髂外血管束间的软组织间隙进行分离，用 S 形拉钩将髂外血管牵向内侧并加以保护，可显露骶髂关节至髂耻隆突间的真骨盆缘——弓状线，沿弓状线用电刀切开髂腰肌筋膜，将髂腰肌牵向外侧，沿骨膜下分别向外剥离，可显露髋臼前柱、骶髂关节周围、髋臼顶及坐骨大孔上方区域。在骶髂关节向外侧剥离时，其外下方常见一滋养孔出血，如果有出血可用骨蜡封闭或螺钉拧入止血；在骶髂关节向骶骨剥离时注意对闭孔神经、腰骶干的保护(详见骨盆骨折章节)。同时沿坐骨大孔后缘方形区的表面经骨膜下进行剥离,至坐骨棘水平,可显露坐骨棘、坐骨小切迹、整个后柱及方形区,在髂耻隆突的内下方,中间窗与内侧窗相通,中间为精索(子宫圆韧带)、髂外血管束及周围软组织,腹直肌外侧入路不对髂外动、静脉及精索(子宫圆韧带)进行分离保护,相反整个血管束、精索(子宫圆韧带)及周围软组织成束能更好地保护血管,不被术中牵拉造成损伤。通过将血管束及腹膜拉向内侧、髂腰肌拉向外侧,髋臼的前壁、后柱、方形区及骶髂关节周围均可清晰显露,可在直视下对该区域的骨折进行复位,接骨板螺钉固定,也方便后柱拉力螺钉、髂坐接骨板的置入(图4-44)。中间窗显露充分后,用纱布填塞压迫止血,进行外侧窗的显露。

(3)外侧窗:将皮肤切口向外上方牵拉显露髂骨翼,沿髂骨翼内侧缘髂肌止点切断髂肌,骨膜下向内下方剥离,显露髂骨翼及髂窝,此窗可暴露整个髂骨翼内侧面,此处的骨折可通过外侧窗进行骨折复位、接骨板或通道螺钉固定(图4-45)。

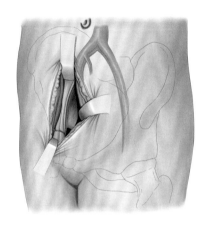

图4-44 腹直肌外侧入路中间窗

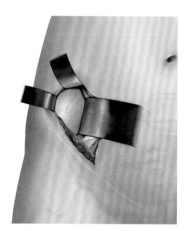

图4-45 腹直肌外侧入路外侧窗

(二)复位固定

髂腹股沟入路因其是从外侧向内显露,不能直视髋关节区域,因此其复位顺序必须先复位髂骨翼,再依次向关节周围进行复位,最终实现"农村包围城市"。而LRA是直视髋臼的内侧面,其复位顺序是先中心区域[即坐骨大孔上方的关键骨块(keystone)],克氏针临时固定后,再以此为解剖标志进行前柱、前壁、后柱和方形区的复位,从而达到"城市发展农村"的手术效果。LRA的体表投影正对应髋臼上方,方便臼顶压缩的处理,术中可向上翻开前柱骨块,辅助下肢牵引,骨刀撬起压缩的关节面骨块,恢复关节面的解剖结构,植骨后再盖回前柱骨块,用接骨板或螺钉固定。通过3个窗口的联动复位后,选择接骨板、螺钉固定。透视见骨折复位满意后,冲洗术区,彻底止血。检查无活动性出血后,放置引流管,全层缝合腹壁肌肉层,缝合皮下组织、皮肤。

(三)适应证

腹直肌外侧入路切口位于髋臼顶上方,通过该入路能直视髋臼方形区及后柱内侧面,便于暴露真骨盆内侧面,较其他入路更接近于髋臼骨折部位,因能够直视骨折区域,更便于骨折的处理。腹直肌外侧入路主要适用于处理一侧的髋臼前柱骨折、前壁骨折、前柱合并前壁骨折、横行骨折、T形骨折、双柱骨折、前柱伴后半横行骨折以及累及髂骨翼的高位前柱骨折,特别对累及方形区的髋臼骨折能在直视下复位固定。对于后壁骨折的处理,需术中联合K-L入路进行复位固定。

(四)围手术期处理

患者入院后根据髋臼骨折情况行患侧下肢股骨髁上骨牵引,伤后5~10天待患者全身情况良好、血流动力学稳定后可实施手术。术前需完善相关影像学检查。

1. X线检查 术前高质量的X线检查,可了解骨折部位骨质粉碎情况及骨折块移位情况,有利于制定治疗方案及手术方式。常规拍摄骨盆前后位X线片、髂骨斜位片和闭孔斜位片。因为髋臼骨折常为高能量损伤所致，常伴有骨盆环、骶髂关节及骶骨的损伤，故拍摄骨盆入口位及骨盆出口位 X 线片可了解这方面的情况。拍摄髂骨斜位 X 线片：抬高患者健侧外旋 45°，将射线对准患侧髋臼中心，以了解后柱，包括坐骨棘、髋臼前缘和整个髂骨翼的骨折情况；拍摄闭孔斜位 X 线片：垫高患侧髋臼和水平面成 45° 角，射线投照患侧髋臼中心来获得闭孔斜位影像，用以了解髋臼前柱及髋臼后唇或后壁骨折情况。

2. CT 检查 对于关节部位的骨折，常规行 CT 平扫，用以评估关节面骨折的情况。对患者骨盆行 64 排 CT 薄层（1mm）扫描，将扫描后的数据导入 Mimics 软件进行髋臼骨折模型三维重建。对患侧髋臼骨折模型进行模拟复位，使用 3D 打印技术打印出模拟复位后的髋臼模型，根据髋臼模型预先塑形重建接骨板，预判置入螺钉钉道位置。对于髋臼方形区骨折的患者，可根据 3D 打印技术打印出模拟复位后的髋臼骨折模型，定制个性化接骨板，以便更好地固定方形区的骨折。

3. MRI 检查 非常规进行，当出现下肢神经症状或了解股骨头损伤情况时可进行该检查。

术前 30 分钟预防性使用抗生素、备血并准备自体血回输机，术后回病房后双下肢屈髋、屈膝位，保持下肢血管松弛，常规预防下肢深静脉血栓治疗。

（五）优点

1. LRA 能直视下显露半骨盆和髋臼的前方和内侧，对髋臼前壁、前柱、后柱及髂骨翼均显露充分。

2. 切口为纵向，与髂外血管、神经走行方向一致，术中不分离髂血管束及精索（子宫圆韧带），对髂血管牵拉损伤小，血管损伤及术后深静脉血栓发生率明显降低。

3. 手术切口相对微创，仅仅切开腹壁肌肉，显露及缝合均较快，手术时间大大缩短。

4. 术中均为肌间隙进入，损伤小，术中出血少，术后恢复快。

5. 直视下复位骨折，骨折大多数能达到解剖复位，尤其对髋臼顶的压缩骨折能直视下进行撬拨复位、充分植骨，内固定接骨板可放置在真骨盆缘或髋臼上方。

6. 髂骨显露充分，对处理合并髂骨翼的髋臼骨折更为简单方便。

7. 切口中对后柱、方形区显露充分，可于直视下打入后柱拉力螺钉或髂坐接骨板固定后柱。

8. 手术切口虽然小，但能显露自骶髂关节至耻骨联合整个半骨盆环，可定制自骶髂关节至耻骨联合一体化接骨板，可有效固定严重粉碎的髋臼骨折。

9. 医师学习曲线较短，学习掌握相对容易，有普外科基础者更容易掌握。

（六）缺点和风险

1. LRA 是一个腹膜外入路，腹膜较薄，分离时容易弄破，有腹腔手术史者因腹膜粘连更容易被损伤，发现损伤后应及时缝合修复。

2. 该入路远端靠近腹股沟深环，损伤深环后缝合松紧难把握，有腹股沟疝或精索静脉曲张发生的可能。

3. 通过的解剖区域较复杂，对于操作不熟练的骨科医师来说，有损伤髂外血管、闭孔神经等的风险。

4. 切口较小，手术操作部位较深，术野只有术者才能看清楚，不方便示教，对手术者及助手均要求熟练配合。

5. 有同侧腹部手术史者慎用该入路。

（七）典型病例

【主诉】 患者女性，47 岁。主因"车祸伤致右盆部疼痛、右下肢短缩畸形 2 小时"入院。

【术前检查】 右侧髋臼骨折、股骨头中心性脱位（图 4-46a～d）。

【术前诊断】 右侧髋臼骨折（Letournel-Judet 分型：前柱伴后半横行骨折）。

【手术方案】 该例患者髋臼骨折为前柱伴后半横行骨折，骨折累及方形区，股骨头向内侧移位，髋关节关节面不平整，头臼不匹配，有明确手术指征，故决定经腹直肌外侧入路行切开复位内固定术。前柱使用重建接骨板及螺钉固定，后柱使用后柱拉力螺钉固定（图 4-46e～i）。

【术后情况】 术后复查 X 线片和 CT 提示：骨折解剖复位，内固定位置满意（图 4-46j～r）。

【经验与体会】 腹直肌外侧入路切口位于髋臼正上方，对于累及方形区的髋臼骨折，通过腹直肌外侧入路能在直视下对该区域骨折进行复位固定。

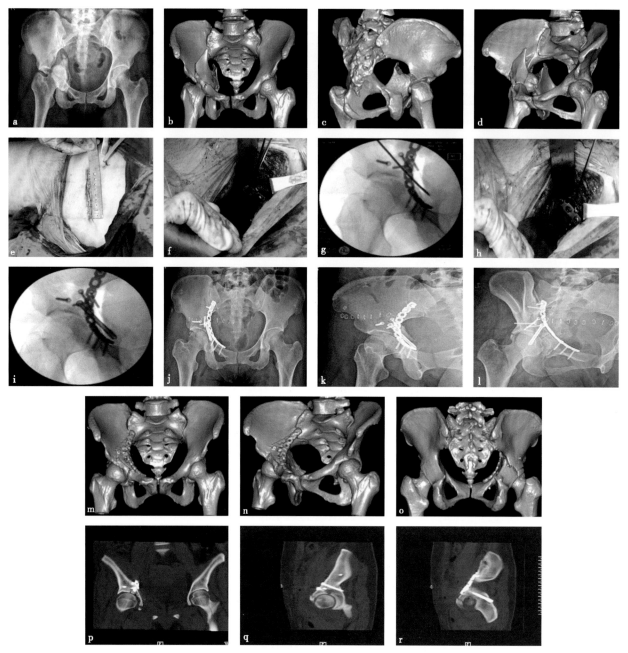

图 4-46　腹直肌外侧入路治疗髋臼骨折典型病例

a～d. 术前 X 线片及 CT 三维重建；e. 手术切口；f. 术中使用 1 枚导针指向坐骨棘作为参照；g～i. 术中置入后柱拉力螺钉情况；j～r. 术后 X 线检查、CT 扫描及三维重建示骨折解剖复位。

（樊仕才　肖杏玲　李　涛）

四、Kocher-Langenbeck 入路

最早在 20 世纪 50 年代，Judet 和 Lagrange 共同对 Kocher（1907 年）和 Langenbeck（1874 年）提出的髋关节入路进行改良，提出了 Kocher-Langenbeck 入路（以下简称 K-L 入路）。后来又有学者在 K-L 入路的基础上进行改良，其中包括改良 Gibson 入路、经大转子截骨入路以及二腹肌截骨入路（又称 Ganz 入路）等。

众所周知，对于单纯的髋臼后壁骨折或后柱骨折，后入路是较为合适的选择，而且对于较为复杂的累及髋臼前后柱、前后壁的髋臼骨折来说，前后联合入路可能是最佳选择，其中后入路是前后联合入

路的重要组成部分。下面，我们将对经典的 K-L 入路以及在其基础上进行改良的几种后入路分别进行介绍。

（一）K-L 入路

1. 适应证 适用于各种髋臼后方骨折。①后壁骨折（A1 型）；②后柱骨折（A2 型）；③后柱伴后壁骨折（A2.3 型）；④横行伴后壁骨折（B1.2 型）；⑤以后柱移位为主的 T 形骨折（B2 型）；⑥手术过程中需要探查坐骨神经；⑦患者前方皮肤条件不允许手术。

2. 显露 可以显露包括整个坐骨至大切迹部分的后柱，直视整个髋臼后壁。通过坐骨大切迹和小切迹，可以用手指触到前方方形区和前柱，间接显露前方方形区和骨盆缘（图 4-47）。还可显露包括坐骨神经、臀上神经血管束在内的重要血管神经。术中牵引下，或经后壁骨折部位行髋关节的手术脱位，即可直视髋关节面复位情况，并清理关节腔内异物。

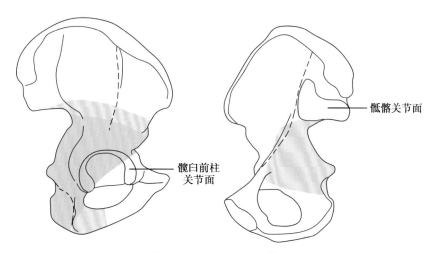

图 4-47 K-L 入路显露范围
黄色区域：触觉通路；绿色区域：视觉通路。

3. 手术体位 根据骨折的类型，采用不同的手术体位。侧卧位和俯卧位均可用于后壁骨折（A1 型）或单纯后柱骨折（A2 型），但对于全身麻醉手术患者，侧卧位更加方便麻醉师术中的麻醉管理和气道维护。对于横行或 T 形骨折，一般建议采用俯卧位，因为有研究表明，采用侧卧位时，下肢重量会加重远侧骨折端移位而导致手术效果不佳，如果采用俯卧位就可以避免这个问题，但两者的手术时间、手术出血量和围手术期并发症发生率差异无统计学意义。在整个手术过程中，始终保持伸髋屈膝体位（图 4-48），可以减少术中医源性坐骨神经损伤的风险。

4. 手术方法 切口起自髂后上棘，弧形向下经过大转子顶点，再沿股骨干垂直向远端延长 8cm，止点在臀大肌止点远端（图 4-49）。视骨折情况延长或缩短切口长度。

沿切口切开大转子上方的髂胫束，直至切开臀大肌筋膜并沿肌纤维方向将臀大肌钝性分离成两束，注意保护支配臀大肌前上部的臀下神经。然后切断臀大肌股骨止点以减轻肌腱张力利于显露。此时应该注意识别坐骨神经，发生梨状肌撕脱时可能改变解剖关系，有可能导致坐骨神经医源性损伤。一旦确认坐骨神经，应小心解剖至坐骨神经穿出骨盆的大切迹处。

内旋患肢，使外旋肌群（上、下孖肌和闭孔内肌）拉紧，于大转子后方将外旋肌群止点切断（保留 5mm 以便缝合），并在内侧端缝线标记，并向内侧翻转进一步保护坐骨神经（图 4-50）。此时应该注意避免解剖股方肌，因为供应股骨头血供的旋股内侧动脉的升支就位于该区域。继续在短外旋肌的深层和关节囊之间进行钝性剥离，显露闭孔内肌滑液囊和髋臼后柱（图 4-51）。小心放置钝头弧形 Hohmann 拉钩于坐骨结节内侧，向内侧牵开臀大肌、短外旋肌群和坐骨神经。如果骨折累及髋臼承重区，可切断臀中肌止点的后 1/3，以扩大显露范围。

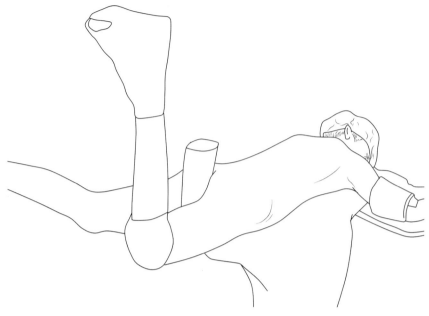

图 4-48 K-L 入路手术体位

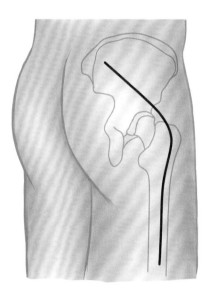

图 4-49 K-L 入路切口体表位置

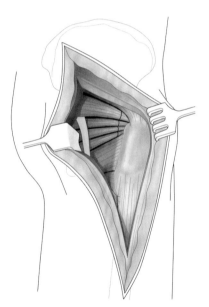

图 4-50 坐骨神经的显露及保护

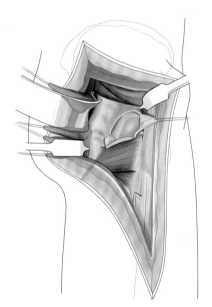

图 4-51 髋臼后柱的显露

这样，显露基本已完成。可以透过后柱或后壁骨折断端缝隙看到髋关节腔及股骨头的关节面，如果需要，还可以沿关节囊在髂骨上的附着处将关节囊切开，通过股骨牵开器牵引髋关节取出关节内的骨折块。亦可内旋髋关节，造成髋关节的外科脱位（"再脱位"），然后在直视下复位髋臼并检查髋臼关节面复位情况。

后柱骨折常发生后柱的后内侧移位，同时可能伴坐骨体的内旋移位，此时可以在坐骨上置入 1 枚 Schanz 钉，并利用复位螺丝及复位钳，以纠正后柱的移位及旋转，注意不要损伤臀上、下神经血管束。后壁骨折常伴骨折块压缩，发生率为 16%～47%，且伴髋关节后脱位，同时在横断面上可能发生压缩骨折块的旋转（甚至达 90° 旋转），此时必须用剥离器小心将旋转骨折块拨正（图 4-52），压缩严重者，则需截骨，然后取大转子松质骨或人工骨进行植骨填充，以维持骨折块的位置，达到解剖复位（图 4-53）。如需用手指经大切迹探查方形区表面，则可松解骶棘韧带或行坐骨棘截骨（图 4-54）。

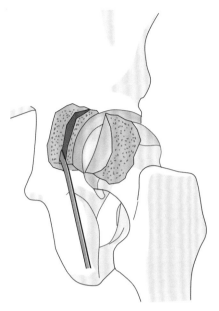

图 4-52　使用剥离器将旋转骨折块拨正

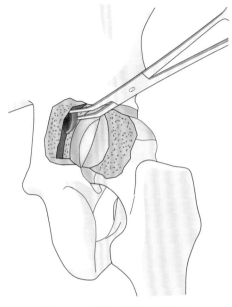

图 4-53　压缩部位行植骨填充

后柱或后壁骨折复位后,可用克氏针做临时固定。取 3.5mm 普通重建接骨板,塑形后放置在髋臼后柱表面固定,两端螺钉固定在髂骨近端和坐骨远端,或加用掌骨小 T 板、3.5mm 直径空心钉等内固定物固定小的后壁或臼唇骨折块。对于单纯后壁骨折,应采用预弯不足的普通重建接骨板进行固定,以达到骨折块加压目的。

对于部分横行骨折或 T 形骨折,可尝试使用高低骨盆复位钳经方形区表面钳夹复位前柱,闭合前柱骨折线,然后经后方置入顺行前柱螺钉固定(图 4-55)。使用复位钳复位时,注意不要损伤坐骨神经。

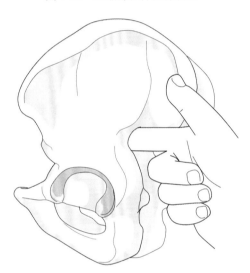

图 4-54　手指探查方形区表面

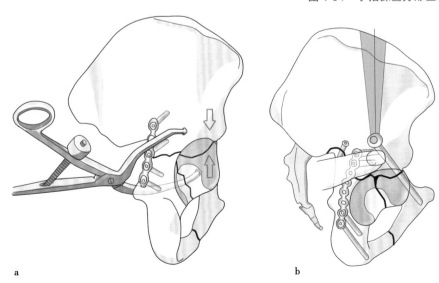

a

b

图 4-55　T 形骨折的处理

a. 骨盆复位钳经方形区表面钳夹复位前柱;b. 置入顺行前柱螺钉固定。

固定完毕后，冲洗关节腔，术中透视检查接骨板位置及螺钉是否穿入关节，并各方向活动髋关节，若髋关节稳定，即可依次修补切开的关节囊，将短外旋肌群紧密缝合，放置引流管 1 根，然后逐层关闭切口。

5. 优点　解剖相对简单，髋关节重建、单极头或全髋关节置换术用的就是这一入路，只是名字不同而已，所以大多骨科医师对此入路较为熟悉。此入路切开的肌肉较少，手术创伤较小，出血也较少，同时能够对后柱及后壁获得充分满意的暴露。

6. 缺点和风险

（1）术中需要暴露臀上、下血管神经束及坐骨神经等重要组织，稍有不慎即易引起神经血管损伤，造成不可挽回的后果。

（2）手术从后路进入，术后患者髋关节外展功能或多或少会受到影响，不利于术后康复，而且后入路手术易发生异位骨化，发生率 18%～90% 不等，常沿臀小肌分布。

（3）术中操作不当易损伤旋股内侧动脉而导致股骨头缺血性坏死。

（二）经大转子截骨入路

1. 适应证　经大转子截骨入路的手术适应证同后方 K-L 入路，但经大转子截骨入路显露范围更广，尤其适用于高位经臼顶骨折、横行骨折和 T 形骨折。

2. 显露　相对于标准 K-L 入路，对后柱上部至坐骨大切迹的显露范围更大，大转子截骨可增加髋臼顶壁及髂骨翼下部至髂前下棘的显露（图 4-56）。

3. 手术体位　同标准 K-L 入路，侧卧位更常用。

4. 手术方法　手术切口同标准 K-L 入路，只是切口向下延长了一些。如果已经采用了 K-L 入路，而术者希望获得更大的显露，可以行大转子截骨，即可较轻松地显露髋臼的顶壁及部分前柱。

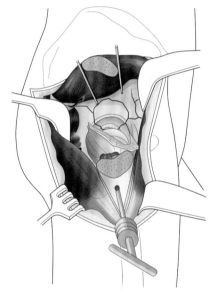

采用此入路时，最初的手术步骤同 K-L 入路，随后在大转子上预先钻 1～2 孔以便关闭时拧入螺钉固定，然后使用摆动锯或骨刀进行大转子截骨，摆锯截骨较安全，截骨时注意避免伤及股骨头。经典的大转子截骨应保留股外侧肌止点，即截骨块上不含股外侧肌止点部分，因为截骨后需要更坚强的固定。截骨后将臀中肌、臀小肌连同大转子一起向上牵开，钝性分离臀小肌与关节囊之间组织至髋臼上缘，沿髋臼上缘髂骨用骨膜剥离器做骨膜下剥离，然后将大转子连同臀中肌、臀小肌牵向上方，髂骨上打入 2 枚短斯氏钉以持续牵开肌肉（图 4-56），此时注意不要损伤到臀上神经血管束。

图 4-56　经大转子截骨入路

此时暴露基本已完成，如果想进一步探查关节内情况，或需移除关节内骨折块，可沿髋臼边缘 Z 形切开关节囊。对于前柱骨折，只能使用逆行前柱螺钉固定（从后向前），无法使用接骨板。其余骨折复位固定好后，沿预钻孔，用 2 枚 6.5mm 松质骨螺钉将大转子骨折复位固定。

5. 优点

（1）这种改良 K-L 入路除了具有标准 K-L 入路的优点外，其显露范围更大，能够显露髋臼顶至坐骨大切迹、髂骨翼下部和部分前柱。

（2）术中根据需要，随时由标准 K-L 入路，转变为经大转子截骨入路，以获得最佳的暴露。

（3）大转子截骨后，可以明显降低臀上血管神经束的张力，减少并发症。

6. 缺点和风险

（1）同标准 K-L 入路，大转子截骨及臀小肌剥离，使异位骨化的发生率更高，同样也有损伤臀上神经血管束的风险。

（2）不能充分地暴露前柱，除非经过髋关节或者通过坐骨大切迹触摸，不能直视前柱的全部。

（3）有发生股骨大转子骨不连的风险。

（4）因为破坏了关节囊后方的血运，股骨头缺血性坏死的风险也会增加。

（三）大转子翻转截骨入路

大转子翻转截骨最早是由 Ganz 在治疗髋关节脱位时提出的,与传统的转子截骨相比,大转子翻转截骨截骨块更薄,保留了股外侧肌在大转子上的附着点。因大部分臀中肌止点以及全部股外侧肌起点均附着于截骨块,所以又称二腹肌截骨。

1. 适应证 同传统的大转子截骨入路,大转子翻转截骨入路适用于广泛的后壁骨折、单独或伴有后壁骨折的横行或 T 形骨折以及高位累及臼顶穹隆的后柱骨折。除此之外,大转子翻转截骨还可较为安全地行术中股骨头向前或向后脱位,可完全暴露股骨头和髋臼关节面,适用于单纯或伴发的股骨头骨折,以及合并有髋臼关节面压缩塌陷的髋臼骨折。

2. 显露 与传统的大转子截骨入路相同,只是大转子翻转截骨允许安全地术中股骨头脱位,可完全暴露股骨头,直视关节面内侧,方便术中评价软骨损害及骨折复位情况,确保螺钉可以安全地置入,完全清除关节内碎骨块(图 4-57)。

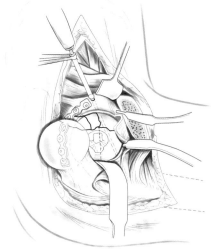

图 4-57 大转子翻转截骨入路

3. 手术体位 患者取侧卧位,不需要牵引,术者立于患者的背侧。

4. 手术方法 同 K-L 手术入路,术中采用摆锯在大转子处进行截骨,于截骨块上保留大部分臀中肌的止点和全部股外侧肌的起点,注意截骨不要太靠内,以免损伤旋股内侧动脉的分支(图 4-58)。截骨后,向前翻转截骨块,此时可暴露臀小肌和梨状肌及其腱性部分,随后将其游离牵开,即可暴露整个关节囊的前上部。术中可以将下肢屈曲外旋,以利于此步操作(图 4-59)。

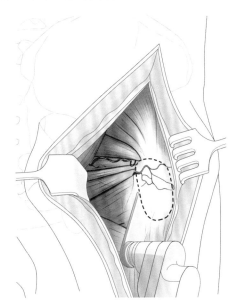

图 4-58 使用摆锯进行截骨

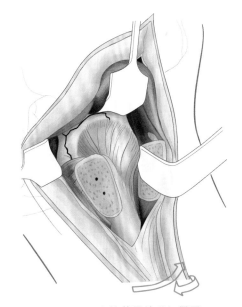

图 4-59 翻转截骨块进行暴露

为完全直视关节内,需 Z 形切开关节囊,将股骨头从前方脱出(图 4-60)。此时注意应保留一定的关节囊与髋臼缘相连,不要损伤臼唇。通过外展外旋下肢,可将股骨头向前脱出。若股骨头圆韧带仍然完整,还需将其完全切断。此时基本完成了对髋臼后壁及臼顶穹隆的暴露,可环视整个髋臼关节面及股骨头,可根据情况采用接骨板、空心钉或埋头钉进行骨折的固定。

若需要进一步暴露髋臼后柱后壁的下部,那么类似于标准 K-L 入路,仍需切断短外旋肌群,同时视情况将股骨头向后方脱出(图 4-61)。

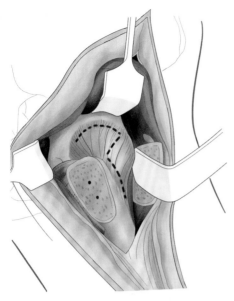

图4-60 Z形切开关节囊,将股骨头从前方脱出

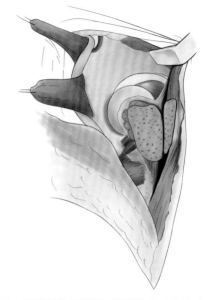

图4-61 切断短外旋肌群,暴露髋臼后柱后壁的下部

5. 优点

(1)是一种较为安全的股骨头外科脱位手术技术,且并不会增加股骨头缺血性坏死风险。

(2)可以扩大髋臼上缘及臼顶穹隆的暴露范围。

(3)可以完全暴露整个关节面内侧及股骨头,方便处理合并关节内游离骨块、股骨头骨折或关节面压缩塌陷的髋臼骨折,并可在直视下评估关节软骨损害情况,可在直视下将螺钉于关节外安全置入。

(郭晓东 陈开放 杨 帆 姚 升)

五、高位髂腹股沟入路

本部分内容主要是介绍这种新型的改良髋臼骨折前入路——高位髂腹股沟入路,主要从该入路的由来、适应证、显露范围、手术技术及与其他几种常见前入路比较的优缺点等方面进行详细叙述。

(一)体表标志

高位髂腹股沟入路手术切口的体表标志大致可描述为:切口起于肚脐与髂前上棘连线的中外1/4交点,止于髂前上棘与耻骨联合连线的中内1/3的交点,长约10cm,可根据骨折情况,适当向两端延长切口。

(二)适应证

适用于除单纯后柱或累及后壁骨折以外的几乎所有髋臼骨折类型,尤其适用于累及方形区、垂直骨折线或横行骨折线较低的复杂髋臼骨折类型(图4-62)。

(三)显露

高位髂腹股沟入路共分为4个"手术窗",根据骨折类型,视情况选择性地暴露部分或全部的"手术窗"。一般来讲,通过4个窗,可以显露几乎整个髂骨的内表面、骶髂关节前方、弓状线、前壁、耻骨上支及方形区全部直至坐骨棘、坐骨结节。

1. 第一窗 位于髂骨与髂腰肌之间,可显露完整髂骨的内表面(图4-63)。当骨折未累及髂骨翼时,术中则不需要暴露此窗。

2. 第二窗 位于髂腰肌和髂血管之间,向内牵开髂血管可显露髋臼前壁、弓状缘上方及内侧、闭孔神经血管束、方形区上中部;向外牵开髂腰肌,可向深部显露骶髂关节周围骨性结构。需要注意的是,在显露邻近骶髂关节处时,应小心分离来自髂内血管的供应髂腰肌的侧支髂腰血管,予以准确结扎,同时也需注意位于髂骨骨面的滋养孔血管(图4-64)。

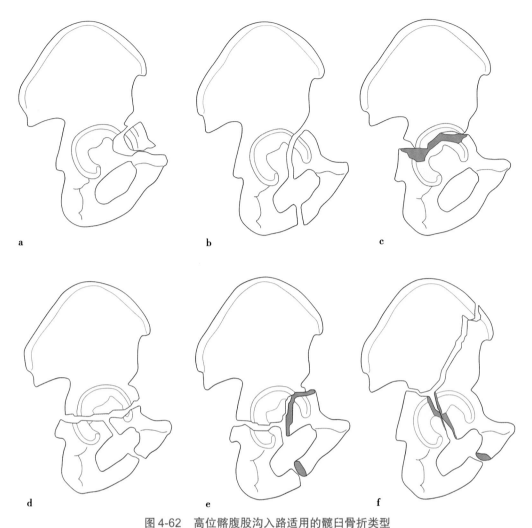

图 4-62 高位髂腹股沟入路适用的髋臼骨折类型

a. 前壁骨折；b. 前柱骨折；c. 横行骨折；d. T 形骨折；e. 前柱伴后半横行骨折；f. 双柱骨折。

3. 第三窗 位于髂血管和精索（子宫圆韧带）之间，向外牵开髂血管可显露弓状缘内侧、死亡冠、闭孔神经血管束、方形区上部、耻骨上支；进一步向内牵开闭孔神经血管束，可显露方形区下部及坐骨棘、坐骨结节（图 4-65）。

4. 第四窗 位于精索（子宫圆韧带）和腹直肌外缘之间，可显露耻骨联合、闭孔及闭孔神经血管束、死亡冠、耻骨上下支等（图 4-66）。

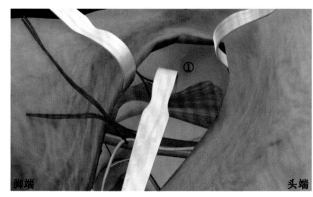

图 4-63 高位髂腹股沟入路第一窗

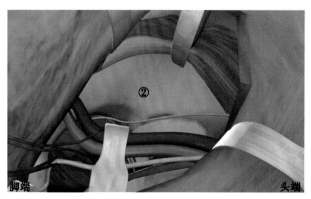

图 4-64 高位髂腹股沟入路第二窗

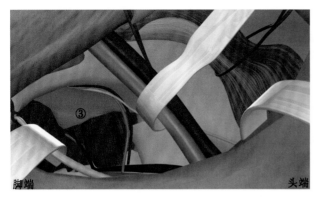
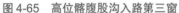

脚端　　　　　　　　　　　　头端

图 4-65　高位髂腹股沟入路第三窗

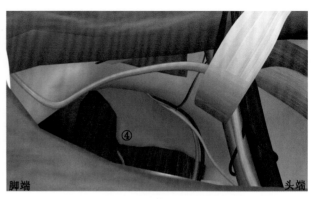

脚端　　　　　　　　　　　　头端

图 4-66　高位髂腹股沟入路第四窗

（四）手术体位

一般情况下，患者取仰卧位，患侧垫高或不垫高，术者站于健侧。若骨折累及方形区或低位后柱，为了便于术者能更好地直视方形区，则应该采用平卧位，手术床整体向患侧倾斜合适角度。同时手术消毒范围需足够大，铺无菌单时，注意脐、耻骨联合和患侧髂前上棘应置于手术野（该入路的 3 个皮肤标记见图 4-67）。为方便术中行患侧下肢牵引以协助骨折复位，患侧下肢同样需要消毒，膝关节以下使用无菌单包裹并置于术野之中。

（五）手术方法

切口起于脐与患侧髂前上棘连线的中外 1/4 交点，止于患侧髂前上棘与耻骨联合连线的中内 1/3 交点，做一稍凸向外侧的切口，根据髂骨骨折类型，可向上延长切口或将切口起点上移（图 4-68）。

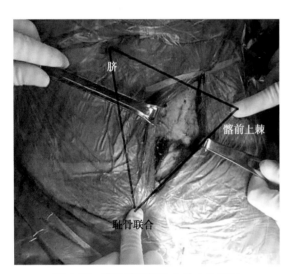

图 4-67　高位髂腹股沟入路皮肤标记

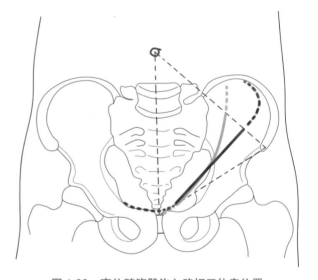

图 4-68　高位髂腹股沟入路切口体表位置

红色线：起点为脐与患侧髂前上棘连线的中外 1/4 处，止点为患侧髂前上棘与耻骨联合连线的中内 1/3 处；蓝色线：以红色线位标准，做一个稍凸向外侧的切口。

按照上述体表标志，圆刀切开皮肤及皮下组织，电刀依次切开腹外斜肌、腹内斜肌和腹横肌，锐性切开腹横筋膜，进入腹膜外间隙，注意不要损伤壁腹膜。向下钝性游离出精索（子宫圆韧带），可顺着精索（子宫圆韧带）找到腹股沟管的内环口，然后使用 8 号红色尿管圈记（图 4-69）。

将生理盐水打湿后的纱布裹于指尖，钝性分离腹膜外疏松结缔组织，找到并结扎供应腹直肌的腹壁下动静脉。

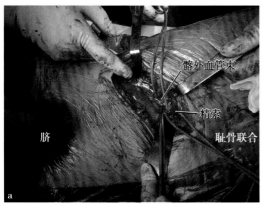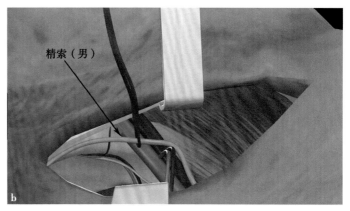

图 4-69 高位髂腹股沟入路
a. 术中操作；b. 示意。

从切口的内侧触摸耻骨上支，紧贴耻骨上支内侧面，钝性分离耻骨后膀胱间隙（Retzius 间隙），向内侧推开盆腔内脏器，然后沿耻骨上支顺着真骨盆缘向深部继续分离，此时应注意可能存在的闭孔血管与髂外血管或腹壁下血管之间的交通支（死亡冠）。予以 4 号丝线准确结扎。

从切口外侧将壁腹膜从髂腰肌表面钝性剥离，小心不要进入腹腔，然后将腹膜连同腹腔内脏器一同推向内侧，同时切开髂腰肌表面筋膜，屈髋屈膝体位下将髂腰肌整体向外牵开，此时即可显露弓状缘上方及骶髂关节周围骨性结构。若手术需要暴露骶髂关节周围结构，则需要注意结扎骶髂关节前方的来自髂内血管的侧支髂腰血管，然后使用骨膜剥离器紧贴骨面进行剥离，暴露骶髂关节周围骨折区域，方便后续骨折复位和内固定的安放。随后钝性分离髂外血管束，由血管束的内侧，自血管束的下方钝性分离至血管束的外侧，打通血管束内外侧并用第 2 根 8 号红色尿管圈记。

当存在前柱的高位骨折时，需要暴露外侧的髂骨窗，即沿髂嵴剥离髂腰肌，做骨膜下剥离，暴露髂骨内板，同时用第 3 根 8 号红色尿管圈记髂腰肌。至此，高位髂腹股沟入路的显露基本完成，共分为 4 个"手术窗"[见（三）显露部分]。

骨折复位的顺序还是遵从从外周向中心复位的原则，即通过外侧第一或第二窗，将前柱移位的骨块往残存的髂骨上靠拢，尽量完成前柱的解剖复位，从而重建髂窝的正常凹度，为后续后柱及方形区的复位搭建一个正确的框架。然后主要通过内侧第三或第四窗，将后柱及方形区的骨块往前柱的框架上靠拢。术中配合使用短齿单钩、枪状加压复位钳、球头顶棒、骨盆复位钳辅助复位方形区及后柱骨折。

（六）典型病例

【主诉】 患者女性，64 岁。主因"车祸伤致全身多处疼痛半天"入院。

【入院情况】 患者半天前因车祸伤致全身多处疼痛，不能行走。当时曾昏迷 20 分钟，后被救护车送至我院。

【术前检查】 骨盆正位 X 线片示左侧骨盆骨折、右侧髋臼骨折，骨盆 CT 平扫＋三维重建进一步验证并明确了 X 线的诊断，提示左侧髂骨翼粉碎性骨折，左侧骶髂关节脱位不稳，右侧髋臼骨折（图 4-70a～d）。

【术前诊断】 右侧髋臼骨折（Letournel-Judet 分型：T 形骨折）；骨盆骨折。

【手术方案】 该例患者手术指征明确。采用 3D 打印技术进行术前规划，模拟内固定置入（图 4-70e）。先选择右侧高位髂腹股沟入路处理右侧髋臼骨折，术中通过高位髂腹股沟入路的第三窗即可清晰显露骨折断端及方形区全部（图 4-70f、g），直视下复位骨折，置入 Union Plate 一体式接骨板（图 4-70h）；然后处理左侧骨盆骨折，术中采用髂窝入路及传统髂腹股沟入路的外侧窗，显露髂窝及骶髂关节，进行髂翼及骶髂关节的固定，然后经皮置入 1 枚 S_2 骶髂螺钉进一步稳定骶髂关节。

【术后情况】 术后拍摄骨盆正位、Judet 双斜位及出入口 X 线片（图 4-70i～m），同时复查骨盆 CT 平扫＋三维重建（图 4-70n～p），见接骨板与骨面贴附良好，骨折基本达解剖复位。

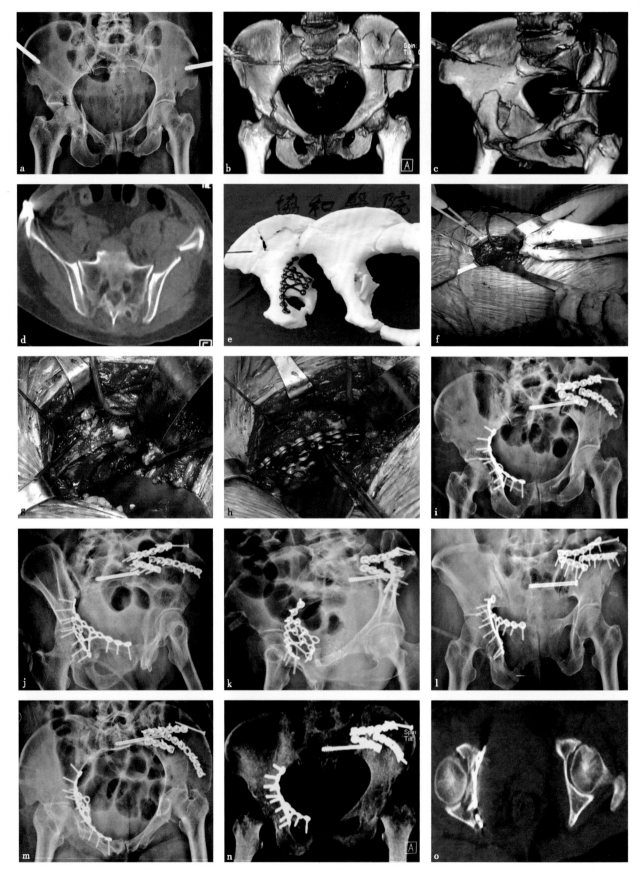

图 4-70 高位髂腹股沟入路治疗髋臼骨折典型病例

a～d. 术前影像学资料；e. 3D 打印进行术前规划；f、g. 手术采用高位髂腹股沟入路，可清晰显露骨折断端及方形区全部；
h. 术中置入 Union Plate 一体式接骨板；i～o. 术后骨盆 CT 检查示髋臼关节面复位良好。

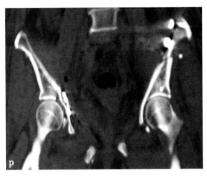

图 4-70(续) 高位髂腹股沟入路治疗髋臼骨折典型病例
p. 术后骨盆 CT 检查示髋臼关节面复位良好。

【经验与体会】 高位髂腹股沟入路可对包括整个方形区在内的半骨盆充分显露，在处理累及前后柱的复杂髋臼骨折时，采用单一的高位髂腹股沟入路完成手术，可大大缩短手术时间，减少术中出血量，降低手术并发症的发生率。

（郭晓东 陈开放 杨 帆 姚 升）

六、扩大髂股入路

扩大髂股入路，最早由 Letournel 在 20 世纪 70 年代提出。该入路位于臀上、臀下神经支配的后方肌肉与股神经支配的前方肌肉之间，主要通过游离骨盆后方的软组织皮瓣，进而显露骨盆的后方结构，包括髂骨翼的外板、髋臼后柱及后壁等，而不会损伤后方主要的神经血管。有经验的手术者可以通过该入路，获得良好的复位和满意的疗效，但手术并发症的发生率仍较其他入路更高。

（一）适应证

适用于需广泛显露骨盆后外侧的复杂骨折类型，对累及骶髂关节的复杂髋臼骨折也特别有用，包括：①横行骨折经臼顶型（B1.3 型）；②T 形骨折（B2 型）；③前柱伴后半横行骨折（B3 型）；④双柱骨折（C 型）；⑤陈旧性髋臼骨折。

（二）显露

这种入路主要用于显露整个髂骨的外侧面、髋臼关节面、后柱及后壁，当需要时可进一步沿髂嵴剥离髂腰肌和腹壁肌肉，以显露髂骨翼内侧面和部分前柱（图 4-71）。

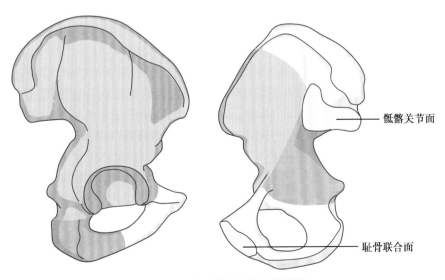

骶髂关节面

耻骨联合面

图 4-71 扩大髂股入路显露范围
棕色区域：触觉通路；绿色区域：视觉通路。

（三）手术体位

患者取侧卧位，患侧在上，使躯干向前略倾斜，用泡沫乳胶垫支撑。同其他后外侧入路，手术过程中应保持伸髋屈膝位以避免损伤坐骨神经。

（四）手术方法

切口外形似反 J 形，起于髂后上棘，沿髂嵴直到髂前上棘，再垂直向下，沿臀肌和大腿前内侧肌群之间延伸 15～20cm（图 4-72）。术中延长切口时应避免切口偏内侧。

首先找到腹壁肌肉止点和髂外展肌起点之间无血管的骨膜组织，切开阔筋膜和骨膜，然后从髂骨外板锐性游离阔筋膜张肌和臀中肌。向后切断臀大肌附着于髂嵴上坚韧的纤维起点，并锐性剥离。类似于 Smith-Peterson 切口，将附着于髂骨外板上的所有肌肉做骨膜下剥离，包括剥离 Sharpey 纤维，前至髂前上棘，后至坐骨大切迹，下至关节囊上缘。注意保护从坐骨大切迹出来的臀上血管神经束。肌肉与外板之间用湿纱布填充止血。

髂骨外板暴露完毕后，转向切口远端。在髂前上棘下方 3cm 偏内侧游离股外侧皮神经，在股外侧皮神经外侧切开阔筋膜，并将阔筋膜张肌向外侧牵拉暴露股直肌，这样可以降低股外侧皮神经损伤的风险。

分离和结扎位于髂前上棘和髂前下棘之间旋髂浅动脉的小分支，然后纵向切开股直肌表面筋膜层暴露股外侧肌腱膜，再纵向切开股外侧肌腱膜暴露其下方旋股外侧动脉升支，分离并结扎。

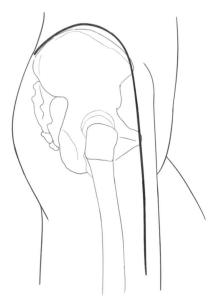

图 4-72 扩大髂股入路切口体表位置

如 K-L 入路，后柱的暴露需要切断臀中、小肌及短外旋肌群。在大转子顶部切断臀中、小肌肌腱，止点处保留 5mm 软组织以便修复，并向后翻开暴露短外旋肌群。注意保护坐骨神经，在转子窝处横断梨状肌、闭孔内肌及上下孖肌，保留 5mm 肌腱以便缝合，并向内翻转进一步保护坐骨神经，在坐骨大、小切迹各插入一个拉钩，这样就可以完全暴露后柱。

如果需要显露骨盆内侧和前柱，则需要游离腹外斜肌在髂嵴上的止点，进一步行髂肌骨膜下剥离，暴露髂骨内板。切断腹股沟韧带及缝匠肌在髂前上棘附着点（也可行髂前上棘截骨），保留 1～2cm。然后将缝匠肌和股外侧皮神经一同牵向内侧，再切断腹直肌的直头和返折头（也可行髂前下棘截骨），同样保留 1～2cm，并将股直肌向下翻开，显露髋臼前部。这样髂窝、前壁及部分前柱也完成显露。

同前述 K-L 入路，若需直视髋关节面，则可将关节囊近髂骨边缘处切开，Schanz 螺钉插入股骨头或股骨牵开器牵引，以便直视关节面或清除关节内骨折块。

手术完成后，于髂骨外板、股外侧肌各放置 1 根深部引流管，如果内侧髂窝也被暴露，需要放置第 3 根引流管。所有引流管均从前面引出。如果关节囊打开，则先修复关节囊，然后依次缝合臀大肌止点、短外旋肌肌腱止点、臀中肌止点、臀小肌止点，多道缝合（每处肌腱缝合 5～6 针）。髂外展，以利于阔筋膜张肌和臀肌于髂嵴起点处缝合。缝匠肌和股直肌也与残留肌腱多道缝合修复，然后逐层关闭切口。

（五）优点

1. 该入路最大的优点就是显露充分，能够很好地显露整个半骨盆、髂骨内外板、后柱、后壁及关节囊。

2. 解剖相对简单，基本没有损伤髂外血管束及股神经的风险。

（六）缺点和风险

1. 异位骨化 是髂骨外侧入路的共同并发症，特别是采用扩大入路后，更为严重，造成患者残留功能障碍。

2. 臀中肌和臀小肌瓣的血供受到极大破坏 在此入路中，臀中、小肌起点被剥离，止点被切断，外侧肌肉来自腹壁下动脉交通支的血管被结扎，它们的血供仅来自臀上血管束，如果骨折损伤到臀上血管，那么此入路将不被推荐。因此有学者建议准备此手术入路前行动脉造影,以明确臀上动脉是否受损。但也有学者表示,皮瓣坏死的忧虑过于理论化而偏离临床。

3．因受髂腰肌和髂耻隆起的限制,对前柱暴露不够理想。

4．损伤坐骨神经、股外侧皮神经的概率也较高。

5．手术创伤大、手术时间长、失血量多,因而手术并发症也较多。

6．髋外展功能受限,不利于术后功能康复。

7．若手术打开关节囊,同样对股骨头血供破坏较大,术后发生股骨头无菌性坏死的风险增高。

（郭晓东　陈开放　杨　帆　姚　升）

七、直接后入路

樊仕才团队针对目前经典术式存在的不足及人体臀部解剖学特点,总结自身的临床治疗经验,设计并提出直接后入路(direct posterior approach, DPA)治疗髋臼后部骨折的观点,并于2016年1月起开始应用于临床。

（一）适应证

DPA手术入路的主要手术适应证有:①单纯的髋臼后壁骨折;②单纯髋臼后柱骨折;③髋臼后壁合并后柱骨折;④后壁骨折合并髋关节后脱位;⑤后壁骨折合并坐骨神经损伤;⑥坐骨大孔周围骨折波及臀上神经血管者。

（二）显露

该入路可以直接显露整个髋臼后壁、部分髋臼囊及大部分髋臼后柱(坐骨大孔上缘至坐骨棘)。

（三）术前准备

患者入院后完善相关术前检查,髋关节后脱位未复位者,入院后立即在全身麻醉下行髋关节脱位复位术＋患侧下肢股骨髁上牵引术,口服利伐沙班预防深静脉血栓等对症治疗;行CT薄层(1mm)扫描并将DICOM(digital imaging and communication medicine)原始数据导入Mimics软件进行三维重建,了解骨折类型、骨折块移位情况等,患者病情稳定后行手术治疗。手术前1天复查双下肢血管彩超排除下肢深静脉血栓形成,术前8小时禁食禁水,术前30分钟常规静脉滴注抗生素预防感染。

（四）手术体位

对患者行气管插管全身麻醉,患者俯卧于可透视手术床,双下肢取伸髋屈膝位以避免坐骨神经的过度牵拉,同时确保C臂能顺利拍摄患者骨盆的前后位及患侧Judet斜位。常规术区消毒,患侧下肢消毒至膝关节以远并用消毒单将其包裹以备术中牵引用。

（五）手术方法

患者消毒、铺巾后,以髂后上棘及股骨大转子顶点后缘为皮肤切口标志点,沿髂后上棘与股骨大转子顶点后缘连线的中点向股骨大转子后缘做一直切口,长度9～10cm(图4-73a)。逐层分离皮下组织至臀大肌筋膜,切开臀大肌筋膜后沿肌纤维走行方向钝性分离臀大肌并向两侧牵开,保持臀大肌近端及远端附着点的完整性,臀中肌、梨状肌以及两者间隙于术区可见(图4-73b)。沿臀中肌后缘与梨状肌上缘间隙进入,向前上牵拉臀中肌,可见紧贴坐骨大切迹沿臀小肌表面、臀中肌深层向后上走行的臀上神经血管束(图4-73c)。在不离断外展肌群及外旋肌群的情况下,将臀中肌牵向前上,梨状肌及其他旋后肌群牵向后下,并沿骨膜下剥离,可清楚显露整个髋臼后壁、部分关节囊及大部分髋臼后柱(坐骨大孔上缘至坐骨棘)(图4-73d)。此时,可在直视下对髋臼后壁、后柱骨折进行复位、固定。对于髋臼后壁骨折者,沿骨膜下进行剥离。显露整个后壁骨块后,沿骨折线方向将骨块向大转子方向掀开(图4-74a),清理髋臼内血肿等内容物。对于合并髋臼顶的关节面压缩骨折在直视下进行撬拨复位、植骨并临时固定(图4-74b),再复位后壁骨块,沿髋臼盂唇边缘放置预弯好的髋臼弧形重建板固定(图4-74c)。对后柱骨折或后柱合并后壁骨折者,先复位后柱,再按上述方法复位后壁,选择适合的接骨板进行固定。C臂透视验证骨折复位情况及接骨板、螺钉的位置,确保螺钉不进入髋臼内。冲洗伤口,检查无活动出血后,放置引流管,缝合臀大肌筋膜层、皮下组织、皮肤,术毕。

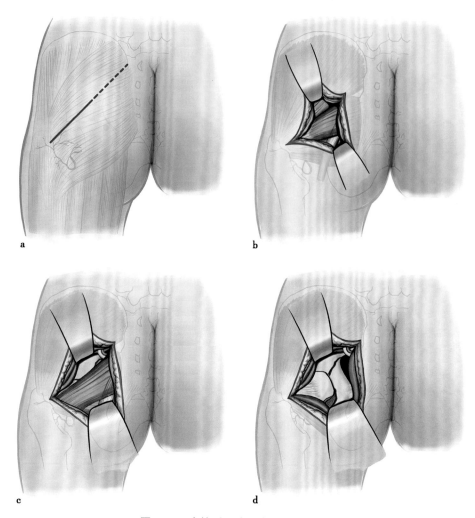

图 4-73 直接后入路手术切口显露示意

a. 皮肤切口；b. 显露臀中肌及梨状肌；c. 向前上牵拉臀中肌，可显露臀上神经血管束；d. 将梨状肌及其他旋后肌群牵向后下，可清楚显露整个髋臼后壁、部分关节囊及大部分髋臼后柱。

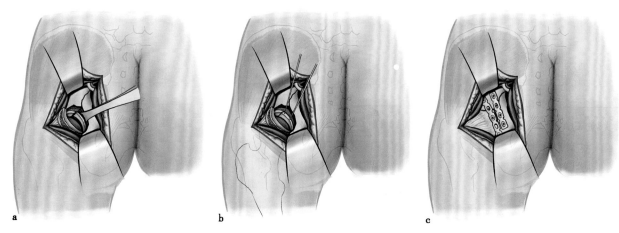

图 4-74 直接后入路骨折复位固定示意

a. 沿骨折线方向将骨块向大转子方向掀开；b. 清理髋臼内容物，撬拨复位、临时固定；c. 沿髋臼盂唇边缘放置预弯好的髋臼弧形重建板固定。

（六）术后处理

术后患者取平卧位，麻醉清醒后检查患侧下肢运动、感觉情况，排除医源性坐骨神经损伤的可能；日引流量＜50ml 时拔出引流管，术前 30 分钟应用广谱抗生素 1 次，术后 6 小时常规使用利伐沙班抗凝，双下肢压力裤按压预防血栓形成。术后复查骨盆 X 线片及 CT 扫描三维重建，评价骨折复位情况。视骨折严重程度、患者全身状况、骨折复位固定情况决定挂拐下床时间，一般于术后 6～10 周下床部分负重行走。

（七）优点

DPA 是基于髋臼后壁的解剖结构、后壁后柱的骨折特点，在 K-L 入路的基础上演进而来的，该入路具有下述优势。

1. 切口较 K-L 入路缩小近一半，且从肌肉间隙进入，不离断肌肉，手术创伤、术中出血及手术时间大大缩短。

2. 不切断臀中肌，术后行走跛行的概率明显降低。

3. 不切断梨状肌等外旋肌群，术后髋关节外旋肌力不受影响。

4. 从后壁骨折处向大转子翻转骨块来清理关节囊内碎骨片及血肿，不从股骨转子窝处切开关节囊，且不切断外旋肌群，因此不直接或间接损伤旋股内侧动脉，能很好地保护旋股内侧动脉，从而降低了股骨头缺血性坏死的发生率。

5. 本入路显露中将梨状肌连同其下方的坐骨神经一起牵向内下方，不显露或不直接接触坐骨神经，坐骨神经医源性损伤的可能性明显降低。

6. 该手术入路在显露及骨折复位过程中对周围软组织及肌肉损伤较小，术后异位骨化发生率也明显降低。

7. 该入路复位后壁骨折及塌陷的臼顶骨折，是从后壁骨折线向关节囊方向翻转，不切开附着在髋臼后壁的盂唇和关节囊，后壁骨折复位后关节的稳定性不因关节囊和盂唇的破坏而受到影响。

（八）缺点和风险

DPA 较传统手术入路手术更微创，手术时间、术中出血更少，但也有一些不足。

1. 手术切口小意味着手术视野有限，无疑加大了术者的操作难度，这要求术者应十分熟悉臀部的解剖结构及入路，务必在熟练操作经典 K-L 入路的基础上才能开展本入路，否则将会造成不可挽回的后果。

2. 切口小，肥胖患者视野显露有困难，正常体重患者坐骨棘、坐骨结节显露也有难度。

3. 臀上神经血管损伤　因术区暴露坐骨大孔上方，术中操作剥离过界或操作粗鲁，可能伤及臀上血管和臀上神经。

4. 坐骨神经损伤　DPA 显露后柱、后壁时不显露坐骨神经，沿后柱边缘骨膜下剥离至坐骨结节，术者如果不熟悉坐骨神经走行，在分离过程中可能波及坐骨神经。

5. 异位骨化　DPA 虽然不直接切断肌肉，但对部分外旋肌群的止点进行骨膜下剥离，加之髋关节后脱位时肌肉的原始损伤，仍有一定的异位骨化发生的可能。

6. 后壁骨折复位欠缺　由于 DPA 直视下的术区相对较小，对髋臼后壁的粉碎骨折尤其是靠近髋臼顶的粉碎骨块复位可能不满意，这要求术者术前一定要认真阅读 CT 片，术中仔细操作，避免术中对多个骨块的复位遗漏。

（九）典型病例

【主诉】　患者男性，44 岁。主因"车祸伤致右侧髋部疼痛、右下肢短缩 6 小时"入院。

【入院情况】　患者入院后行 X 线检查提示右髋关节后脱位。入我科后急诊在脊椎麻醉下行髋关节后脱位手法复位术，术后行股骨髁上牵引。

【术前检查】　手法复位术后复查 X 线及 CT 三维重建提示右侧髋臼后壁、后柱骨折（图 4-75）。

【术前诊断】　右侧髋臼骨折（Letournel-Judet 分型：后壁伴后柱骨折）

【手术方案】　该例患者手术指征明确。入院后第 5 天在下行右髋臼骨折切开复位接骨板内固定术，术中患者取俯卧位，经 DPA 完成显露，向大转子方向翻转后壁骨块，直视下清理髋臼内的碎骨片及凝血块等组织，撬开骨折端，辅助牵引下肢，先对后柱进行复位，观察髋臼关节面复位良好后，再将后壁骨块复位。克氏针临时固定后，放置后壁后柱解剖接骨板（图4-76a），检查后柱骨折解剖复位及接骨板贴合良好，打入螺钉进行固定，检查髋关节活动情况并透视验证螺钉不在关节内（图4-76b）。

【术后情况】 术后X线及CT扫描三维重建示骨折复位固定良好（图4-77），骨折复位质量评价优；伤口一期愈合，无神经损伤等临床并发症发生，术后4周扶拐下床，术后12个月复查，髋关节功能评价18分，无行走时髋关节疼痛及股骨头坏死征象，CT及X线显示骨折愈合，无后壁骨折块吸收、股骨头硬化、塌陷等影像学表现。

【经验与体会】 DPA是基于髋臼后壁的解剖结构、后壁后柱的骨折特点，在K-L入路的基础上演进而来的。与传统K-L入路相比，具有切口小、手术创伤小、术中出血少、手术时间短等优点，是对传统后入路的一个重要补充。

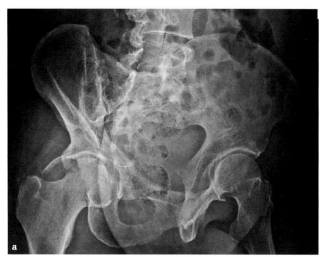
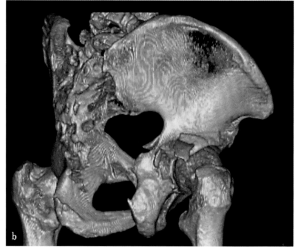

图4-75 术前X线片及CT三维重建示右侧髋臼后壁、后柱骨折
a. 闭孔斜位X线片；b. CT三维重建。

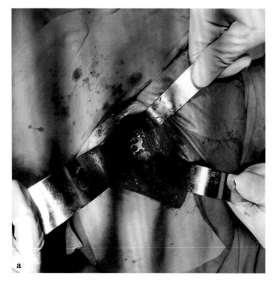
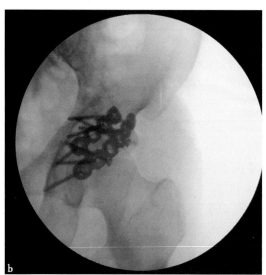

图4-76 术中操作
a. 复位后壁后柱后放置解剖接骨板；b. 透视下见后壁后柱复位良好，螺钉接骨板位置好。

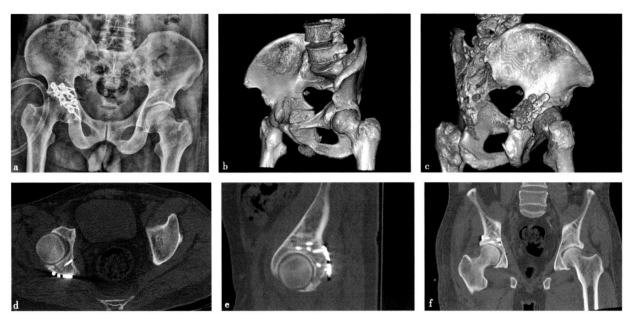

图 4-77　术后 X 线及 CT 扫描三维重建示骨折复位固定良好
a. 术后骨盆正位 X 线片；b～f. CT 三维重建及扫描。

（樊仕才　麦奇光　廖坚文）

第四节　各型髋臼骨折的治疗

一、前壁骨折

前壁骨折属于简单骨折，前壁骨折块可以为 1 个，也可以是多个。单独的髋臼前壁骨折非常少见，通常伴有髋关节前脱位，根据 Letournel 和 Judet 的统计结果，髋臼前壁骨折占所有髋臼骨折的 2%。

目前针对髋臼前壁骨折的损伤机制尚没有统一见解：Nodzo 认为是由于处于外展外旋位的髋关节受到自下而上的暴力而引起；Letournel 认为是由于髋关节处于外旋约 40°～50° 体位时，暴力作用于大转子并经股骨头传导至髋臼前壁所致；国内有学者认为是由于髋关节处于外展位时，接受后方或外侧暴力所致。值得提到的是，在 50 岁以上的患者中，有一些患者可能只受到中等程度的创伤，就发生了髋臼前壁骨折。

髋臼前壁骨折多见于老年人，为低能量损伤，骨折部位常有骨质疏松，骨折常伴有压缩性骨折和游离软骨块。骨折线在股血管和髂腰肌下方，此外骨折线常累及方形区，并使其从骨盆边缘下降到真骨盆内，这些情况使得分离和显露骨折线及骨性标志变得非常困难。

（一）手术指征

髋关节前脱位的治疗，原则上要达到两个标准，即恢复股骨头与髋臼正常的解剖关系和髋关节的稳定性，与传统的髋关节前脱位相比，髋臼前壁骨折更加不稳定。如果髋臼前壁骨折的骨折块较大，移位比较严重且伴有股骨头前脱位，说明髋关节不稳定，需要手术治疗，另外头臼不匹配，关节内有游离骨块也需要手术治疗。对于形态学表现与后壁骨折相同的前壁骨折术前判断时，由于前壁骨折病例数量有限，从而缺乏麻醉下应力试验的有效性评估。该试验对术前判断难以界定，故在此不强烈推荐。需要注意的是，这一点与后壁骨折的术前判断存在明显不同。

（二）手术技术

1. 手术入路　手术入路必须既能良好地显露髋臼前壁和髂前下棘，满足内固定要求，又能直视关节面以利于复位。简单髋臼前壁骨折的复位相对较容易，可采用髂腹股沟入路、改良 Stoppa 入路、腹直肌外侧入路、高位髂腹股沟入路等前方入路。单纯髋臼前壁骨折的骨折块可以是 1 个，也可以是多个，可合并关节压缩,且多伴有髋关节前脱位。

Letournel 和 Judet 指出髂腹股沟入路对粉碎性髋臼前壁骨折的暴露和复位较为困难,且由于有腹股沟韧带的限制,通过髂腹股沟入路无法暴露前方髋关节。改良 Stoppa 入路对内侧壁的暴露具有明显优势,也可以显露前壁骨折,但是无法处理髋关节内的碎骨块及关节面压缩骨折,同时也有损伤神经和血管束的可能。而采用 Smith-Peterson 入路治疗髋臼前壁骨折,我们认为损伤较大,显露有限,且接骨板放置困难,如果要扩大显露范围,势必会增加剥离附着在骨盆外侧的臀肌,增加异位骨化的发生率,同样也有损伤股外侧皮神经和股神经的可能。

Kloen 等将传统髂腹股沟入路、Smith-Peterson 入路和改良皮肤切口相结合,对低位前柱、前壁骨折及髋关节的暴露较为充分,通过髂前上棘截骨,将其连同附着其上的腹股沟韧带和缝匠肌牵向内侧,可以在直视下复位关节内骨折,解决了腹股沟韧带的遮挡及对关节内压缩、粉碎性骨折处理困难的问题。

2. 复位 髋臼前壁的骨折块通常用顶棒推顶复位,亦可采用复位钳,复位一侧放在方形区骨面上,另一侧放在髂前下棘侧方的骨盆表面。伴有股骨头前内方脱位时需先借助牵引复位。前壁骨折块若为粉碎性,常伴有关节间隙内的游离骨块,其处理方式与后壁骨折相似,所有游离骨块必须清除,同时尽量保留附着于骨上的软组织以保持血供。通过复位后的股骨头为模版,复位关节碎片,对于骨松质由于压缩性骨折造成的空腔需要使用自体骨松质或干冻同种异体骨进行填充。

3. 固定方式 常规的固定方式接骨板支撑骨折,首先预弯重建接骨板,将其沿股血管和髂腰肌下方滑行并放置在骨盆边缘上,一般髂耻隆起中心前方约 16mm 处和后方约 25mm 处为髋臼的前后缘在骨盆界线上的投影,在此区域钻孔深度和螺钉长度为 12~14mm,以避免进入髋关节。

(廖坚文 黄 海 杨 诚)

二、前柱骨折

髋臼前柱从髂嵴延伸到髋臼前部再到耻骨上支和耻骨联合,其中任何部分都可能骨折。当暴力直接传达到股骨大转子,股骨头外旋时,髋臼前部受累将导致前柱骨折。前柱骨折有几种类型,常见的是耻骨上支骨折,上方持续的暴力可使前柱从任何部分分离,即低位型(骨折线在髂前下棘以下)、中位型(骨折线在髂前上棘和髂前下棘之间)和高位型(骨折线经过髂嵴前和髂前上棘之间)。很少合并髋关节前脱位,单纯的髋臼前壁骨折几乎总时伴有关节前脱位,单纯的前柱骨折并不常见,占髋臼骨折的 3%~5%,常常伴有前壁骨折或是前柱+后半横行骨折。

(一)手术指征

大部分前柱骨折可采用非手术治疗,其手术指征主要包括髋关节不稳及关节对合不良。有移位的前柱骨折,当骨折移位>2mm,内顶弧角<45°或前顶弧角<25°,髋臼缺乏足够的接触面来维持关节稳定,髋关节对合不良,需要行手术治疗。高位型前柱骨折的骨折线累及髂嵴部或髂前上棘,常常导致头臼匹配不良,一般需要手术治疗;耻骨上支(前柱的一部分)骨折可累及一小部分髋臼关节面,形成低位型前柱骨折,这种情况一般视为骨盆骨折的一部分,而不是髋臼骨折,此类型骨折一般不引起明显的头臼匹配不良,非手术治疗常常能取得较好的疗效,但如果耻骨上支在耻骨联合处的移位较大,就需要行切开复位内固定术。

(二)手术技术

1. 手术入路 前入路如髂腹股沟入路、改良 Stoppa 入路、腹直肌外侧入路、高位髂腹股沟入路等均能有效地显露前柱骨折。高位前柱合并方形区骨折需要复位固定,并对方形区进行充分暴露,可以使用骨盆前入路(改良 Stoppa 入路或腹直肌外侧入路)联合髂腹股沟入路的外侧切口(第1窗口)进行暴露,这一入路对于需要对方形区使用接骨板进行支撑的骨折尤为适用。

2. 复位 前柱骨折块的移位主要是由于附着于其上的肌肉牵拉造成的,其中缝匠肌附着于髂前上棘,股直肌附着于髂前下棘,肌肉的牵拉造成骨折块的外旋和下移,在手术中虽然肌肉很松弛,但骨折块仍然很难复位,可以切断腹直肌肌腱或缝匠肌肌腱。当方形区骨折伴有股骨头向内脱位并穿透髋臼壁时,骨盆边缘往往向前分离,并沿其长轴呈外旋畸形。相反,当方形区骨折块内旋畸形时会在骨盆边缘下方出现明显骨折间隙,通过该骨折间隙可以看到股骨头。由于这种骨折类似老式西方酒吧的旋转门,被 Mears 和 Macleod 称为"酒吧门"畸形。关节区域的骨折容易产生这种畸形。骨折在向近端延伸的同时使骨折当时的暴力沿多个方向消散。

前柱的复位情况可通过在骨盆内面检查髂骨翼、髂嵴、髂窝、骨盆界线和方形区骨折线的复位情况间接地判断。如髂骨内侧复位满意,则髂骨外侧和髋臼骨折复位也必然满意。

3. 固定方式　常用的固定方式是螺钉 + 前柱接骨板技术,前柱重建或锁定接骨板沿骨盆界线放置是髋臼前柱及耻骨支骨折最常见的固定方式(图 4-78)。该放置方法比较符合生物力学原理,固定牢靠,置入前需要对接骨板进行预弯塑形。

螺钉的方向可以采用以下 3 种:①置于髂前上棘指向髂嵴;②置于髂前下棘指向后方;③置于髂窝指向后柱。固定时必须确保螺钉均在关节外,尤其置于骨盆边缘的螺钉。

对于闭合复位良好的前柱骨折,可采用顺行 / 逆行前柱拉力螺钉固定。在闭孔出口位影像上,螺钉顺行置入导针的入针点位于臀中肌柱中间,正对前柱向下,髂骨斜位影像上,导针穿过股骨头,并与耻骨上支平行。螺钉逆行置入具有挑战性,特别是治疗肥胖患者时,因为对侧髋部和大腿隆起影响术者操作,导致最佳入针通道偏移,在耻骨结节下方的斜面上,透视先拍摄出口、入口位 X 线片,然后在导针通过髋关节时拍摄闭孔出口和髂骨斜位 X 线片。

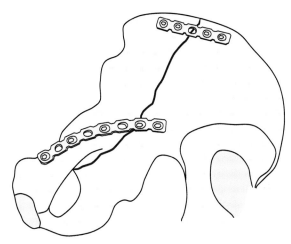

图 4-78　前柱骨折接骨板放置方式

（廖坚文　黄　海　杨　诚）

三、横行骨折

横行骨折约占髋臼骨折的 7.5%,骨折线经髋臼将一侧半骨盆一分为二,因此,髋臼的双柱都断裂。髋臼骨折线在矢状面上变异较大,但最常见的是经过髋臼窝的上缘,有时也出现在此区域以近或以远。横行骨折常在冠状面及横断面上出现不同程度得倾斜角度。骨折往往形成两大骨折块:一块是与髋臼顶部相连的髂骨或上部骨折块,另一块是与不同大小的髋臼前、后柱或前、后壁相连的耻坐骨支骨折块。

横行骨折及 T 形骨折通常由高能量的剪切暴力引起,股骨头在髋臼内的移位可以从很小一直到完全的中心性脱位,骨折块移位的程度及中心性脱位的存在与骨折预后不良有明显的相关性。

(一)手术指征

骨折线从何处穿过髋臼,决定了髋臼负重区关节面有多少是完整的,也就决定了预后。根据横行骨折线与髋臼顶的关系不同,髋臼横行骨折可分为臼顶下方骨折(B1.1 型)、臼顶下缘骨折(B1.2 型)和经臼顶骨折(B1.3 型)(图 4-79)。臼顶下方骨折的骨折线通过髋臼的前壁和后壁的下半部分,将髋臼窝水平分成上、下两半。这种低位的横行骨折往往能保持大部分关节面的完整,关节匹配性较好,可以行非手术治疗。臼顶下缘的骨折线在髋臼窝的最上缘水平通过髋臼的前壁和后壁,绝大多数髋臼顶保持完整,骨折较臼顶下方骨折(B1.1 型)不稳定,常累及一小部分承重关节面,需要手术治疗。经臼顶骨折是臼顶关节面的剪切骨折,其骨折线通过髋臼顶的大部分负重关节面,仅残存少许的髋臼边缘附着在髂骨翼上,其预后在三种横行骨折分型中最差。

(二)手术技术

1. 手术入路　手术入路的选择取决于横行骨折的水平(骨折线的高度)和其倾斜度(即骨折线在哪侧最高,或是否累及髋臼较多的承重部分)、移位程度和旋转程度。骨折线在前侧最高者,主要的移位及累及髋臼承重部分的部位都在前侧,应该选择前入路(包括髂腹股沟入路、腹直肌外侧入路、改良 Stoppa 入路);相反的情况下,则选用后入路。骨折线在后侧的类型与其类似。髋臼顶残留的完整关节面越小,通

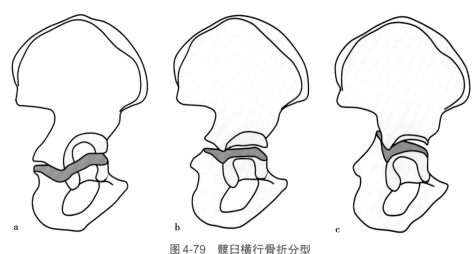

图 4-79 髋臼横行骨折分型

a. 臼顶下方骨折（B1.1）；b. 臼顶下缘骨折（B1.2）；c. 经臼顶骨折（B1.3）。

过单一的前入路或后入路手术来复位就越困难。因此有些人提倡联合入路，经典的 K-L 入路是俯卧位，股骨头不会产生移位的力量，牵引和体位可以帮助横行骨折远侧复位。若行转子截骨，想显露得更充分，可以选择让患者采取侧卧位，这比俯卧位有更高的技术挑战。

2. 复位 对于单纯的横行骨折复位技术，成功主要取决于入路良好的显露，一旦骨折解剖复位，最终的关节骨折块稳定可以通过拉力螺钉和接骨板获得。

大部分横行骨折类型选择俯卧位标准的 K-L 入路。术中可见到移位的后柱，区别在下面的组分与部分前柱和髋臼相连。由于缺少了完整的前柱支撑，复位会变得更难。为了复位充分，在俯卧位需要采取完全 K-L 入路，以获得充分的暴露，保证可以从坐骨大切迹到坐骨，通过大小切迹可用手指探到方形区，这样就可以向骨盆的内侧插入一根手指或钳子，从而控制远端骨折块的移位和旋转。在整个手术过程中进行持续牵引是非常必要的。

后侧复位可采用以下方法：可在坐骨结节拧入带有 T 形手柄的 Schanz 螺钉来纠正后柱骨折成分的旋转移位，当旋转 Schanz 螺钉时，整个坐骨耻骨均旋转，而不仅仅是后柱旋转。后柱双螺钉技术，可在后柱骨折线的上、下方各拧入长 0.5cm 的皮质骨螺钉，外露螺帽及其根部，牵开分离骨断端，清除影响复位的断端骨碎片，螺钉复位钳夹住髋臼骨折的两侧临时拧入的螺丝钉施行骨折复位。横行骨折以远折段向内、后移位为主，较少旋转移位，故应以近侧螺钉为支点，用复位钳将远折段向远外和前方牵开复位，满意后合拢复位钳临时固定骨折。后柱球端弯钳技术：将球端弯钳的一个球端通过坐骨大切迹插入到髋臼的内壁（即方形区），另一个球端插入骨折线上方的髋臼顶的骨质内或髂前下棘内侧来夹持复位（图 4-80）。如果横行骨折线的走行方向相反，应用骨盆复位钳的方式也要相应的改变。有一些横行骨折的后部从臼顶下或经臼顶，向前上延伸到达骨盆的内面，在前柱和后柱会合的部位的骨盆内形成一个非常高的骨折尖端，可以应用球端弯钳，一个尖端刺入此骨折的尖端，另一个尖端刺入髂骨翼的侧面部分使骨折复位。

如果骨块主要的旋转和移位方向在前方，尤其是骨折线前高后低的横行骨折，应采用前入路。前入路时骨折的复位方法与低位前柱骨折相似。

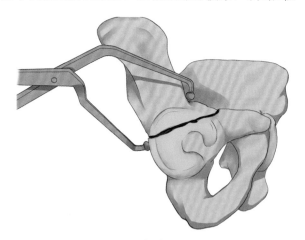

图 4-80 后柱球端弯钳技术

将球端弯钳的一个球端通过坐骨大切迹插入到髋臼的内壁（即方形区），另一个球端插入骨折线上方的髋臼顶的骨质内或髂前下棘内侧来夹持复位。

事实上骨折的斜向多种多样，手术医师应该熟悉牵引复位和旋转控制的技巧。旋转控制的手段有：Schanz 钉、骨盆复位钳、Jungbluth 钳、接骨板和螺钉，为克服剪切力对复位的影响，医师可在不同的操作平面移动复位钳。认真研究骨折线，选择最佳位置器械安置点。

3. 固定 后入路固定采用后柱支持接骨板技术＋后柱顺行拉力螺钉，在骨折复位以后，用 3.5mm 的钻头在远端骨折块上由下向上预钻滑动孔，通过滑动孔插入 2.5mm 的钻套，用 2.5mm 的钻头钻加压孔，注意钻孔时不要进入关节，再由下向上拧入 3.5mm 的皮质骨螺钉，见骨折对合严密后为止。然后在后柱放置 1 个 3.5mm 的重建接骨板作为支持，接骨板应略微过度预弯。如果重建接骨板放在后柱上，必须给予略微过度预弯，使骨板与髋臼后柱之间的骨面之间有一个小的间隙，当接骨板加压时，骨折端的前方被加压。

如果没有应用拉力螺钉充分地固定横行骨折，而仅仅应用后柱支持接骨板固定，可能会导致术后骨折移位。因此只要有可能就应该在横行骨折的骨块间应用从后向前的前柱拉力螺钉固定。理想的从后向前的拉力螺钉入针点位于紧邻臀肌嵴的后方、髋臼关节面上方 3 指（图 4-81）。在标准的 K-L 入路，这一操作需小心通过外展肌群，全程透视控制。这枚螺钉有很小的空间可以通过并置入前柱，在邻近髂耻隆起处注意避免钻头损伤前方的血管神经。可利用钻头的振动特点降低风险。透视确保螺钉的位置非常重要，入口位和闭孔斜位最有利于判断。

前柱支持接骨板固定技术，对于极少数横行骨折，单独使用前入路就可达到解剖复位，这时可以使用沿骨盆界线放置重建接骨板的前柱支持接骨板技术，后柱的复位通过直视或手指方形区探查间接获得复位。要强调说明，当骨折累及后柱少于前柱时，才选择该入路。大的骨盆复位钳可对临时固定前柱和后柱的坐骨完成最终固定。拉力螺钉从前向后，入钉点开口位于骨盆髂耻隆起之上，沿方形区瞄向坐骨结节或坐骨棘。

联合入路时可采用前后柱支持接骨板固定技术，后柱的固定应用重建接骨板，固定方法同前述后柱骨折，前柱的固定采用沿骨盆界线放置的重建接骨板固定，自髂窝下方通过骨折线至耻骨水平支近端，放置弧度与骨盆界线相同的预弯的重建接骨板，在接骨板的中间 1 孔相当于骨折上方骨质坚厚区，斜行拧入 1 枚长螺丝钉，通过骨折线加强固定。另在接骨板远端最后 1 孔，相当于耻骨上支处，也拧入 1 枚长螺丝钉至耻骨下支内。

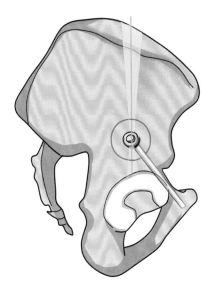

图 4-81 前柱拉力螺钉入针点
后前位拉力螺钉的入针点位于紧邻臀肌嵴的后方、髋臼关节面上方 3 指，透视确保螺钉的位置非常重要，入口位和闭孔斜位最有利于判断。

（三）典型病例

【主诉】 患者女性，32 岁。主因"车祸伤致盆部疼痛，双下肢活动受限 13 天"入院。

【术前检查】 骨盆正位 X 线片及 CT 三维重建提示左侧髂骨弓状线骨皮质不连续，断端向内移位；右耻骨上下支骨皮质不连续，断端分离；右侧骶骨骨皮质不连续，断端未见分离、移位；右侧股骨近端成角畸形（既往其右股骨上段骨折畸形愈合）（图 4-82a～c）。

【术前诊断】 ①左髋臼骨折（Letournel-Judet 分型：横行骨折）；②骨盆骨折；③右股骨上段骨折畸形愈合。

【手术方案】 该例患者左侧髋臼横行骨折合并右侧耻骨上下支骨折。选择改良 Stoppa 入路，术中见左髋臼顶部、前后柱呈横行粉碎骨折，予牵引左下肢、复位钳复位骨折后，沿髂耻线越过髋臼上方至耻骨上支放置一块 5 孔骨盆重建接骨板，拧入 5 枚螺钉固定，检查见骨折复位可，固定稳固。同样于髂耻线内侧放置一块 8 孔弧形接骨板至骶髂关节处，固定上方的骨折。同法显露右侧耻骨上支，见耻骨上支骨折，且分离移位，直视下复位后，选用重建接骨板沿髂耻线放置，钻孔拧入螺钉。

【术后情况】 术后拍摄骨盆正位、Judet双斜位X线片（图4-82d～f），见骨折复位满意、内固定装置在位。

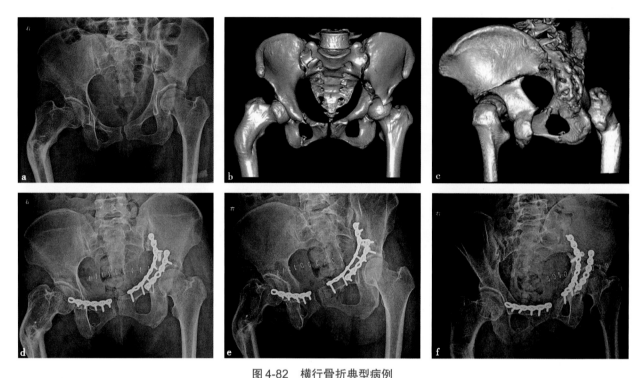

图4-82 横行骨折典型病例

a～c. 术前影像学资料；d～f. 术后骨盆正位、Judet双斜位X线片示骨折复位满意、内固定装置在位。

（黄 海 杨 诚 王雪莲）

四、后柱骨折

后柱骨折由坐骨大切迹上角延伸通过髋臼后关节面直至髋臼唇，骨折线在髋臼后关节面与髋臼顶的连接处将其分开，正常情况下股骨头对该连接处有较大作用力。骨折线通过髋臼窝下降到泪滴旁，从闭孔环穿出，骨折线止于坐耻骨支上，通常在耻骨的中段。孤立的后柱骨折非常少见，仅占髋臼骨折的3%～5%。常常伴有髋关节后脱位，更常伴有后壁骨折。典型后柱骨折的骨折线由闭孔延伸至坐骨大切迹，但偶尔情况下骨折线也仅仅局限于坐骨区域。在Letournel-Judet分型中，A2.1型骨折被描述为后壁骨折的延伸，而不是后柱骨折的一种。骨折块通常后移、内移和内旋，伴随后柱和坐骨结节的旋转。后柱骨折块因受骶结节韧带和骶棘韧带的牵拉常常发生内旋，股骨头推顶后柱骨折块像转门一样使后柱后移、内移，移位的骨折块或手术有损伤臀上血管和神经的危险，需高度警惕，术前最好进行CTA检查，明确血管情况。

（一）手术指征

后柱骨折的主要手术指征是髋关节不稳定。Matta提出的顶弧角的测量方法对于判断未涉及骨折的髋臼顶部的大小以及决定治疗方案很有指导意义。在标准的前后位、髂骨斜位和闭孔斜位X线片上，以髋臼的几何中心为中点，分别向上画一条垂线、向髋臼顶的骨折线画一连线，然后测量这两条线的夹角，如果角度＞45°，则说明相当大的髋臼顶部未涉及骨折，也就是比较稳定，可以考虑保守治疗；如果此角度＜45°，则说明髋臼顶已涉及骨折，最好切开复位内固定，复位股骨头和髋臼顶的正常接触。近年来的诊断中，已经对这些值进行了修改。目前认为，内顶角＞45°、前顶弧角＞25°、后顶弧角＞70°时，髋臼稳定可以采取保守治疗。因此，后柱骨折后顶弧角＜70°被认为是髋关节不稳定，最好采用手术治疗。

（二）手术技术

1. 手术入路 K-L入路是髋臼后柱骨折切开复位内固定的标准后方手术入路（参考第四章第三节髋

臼骨折的手术入路)。在特殊情况下也可能需要选择其他后入路方式进行手术,如坐骨型(A2.2 型)或相关类型(A2.3 型)的骨折,或者骨盆壁骨折块向上延展入坐骨切迹时,行大转子截骨可获得更大的手术视野。患者手术时常取俯卧位或侧卧位,俯卧位能够充分暴露至坐骨大切迹,术中使用复位钳可较为方便地固定并复位。

2. 复位 复位过程中,后柱骨折块的旋转畸形必须纠正,术中可选用 Schanz 钉协助纠正后柱的旋转畸形,复位中根据骨折的形态需要借助多种尺寸和形状的复位钳。复位是否充分必须通过观察后柱上的关节面的骨折线和用手指触摸骨盆内壁的方形区来判断。

3. 固定 单纯髋臼后柱骨折是一种较简单的髋臼骨折,对于移位明显的骨折,骨折复位后可采用后柱接骨板、后柱拉力螺钉及两者联合进行骨折内固定,虽然后柱接骨板联合后柱拉力螺钉固定较后柱接骨板和后柱拉力螺钉固定具有较高的固定强度,但其操作复杂,且增加了患者的经济负担,而单一的后柱接骨板或后柱拉力螺钉亦可达到临床固定要求,因此临床上多应用开放复位接骨板内固定或逆行拉力螺钉固定微创治疗。

骨折一旦获得了解剖复位,可以用克氏针临时固定,经透视证实复位良好后,就可以进行最终的内固定。后柱拉力螺钉可以作为临时固定,但更多的是作为最终的固定,螺钉由后往前钻入,对骨折块进行加压(图 4-83)。

如果骨折过于粉碎或者无法用拉力螺钉固定,可沿后柱内侧缘放置一块横跨骨折线的 3.5mm 重建接骨板。在接骨板折弯前,可先使用可塑形铝制模板沿后柱放置并折弯成骨盆实际外形,随后接骨板可根据该模板形状进行折弯。可以将接骨板轻度过度折弯,以便在螺钉拧紧过程中获得对骨折的加压作用。

4. 微创治疗髋臼后柱骨折的手术方式 后柱螺钉主要用于累及后柱的骨折,特别是横行或半横行骨折中的后侧骨块。此螺钉可通过顺行或逆行置入。无论怎样入钉,螺钉均通过髋臼后方及坐骨大、小切迹的前方。有研究表明,髋臼骨折使用拉力螺钉内固定与接骨板内固定及接骨板和螺钉联合固定的稳定性差异无统计学意义,对于术后患者的恢复及并发症的减少比传统的切开复位接骨板内固定有较突出的优势。关键的 X 线透视角度是前后位、闭孔斜位和髂骨斜位。闭孔斜位可显示导针向下进入坐骨结节并防止其向内外侧穿出。在坐骨小切迹平面附近,导针有向外侧穿出的趋势,通过闭孔斜位可观察。髂骨斜位 X 线片可显示后柱的轮廓,也可确认导针没有进入关节或在坐骨切迹处穿出。理想的后柱螺钉应接近但不穿入关节。

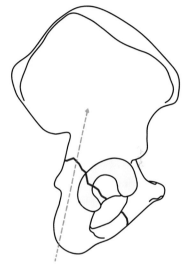

图 4-83 后柱螺钉的置入路径
坐骨神经和出坐骨大切迹的所有结构均具有损伤风险。屈髋可放松坐骨神经并将其拉离坐骨结节处的入针点。

(黄　海　杨　诚　王雪莲)

五、后壁骨折

后壁骨折是最常见的髋臼骨折类型,在 Letournel 髋臼骨折分型中,后壁骨折不仅是一独立的类型,伴有股骨头脱位,且常常合并后柱、横行骨折等复合形式。后壁骨折一般会累及关节面,骨折块可为 1 块,部位也可高可低,髋臼缘的压缩骨折不如股骨头脱位常见(图 4-84)。

髋臼后壁发生骨折时,髋关节多处于屈曲位,直接暴力经股骨头与髋臼撞击,导致后壁的骨性结构破坏,这与股骨头骨折的损伤机制相似。屈曲状态下的髋关节位置决定了股骨头与后壁碰撞的面积,进而造成不同形态的后壁骨折类型。后壁骨折合并髋关节后脱位的概率可高达 85% 以上,患肢的临床表现为特征性的短缩、内收、内旋畸形,甚至可在臀部触及脱出的股骨头。若患者一般条件允许,应在全身麻醉下尝试闭合复位。需要注意的是,后壁骨折中合并坐骨神经损伤的概率可达 18%～22%,在复位前后,都应仔细进行评估。

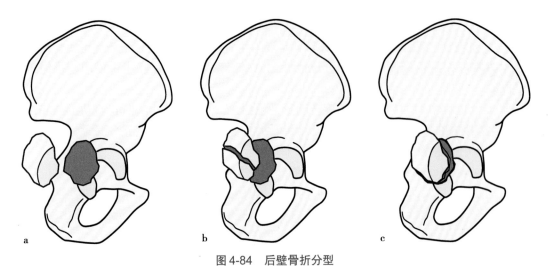

图 4-84　后壁骨折分型

a. 单纯后壁骨折块（A1.1 型）；b. 多块后壁骨折块（A1.2 型）；c. 骨折合并关节边缘压缩性骨折（A1.3 型）。

（一）稳定性评估

稳定性评价是髋臼后壁骨折治疗方案选择的重要因素。在后壁骨折合并髋关节脱位时，急诊麻醉下复位后，应立即评价髋关节稳定性。累及后方关节面 <25% 时不影响稳定性，>50% 时显著影响稳定性，25%～50% 时后方关节囊决定了稳定性。但对于累及后壁 20%～50% 的后壁骨折稳定性判断，即使是专家也不能根据 X 线片、CT 和髋脱位判断其稳定程度。尽管术中 CT 也是评估后壁骨折稳定性的有效办法，但基于影像学形态判断后壁骨折稳定性的方法仍存有较大的个体差异。累及后壁的最小范围与髋关节稳定性关系密切，以往采用以 25% 为界，而目前采用 20%，说明对髋关节稳定性的要求更加严格。笔者认为，25% 界值方便在 X 线片上估算，而 20% 在 CT 上测量更加精确。尽管影像学测量非常重要，但髋关节稳定性的个体评价则更具临床价值。

麻醉下检查（examination under anesthesia，EUA）是判断髋关节稳定性的有效办法。Reagan 和 Moed 认为，EUA 是评价后壁骨折稳定性的"金标准"，对于累及后壁 <50% 的骨折均应进行 EUA。EUA 在全身麻醉下进行，动态透视观察髋关节稳定性。检查时，患者仰卧，髋关节中立位伸直，随后逐渐屈曲至 90°，并沿股骨轴向施加外力。此时，进行髋关节前后位、闭孔位透视检查。如果髋关节稳定，重复检查动作，并添加约 20° 的内收、内旋动作，当有股骨头与髋臼同心圆形态不匹配、股骨头向后脱位或半脱位，即认为髋关节不稳定。

（二）非手术及手术治疗指征

对于后壁骨折移位 <20%，成功复位后髋关节稳定性良好，且没有伴发股骨头骨折、坐骨神经损伤的患者，可以尝试非手术治疗。

髋臼后壁骨折的手术指征主要是合并有髋关节不稳定。当有髋关节脱位时，急诊即应进行复位。闭合复位成功后，应当行体检评估髋关节的稳定性；当髋关节屈曲 40° 时存在髋关节不稳定，即应手术治疗。闭合复位后，还应进行髋部 CT 检查，当后壁累及 >50% 时，也认为髋关节不稳定。其他手术指征还包括骨折脱位闭合复位失败、关节内卡压骨块阻碍复位及同侧股骨头骨折。当后壁骨折没有髋关节脱位，但发生骨块卡压于关节内，影像学可表现为头-臼不匹配，也需要进行手术治疗。急诊手术的指征还包括：复位后牵引状态下再次脱位、坐骨神经功能进行性损害、合并血管损伤、开放性骨折。

（三）手术技巧

1. 手术入路　K-L 入路是手术治疗后壁骨折的标准入路。而改良的 K-L 入路可在两个操作窗内进行，上窗位于臀中肌和梨状肌之间，下窗位于外旋肌群和坐骨结节之间。这一手术入路避免了分离外展外旋肌群，因而降低了股骨头血供的医源性损伤。重建接骨板可位于梨状肌和外旋肌群下方，保护了髋关节后方的软组织及肌群，适用于新鲜、简单且没有压缩的后壁骨折。改良 Gibson 入路与 K-L 入路的最大区别在于前者取臀大肌和阔筋膜张肌肌间隙入路，而不是劈开臀大肌。因此臀大肌前部的血管神经并无损伤风险，另外可以向上方进行切口暴露，能更好地显露髋臼后壁上方和前侧，若结合使用大转子截骨，则能获得更大范围的显露。

2. 复位 经 K-L 入路显露后壁后，将后壁骨折块及其附着的软组织向后翻转，暴露骨折块下面的股骨头，关节囊通常已经撕裂。

后壁骨折块通常不是单个骨折块，它们可以是关节内或者关节外的粉碎性骨折，大块的髋臼壁骨折块可能会发生纵行的劈裂，使得骨折的复位和固定变得更为困难。后壁骨折块主要需要的特殊手术工具是球头顶棒，它是一个棒子顶端带球形长钉器械，可以将后壁骨折块挤靠在一起获得复位，并能维持复位后的位置直到骨折块上穿入克氏针以获得固定。接骨板螺钉是有效的复位工具，可使用短的 3 孔接骨板，通过在第 2 孔上拧入螺钉将接骨板和未损伤的骨连接在一起，调整突出的远端，将接骨板与骨折块重叠在一起，拧紧螺钉，使得接骨板盖在骨面上，接骨板末端与移位的骨折块重叠，可以将骨折块和未受损的骨在同一水平夹紧。

严重的后壁粉碎性骨折或者髋臼边缘关节面嵌压的复位与固定困难，且常伴有关节间隙内的游离骨块，这些骨折块必须清除。这些情况需要在术前进行评估时有所预见。

通常需将股骨头向远端牵开或脱位后，清除关节间隙中的游离骨块，因而术中对髋关节的有效牵引尤为重要。可以在术中通过置入大转子的 Schanz 螺钉行人工牵引，或通过髋臼上方、股骨近端的 Schanz 螺钉使用股骨牵开器进行牵引。

髋臼边缘的关节面嵌压将导致骨折复位困难，并且会遗留股骨头和髋臼的不匹配，造成关节不稳。术中观察股骨头与髋臼边缘关节面的关系时，若发现髋臼与股骨头之间有很大的间隙，说明存在髋臼边缘的关节面嵌压。术中没有处理好这些髋臼边缘的关节面嵌压，将会阻碍后壁骨折块的解剖复位。复位嵌压的关节面时可用股骨头做模具，当合并后壁骨折时，可通过后壁缺损直视嵌压的关节面。将后壁骨片向前牵拉，保留与骨片相连的关节囊，用骨膜剥离器在关节面下 5～10mm 将嵌压的关节面小心地撬起，直到与股骨头软骨关节面齐平为止，并保留嵌压的关节面下方松质骨的完整，然后在撬起后遗留的空间内填塞碎松质骨作为支撑。有时可见部分后壁骨折块有不同程度的松质骨压缩，此时可用骨刀将其抬起复位，缺损处必须植骨。小骨折块复位完成后难以对上方主要的骨折块进行有效支撑来维持复位，可使用软骨下微螺钉或可吸收生物螺钉对小骨块进行固定。后壁骨折复位术后需要骨牵引至少维持 6 周，以保护这些游离的骨块，防止这些骨块再移位。骨折上方的主要后壁骨折块连同关节囊依次复位，并用顶棒维持。复位过程中行纵向牵引并使髋关节轻度外展以松弛髋外展肌群，这样可以使得复位更为简单。

3. 固定 使用克氏针固定后壁骨折是不稳定的，复位后需用顶棒对复位后的骨折块进行维持，每个骨折块都需要至少 1 枚螺钉进行固定，螺钉的直径应该由骨块的大小来决定。这些螺钉需要最佳固定骨折块，并且不能损伤关节面。可先将未复位的骨折块由内向外预先钻孔，保证置入螺钉时螺丝钉位于骨折块的中央且远离关节面。应该用 C 臂在各个角度透视髋关节以防止损伤髋关节面，透视中看似有可能损害软骨下骨的螺钉应该重新更换方向。

若后壁骨折块较大，估计单纯应用螺钉还不够稳定，应再使用后柱支持接骨板以加强固定，这种支持接骨板（弧形重建接骨板）能直接中和后壁骨折移位的力量，阻止骨折再移位。大的骨折块复位后先以 1～2 枚螺钉固定，接骨板需要根据后柱的形状进行预折弯，接骨板下端需要至少 2 枚螺钉固定在坐骨结节上，接骨板上端需要固定在髋臼上方较硬的骨质上。接骨板必须精确地放置于后壁的主要骨折块上，并尽量靠近髋臼边缘，同时远离髋关节边缘，这样才能为后壁骨折块提供最好的力学支撑。对于严重的后壁粉碎性骨折，可以加用 1/3 管形制备的弹性接骨板进行固定。

4. 术后处理 术后 24 小时内预防性静脉使用抗生素。K-L 入路未行预防性治疗时可能发生异位骨化并影响术后功能恢复，但其发生率较低，约为 8%。异位骨化高发人群可以考虑使用吲哚美辛或单次小剂量的放射疗法进行预防。

术后应该鼓励患者尽早活动。通常可在术后第 1 天或第 2 天坐起，开始进行针对肌肉力量的物理治疗，以及对肌肉进行主动活动的功能锻炼。

（四）并发症

后壁骨折在所有的髋臼骨折类型中预后最差，发生的原因包括：骨折复位及固定不良、边缘压缩、漏诊、合并有股骨头骨折、软骨损伤和严重的异位骨化等。后壁骨折手术治疗成功的关键是：维持骨块及股骨头的血供；植骨、支撑接骨板及支撑抬起塌陷的粉碎骨块；保护血管神经结构。即使是残存移位 >1mm 的台阶，都与远期关节退变关系密切。常见的并发症包括骨折相关并发症（神经损伤）、医源性相关并发症（神经损伤、螺钉穿透）和远期并发症（股骨头坏死、创伤性关节炎和异位骨化）。术后 CT 评估比 X 线片检查更准确，手术复位的精确性是临床结果重要的影响因素。

1. 神经损伤 3%～18% 的后壁骨折合并坐骨神经损伤，因而应进行仔细的术前评估。而造成股神经损伤则非常罕见。需要注意的是，大部分的神经损伤与医源性有关，神经损伤是手术的严重并发症。在 K-L 入路中，臀下神经第一分支以上部分的臀大肌不要分离。过度牵拉臀中肌和臀小肌将造成臀上神经损伤，引起外展无力。在全程操作中，坐骨神经损伤都可能存在。手术时，保持髋关节后伸、膝关节屈曲可降低坐骨神经张力。

2. 螺钉穿透 螺钉穿透指固定后壁骨折块的螺钉进入髋关节间隙，一旦出现，常常需要二次手术。通过术前分析 CT、术中确定安全的参考平面，在垂直身体长轴的冠状面上放置螺钉，可以确保螺钉不要穿入髋关节。近边缘的后壁骨折，使用锁定重建接骨板＋单皮质锁定螺钉，可以避免螺钉穿入关节。

3. 股骨头缺血性坏死 5%～8% 的后壁骨折会造成股骨头坏死。严重后壁骨折本身，以及合并髋关节脱位、股骨头骨折、髋关节不稳定等，均是造成股骨头坏死的危险因素。此外，在手术治疗过程中，对股骨头血供的保护，尤其是旋股内侧动脉及其分支的保护，对于降低医源性股骨头缺血性坏死非常重要。

4. 创伤性关节炎 创伤性关节炎是后壁骨折最常见的并发症。髋关节是典型的负重关节，髋臼后壁骨折和移位均会造成关节负重面积异常。即使是较小的软骨缺损，单足站立时的关节应力改变极大。而应力增大，应力改变的增加程度反而减小，提示对于后壁骨折，既要考虑关节稳定性因素，也要考虑关节炎发生的风险，应尽可能恢复关节面的完整性。Olson 等通过生物力学研究发现，后壁骨折会造成髋臼上部接触面积、最大应力和接触力增大，前壁和后壁的 3 个参数值相应减小。即使是解剖复位、支撑接骨板和螺钉固定，也不能重构受伤前的负重状态。手术后早期应该限制负重。

5. 异位骨化 7%～20% 的后壁骨折合并异位骨化。异位骨化真正的病理机制尚不完全清楚，预防手段也存有很多争议。6 周吲哚美辛（75mg/d，口服）对于后壁骨折后异位骨化没有预防作用，并且可增加骨不连风险。而 1 周吲哚美辛方案（75mg/d，口服）可以降低异位骨化形成的概率，且没有增加骨不连风险。对于巨大的异位骨化，需要手术进行切除。

（五）典型病例

【主诉】 患者女性，81 岁。主因"跌倒致左髋关节疼痛、活动受限 3 小时余"入院。

【术前检查】 骨盆正位 X 线片示骨质疏松，左髋关节间隙狭窄，无关节脱位、骨折表现，进一步行骨盆 CT 及三维重建示左侧髋臼后壁骨质不连续，可见斜行透亮线影，局部骨块向后方移位，左侧股骨头向后移位，左侧髋关节间隙变窄（图 4-85a、b）。

【术前诊断】 左侧髋臼骨折（Letournel-Judet 分型：后壁骨折）

【手术方案】 术中取后方 K-L 入路，显露髋关节后关节囊及髋臼后壁、后柱，见髋臼后壁整块骨折，骨块移位明显，牵引右下肢，打开骨折线，清除骨折断端纤维组织，直视下翘拨复位髋臼后壁骨折，放置一块解剖型重建接骨板，见骨折复位好，接骨板贴合好后，打入 8 枚松质骨螺钉固定，被动活动髋关节，被动活动良好。

【术后情况】 术后拍摄骨盆正位、Judet 双斜位 X 线片（图 4-85c～e）示骨折复位满意、内固定装置在位。

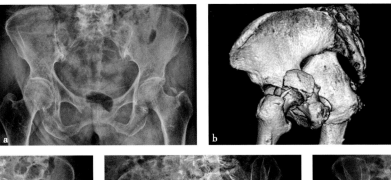

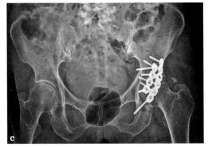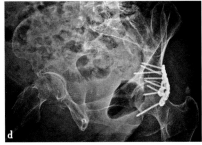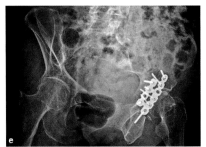

图 4-85 后壁骨折典型病例

a、b. 术前影像学资料；c～e. 术后骨盆正位、Judet 双斜位 X 线片示骨折复位满意、内固定装置在位。

（黄　海　麦奇光　朱振华）

六、后柱伴后壁骨折

（一）手术指征

详见第四章第四节中后柱骨折及后壁骨折章节。

（二）手术技术

参照第四章第四节中后柱骨折及后壁骨折章节。但需注意：复位顺序应先复位后柱骨折，沿后柱后缘放置 1 块短重建接骨板。用第 2 块接骨板固定后壁骨折，用穿过这块接骨板的螺钉维持后柱骨折块的旋转复位。如后壁骨折块小，可用弹性接骨板代替单独的后壁接骨板。通常情况下，后柱伴后壁骨折移位情况要小于单纯的后柱骨折。手术暴露骨折，通过固定在后柱骨折块和完整髂骨中的螺钉固定 Farabeuf 钳，并使用该复位钳复位后柱骨折（图 4-86）。在一些情况下，骨折远端会埋入坐骨下方致密的软组织之中，这时需要仔细地将坐骨加以暴露，清理软组织，通过闭孔使用复位钳将骨折固定在后柱骨折下部表面。近端骨折通常位于坐骨大切迹水平或者包含一部分坐骨大切迹下角，可以通过小骨钩或 Farabeuf 钳进行复位，也可以使用 1 块小 3 孔重建接骨板作为提供复位钳复位后的临时固定。在后壁骨折复位前，通过骨折间隙可以对关节表面进行观察以判断关节面复位情况。后柱复位完成后再复位后壁骨折，注意若关节面有压缩需进行植骨治疗。

（三）典型病例

【主诉】　患者男性，31 岁。主因"车祸伤致左髋部疼痛伴活动障碍 5 小时"入院。

【术前检查】　骨盆正位 X 线片、CT 三维重建示左侧髋臼骨质不连续，可见斜行透亮线影，局部骨块向后方移位（图 4-87a～d）。

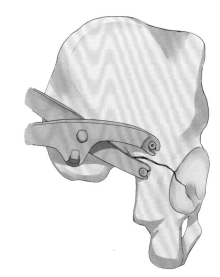

图 4-86 后柱骨折的复位

通过固定在后柱骨折块和完整髂骨中的螺钉固定 Farabeuf 钳，并使用该复位钳复位后柱骨折。

【术前诊断】 左侧髋臼骨折（Letournel-Judet 分型：后柱伴后壁骨折）

【手术方案】 患者取侧卧位，行后方 K-L 入路，于臀中肌、梨状肌在大转子止点下 0.5cm 处切断，显露髋关节后关节囊及髋臼后壁。见髋臼后壁骨块向后分离移位，予骨膜下剥离至坐骨大切迹。用 Hoffmann 拉钩牵拉，屈膝伸髋避免牵拉坐骨神经。显露并复位分离的髋臼后壁，放置一髋臼后壁接骨板，打入 6 枚螺钉固定。活动髋关节灵活，无异响。

【术后情况】 术后拍摄骨盆 X 线片及 CT 三维重建（图 4-87c～e），见骨折复位满意，内固定装置在位。

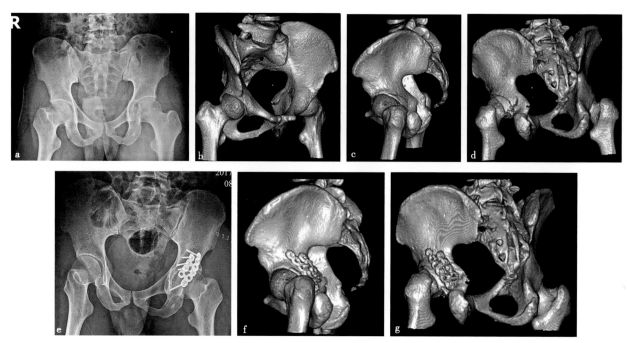

图 4-87 后柱伴后壁骨折典型病例
a～d. 术前 X 线片、CT 三维重建；e～g. 术后骨盆 X 线片及 CT 三维重建。

（樊仕才 麦奇光 李 涛）

七、横行伴后壁骨折

横行伴后壁骨折是横行骨折中最常见的一型，约占所有髋臼骨折的 20%，其股骨头脱位率为 96%，入院后髋关节脱位应当急诊予以复位。在等待手术前，应该予以股骨髁上牵引，以保持髋关节位于复位状态并保护股骨头的关节软骨。

（一）手术指征

①经髋臼负重顶的骨折移位 > 3mm 者；②关节腔内有游离骨块阻碍股骨头复位导致复位不良者；③骨折块占整个后壁 40% 以上的后壁骨折，以及后柱骨折导致关节不稳者；④合并股骨头骨折；⑤移位较大的髋臼顶骨折，符合 Matta 顶弧角标准，即在 X 线片上内顶弧角 < 30°、前顶弧角 < 40°、后顶弧角 < 50°；⑥合并坐骨神经损伤需及时行手术探查者。

（二）手术技巧

1. 手术入路 横行伴后壁骨折需要做后侧入路，常常为改良 K-L 入路，根据骨折情况必要时行大转子截骨及外科脱位技术增加显露范围，尤其是对于经臼顶的损伤。当 K-L 入路试图间接复位前方骨折时，要小心坐骨神经、臀上血管及神经。从后向前打入前柱螺钉时，穿过前柱的钻头或螺钉有损伤股神经血管的风险，若穿过前柱上方皮质则有损伤髂外动静脉的风险。操作中髂骨斜位和闭孔斜位观察非常关键。

对于手术难度比较大的骨折或陈旧性骨折，可行前后联合入路，因为手术医师可在手术中视具体情况随时将一个切口改为联合切口。尽量少使用髂股扩展入路,因为该类型骨折很少需要暴露到髂嵴,除外超过3周的陈旧性骨折。

2. 复位技术 后侧入路 K-L 入路适用于绝大多数病例。若需要更彻底的显露,则优先实施大转子截骨和髋关节手术脱位。如选择 K-L 入路,则建议患者取俯卧位,以避免侧卧位时下肢重量造成骨折的移位。能单一使用后入路进行复位固定则应尽量避免前后联合入路,以减少联合手术带来的创伤。若后入路难以复位横行骨折,建议联合前侧腹直肌外侧入路。其复位顺序为:首先完成横行骨折的复位,后壁骨折正好作为观察关节内复位效果好坏的窗口,然后再复位。

横行骨折的复位技术与后柱骨折相似,主要有以下几种:①术中牵引:在整个手术过程中进行持续牵引是非常必要的;②后柱双螺钉复位技术及坐骨结节 Schanz 钉技术:在后柱骨折线的上、下方各拧入皮质骨螺钉,外露螺帽及其根部。牵开分离骨断端,清除影响复位的断端间骨碎块,用 Farabeuf 钳或螺钉复位钳夹住髋臼骨折的两侧临时拧入的螺丝钉施行骨折复位;③通过拧入坐骨结节内的带有 T 形手柄的 Schanz 钉来纠正后柱骨折的旋转移位;④臀面后柱球端弯钳技术与巾钳技术:臀面后柱球端弯钳技术是将球端弯钳的一个球端通过坐骨大切迹插入到髋臼的内壁(即方形区),另一个球端插入骨折线上方髋臼顶的骨质内或髂前下棘内侧来夹持复位(图4-80)。臀面后柱巾钳技术是将大复位巾钳的2个尖端分别刺入后柱骨折线上下方的骨质中或预先钻的孔内钳夹复位;⑤拉钩技术:在清理髋臼断端辨清骨折线后,将耻骨下支近端软组织做骨膜下剥离,用环行拉钩平行伸入闭孔后缘,待钩住耻骨下支后侧,竖起环形拉钩向前、向外牵拉耻骨下支,髋臼骨折即可得到复位(图4-88)。

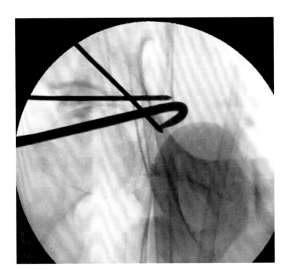

图4-88 环行拉钩复位技术

如果骨折块主要的旋转和移位方向在前方,尤其是骨折线前高后低的横行骨折,后入路时难以将骨折解剖复位时,应再做前入路,推荐使用腹直肌外侧入路。

使用前入路的复位方法与低位前柱骨折相似,复位方法有:①前柱双螺钉技术:在骨折线两侧的髂前下棘和下方耻骨角处各拧入1枚皮质骨螺钉,外露螺帽及其根部,安装螺钉复位钳或 Farabeuf 钳,牵开分离骨断端后钳夹复位;②前柱巾钳、球头复位钳或骨钩复位技术(图4-89):将复位钳的2个尖端分别插入骨折线的两侧预钻的孔内,钳夹复位骨折。使用骨钩钩住坐骨大切迹牵拉骨块使之复位时,注意勿损伤血管神经(图4-90)。

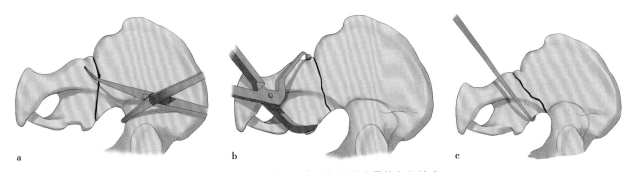

图4-89 前柱巾钳、球头复位钳或骨钩复位技术
a. 前柱巾钳复位技术;b. 前柱球头复位钳复位技术;c. 前柱骨钩复位技术。

3. 固定技术 3.5mm 的骨盆重建接骨板沿后柱做最终固定,要为沿后壁预弯的第2块 3.5mm 接骨板固定预留空间。接骨板要过度塑形以达到加压前柱骨折的作用。常用固定技术有:①后柱双接骨板:如

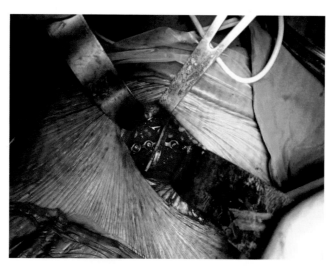

图 4-90　骨钩复位技术需避免损伤血管和神经

前柱骨折的移位不大并能够通过单一的改良 K-L 入路使骨折复位,可沿髋臼后柱放置 2 枚重建接骨板,1 枚固定后柱骨折,1 枚固定后壁骨折;②前柱逆行拉力螺钉 + 髋臼后壁拉力螺钉固定 + 后柱支撑接骨板固定技术:如应用单一的改良 K-L 入路能够使骨折复位,可沿髋臼后柱放置 2 枚重建接骨板分别固定后柱骨折和后壁骨折,再自髋臼上方向前拧入 1 枚拉力螺钉进入耻骨体和耻骨上支中固定前柱骨折;③后柱双接骨板 + 前柱接骨板:如骨折必须通过前后联合入路才能复位,可沿髋臼后柱放置 2 枚重建接骨板分别固定后柱骨折和后壁骨折,再沿骨盆界线放置 1 枚重建接骨板固定前柱骨折。

　　4. 术中操作要点　一旦横行骨折处理完毕,即可处理后壁部分。沿骨折线清理凝血块和骨碎片,这有助于完成解剖复位。牵开股骨头可以在直视下清理关节内所有残留物。小心保留关节囊的完整,由助手屈膝屈髋牵引患肢。此时也可检查股骨头,观察其软骨损伤情况,确保关节内没有碎屑,边缘压缩骨块可用骨刀予以复位并植骨。植骨块可从大转子处开小窗直接获取。这一操作应松开股骨牵引,而股骨头则作为复位的模板。固定后壁骨折前,手术医师应确定拉力螺钉的最佳角度。然后,依次复位后壁骨折块并用克氏针临时固定。打入克氏针时,常可用球头顶棒维持后壁骨折的复位。后壁骨折常使用 3.5mm 骨盆重建接骨板。对于较小的、靠近边缘的后壁骨折,应可考虑选择辛迪斯后壁弹簧接骨板或者锚钉缝合固定。如果可能,每块后壁骨折都应通过拉力螺钉固定。理想状态下,螺钉均通过接骨板孔固定,但在一些病例中也需要独立的固定螺钉。为避免缺血坏死,保护后壁骨折块依附的关节囊,术中还要多角度透视确保螺钉位置合适,从接骨板上方拧入 1 枚螺钉穿过横行骨折线加强固定。

　　(三)典型病例

　　【主诉】　患者女性,40 岁。主因"车祸伤致右髋部疼痛、肿胀及功能障碍 7 小时"入院。

　　【术前检查】　骨盆正位 X 线片、CT 及三维重建示右侧髋臼骨质不连续,可见透亮线影,局部骨块游离,累及髋关节面(图 4-91a~d)。

　　【术前诊断】　①右侧髋臼骨折(Letournel-Judet 分型:横行伴后壁骨折);②右股骨干骨折(AO 分型:32-A3.2 型)。

　　【手术方案】　取后方 K-L 入路切开皮肤、皮下组织、显露髂胫束及臀大肌表面筋膜。切开髂胫束,分离臀大肌,显露臀中肌、梨状肌等外旋肌群。触及大转子顶点,选用合适髓内钉固定股骨干骨折。再于臀中肌、梨状肌在大转子止点处切断,显露髋臼后壁,见后壁骨块向后分离移位,臼顶可见压缩骨折块,牵引复位后予 1 枚直径 6.5mm 空心螺钉固定前柱。于髂前上棘取部分松质骨置入臼顶压缩处,放置 1 块 8 孔弧形接骨板,拧入螺钉固定,髋关节被动活动可。

　　【术后情况】　术后拍摄骨盆正位、Judet 双斜位 X 线片,见骨折复位满意、内固定装置在位(图 4-91e~g)。

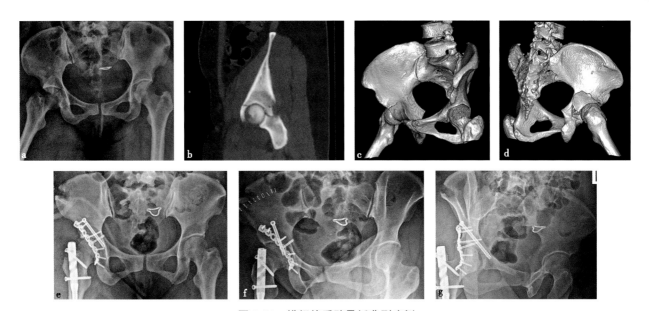

图 4-91　横行伴后壁骨折典型病例

a~d. 术前影像学资料；e~g. 术后骨盆骨盆正位、Judet 双斜位 X 线片示骨折复位满意、内固定装置在位。

（樊仕才　麦奇光　李　涛　朱振华）

八、T 形骨折

T 形骨折是简单的横行骨折加一条分开前后柱的纵向骨折线。后侧关节囊经常撕裂，前后柱需要单独复位。T 形骨折是外科处理最困难的骨折之一，达到解剖复位难度大，和其他复杂髋臼骨折比较，功能愈合也较差。特别是高能量损伤病例，是髋臼骨折各亚型中最为棘手的类型。保守治疗结果令人沮丧。

一般把 T 形骨折看作独立的两个损伤：一是后柱骨折（合并或不合并后壁骨折）；另一个是前柱骨折。由于柱之间不相连，其中一个柱完成解剖复位并不意味着另外一个柱的复位。因此，关于处理前柱、后柱和后壁所有之前描述的技术均可应用于此型。医师应熟悉前入路、后入路和扩大入路等各种可能应用于T 形骨折的入路，这些入路可以单独应用，也可以联合应用。这类病例对医师而言，最大的挑战是无法在直视下进行对侧柱的复位。

（一）手术指征

基本同横行伴后壁骨折。

（二）手术技术

1. 手术入路　处理移位的 T 形骨折重要的手术策略之一是选择入路。所有单独、联合或扩大入路均适用于 T 形骨折。理想的入路是既能够看到前、后柱，同时又能观察到关节内关节面部分。扩大的髂腹股沟入路（或其他扩大入路）可以实现这一理想，但必然对患者增加额外的手术损伤。为优化结果，医师应采用单一的前入路或后入路，通过间接复位技术整复对面看不见的柱。K-L 入路是 T 形骨折中最常用的入路，可直接复位后柱，因为后柱往往是在 T 形骨折中移位最明显的。

选择后入路时，手术医师需要花时间考虑患者体位，每一种体位各有其优势和劣势。K-L 入路常规建议应选择患者俯卧位，术中通过股骨头牵引韧带复位法是一项有效的措施，无论是通过助手牵拉还是牵引架辅助复位，均能较容易的完成此操作。而患者侧卧位时股骨头可成为影响复位的反向牵引力。但也有医师倡导患者侧卧位完成 K-L 入路，该体位有利于完成转子截骨和髋关节手术脱位，或者在需要时方便同时增加髂腹股沟入路的外侧窗显露。由于接触深部的方形区比较困难，髂腹股沟入路的优势在侧卧位难以发挥。

根据作者对 T 形骨折治疗经验，首选腹直肌外侧入路。因腹直肌外侧入路能充分显露前柱及方形区，前柱骨折可以直视下复位，固定前、后柱可以使用枪式复位钳、骨钩等提拉复位（图 4-92）。

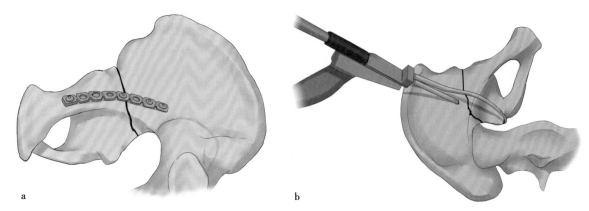

图 4-92　T 形骨折的复位
a. 先固定前柱；b. 使用枪式复位钳、骨钩等提拉复位后柱。

2. 复位技术　T 形骨折根据严重程度不同需要不同的复位和固定方法。治疗的重点是骨折断端显露，术前计划着重于对骨折类型特点的认识。

（1）后方骨折复位：从定义可知，T 形髋臼骨折仍有部分髋臼关节面相连于未损伤的髂骨。理论上应该先复位一柱，使关节面恢复一部分，然后再复位另外一柱（图 4-93）。

Emile Letournel 建议先复后柱，特别是选择 K-L 入路的病例。术前计划中应包括使用导向孔拉力螺钉技术。

通过 K-L 入路进行后柱复位后，通过坐骨大切迹对方形区骨折进行探查以判断残留的后柱骨折移位情况（复位操作详见横行伴后壁骨折复位技术）。如果从后侧观察后柱已复位，术中可以进行透视，或用手指对方形区边缘进行探查来确认复位情况。T 形骨折前柱部分需要使用螺钉由后向前进行固定，螺钉长度通常到达坐骨大切迹中部。在前方骨折位置较低的病例中，这些螺钉需要跨过髋臼窝，并且在术中必须检查仔细，避免螺钉穿出关节面并接触股骨头。另外需要注意：由于此时前柱尚未复位，内固定时勿将前柱同时固定，这样会限制下阶段对前柱的复位。

如果存在后壁骨折，下一步应该是复位前柱，通过后壁骨折直视关节内来确认复位。如果没有后壁骨折，前柱必须通过坐骨大切迹触摸，并用不等长钳或点状复位钳复位（图 4-94）。

复位后必须经透视确认。通过拉力螺钉来固定前柱（图 4-81）。

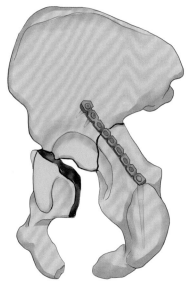

图 4-93　后方骨折复位
先将一柱复位，使关节面恢复一部分，然后再复位另外一柱。

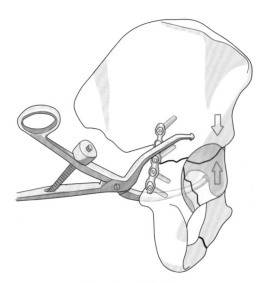

图 4-94　前柱复位

从坐骨大切迹边缘的前侧向髂耻隆起的方向沿方形区由后向前置入螺钉。如果证实无法完成此操作，有两种方案可以选择：①如果确认是由于金属内置物固定而阻碍前柱复位，则计划联合入路；②行大转子截骨和髋关节外科脱位。髋关节外科脱位只能在患者侧卧位时完成，当关节安全脱位后，可以进行髋臼和前柱的直接复位。注意：侧卧位完成前柱的直接复位在技术上很有难度，可以增加1把拉钩插在泪滴处，翻过骨盆边缘，以扩大视野。用复位钳从髋臼上方区域到髋臼前侧加压复位。通过拉力螺钉按上述方法由后向前完成固定。

如果有后壁骨折，后入路的最后一步就是处理后壁骨折。

（2）前方骨折复位：如果主要的移位位于前方，应先进行前柱的复位。建议使用腹直肌外侧入路，因其方形区暴露清楚以便在直视下复位前柱，同时通过方形区可触摸后柱。通过助手牵引患肢，股骨头对关节的牵拉帮助移位的前柱部分复位，球头顶棒可帮助复位上方的移位骨块。

通过术区放置的不等长复位钳可帮助复位后柱骨折块纠正骨折内移，复位钳的一端置于方形区，另一端置于髂骨外侧面的上方。当选择使用不等长复位钳时需要注意：置于方形区上复位钳的一点可能会穿入薄层骨片使骨折块粉碎，注意使用垫片。若骨折块存在上下移位，进一步的复位则使用点枪式复位钳或骨钩进行复位。这时，闭孔神经血管束可能已经受到牵拉，操作时需当心。

固定技术若使用后入路，后壁和后柱骨折固定按类似本章中横行和横行伴后壁骨折的固定方式来固定。如果前柱解剖复位，则其可通过之前描述的从后向前方向使用拉力螺钉固定。如果后柱无法完成复位，在变换体位完成另一入路前，应确认前方没有内固定将后柱骨块固定在异常位置。若使用前方腹直肌外侧入路，复位前柱骨折后使用螺钉或接骨板固定，后柱复位后如前文横行骨折部分的描述，通过骨盆缘使用拉力螺钉从前至后固定后柱，后柱拉力螺钉方向可沿方形区瞄向坐骨棘或坐骨结节。

3. 技术要点 只有通过仔细分析骨折特征才能选择出最合适的入路。后柱要充分显露复位并固定，医师若对前方腹直肌外侧入路应用不熟练，应谨慎地从前方间接复位后柱，必要时联合 K-L 入路复位后柱。和单纯横行骨折一样，横行骨折的高度是手术入路最重要的选择因素。起始的手术入路和复位取决于移位较大、横行骨折部分斜向骨折线高位的部分。由于大多数 T 形骨折向后移位大于向前移位，所以较常使用 K-L 入路。如果横行部分位置较高且后柱移位较明显，可行大转子截骨和髋关节外科脱位以利于获得后柱的复位且同时观察关节面，亦可看到前柱并予复位。

若后壁骨块小或粉碎，前入路难以复位及固定，则需要采用后入路。和横行伴后壁骨折一样，可以通过后壁骨折块观察关节内。

手术时机的选择对这类患者也至关重要。T 形骨折常常需要间接复位，等待时机超过 7～10 天再做内固定是有风险的，因为届时间接复位几乎不可能完成。这影响到入路的选择，届时可能需做联合入路或延长入路。

（三）典型病例

【**主诉**】 患者女性，47 岁。主因"高处坠落致腰部、腹盆部、双下肢疼痛活动受限 4 天"入院。

【**入院情况**】 患者伤后曾出现昏迷，于外院行急救处理，病情稳定后转我院进一步治疗。入院查体：骨盆挤压分离试验(+)，左会阴部见皮下瘀斑。左下肢长腿石膏固定，右踝部绷带固定。双下肢足背及足趾处浅感觉减退，双下肢诸肌肌力 2 级。肛周感觉正常，肛门括约肌反射正常。腹壁反射正常。双侧巴宾斯基征未引出。左侧足背动脉搏动减弱。

【**术前检查**】 骨盆正位、腰椎正位及双下肢 X 线检查及 CT 检查提示右侧髋臼骨质不连续，股骨头突破内侧壁，右侧耻骨上下支骨质断裂；L_3、L_5 椎体骨折；右侧跟骨、左侧胫腓骨多发骨折（图 4-95a～d）。

【**术前诊断**】 ①右侧髋臼骨折（Letournel-Judet 分型：T 形骨折）；②L_3、L_5 椎体骨折；③右侧耻骨折；④左胫腓骨骨折；⑤右跟骨骨折。

【**手术方案**】 取右侧腹直肌外侧入路切口，术中见髋臼骨折线累及前后柱，髋臼前壁粉碎性骨折合并部分骨质缺损、耻骨上支骨折、股骨头中心性脱位，清除骨折端软组织，将脱位股骨头复位，复位髋臼前后柱、前壁和耻骨上支骨折，以 3 块 6 孔重建板固定前柱、耻骨上支、前壁骨折块，再予 1 枚空心螺钉固定髋臼后柱（图 4-95e～m）。术后活动髋关节灵活，无异响。

【术后情况】 术后拍摄骨盆正位、Judet 双斜位 X 线片、CT 及三维重建（图 4-95n～s），见骨折复位满意、内固定装置在位。

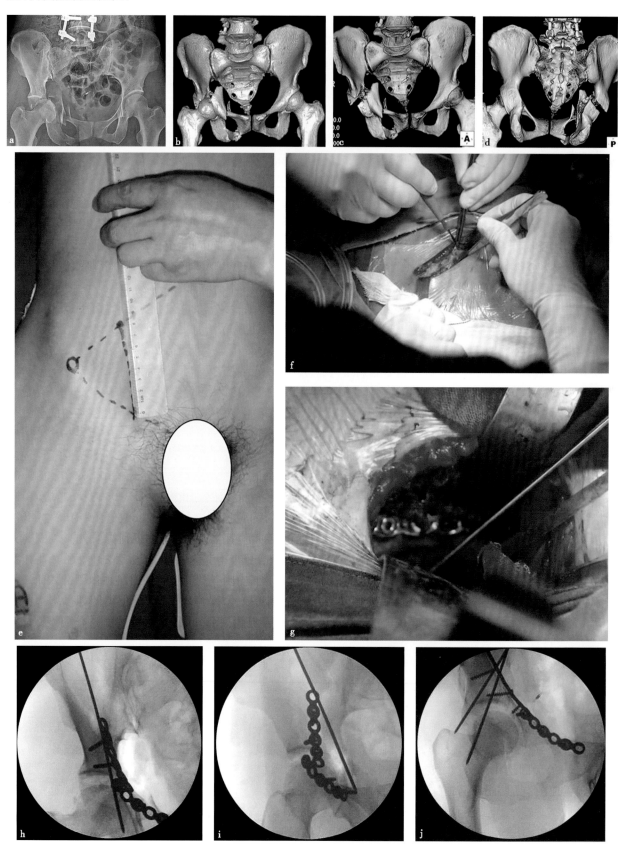

图 4-95 T 形骨折典型病例

a～d. 术前影像学资料；e～j. 术中情况。

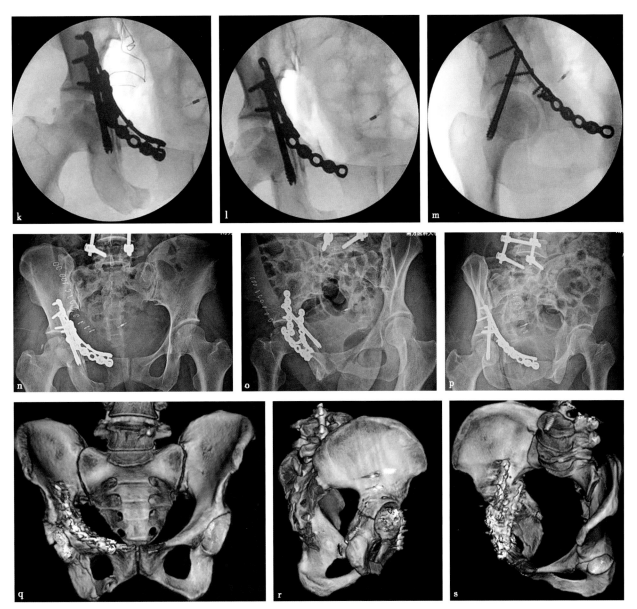

图 4-95(续) T 形骨折典型病例

k～m. 术中情况；n～s. 术后骨盆骨盆正位、Judet 双斜位 X 线片、CT 及三维重建示骨折复位满意、内固定装置在位。

（樊仕才 麦奇光 陈煜辉 朱振华）

九、前柱伴后半横行骨折

前柱伴后半横行骨折，可以认为是不典型 T 形骨折或 T 形到双柱骨折的过渡类型。一般来说，后柱部分没有或轻微移位，股骨头及前柱和前壁一起向前移位，此类骨折手术处理时类似于前柱骨折，比处理双柱和 T 形骨折要容易。这类骨折中，横行骨折部分常常移位很小，往往表现为在横行骨折与前柱骨折交汇处沿骨盆边缘的中度粉碎性骨折，前柱骨折的典型表现是沿长轴的外旋、短缩畸形并伴有向内移位。关节后内侧关节软骨常与髂骨翼完整部分相连。

（一）手术指征

手术指征基本同横行伴后壁骨折。

（二）手术技术

1. 手术入路 由于该类型骨折移位的为前柱，常规入路为前入路。如髂腹股沟入路、Stoppa 入路和腹直肌外侧入路。

2. 复位　与 T 形骨折中的前柱、前壁和后柱骨折复位大致相同。复位第一步从髂嵴开始，骨膜下剥离显露髂骨翼，使用骨膜剥离器清除骨折断端血肿后采用旋转、撬拨、推挤及钳夹等进行复位（图 4-96）。

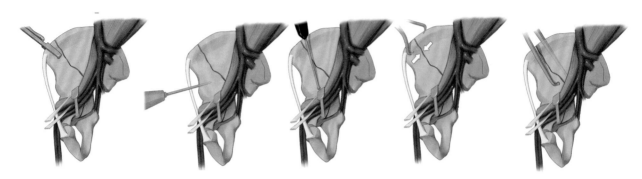

图 4-96　前柱伴后半横行骨折的前柱、前壁和后柱骨折复位

一旦髂嵴稳定了，骨盆缘骨折线加压后用螺钉固定。腹直肌外侧入路能充分显露方形区，用一把带角度的复位钳（大、小球端弯钳）或者是用尖头球形顶棒在骨盆缘加压可以完成余下的复位（图 4-97）。

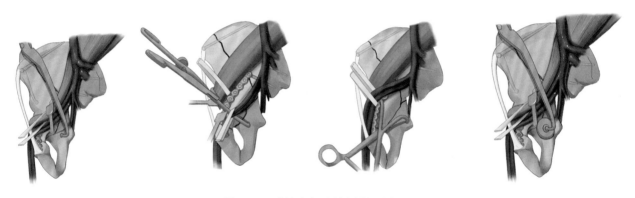

图 4-97　髂嵴稳定后剩余骨折的复位

3. 固定技术　固定技术与 T 形骨折中的前柱、前壁和后柱骨折固定技术大致相同。内固定也是从髂嵴开始的，最好使用 1～2 枚 3.5mm 螺钉或者 6.5mm/7.3mm 空心螺钉髂板内固定骨折。因为螺钉固定比 3.5mm 重建板固定髂嵴还要稳定。如果内板破坏不允许螺钉固定则在髂嵴内面用重建板，塑形后沿髂嵴或髂板放置，螺钉穿透双皮质固定。

下一步是后柱复位，如果后半横行骨折线较低，前柱复位完成后，后柱基本复位或有轻度移位则可忽略不做处理。若骨折线较高，又没有自动复位，则需沿方形区内侧面剥离显露坐骨棘，直视下进行复位。后柱通常有内旋移位，可以用不对称骨盆复位钳夹住髂前下棘和方形区向后柱靠拢，一把小号骨钩或者同轴复位钳（枪式复位钳）轻柔下压方形区辅助复位（图 4-98）。

用 1 枚 3.5mm 螺钉从骨盆缘近端中后 1/3 经重建接骨板或者不经重建接骨板，平行于方形区插向后柱，瞄向坐骨棘。螺钉长度通常为 80～110mm。小心不要进入关节内（注意：髂前下棘下方和髂耻隆起下面是髋臼）。因此，精确鉴别髋臼与骨盆缘界标，找准进钉点非常重要。视情况决定是否需要附加接骨板固定耻骨联合。

能够在直视下从骨盆缘向后柱打入螺钉为腹直肌外侧入路较大优点。螺钉长度通常超过 80mm。

前柱复位后，从方形区内侧面剥离显露坐骨棘后沿方形区下缘边缘放置平行导针，使用空心螺钉导针紧贴方形区内侧骨面置入，置入时注意导针穿出的落空感，测深后适当减少螺钉长度，避免螺钉过长导致坐骨神经损伤，使用 6.5mm 或 7.5mm 的中空螺钉，后柱可获得足够稳定。

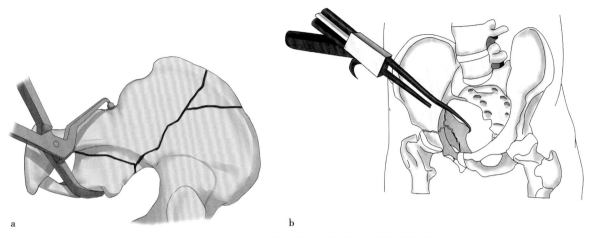

图 4-98 用不对称骨盆复位钳或枪式复位钳进行复位
a. 不对称骨盆复位钳复位技术；b. 枪式复位钳复位技术。

（三）典型病例

【主诉】 患者女性，47 岁。主因"车祸伤致右腹盆部肿痛、右下肢畸形 2 小时"入院。

【术前检查】 骨盆正位 X 线片、CT 三维重建示右侧髋臼骨质不连续，可见透亮线影，局部骨块向内侧移位，股骨头中心性脱位（图 4-99a～d）。

【术前诊断】 右侧髋臼骨折（Letournel-Judet 分型：前柱伴后半横行骨折）。

【手术方案】 该例患者髋臼骨折为前柱伴后半横行骨折，骨折累及方形区，股骨头向内侧移位、髋关节不稳、关节面不平整，有明确手术指征，故决定经单一腹直肌外侧入路行切开复位内固定术，前柱使用重建接骨板及螺钉固定，后柱使用后柱拉力螺钉固定。

【术后情况】 术后拍摄骨盆正位、Judet 双斜位 X 线片，CT 及三维重建（图 4-99e～j），见骨折复位满意、内固定装置在位。

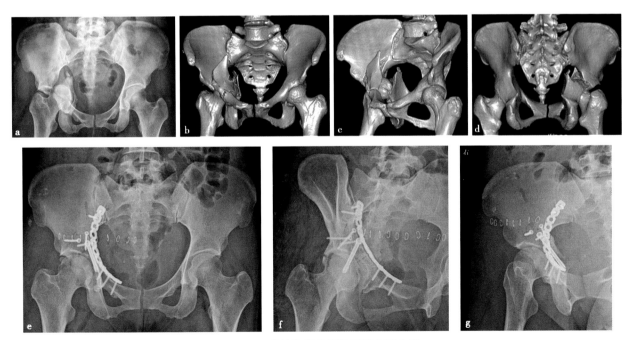

图 4-99 前柱伴后半横行骨折典型病例
a～d. 术前影像学资料；e～g. 术后影像学检查示骨折复位满意、内固定装置在位。

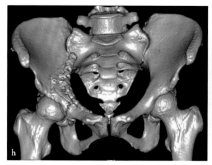
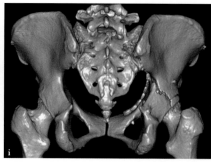
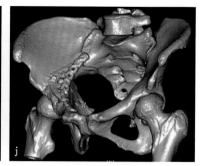

图 4-99(续)　前柱伴后半横行骨折典型病例

h～j. 术后影像学检查示骨折复位满意、内固定装置在位。

（樊仕才　麦奇光　王　华）

十、双柱骨折

该类骨折很常见，与 T 形骨折、前柱骨折、后半横行骨折相似，骨折通常存在明显移位。在这些骨折中髋臼与同侧骶髂关节不相连（浮动髋臼）。骨折的粉碎程度各异，治疗可能极为复杂和困难。在股骨头的作用下后柱向内侧移位，前柱向内侧或冠状面移位，残留的完整髂骨在闭孔斜位 X 线片呈现出特征性影像，Letournel 称之为"马刺征"。从选择手术入路到制订复位和固定策略，对于治疗过程中所有环节来说，重中之重是仔细分析该类骨折的具体情况。辨别这类骨折具体情况的最有效的关键点是看前柱向髂骨延伸的形态学表现。一般来说，低位的前柱骨折手术难度更大，因为前柱骨折小而复位困难重重，内固定的放置也会受到臼顶的种种限制，后柱骨折线的位置和走向也要仔细评估。多数情况下，后柱骨折线贯穿坐骨大切迹的冠状面部分，然而冠状面上的骨折线倾斜程度复杂多变。这类损伤其他重要的变数有：骨折线是否累及骶髂关节的下半部分；后柱的节段性骨折或者连着后柱的骨块明显移位。同侧或对侧骨盆环的损伤同样带来了变数，增加了手术难度。除此之外，随着社会人口老龄化，双柱骨折有老龄化分布的趋势，这类患者还存在骨密度的问题，使得骨折更为粉碎。影像学诊断费时费力，需要各方位的 X 线片和 CT 片。分析时不仅要仔细研究骨折的形态学，而且要评估骨折的移位情况和各类影像学所呈现的骨折情况的一致性。若有条件，应结合 3D 打印技术进行术前模拟手术，缩短手术时间。

（一）手术指征

实际上所有移位的双柱骨折都适合手术治疗。

（二）手术技巧

1. 手术入路　一般而言，复位从骨折的最近端开始，逐渐向关节方向进行。每个小骨折块均需解剖复位，因为骨折上方的髂骨略有错位，在关节水平就会被放大。之前，有些人提议采用前后联合入路，以减少扩大入路的并发症。Letournel 认为，依次使用髂腹股沟入路和延伸髂骨翼入路要好于同时采用双入路进行手术。根据笔者的手术经验，双柱骨折手术入路可选择腹直肌外侧入路，尤其是方形区粉碎性骨折、累及骶髂关节的骨折，腹直肌外侧入路能直视术区，对骨折显露、复位及固定具有较大优势。能有效减少后入路或联合入路的创伤，缩短手术时间，减少术后并发症，是解决双柱骨折的理想入路。

2. 复位技术　首先复位前柱，尤其是髂骨，将前柱完美地复位到完整的髂骨上去（复位操作方法详见横行伴后壁骨折）。这步复位中最常出现的纰漏是旋转问题，未能恢复内侧髂窝的正常凹陷形态。一开始就复位不良，接下来出现前柱和后柱骨块继发性对位不良，最终导致不同程度的手术后二次匹配。髂骨翼粉碎以及前柱骨折线向后延伸产生小的完整髂骨块，使前柱复位过程变得更为复杂，因此在直视下显露显得尤为重要。若合并后柱节段性骨折，或骨折累及骶髂关节下部等，使用腹直肌外侧入路进行复位尤为重要。

根据骨折线的倾斜程度，用各种复位钳或球头顶棒在真骨盆边缘复位前柱骨折，克氏针临时固定，必要时使用拉力螺钉或位置螺钉或重建接骨板进行临时固定，但重建接骨板必须谨慎预弯，避免出现继发性旋转对位不良。为了取得髂嵴复位，可以沿真骨盆缘放置临时或永久的预弯接骨板。一旦前柱骨折达到解剖复位，通过枪式复位钳或骨钩复位后柱，在髋臼上方区域用由前向后的拉力螺钉或位置螺钉达到强化固定的效果。

绝大多数髋臼骨折最常用到的内置物是直径 3.5mm 的螺钉固定系统。对于严重骨质疏松患者，可能用到更大型的内置物，一旦手术有此需求，要做到术前备货、术中随时可用。近年来被推荐的锁定接骨板可能可以为这些骨质疏松患者带来些许福音。前柱骨折复位固定之后，关注重心移向后柱骨折的复位。后柱骨块往往向内侧移位并伴旋转，牵引提供了最初的复位力量，但后柱骨折的最终复位可以通过不对称球头复位钳、点状复位钳、方形钳等完成。

3. 固定技术 双柱骨折应先复位并固定前柱骨折，然后再复位并固定后柱骨折，但必须确认前柱的内固定没有使后柱骨折移位，也没有妨碍后柱骨折的复位。常用的固定技术为接骨板及通道螺钉固定技术，根据患者骨折的形态及术者操作的熟练程度和喜好灵活使用。根据编者经验，使用通道螺钉技术创伤较少且固定稳定，适用于髂骨骨折、新月形骨折及髋臼前后柱骨折等，尤其适用于髋臼后柱，推荐使用后柱拉力螺钉，避免后侧入路的相关并发症。

不管使用哪种固定方式固定后柱，必须避免螺钉经过髋臼窝，因为此处透视无法保证关节面的安全性。后柱骨折固定之后，最后再复位低位前柱骨折和耻骨支骨折，可用骨盆缘接骨板或前柱拉力螺钉固定。

（三）典型病例

【主诉】 患者女性，47 岁。主因"高处坠落致左髋部、左足跟肿痛、畸形活动受限 11 小时"入院。

【术前检查】 骨盆正位、Judet 双斜位 X 线片、CT 及三维重建示左侧髋臼骨质不连续，前后柱均与主骨分离，方形区骨折块向内侧移位，左侧耻骨上下支骨折（图 4-100a～f）。

【术前诊断】 左侧髋臼骨折（Letournel-Judet 分型：双柱骨折）。

【手术方案】 取左侧腹直肌外侧入路切口，显露方形区骨面，见髋臼前柱骨折，方形区骨面 T 形骨折并向内侧移位，累及髋臼后柱，骨折线向上延长至髂骨翼。清除骨折断端淤血，使用骨盆复位钳直视下复位骨折端，见骨折复位良好，用 5 孔重建接骨板塑形后沿髂耻线、弓状线内侧缘放置于骨折两端，拧入螺钉固定。再显露髂骨骨折端，用 7 孔重建接骨板并用 5 枚螺钉固定，使用 9 孔重建接骨板固定髋臼方形区。使用空心螺钉固定后柱。髂骨翼予以 6 孔重建接骨板并 5 枚螺钉固定。C 臂透视见对位、对线及接骨板螺钉位置良好。髋关节被动活动良好。

【术后情况】 术后拍摄骨盆正位、Judet 双斜位 X 线片、CT 及三维重建（图 4-100g～l），见骨折复位满意、内固定装置在位。

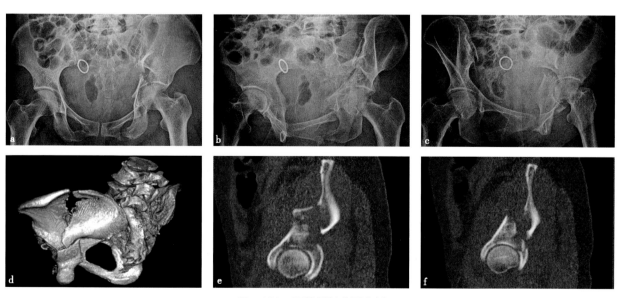

图 4-100 双柱骨折典型病例
a～f. 术前影像学资料。

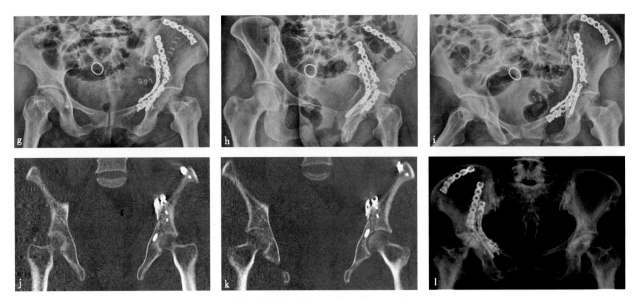

图 4-100(续) 双柱骨折典型病例

g~l. 术后影像学检查示骨折复位满意、内固定装置在位。

(樊仕才 麦奇光 王 华)

第五节 髋臼骨折的通道螺钉技术

近年髋臼骨折的微创治疗得到广泛关注,其中通道螺钉技术就是一项重要的微创技术。虽然早在1988年已有学者提出用2枚加长松质骨螺钉分别固定髋臼前、后柱治疗横断骨折,但由于这种方法存在螺钉穿透关节或皮质、损伤神经及血管的风险,一直限制了其应用。随着手术技术的提高、手术器械及内固定材料的改进,髋臼通道螺钉技术的安全性得到了提高,如今已成为髋臼骨折手术治疗的一项重要技术。

一、后柱顺行通道螺钉技术

Giannoudis 等的统计分析发现涉及后柱骨折的发病率占所有髋臼骨折的 50% 以上,如何实现髋臼后柱的坚强固定是髋臼骨折手术治疗不可避免的难题。目前后柱固定方式主要是通过后柱支持接骨板或通道螺钉固定。而后柱骨折的通道螺钉固定方法最早由 Judet 提出,以后其他学者亦对此技术进行了介绍。髋臼后柱截面近似三角形,在这个三角形内可确定一个后柱截面轴心,以此轴心为圆心,后柱最小截面的截面半径为髋臼后柱通道螺钉的最大半径(图 4-101)。多项研究均表明髋臼后柱存在足够宽的通道置入通道螺钉。后柱通道螺钉技术分为后柱顺行通道螺钉以及逆行通道螺钉技术。顺行通道螺钉是由方形区后上方或髂窝内侧面向坐骨棘方向置入通道螺钉,其固定效果与接骨板固定无明显差别。

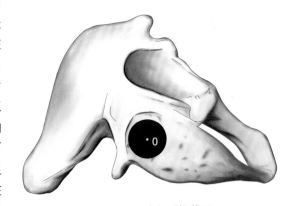

图 4-101 髋臼后柱截面

（一）适应证

目前,髋臼后柱顺行通道螺钉技术的手术适应证无统一标准,需根据患者的全身情况以及髋臼骨折的类型综合分析。根据目前的情况,髋臼后柱顺行通道螺钉技术主要适用于以下情况。

1. 髋臼骨折累及双柱但不累及后壁 髋臼骨折的治疗目前大多主张通过单一前方切口完成髋臼骨折的复位固定,尤其当骨折累及双柱且后柱可通过前方进行复位时,通过单一前入路进行固定能有效减少手术创伤。此时可通过前方切口在后柱置入1~2枚通道螺钉进行后柱固定,其固定效果与接骨板固定效果相当。

2. 横行骨折 对于髋臼横行骨折,双柱同时固定效果比单柱内固定更强,经前方切口配合前柱接骨板或通道螺钉固定,可实现对横行骨折的坚强固定。

3. 有切开复位内固定手术指征,但身体状况无法耐受长时间手术的患者 因后柱顺行通道螺钉技术创伤较小,且固定效果良好,使用此技术可缩短手术时间,降低手术风险。

4. 老年髋臼骨折 对于老年髋臼骨折准备行全髋关节置换的患者,使用顺行通道螺钉技术固定可尽量保留骨质及软组织,为后期手术做准备,作为其过渡性治疗。

（二）手术技巧

气管插管全身麻醉后患者可取仰卧位进行手术。C臂置于健侧,术前需确认各个位置的X线片（骨盆前后位、侧位、入口/出口位、闭孔斜位、髂骨斜位）均能清晰获得。经前入路对髋臼前柱骨折进行复位固定后,从骨盆的内面检查后柱骨折情况,此时后柱必须充分显露。一般情况下,后柱的骨折线可以在骨盆界线附近看到。使用髂腹股沟入路时,需从外侧窗或中间窗显露整个方形区。

通过后柱顺行通道螺钉技术固定后柱时,入针点的选择尤其重要,这样通道螺钉才能准确置于后柱通道内,否则螺钉容易进入关节。后柱通道螺钉的通道在髂骨内侧面投影的形状接近一个底边在内、尖端向外的三角形（图4-102）。只要进钉时螺钉的外缘在三角形内,而且螺钉的方向正确,就不会出现螺钉出入关节或损伤重要的血管和神经等严重并发症。螺钉的进钉点位于骶髂关节前方的骨盆界线约10mm处,螺钉的入针方向应与髋臼内壁或方形区平行并位于大切迹的前方。有的学者将骶髂关节前缘与髂前上棘连线的中内1/3作为入针点,入针方向对准坐骨结节,此方法的入针点也在此三角形中,但不在通道的轴心位置,而是更为偏后。当后柱骨折线较高时,入针方向可对准坐骨棘,螺钉置入的长度可相应缩短,以降低手术风险。

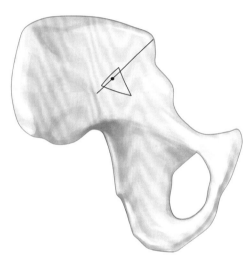

图4-102 后柱通道螺钉的通道在髂骨内侧面投影

使用顺行通道螺钉技术固定髋臼后柱骨折时,可采用单螺钉或双螺钉技术。使用单螺钉技术时,在后柱的轴心放置6.5mm的通道螺钉,螺钉与骨壁间仍存在3.25~4.25mm的安全空间,也就是说只要螺钉的入针点偏离后柱轴心的3.25~4.25mm范围内就不会穿出骨质。双螺钉技术目前未见临床报道,但理论上使用2枚6.5mm的通道螺钉固定后柱,螺钉周围仍存在1.25mm的空间。但在实际应用中,由于解剖变异、入针点偏差以及入针角度误差等原因,双螺钉技术的临床应用受限。与单螺钉技术相比,双拉力螺钉虽然能增加内固定的抗旋转力,但加大了手术风险。

由于髋臼后柱顺行通道螺钉技术存在一定的难度,目前临床应用计算机技术以及导航模板技术实行辅助置钉。计算机辅助置钉技术可在术中实现进钉位置及方向指导,同时通过虚拟线计算出螺钉的长度和直径,这种方法能节省手术时间,同时减少置钉的风险。但由于此技术所需设备成本较高,限制了其临床应用。而导航模板技术是通过术前设计出与患者匹配的个性化导航模板,通过术前虚拟手术确定最佳的入针点、入针方向以及螺钉长度,实现精准的置钉。过往由于个性化导航模板的制作难度大、成本高而限制了其临床应用,而近年来随着3D打印技术的普及,导航模板的制作成本及难度大大下降。无论选择哪种方法,在打入导针过程中,应在C臂监视下,通过骨盆前后位、闭孔斜位、髂骨斜位进行透视,确定螺钉没有进入髋关节。

（三）注意事项

1. 作为一项通道螺钉技术,其基础是对骨性通道的掌握和对术中X线透视的理解,手术医师需能根据术中X线透视结果准确判断导针及螺钉的真实位置（图4-103）。

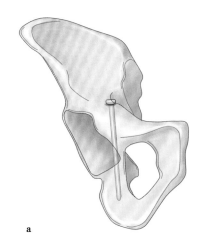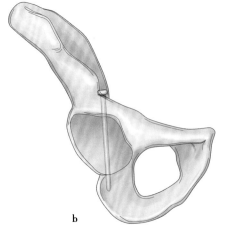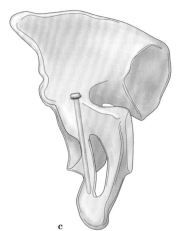

图 4-103 后柱顺行通道螺钉通道示意
a. 骨盆前后位；b. 闭孔斜位；c. 髂骨斜位。

2. 后柱的形状类似三角形，其内侧面平坦，有闭孔内肌覆盖，因此其表面血管距离骨壁较远且移动性较大，不易受到损伤，为螺钉穿出骨壁后最安全的部位。由于螺钉进钉点可以偏离后柱轴心少许，同时内侧面穿出最安全，因此在实际应用中，进钉点不一定选择后柱轴心，而是贴近后柱的内侧面，给外侧面留更大的安全空间。

（四）术后并发症

由于髋臼的解剖变异以及后柱螺钉通道的安全范围较小，术中螺钉位置、方向变差导致螺钉穿出皮质会造成严重的并发症，主要包括：①创伤性关节炎；②异位骨化及关节活动受限；③股骨头坏死；④骨折复位丢失甚至螺钉断裂；⑤术后疼痛及肌无力；⑥血管、神经损伤，其中以臀下神经损伤风险最高。

二、后柱逆行通道螺钉技术

后柱骨折的经皮通道螺钉固定方法理论上存在两种，其中一种就是前一部分提到的顺行通道螺钉技术，另外一种为本部分将要介绍的后柱逆行通道螺钉技术。该技术逆行置入螺钉时的进钉点位于坐骨结节，大多数患者均可直接触及，因此对于单纯的无明显移位的后柱骨折更适用此法。

（一）适应证

1. 无明显移位（移位＜3mm）且不稳定的单纯后柱及累及后柱的骨折 骨折稳定性可以在麻醉/镇痛下行髋臼动态应力位 X 线片检查，在可以导致畸形的方向上施以应力，并拍摄 3 个标准位 X 线片（骨盆正位、髂骨斜位、闭孔斜位），以明确骨折是否稳定，如果骨折稳定则可考虑行保守治疗。

2. 轻度移位的（移位 3~5mm）分离型单纯后柱及累及后柱的骨折 由于嵌插型骨折无法良好闭合复位，后柱逆行通道螺钉技术一般使用在仅有分离移位的情况下，使用合适大小的半螺纹通道螺钉垂直骨折线置入，对骨折块之间进行加压固定。

3. 明显移位（移位＞5mm）但闭合复位满意的单纯后柱及累及后柱的骨折 后柱骨折通常伴有股骨头半脱位或者全脱位，髋关节复位后或者使用牵引架牵引后有些病例可达到良好的闭合复位，如果复位满意者亦可尝试使用此法进行固定。

4. 累及双柱的骨折，且围绕股骨头形成"继发匹配"的关节位置 此类型骨折可行保守治疗，亦可对前后柱各使用 1 枚通道螺钉进行原位固定，从而避免骨折再次移位并可让患者早期活动。

5. 有切开复位内固定手术指征，但身体状况无法耐受者 因后柱逆行通道螺钉技术创伤较小，且固定效果良好，对于此类患者可以作为临时固定或者二期髋关节置换的过渡方案。

（二）手术技术

髋臼后柱骨折逆行通道螺钉技术可按置入点位置分成两种：一种是以坐骨结节中心为置入点；另一种是以坐骨小切迹为置入点。近年来的研究表明两者都具有良好的生物力学稳定性。

气管插管全身麻醉后患者可取仰卧位、侧卧位或俯卧位进行手术。C臂置于健侧，术前需确认各个位置的X线片（骨盆前后位、侧位、入口/出口位、闭孔斜位、髂骨斜位）均能清晰获得。由于入针点均靠近会阴部，下肢和臀部区域必须仔细消毒准备并保持无菌。如患者取仰卧位，骨盆部需要垫高以确保顺利置入通道螺钉。如果患者前柱存在骨折需要处理，则倾向于先复位较容易并且能直接复位的柱，或者复位更靠近关节的柱。

1. 坐骨结节中心进钉法 坐骨结节位于坐骨体与坐骨支移行处的后部，坐骨结节上部被横嵴分为上、下两部分，上部为半膜肌附着，下部为股二头肌及半腱肌附着。坐骨结节的下部粗糙不平，为大收肌附着，沿坐骨结节长轴有一骨性突起，称纵嵴。后柱逆行通道螺钉坐骨结节进钉法的进钉点位于坐骨结节中部纵嵴与坐骨结节内侧缘的中点处（图4-104）。在屈髋状态下操作，避免臀大肌覆盖坐骨结节。仔细触摸坐骨结节后沿坐骨结节长轴切开，确定坐骨结节中部（即最高点），行骨膜下分离，寻找纵嵴及坐骨结节内侧缘，在其中点处用手动开口锥开口。

2. 坐骨小切迹进钉法 坐骨小切迹上部有一个突起，上部的内下方有阴部内动、静脉和阴部神经走行，为血管神经切迹；下部有闭孔内肌，为肌切迹。在屈髋并轻度外旋的状态下操作，仔细触摸坐骨结节，在坐骨结节内侧切开皮肤及皮下组织，用骨膜剥离器紧贴坐骨小切迹将闭孔内肌推开，进钉点要选在肌切迹内，即坐骨小切迹的中点（图4-105），距坐骨结节40mm以内，避免螺钉打入血管、神经切迹内，损伤阴部内动、静脉和阴部神经。

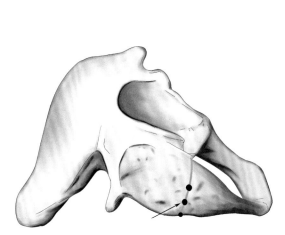

图4-104 坐骨结节中心进钉法入钉点
箭头所指为髋臼后柱逆行通道螺钉坐骨结节中心进钉法入钉点。

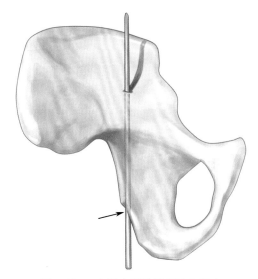

图4-105 坐骨小切迹进钉法入钉点
箭头所指为髋臼后柱逆行通道螺钉坐骨小切迹进钉法入钉点。

打入导针的过程中，应在C臂监视下，通过骨盆前后位、闭孔斜位、髂骨斜位透视，若导针或逆行通道螺钉在上述3个位置透视下均与坐骨体后缘平行，且与髋臼相切，则可证实导针或逆行通道螺钉在坐骨体内。如果靠感觉或抵抗感来预测是否出钉有困难，标准的骨盆侧位影像可能会有所帮助。AO推荐的通道螺钉直径分别为3.5mm、4.5mm和6.5mm，根据目前的国内研究表明，两种置入方法均可直接安全置入6.5mm的通道螺钉。坐骨结节进钉法使用的螺钉长度较长，男性为130～150mm，女性为120～130mm；坐骨小切迹进钉法使用的螺钉长度男性为105～125mm，女性为80～100mm。

（三）注意事项

1. 作为一项闭合复位内固定技术，其基础是对骨性通道的掌握和对术中X线透视的理解，手术医师需能根据术中X线透视结果准确判断导针及螺钉的真实位置。

2. 后柱逆行通道螺钉技术相对微创，而且坐骨神经位于坐骨结节后外侧，进钉点均在坐骨结节内侧，理论上损伤坐骨神经的概率较低，但是由于其显露小，仍有误伤可能。手术过程中显露进钉点后使用拉钩等保护周围组织，打入导针时须缓缓钻入，避免于骨面滑移。

3. 多次重复操作易引起固定部位的骨质破坏，影响再次调整入针方向，且会降低固定强度，可通过术前模拟手术并利用合适的导航工具，提高入针效率并减少透视次数。

三、前柱顺行通道螺钉技术

前柱顺行通道螺钉技术见第三章第八节相关内容。

四、前柱逆行通道螺钉技术

前柱逆行通道螺钉技术见第三章第八节相关内容。

五、典型病例

【主诉】　患者男性，30 岁。主因"重物砸伤致右髋部疼痛、活动受限 5 小时"入院。

【术前检查】　骨盆 X 线片、CT 三维重建示右侧髋臼骨质不连续，可见透亮线影，局部骨块向外侧移位（图 4-106a～d）。

【术前诊断】　右侧髋臼骨折（Letournel-Judet 分型：横行骨折）。

【手术方案】　术中于体表放置导针，C 臂透视确定入针方向：与矢状面约成 10°角，与冠状面约成 30°角，由后上向前下入针。于坐骨结节顶点做一长约 0.5cm 小切口，探及坐骨结节，于坐骨结节前 1/3 为入针点（图 4-106e～g）。在 C 臂监视下打入导针，通过前后位、闭孔斜位及髂骨斜位透视，若导针在上述 3 个位置透视下均与坐骨体后缘平行，而且与髋臼相切，则可证实导针在坐骨体内（图 4-106h～j）。多角度透视见导针位置良好，未进入髋臼及盆腔，拧入直径 7.3mm 的空心螺钉（图 4-106k～n）。改平卧位后置入前柱逆行通道螺钉。术后右髋关节被动活动良好。

【术后情况】　术后拍摄骨盆正位、Judet 双斜位 X 线片及 CT 三维重建（图 4-106o～t），见骨折复位满意、内固定装置在位。

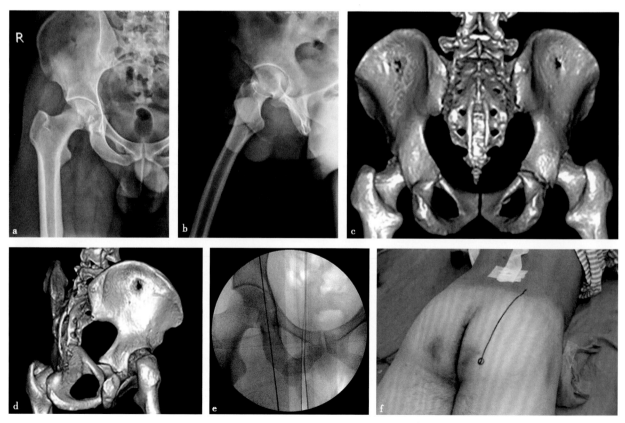

图 4-106　通道螺钉治疗髋臼骨折典型病例

a～d. 术前影像学资料；e、f. 确定入针点及方向。

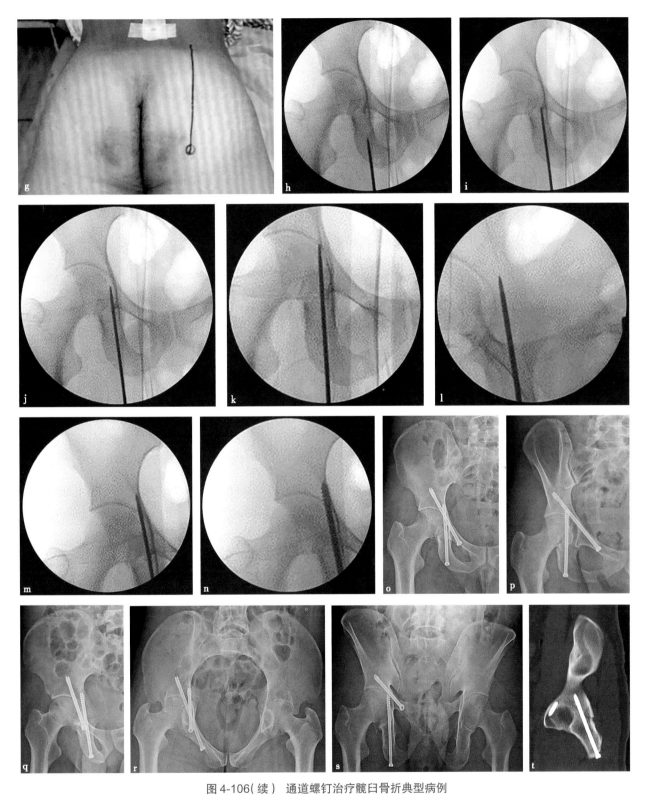

图 4-106(续) 通道螺钉治疗髋臼骨折典型病例

g. 确定入针点及方向；h～j. 多平面透视确保导针在骨性通道内；k～n. 置入空心螺钉；o～t. 术后影像学检查示骨折复位满意、内固定装置在位。

（樊仕才 陈煜辉 王雪莲）

第六节 髋臼骨折的术后评价

影响髋臼骨折术后疗效的因素：①复位位置如何：头臼是否恢复匹配；②内固定是否坚强可靠、符合生物力学原则；③是否选择了合适的手术时机和合适的手术入路；④患者的自身条件：年龄、合并症、骨折粉碎程度等；⑤术后是否进行了有效、及时、正确的功能锻炼。现对目前应用比较广泛的评价方法加以介绍。

一、影像学评价

作为关节内骨折，已有研究证实，髋臼骨折复位程度与预后直接相关。Matta 等制定了影像学评估标准。Matta 术后 X 线评分标准为：在标准三位片（前后位、髂骨斜位和闭孔斜位）上任意一处最大骨折移位 ≤1mm 为解剖复位，2~3mm 为良好，>3mm 为差。同时他还建立了随访时的 X 线评估标准，根据创伤性关节炎和股骨头缺血性坏死发生的程度分为优、良、可、差四级。后来他对这一标准进行修正（表 4-1），明确了关节间隙狭窄程度等指标，为影像学评价提供了依据。他的研究显示，解剖复位可以保留复杂髋臼骨折患者的髋关节功能并避免创伤性关节炎的发生。

表 4-1 Matta 髋臼骨折 X 线评级

评价等级	评价标准
优	正常 X 线表现
良	轻度改变 小的骨赘 轻度关节间隙狭窄（1mm） 轻度骨质硬化
可	中度改变 中等大小骨赘 中度关节间隙狭窄（<50%） 中度骨质硬化
差	进一步改变 大的骨赘 重度关节间隙狭窄（>50%） 严重骨质硬化 股骨头塌陷或磨损 髋臼磨损

术后通过 CT 进行横断面、矢状面及冠状面重建，对关节面复位进行三维评价，真正明确股骨头是否与髋臼达到同心圆匹配。但其中具体评价标准仍需进一步探讨研究及设定。因此，对于复杂类型的髋臼骨折，术后利用三维 CT 观察复位质量，有助于指导进一步治疗及预后评估。

二、髋臼骨折术后功能评价

髋臼骨折是累及髋关节的严重创伤，作为参与负重的关节内骨折，治疗的目的是重建髋臼，恢复关节的完整性和稳定性。髋臼骨折手术治疗的最终目的是术后获得良好的髋关节功能，在进行术后疗效评价时也均围绕着髋关节功能进行。

1931 年，Ferguson 等提出了从疼痛、活动范围和行走能力三方面调查的评分办法，每部分满分为 6 分，三项相加得出总分。后来包括 Judet 和 Charnley 等不少学者在该评分基础上进行改进，并将其作为人工假体的评价标准。法国学者 D'Aubigne 也以此为基础改良并将该标准用于髋关节手术的治疗评价中。改良 Merle D'Aubigne 和 Postel 髋关节评分标准（由 Matta 改良 Merle D'Aubigne 和 Postel 的髋关节评定标准而来），包括患者的自我评价以及临床医师的检查评价，目前在髋臼骨折的疗效评价中应用较为广泛。

根据疼痛、行走能力、关节活动范围三个方面进行评价,具体评分标准如下。

（一）疼痛评分

1. 无痛 6分。

2. 轻微疼痛或间歇疼痛 5分。

3. 活动后疼痛,休息后缓解 4分。

4. 中度疼痛,能走动 3分。

5. 严重疼痛,能走动 2分。

6. 严重疼痛,不能走动 1分。

（二）行走能力评分

1. 正常行走 6分。

2. 轻度跛行,但不需要拐杖等助行工具 5分。

3. 可长距离行走,但需要拐杖等助行工具 4分。

4. 即使使用拐杖等助行工具,行走仍受限 3分。

5. 行走严重受限 2分。

6. 不能行走 1分。

（三）髋关节活动范围评分

1. 分别测量以下患侧髋关节活动度 ①屈曲活动度;②伸直活动度;③外展活动度;④内收活动度;⑤内旋活动度(俯卧位);⑥外旋活动度(俯卧位)。

2. 计算髋关节活动总和 活动度总和＝屈曲＋伸直＋外展＋内收＋内旋＋外旋。

3. 患髋活动度百分比＝(患髋活动度总和/正常髋关节活动度总和)×100%。

4. 活动度评分 95%～100%为6分;80%～94%为5分;70%～79%为4分;60%～69%为3分;50%～59%为2分;＜50为1分。

5. 临床分级 临床计分＝疼痛评分＋行走能力评分＋患髋活动范围评分。18分为优秀;15～17分为良好;13～14分为可;＜13分为差。

Merle D'Aubigne 和 Postel 评分还包括一个对疼痛的主观评价。检查医师询问患者,根据对6个问题的回答给出分数:

1. 您患侧髋关节是否有些疼痛?

2. 如果疼痛,您是否需要止痛药物?

3. 您是否有髋臼骨折前能做的活动,现在不能做了?

4. 您是否能坐很长时间,还是因髋关节疼痛或僵硬而需要偶尔活动一下?

5. 您是否参加运动,运动时患侧髋关节是否受限?

6. 您工作吗,是否重返伤前的岗位?

患者对这些问题回答没问题的评6分。对于既往参加高标准运动(如马拉松、三项全能或大学运动会等),但伤后能力较前下降的患者可评6分。对有轻度或间歇性症状或限制,即疼痛或不适与激烈活动有关但不需要镇痛药物;坐1～2小时后僵硬;疼痛或僵硬与天气相关的患者,评5分。需要止痛药物,疼痛限制行走或工作的患者评4分或更少。

由于 Letournel 等在其髋臼骨折的经典文献中使用 Merle D'Aubigne 和 Postel 髋关节评分标准而得到广泛应用,它将三个方面分别给予0～6分的等级评分,6分为正常,满分18分。Letournel 认为疼痛和行走是更有价值的指标,而活动范围较次要。Matta 等对此评分进一步改良作为髋臼骨折功能评价标准(表4-2),该标准取消了0分,仍为每项最高6分,满分18分,在概念表述和活动范围测量方面有较多改变,将原先仅涉及屈曲和外展改为髋关节屈伸、内收外展和旋转活动度的总合。并根据分数进一步分为优、良、可、差四级。该标准也得到了广泛使用。此外,美国骨科医师协会(American Academy of Orthopaedic Surgeons,AAOS)于1968年也提出了髋关节评价标准Ⅲ,其根据疼痛、活动能力和范围分为优、良好、中等、差和失败五个等级。该标准使用简便,但指标设计较粗糙,缺乏量化指标。

英国的 Pearson 等于 1962 年在分析涉及髋臼的骨盆骨折病例基础上提出了疗效评级方式,分症状、体征和影像学表现三部分,每部分分别给予 0～4 分,满分 12 分。这是较早用于髋臼骨折的评价标准,也是较早结合影像学表现进行评价的方式,但在以后应用中并不常见。1969 年,美国的 Harris 发表了后来以他名字命名的评分标准(表 4-3),他用该标准对因继发于髋关节脱位和髋臼骨折的创伤性关节炎行关节成形术的患者的 39 个髋关节进行了评估。该标准由疼痛、功能、活动度和畸形四方面组成,总分 100 分,它更侧重于对疼痛指标的评价,而活动度与畸形分值较低,目前被广泛用于髋关节置换的疗效评价,在髋臼骨折中也有一定使用。满分 100 分;90 分以上为优良;80～89 分为较好;70～79 分为尚可;<70 分为差。

表 4-2　Matta 髋臼骨折功能评级

得分 / 分	疼痛	行走能力	活动度	临床评级	总分 / 分
6	无痛	正常	95%～100%	优	18
5	轻微或间隙性	不需要手杖,但轻微跛行	80%～94%	良	15～17
4	行走后出现,但可缓解	长距离需手杖或拐杖	70%～79%	可	12～14
3	中度疼痛,但可行走	即使有拐杖也受限	60%～69%	差	3～11
2	行走时严重	非常受限	50%～59%		
1	严重,不能行走	卧床不起	<50		

表 4-3　Harris 髋关节评分标准

评价项目		描述	得分 / 分
疼痛			44
		无或可忽略	44
		轻微,偶发,不影响活动	40
		轻度疼痛,通常不影响活动,过量活动后偶有中度疼痛,需服阿司匹林止痛	30
		中度疼痛,可忍受,日常活动或工作受到一些限制,但能工作,偶尔需服用比阿司匹林强烈的止痛药	20
		明显的疼痛,活动严重受限,经常服比阿司匹林强烈的止痛药	10
		卧床时疼痛严重,完全病废,卧床不起	0
功能			47
	跛行	无	11
		轻度	8
		中度	5
		严重	0
	行走辅助	无	11
		长距离用手杖	7
		多数时间用单手杖	5
		单拐	3
		双手杖	2
		双拐	0
		不能行走(需说明原因)	0
	行走距离	无限制	11
		6 个街区	8
		2～3 个街区	5
		只能在室内	2
		卧床或轮椅	0

续表

评价项目		描述	得分/分
日常活动	上下楼梯	不使用栏杆正常上下楼梯	4
		使用栏杆正常上下楼梯	2
		用某种方式上下楼梯	1
		不能上下楼梯	0
	穿鞋袜	容易	4
		困难	2
		不能	0
	坐	在一般椅子上坐1小时无不适	5
		在高椅子上坐0.5小时无不适	3
		在任何椅子上坐均不适	0
	交通	能上公共交通工具	1
畸形（患者无下列情况得4分）			4
		固定性屈曲挛缩<30°	
		固定性内收<10°	
		固定性伸直内旋<10°	
		肢体长度差异<3.2cm	
活动范围			5
	屈	0°～45°	活动角度×1.0
		45°～90°	［活动角度−45°］×0.6＋45
		90°～110°	［活动角度−90°］×0.3＋72
		≥111°	78
	伸	任何角度	0
	外展	0°～15°	活动角度×0.8
		15°～20°	［活动角度−15°］×0.3＋12
		≥21°	13.5
	内收	0°～15°	活动角度×0.2
		≥16°	3
	外旋	0°～15°	活动角度×0.4
		≥16°	6
	内旋	任何角度	0
活动范围总分各活动范围指数值的和×0.05			

（李　涛　郑俊玉　肖杏玲）

第七节　髋臼骨折的并发症

由于髋臼的解剖结构和骨折分型复杂，手术难度大，手术治疗过程中容易出现相应的并发症。早期并发症包括：死亡、感染、血管神经损伤、血栓栓塞等。晚期并发症包括：臀肌萎缩、骨坏死、创伤性关节炎、异位骨化等。下面将对发生率高、对患者功能影响大的几种并发症进行重点讨论。

一、早期并发症

（一）感染

髋臼骨折术后的感染率为2%～5%。Letournel报道的术后感染率为4.2%，他指出不同类型髋臼骨折的术后感染率有差异。髋臼骨折术后感染有表浅感染、深部感染、晚期感染以及迟发感染几种。

髋臼骨折术后感染的易患因素包括以下几项：①合并尿道或直肠损伤；②手术难度大，手术时间长，感染的发生率增加；③一般情况差，患有糖尿病的患者抵抗感染的能力差；④局部软组织损伤（如发生在大转子部位软组织的裂伤、擦伤以及闭合性脱套伤）可增加感染率。特别需要提出的是 Morel-Lavallee 损伤，它是指髋臼骨折时发生在大转子附近的皮肤脱套伤，皮肤脱套后在皮下有血肿及液化的脂肪组织，会引发感染。髋臼骨折手术后感染会严重影响手术效果。因此，必须积极预防感染。

相应的预防措施如下：①糖尿病患者手术前充分控制血糖，减少感染发生率；②手术前及时发现术区软组织损伤特别是 Morel-Lavallee 损伤，必要时给予引流或清创，待皮肤条件改善后再行手术；③术中充分冲洗伤口，伤口引流可减少血肿形成；④合理使用抗生素预防感染。

（二）神经损伤

髋臼骨折可并发坐骨神经损伤、股神经损伤、股外侧皮神经损伤以及臀上、臀下神经损伤，其中坐骨神经损伤最为常见。

术前坐骨神经损伤的发生率文献报道为 10%～15%。Tile 报道为 15.7%，北京积水潭医院报道术前坐骨神经损伤发生率为 15.2%。术前神经损伤的原因为股骨头脱位或骨块移位时对神经造成牵拉或挫伤所致。术后神经损伤的发生率为 2%～6%，主要涉及腓总神经，常因术中过度牵拉或压迫造成。Tile 报道术后损伤发生率为 5.9%，Letournel 和北京积水潭医院报道的发生率均为 6.3%。晚期坐骨神经损伤很少发生，一般认为是异位骨化或纤维瘢痕压迫神经所致，Letournel 报道的 569 例患者中有 2 例迟发性坐骨神经损伤，发生于后侧手术入路，分别在术后 14 天和术后 45 天出现坐骨神经痛，其中 1 例患者在术后 58 天行探查手术，发现神经被骨化的骨块及纤维组织包裹，遂行松解手术。

术中减少坐骨神经损伤的方法：在 K-L 入路手术时，始终保持伸髋并屈膝 60° 以上，以放松神经；术中发现神经无明显粘连，不需松解时，不要分离神经，而是连同神经鞘膜周围软组织一起保护，以防止神经损伤。Calder 等将躯体感觉诱发电位（somatosensory evoked potential，SEP）监测运用在髋臼手术中，88 例患者只有 2% 出现医源性坐骨神经损伤。坐骨神经损伤的预后中胫神经损伤好于腓总神经损伤，神经恢复时间范围是 3～36 个月。在观察神经恢复过程中，在术后 3～6 个月时可行肌电图检查。神经恢复的概率在文献报道中差别较大，Epstein 报道髋关节后脱位的病例中有 38 例坐骨神经损伤，在术后 3～33 个月内，23 例（60%）完全恢复。Rowe 和 Lowell 报道 16 例髋臼骨折患者合并坐骨神经损伤，随诊 1～27 年，10 例完全恢复，6 例不完全恢复。Stewart 和 Milford 报道 17 例坐骨神经损伤患者，只有 3 例完全恢复，9 例功能恢复不到 50%，3 例未恢复。Fessler 等指出，术中观察到的神经损伤状况是关系到神经恢复程度的重要因素，在他们的报道中，8 例神经外膜内有明显挫伤和出血的患者中，6 例腓总神经恢复极差，而神经仅被股骨头或骨块挤压的患者，神经恢复满意。在观察坐骨神经恢复的过程中，要配合踝关节支具以防足下垂。在手术 3 年以后，神经功能不恢复方可考虑行肌腱移位手术。

前入路手术可损伤股神经和股外侧皮神经。Letournel 报道股神经损伤的发生率为 2.7%，股神经损伤后的表现是股四头肌无力，手术在暴露过程中要轻柔，尽可能避免损伤股神经。股外侧皮神经损伤后出现大腿近端外侧皮肤麻木，Letournel 报道其发生率为 12%，经过一段时间后周围皮神经可相应代偿，术中应将此神经的近端充分游离，避免用拉钩牵拉此神经。臀上神经和臀下神经损伤少见，在术中臀大肌向内劈开过多可损伤臀下神经，广泛牵拉臀中肌或术中剥离范围过大可造成臀上神经损伤。臀上与臀下神经损伤后可造成明显的跛行步态，如果神经完整性好，则预后较好。

（三）血管损伤

髋臼骨折手术治疗的血管损伤并发症少见。在腹股沟入路血管损伤中，可发生股动脉栓塞，在手术缝合伤口之前，应检查股动脉的搏动情况，必要时给血管鞘内注射少量局麻药，以缓解动脉痉挛。在大血管附近剥离时，不要将血管与周围包绕的软组织游离，以免造成淋巴组织损伤，影响淋巴回流。

在前入路手术中，暴露真骨盆时，要注意髂内血管与髂外血管的吻合支血管（死亡冠），此血管破裂可造成大出血，手术剥离时，应小心地在耻骨骨膜下进行剥离，发现此血管后进行结扎。

后入路手术时，在坐骨大切迹处不能过分剥离，以免伤及臀上动脉。若动脉在此受伤，出血量大，而且血管近端缩入盆腔内，需行开腹手术彻底止血。对于手术难度大的陈旧性髋臼骨折患者，术前可以考虑做预防性的介入操作，选择性栓堵臀上动脉或髂内动脉，以减少术中出血的风险。

（四）深静脉血栓形成和肺栓塞

深静脉血栓形成（deep venous thrombosis，DVT）与肺栓塞（pulmonary embolism，PE）是髋臼和骨盆骨折常见而又严重的并发症，创伤后患者处于高凝状态，而髋臼骨折患者下肢的制动加剧了这一状态。White 等指出，髋臼骨折后深静脉血栓形成和肺栓塞的潜在可能性很大，他们应用超声波检查发现髋臼骨折患者有 15% 合并 DVT。Montgomery 等应用 MRI 静脉扫描发现在髋臼骨折术前下肢的近端静脉有 33% 发生 DVT。

DVT 和 PE 对患者生命有很大的威胁，因此要预防 DVT 的形成。Oslon 和 Matta 在术后应用下肢的充气压力靴，促进静脉回流。Fishman 等建议在术前应行下肢深静脉超声波检查，以早期发现潜在的 DVT，在术后下肢穿过膝的弹力袜，双下肢交替应用充气加压装置促进静脉回流。

除了上述物理预防方法，在髋臼骨折患者的围手术期，要给予药物预防。目前最常用的药物是低分子肝素。

除上述几个重点的早期并发症外，还有几个并发症需要注意。

1. 复位不良　髋臼骨折手术治疗的目标是恢复髋臼负重面的解剖对位及股骨头和髋臼顶的良好对合。所有的研究都显示，当这些目标都达到时，80% 的患者临床预后可达到优良；相反，复位不良或股骨头半脱位会导致较差的临床预后。

2. 固定失效　内固定失效也可能出现在内固定不充分的患者。理想的内固定系统包括拉力螺钉固定和支撑接骨板固定。单用接骨板固定将无法抵消斜行骨折存在的巨大剪切应力。单用拉力螺钉也不够牢固，特别是在后壁骨折伴骨量减少或粉碎性骨折的情况下。

3. 关节腔内异物　也应该多注意。

二、晚期并发症

（一）臀肌萎缩

描述臀肌萎缩的报道不多。但在后入路手术患者的复查过程中，常发现有臀肌萎缩。

髋臼骨折术后臀肌萎缩的原因主要有两个：①支配臀肌的臀上神经和臀下神经损伤；②手术后肌肉缺乏锻炼。在手术过程中，不要将臀大肌向内劈开过多以免损伤臀下神经，也不要广泛牵拉臀中肌以免造成臀上神经损伤。在手术后要鼓励患者进行臀肌的收缩练习和主动伸髋练习，以防发生臀肌萎缩。

（二）创伤性关节炎

可能导致创伤性关节炎发生的因素包括：骨折复位不良；股骨头软骨损伤；螺钉进入关节内；合并股骨头骨折；术前存在骨关节炎；感染。其中复位不良是创伤后关节炎发生的主要因素。

（三）股骨头坏死

股骨头坏死是影响髋臼骨折手术效果的主要并发症之一（图 4-107）。股骨头坏死大多出现在术后 2 年内。Letournel 报道的股骨头坏死率为 39%；Matta 报道的股骨头坏死率为 9%（4/43）；Tile 等报道的一组患者股骨头坏死率为 18%；北京积水潭医院报道的股骨头坏死率为 7.1%。

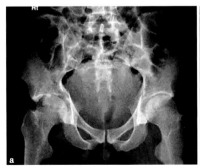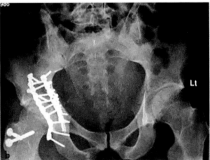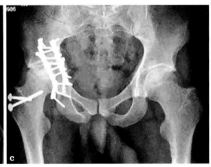

图 4-107　股骨头坏死病例

a. 患者男性，30 岁。受伤后双髋正位片示右侧髋臼横断伴后壁骨折，合并后脱位；b. 经 K-L 入路复位内固定，并行大转子截骨，复位固定满意；c. 术后 8 个月随访，示右侧股骨头缺血性坏死。

（四）异位骨化

异位骨化（heterotopic ossification）是指关节周围骨化或关节周围新骨形成。异位骨化是人工髋关节置换术后和髋臼骨折切开复位内固定术后常见的并发症，其发病机制目前尚不清楚。一般认为各类创伤、炎症、神经损伤及肿瘤等因素造成多能间质细胞或类成纤维细胞分化成成骨前体细胞或成骨细胞从而引起骨化。

异位骨化的诊断主要依靠 X 线片检查，临床上普通 X 线片在术后 4～6 周即可发现有骨化形成。核素扫描通过发现损伤局部核素摄取率升高，可在伤后 2～4 周检测出骨化的存在，而且核素检查还可以判断骨化的活动度和成熟程度，但是核素检查价格较高，不易被患者接受，临床应用有一定的局限。异位骨化的实验室检查主要是监测碱性磷酸酶（alkaline phosphatase，ALP）水平，ALP 可以反映出骨细胞活性，可以作为检查异位骨化的可靠指标。ALP 在术后 3 周开始升高，10 周达到高峰，峰值可达正常值的 3.5 倍。

异位骨化的严重程度大多按照 Brooker 分级方法进行分级（图 4-108）。

Ⅰ级：骨岛的直径<1cm。

Ⅱ级：骨岛较大，距骨盆或股骨侧的距离>1cm。

Ⅲ级：骨化距骨盆或股骨侧的距离<1cm。

Ⅳ级：有明显的骨桥连接于骨盆和股骨之间。

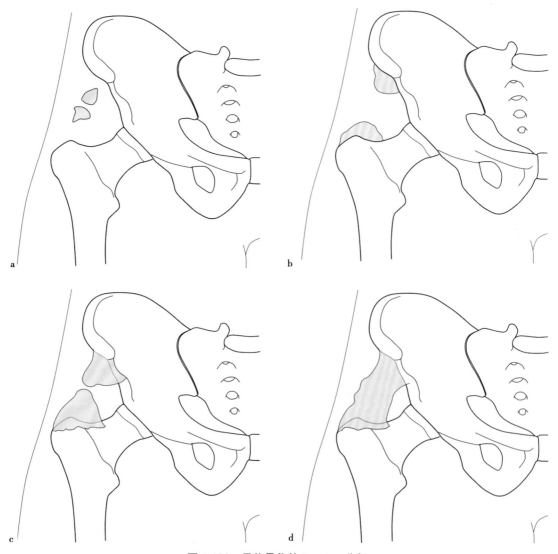

图 4-108　异位骨化的 Brooker 分级

a. Ⅰ级异位骨化；b. Ⅱ级异位骨化；c. Ⅲ级异位骨化；d. Ⅳ级异位骨化。

Ⅰ级和Ⅱ级异位骨化对关节功能影响不大，但Ⅲ级和Ⅳ级异位骨化影响关节功能。Bosse指出异位骨化对关节功能的影响与骨化的范围和骨化的部位均有关系。

异位骨化形成后的治疗主要取决于对关节功能是否有影响。Ⅲ级、Ⅳ级异位骨化对于关节功能有影响，严重时需手术治疗。但是手术前需满足以下条件：①骨化成熟；②ALP水平正常。由于异位骨化切除后易复发，手术前2天开始口服吲哚美辛，持续给药4周，术后24小时内给予单剂量放疗照射。为预防骨化再形成，术后应早期开始关节功能锻炼。

（五）其他注意事项

1. 关节软骨坏死　关节软骨坏死是由Letournel和Judet定义的。当出现髋关节活动后疼痛并伴有早期（术后6～12个月）进行性的关节间隙变窄，同时无股骨头及髋臼骨的异常改变时，则是关节软骨坏死。在确定进行性的关节间隙变窄是由关节软骨坏死引起的之前，必须排除内置物进入关节内及关节内感染的存在。在Letournel和Judet曾报道的569例患者中，出现了57例关节软骨坏死（1%）。他们还描述了2例进行性关节间隙变窄的病例，并考虑可能是关节软骨坏死，但随后他们发现这2例患者是由于内置物进入关节腔引起的，这使得误诊率达到25%。术后CT扫描使诊断变得更为容易。对关节软骨坏死的治疗主要是对症支持治疗。在排除了可能存在的关节感染和内置物进入关节之后，采取物理治疗及抗感染药物治疗可能会有帮助。关节软骨坏死可能是造成创伤后骨关节炎的一个原因。出现了关节软骨坏死的患者其预后一般较差，可能最终需要通过全髋关节置换来治疗。

2. 迟发性感染　髋臼骨折术后迟发性感染是一个非常少见的并发症。Letournel和Judet共报道了5例迟发性感染，其中3例在术后几个月被诊断，另外2例则在术后几年才被诊断。Mayo报道，在手术治疗的163例髋臼骨折病例中，有2例在术后2周发现有迟发性感染。

3. 骨折不愈合　骨折不愈合发生率极低，因为骨盆有丰富的血供。Letournel和Judet共报道了4例，2例是双柱骨折，1例为后壁横行骨折，1例为后柱伴横行骨折。Mears等也报道了1例（发生率1%）髋臼骨折术后出现髋臼假关节。Mohanty等回顾了手术后出现的7例髋臼骨折不愈合病例，其中5例为横行或横行后壁骨折，6例在接受了内固定翻修及植骨手术后有5例骨折最终愈合。可得出骨折固定不稳定是引起骨折不愈合的原因。治疗骨折不愈合的最佳方法是内固定翻修及植骨手术。由于髋臼周围的解剖结构原本就复杂，加之初次手术导致髋臼周围结构紊乱，使得翻修手术比较困难。因此需要充分的术前计划，而且翻修手术应该由对治疗髋臼骨折经验丰富的医师来完成。

三、典型病例

【**主诉**】　患者女性，42岁。主因"髋臼骨折术后伤口流脓7天"入院。

【**入院情况**】　患者1个月前因车祸伤致右髋臼骨折，合并多发肋骨骨折、胸腔积液、蛛网膜下腔出血等，当时昏迷，外院抢救治疗后患者逐渐清醒，但对答不切题（查体欠配合）。伤后21天外院行手术治疗，术后内固定失效并感染，为寻求进一步诊治来我院。

【**术前检查**】　外院术前骨盆CT三维重建示右侧髋臼骨质不连续，可见透亮线影，局部骨块向外侧移位（图4-109a、b）。我院影像学检查结果提示：右侧髋臼骨折对位对线不佳，部分内固定物松动失效（图4-109c～h）。入院时伤口情况（图4-109i、j）：右下腹15cm手术切口（未愈合），伤口敷料全部被渗出液浸湿，可见淡黄色渗出液，局部皮肤红肿，皮温升高，压痛（+），引流管可见淡红色液体，初次细菌培养：屎肠球菌（对万古霉素敏感）。

【**术前诊断**】　右侧髋臼骨折术后内固定失效并感染。

【**手术方案**】　术中见腹壁肌肉水肿挫烂（图4-109k），脓液积聚，髂腰肌挫烂，大部分缺损，股神经水肿纤细，术中多次使用脉冲冲洗器反复冲洗，拆除内固定物、碘伏浸泡、重新复位后行一期清创内固定治疗（以螺钉为主要固定工具）。

【**术后情况**】　术后拍摄骨盆正位、Judet双斜位X线片及CT（图4-109l～q），见骨折复位满意，内固定装置在位。出院时切口愈合良好（图4-109r），术后2个月及3个月复查骨盆正位片（图4-109s、t）、红细胞沉降率、C反应蛋白等感染指标均正常。术后3个月患者可拄拐行走（图4-109u）。

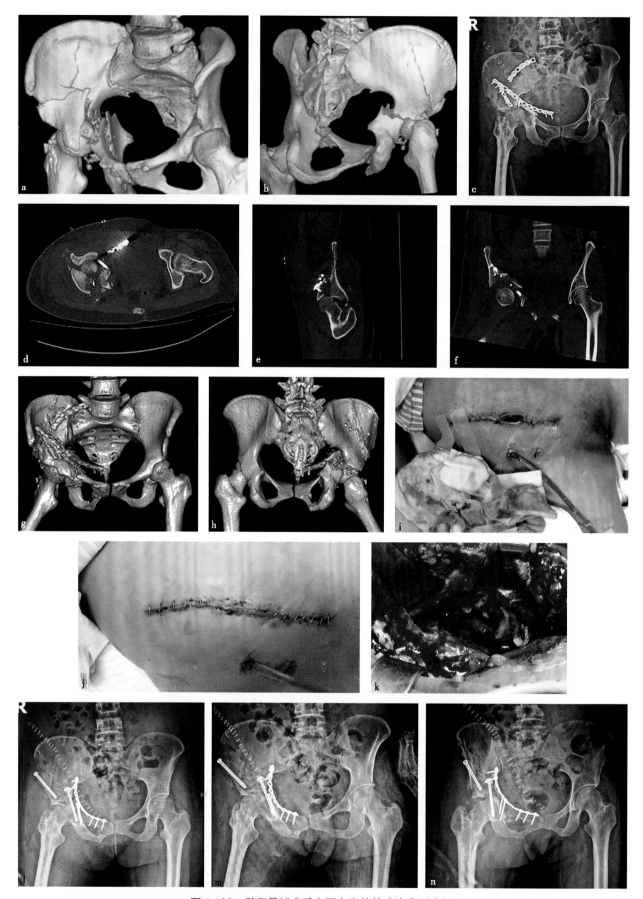

图4-109　髋臼骨折术后内固定失效并感染典型病例

a、b. 外院术前CT三维重建；c~h. 入我院时影像学资料；i、j. 入院时伤口情况；k. 术中情况；l~n. 术后影像学检查。

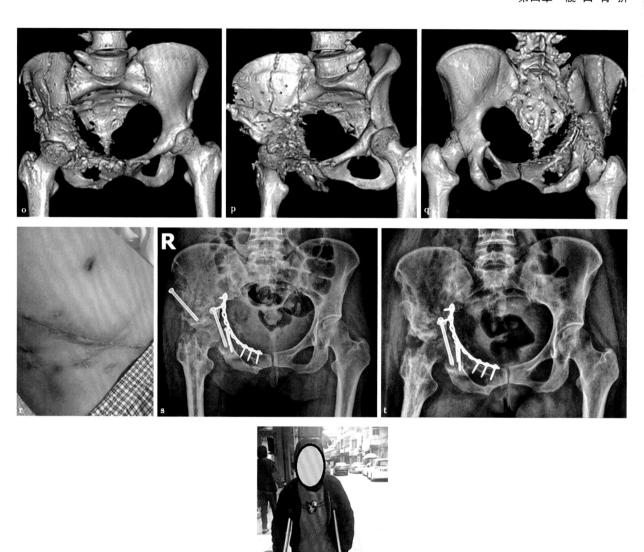

图 4-109(续) 髋臼骨折术后内固定失效并感染典型病例
o～q. 术后影像学检查；r. 出院伤口情况；s～u. 术后 2 个月及 3 个月复查情况。

（吕　刚　李浩淼　雷紫雄）

第八节　髋臼方形区骨折的手术技术

一、定义及其重要性

　　Judet 在 1964 年指出髋臼方形区（quadrilateral surface）由坐骨体内侧的四边形区域构成，位于后柱内侧面。其构成髋臼内侧壁，能有效防止股骨头向盆腔内脱位，维持正常髋关节的负重力线与运动轨迹。Kistler 提出方形区是指髋臼后柱内侧面，即坐骨体内侧的四边形区域，是组成真性骨盆外侧缘的骨性平面。Laflamme 指出方形区为髋臼内侧壁，并且在大多数分型系统中没有特别考虑作为参数。Walid 等描述的方形区影像学区域为：在骨盆前后位 X 线片中，方形区向上延伸至髂前下棘，向下延伸至泪滴下端；在髂骨斜位 X 线片上，可见其位于髂坐线前面；在闭孔斜位 X 线片上，它位于髂耻线和前柱的起点之间（图 4-110）。严广斌经过整理，将髋臼窝后方由坐骨体内翻形成的四边形区域称为四边体，有的学者称其为四方区。髋臼方形区上界为弓状线，下界为坐骨垂直体底部坐骨结节上缘，前界为闭孔后缘，后界为坐骨大切迹。方形区是髋臼的最内侧壁，同时也是髋臼的重要组成部分，其前侧与骨盆的前柱毗邻，后侧即为坐骨体，与髋臼内侧壁形成坐骨大切迹，形成了髋臼的大部分关节面。方形区有防止股骨头后移进入骨盆的作用。髋臼窝顶部是髋臼的主要负重区，方形区顶部是负重区的组成部分，其内壁维持股骨头与主要负重区的接触。人体在站立位时，负重力线由 L_5、骶骨经骶髂关节下传至方形区内侧壁，经阻挡作用，股骨头滑移至顶部负重区，髋关节压力均匀分布在髋臼负重面上。作为骨性结构，方形区相对较薄，与较厚的承重区域相比，骨折所需的力更小。髋关节中心性骨折脱位伴方形区内侧移位常联合双柱、前柱和后半横行，后柱伴横行或 T 形骨折。

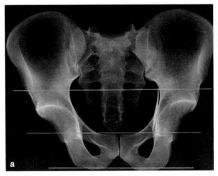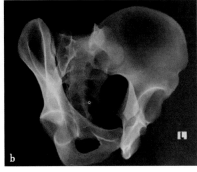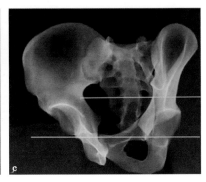

图 4-110　方形区的影像学区域

a. 在骨盆前后位 X 线片中，方形区向上延伸至髂前下棘，向下延伸至泪滴下端；b. 在髂骨斜位 X 线片上，可见其位于髂坐线前面；c. 在闭孔斜位 X 线片上，它位于髂耻线和前柱的起点之间。

二、分型

对于方形区骨折的分型，各学者都有不同的描述。White 等通过 Medline、Embase 和 Cochrane 图书馆数据库的检索，定义方形区骨折为髋臼骨折伴股骨头内侧半脱位。Qureshi 等描述了老年人股骨头半脱位伴方形区骨折。Sen 等解释方形区骨折为髋臼方形区粉碎性骨折。Farid 提出了方形区可从前柱或后柱分离，这种分离可以是完全的也可以是不完全的。Bircher 和 Tile Farid 认为方形区是一种附属结构，为防止髋关节的内侧移位，并将其描述为一个薄的第 3 柱。Guyton 和 Perez 认为它是邻近髋臼内壁的一个四方区域。Walid 等提出了专门的分型，他们根据解剖学和影像学特征来定义方形区骨折，并把方形区骨折分为四型，详见图 4-111。

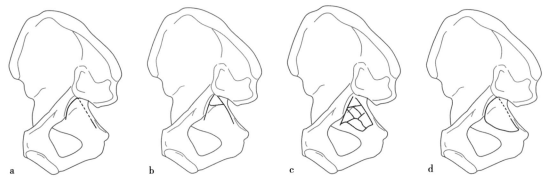

图 4-111　方形区骨折分型

a. 1 型骨折示意，方形区与前柱分离，部分附着于后柱；b. 2 型骨折示意，方形区骨折呈粉碎性，但仍有部分附着于后柱；c. 3 型骨折示意，方形区骨折呈粉碎性且与髋臼前后柱分离；d. 4 型骨折示意，这是一个理论组，方形区简单骨折但与髋臼前后柱完全分离。

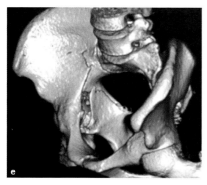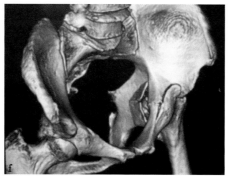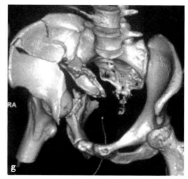

图 4-111(续) 方形区骨折分型

e. 1 型骨折 CT 三维重建；f. 2 型骨折 CT 三维重建；g. 3 型骨折 CT 三维重建。

三、治疗

（一）保守治疗

髋臼骨折的保守治疗在某些情况下仍然适用。保守治疗方法包括单独卧床休息、人字形石膏固定、皮肤或骨骼牵引。纵向和侧方（通过大转子克氏针）牵引已经被应用。现在老年患者经常被列入手术禁忌人群，并使用牵引治疗。这是由于老年患者因骨质疏松造成固定困难和手术高风险。去除牵引后，最小移位（<2mm）骨折，那些双柱骨折但关节明显完好一致的、髋臼顶圆弧测量完整的，在三种标准 X 线片（骨盆正位、闭孔位及髂骨斜位）上股骨头与臼顶对合一致的可获得满意的治疗结果。然而，老年骨折的非手术治疗发现了高比例的不可接受的结果：牵引使患者卧床休息 6～8 周，无负重，老年人可能会出现较多并发症。有证据表明，在髋臼骨折的老年人群中存在长时间固定导致股骨颈骨折的缺点。Judet 和 Letournel 将非手术治疗的不满意结果归因为不能复位骨块，而是不能复位和稳定髋臼骨折。牵引作用通常不能有效复位内侧壁骨折块，大多数髋臼骨折除了骨块平移还有一定程度的旋转，纠正是极其困难的，这会导致移位后的内侧壁畸形愈合，即使在几个月后去除牵引，也会失去复位造成晚期移位。

Strauss 描述的保守治疗标准是：①髋臼顶具有完整性；②在没有牵引的情况下，股骨头和髋臼能保持良好的相容性，表现在骨盆的前后位、髂骨斜位和闭孔斜位 X 线片上；③老年严重骨质疏松的患者以及有手术风险不适合手术的患者。由于在非移位骨折病例中，大多数的髋关节稳定且保持同心圆结构，可以考虑不手术。即便是一些移位的骨折病例，也可以考虑非手术治疗，包括：骨折线累及髋臼顶部负重区；低位的前柱骨折；没有合并脱位及累及髋臼后上部；低位的横行骨折，在 3 个不同位置的平面上，顶弧角均 >45°；双柱骨折但头臼匹配尚可，患者功能要求不高。老年患者患有严重的骨质疏松，使得固定的稳定性下降，是手术治疗的禁忌证。Tile 指出，对于移位的粉碎性髋臼骨折，伴有骨质疏松症，且关节能够达到二次吻合的，可以考虑选择保守治疗。

（二）手术治疗

手术切开复位内固定是大多数移位髋臼骨折的标准术式，目的是使关节面解剖复位，因为已经明确它是影响预后的关键因素。其他几个因素也与治疗结果相关，其中包括骨折类型。复杂骨折往往导致最差的结果，特别是有明显移位的骨折和粉碎性骨折；股骨头软骨或骨损伤和同侧股骨颈骨折。手术延迟、病态肥胖、合并症的存在以及年龄 >40 岁常常使手术结果变差。根据髋臼骨折 Letournel-Judet 分型，除了单纯的前壁、后壁骨折，其余所有分型均与方形区有关。

1. 手术入路 目前针对髋臼方形区骨折的手术入路以前入路为主，主要包括髂腹股沟入路、改良 Stoppa 入路、腹直肌旁入路。髂腹股沟入路与改良 Stoppa 入路的主要区别在于避开了"中间窗"，因此保留了对腹股沟管、股神经和髂外血管的解剖。有报道指出，通过髂腹股沟入路治疗的大多数骨折都可以采用改良 Stoppa 入路，但对于更困难的骨折模式，如后柱骨折，入路选择仍存在争议。

2. 手术技术

（1）复位技术：对准备接受手术治疗的髋臼方形区骨折患者，必须仔细做好术前规划。标准的 X 线片以及 CT 三维重建必不可少。术中 C 臂及有效的直视对于骨折复位起着主要作用。根据 Walid 方形区骨折分型，当方形区骨折同时还附着于前柱或后柱时，可随着柱的复位而复位（图 4-112、图 4-113）。在使用复位钳的时候要注意避免损伤臀上神经血管组织（图 4-114）以及闭孔神经血管组织。由于股骨头的挤压导致方形区骨折块常向内侧移位，甚至完全突入骨盆内，同时伴有股骨头中心性脱位，这类骨折可随着股骨头的复位而复位。当伴有股骨头内侧突出移位的方形区骨折时，需要结合纵向牵引或侧方牵引。纵向牵引即助手纵向牵拉大腿，侧方牵引即使用特殊工具置入股骨近端或股骨颈施加侧方牵引力（图 4-115），现多使用 Schanz 钉。同时，还可以通过内侧窗使用球头顶棒向外侧施加压力辅助复位。对于方形区粉碎性骨折，复位后可使用克氏针临时固定，也可使用螺钉固定骨折块，然后再联合支撑接骨板固定。在复位过程中，应当使用标准的 C 臂透视图（前后位和 Judet 位）或在可能的直视下去证实股骨头与髋臼是否成功复位。

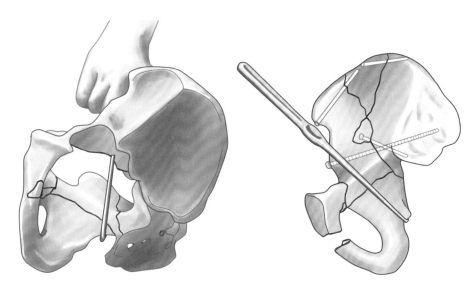

图 4-112　使用单钩复位器置于坐骨切迹，向上提拉辅助复位方形区骨折

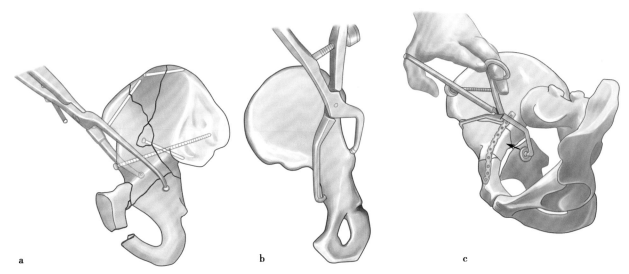

a　　　　　　　　　　　　b　　　　　　　　　　　　c

图 4-113　用复位钳通过手术窗口控制方形区骨折移位，以辅助内固定

a. 髋臼内侧面观示意：复位钳复位后，螺钉固定；b. 髋臼后侧面观示意：复位钳复位；c. 骨盆整体示意：复位钳复位后，钢板固定。

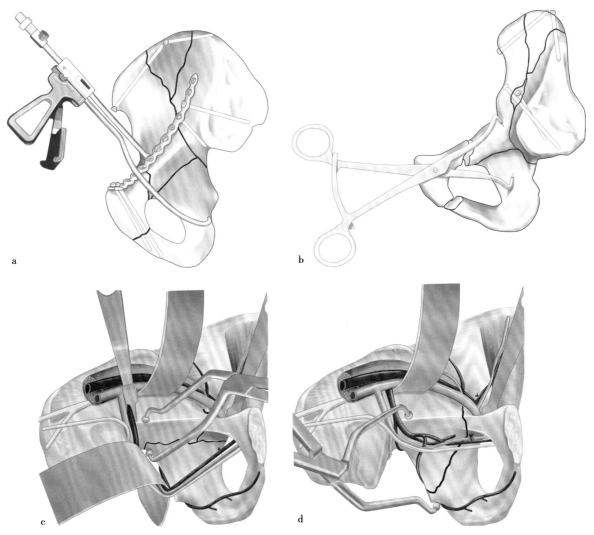

图 4-114　骨盆复位钳不同的放置位置

在放置过程中要注意避免损伤臀上神经及血管。a. 髋臼内侧面示意：复位钳复位后，用螺钉固定；b. 髋臼后侧面示意：用复位钳复位；c、d. 可见臀上神经及血管束，予以保护，避免损伤及过度牵拉。

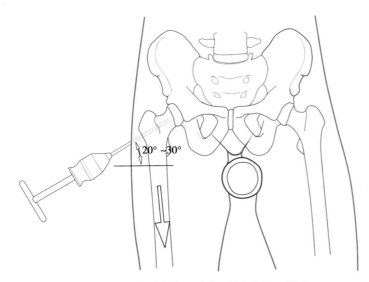

图 4-115　手术过程中通过人工施加侧方牵引力

（2）内固定技术

1）单独螺钉固定技术：1956年Okelberry报道了仅使用螺钉固定内侧壁骨折。在7例患者中，他采用髂股动脉入路，使用单个螺钉固定骨折，将其向后倾斜放置在髋臼以上一小段距离内侧。他指出，在粉碎的方形区骨面骨折中可能需要多个螺钉固定。在以后的随访中仅有4例患者获得了满意的效果。其余患者均因骨折碎片无法维持固定而出现了骨关节炎。Letournel和Judet描述了使用骨盆缘螺钉同时固定方形区和后柱，螺钉通过髋臼后壁并平行方形区进入后柱，螺钉经过或邻近接骨板（图4-116）。螺钉从骨盆边缘指向坐骨是后柱骨折的有效固定方式，但这些螺钉在骨质疏松性骨中的稳定性较低，不能有效地防止老年髋臼骨折中的方形区内侧移位。因此，螺钉固定使用范围有限。

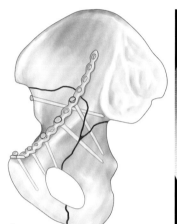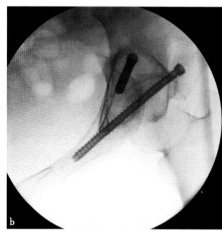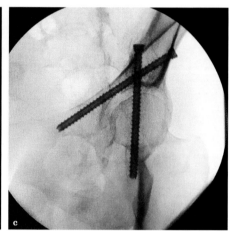

图4-116 经皮螺钉固定术后，骨折基本达到解剖复位
a. 经皮螺钉固定示意；b、c. 术中透视。

2）接骨板固定技术：Mast等描述了采用一块1/3管形接骨板，预弯成＞90°，放置在髂耻重建接骨板下，与其垂直交叉，管形接骨板长段紧贴方形区骨面以起到支撑作用。但是该技术没有提供所需的支撑效果或稳定的内固定来抵抗方形区表面的内侧位移。Tile证实了用一小块T形接骨板或一块3.5mm重建接骨板作为弹簧板去支撑方形区。Qureshi等描述了使用耻骨下接骨板固定方形区骨折。他们采用标准的髂腹股沟入路和改良Stoppa入路暴露方形区，强调在暴露过程中注意保护闭孔血管及神经。当方形区暴露后，在直视下通过侧方牵引和球头顶棒辅助复位方形区骨折，并用2.0mm克氏针临时固定。为辅助复位，屈曲髋关节以利于显露耻骨下区域，此时坐骨神经处于紧张状态，必须谨慎地将拉钩沿方形区表面插入到坐骨切迹。然后以8～9孔、3.5mm骨盆重建接骨板放置到耻骨下区域。给予接骨板塑形，以便提供方形区以最大的支撑。接骨板应靠近骶髂关节，首先用2枚螺钉固定在坐骨支撑区的坐骨切迹上，然后用2～3枚螺钉固定接骨板前段于耻骨上支后侧面（图4-117）。注意勿将螺钉放置在方形区表面附近，因为螺钉有穿透关节面的风险。耻骨下接骨板为涉及方形区的骨折模式提供了坚强的固定，这种技术是将接骨板施加在与骨折位移相同的平面中而不是切向或垂直于骨折位移平面来实现的。虽然这在生物力学方面没有得到证实，但该结构直观地为髋臼突出型骨折的二次再移位提供了明显的机械优势。

3）接骨板螺钉联合固定技术：Butterwick等认为骨盆缘重建接骨板联合关节周围螺钉固定方形区骨折可获得良好的影像学结果。复位顺序是首先使用Schanz钉在侧方牵引下复位向内侧移位的股骨头，再通过髂腹股沟入路外侧窗复位并以拉力螺钉或接骨板固定高位前柱骨折，因为纠正方形区骨折移位畸形常常需要前柱的内部旋转。然后可以通过骨填充复位臼顶压缩骨折。最后使用弯曲的骨盆夹钳及球头顶棒复位方形区，放置标准骨盆缘重建接骨板，并在重建接骨板上增加3枚关节周围长螺钉以提供防止方形区移位的抵抗力。笔者使用骨盆缘重建接骨板联合关节周围长螺钉固定前柱伴后半横行骨折涉及方形区内侧移位，术后获得了良好的影像学结果（图4-118）。

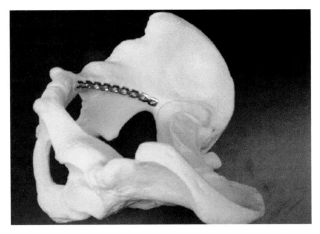

图 4-117 方形区重建接骨板的放置

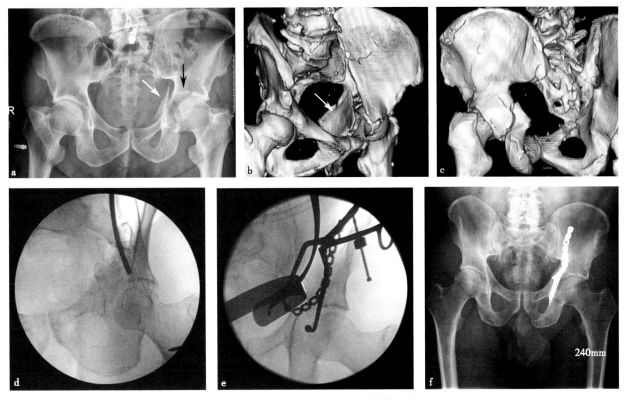

图 4-118 接骨板螺钉联合固定技术实例

a. 骨盆前后位 X 线片示左侧髋臼前柱伴后半横行骨折，白色箭头示方形区骨面向内侧移位，黑色箭头指示"海鸥征"；b、c. CT 三维重建斜位视图可更清晰地看见骨折线，白色箭头所示为方形区骨折移位；d. 通过髂腹股沟入路经骨填充复位臼顶压缩骨折；e. 弯曲夹钳复位方形区骨折移位；f. 骨盆缘重建接骨板联合关节周围螺钉固定术后，获得了可接受的影像学结果。

4）钢丝接骨板环扎技术：1999 年，Mears 报道了一种固定老年人方形区骨折的新技术。该技术包括使用钢缆或钢丝和同侧髂骨植骨。移植骨被固定为与方形区相邻的支撑体，在骨盆缘钻孔，然后通过移植骨将钢缆穿入，最后钢缆通过骨盆缘接骨板被拉紧。

5）全髋关节置换术（total hip arthroplasty，THA）：THA 可能主要是作为急性处理方案，其次是出现创伤后关节炎的二期治疗过程。

（3）新型固定接骨板：近几年，许多国内外学者针对方形区复杂骨折设计了很多新型固定系统（图 4-119～图 4-123）。国外学者 Šrám 等设计了欧米伽钛板（Omega plate），据骨折线的部位和骨折块的大小选用合适型号的钛板，塑形后通过钛板的上方部分固定在真性骨盆内缘，下方部分可固定方形区，对抗方形区的内移应力（图 4-119）。Schäffler 等设计的蝶形解剖板，主要针对老年患者骨质疏松固定困难的特点，是由上方的水平部分和下方的垂直部分组成，通过后上方加长螺钉增强内固定物对骨质的把持强度，而下方的垂直部分则起到对抗来自于股骨头的内移压力（图 4-120）。陈开放等采用髋臼方形区组合接骨板治疗老年髋臼骨折，适用于除单纯后柱骨折或后壁骨折以外的几乎所有的髋臼骨折类型，尤其适用于累及方形区复杂髋臼骨折（图 4-123）。

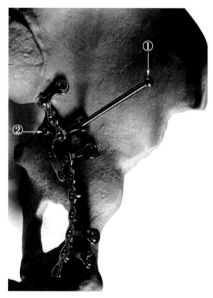

图 4-119 欧米伽钛板与骨盆模型固定
①：后柱顺行拉力螺钉孔；②方形区阻挡螺钉孔。

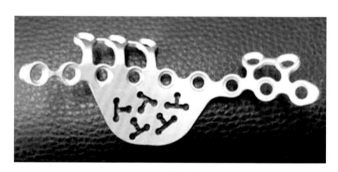

图 4-120 蝶形解剖板

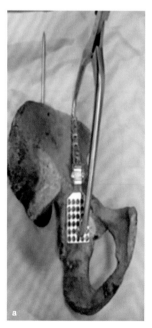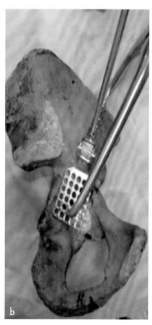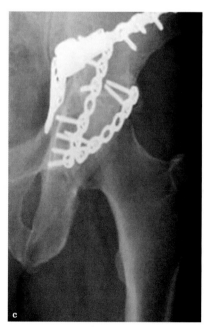

图 4-121 新型方形区骨折复位内固定器
　　a、b. 骨盆模型上模拟新型方形区骨折复位内固定器复位固定方形区；c. 骨盆 X 线片示新型方形区骨折复位内固定器复位固定效果满意。

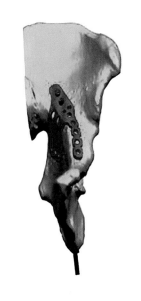
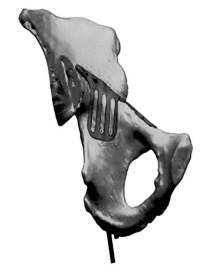

图 4-122　钉板固定系统

钉板固定系统在骨盆模型上不同方向的示意。

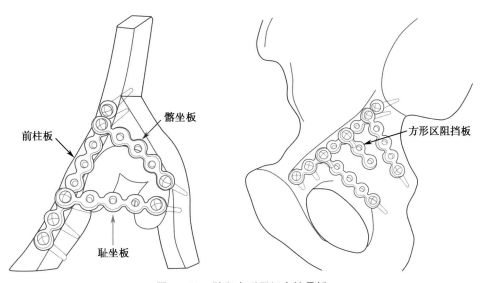

图 4-123　髋臼方形区组合接骨板

四、典型病例

【主诉】　患者男性，23 岁。主因"车祸伤致右腹盆部疼痛、右髋活动受限 21 小时"入院。

【术前检查】　骨盆正位、Judet 双斜位 X 线片、CT 及三维重建示右侧髋臼、骶骨及耻骨上下支骨质断裂，见多发透亮线影，断端周围可见多发游离碎骨片影（图 4-124a～f）。

【术前诊断】　①右侧髋臼骨折（Letournel-Judet 分型：双柱骨折）；②骨盆骨折（Tile 分型：C1.3）。

【手术方案】　取右侧腹直肌外侧入路，显露耻骨联合及方形区，见髋臼骨折，四方体向内侧移位，骨折断端可见大量软组织嵌插，右侧耻骨上、下支骨折。清除骨折断端软组织，牵引右下肢后使用 Kocher 钳复位骨折，放置一块普通接骨板，拧入螺钉临时固定。分别于 S_1、S_2 椎体经皮置入空心螺钉固定后环。取下临时固定的接骨板螺钉，沿耻骨上支上方及内侧至髋臼内侧缘上方，横行放置一块个体化定制接骨板，置入螺钉固定。C 臂透视骨折复位及内固定位置满意。髋关节被动活动良好。

【术后情况】　术后拍摄骨盆正位 X 线片、CT 及三维重建（图 4-124g～j），见骨折复位满意，内固定装置在位。

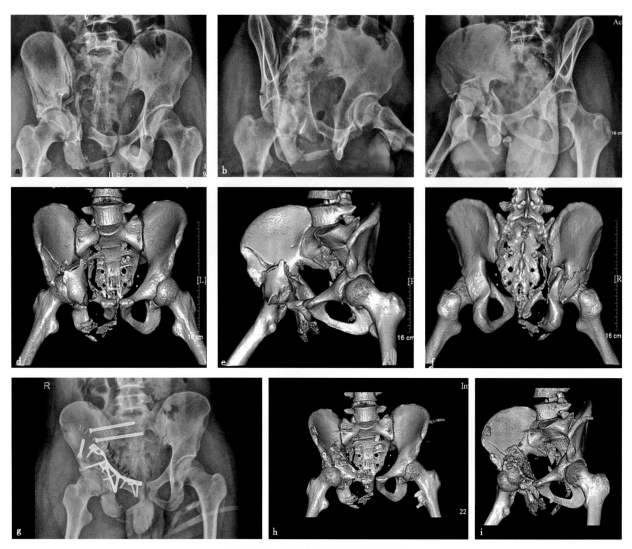

图 4-124　髋臼方形区骨折典型病例

a～f. 术前影像学资料；g～i. 术后骨盆骨盆正位 X 线片、CT 及三维重建示骨折复位满意，内固定装置在位。

（郭晓东　陈开放）

第九节　儿童髋臼骨折的处理要点

一、概述

　　由于儿童髋臼有较多的软骨、较好的关节韧性以及强健的韧带，可以先于骨折吸收巨大的能量，导致儿童髋臼骨折十分少见，每年的发生率为儿童骨折的十万分之一，其中伴有 Y 形软骨横行骨折的后壁骨折较为多见。

　　儿童髋臼骨折的受伤机制与成人类似，暴力由股骨头传导至髋臼，造成骨折。髋臼骨折类型取决于下肢相对于骨盆的位置及撞击的位置，撞击力的大小决定了骨折或脱位的严重程度。直接暴力损伤：①下肢外旋、外展位可致前柱损伤；②下肢内旋位可致后柱损伤；③下肢中立位，大转子直接暴力伤可致髋臼横行骨折。髋关节外展位可引起低位横行骨折；内收位可致高位横行骨折。间接暴力损伤：髋膝关节均处于屈曲状态下，间接暴力导致髋臼后壁骨折，又称仪表盘损伤。髋关节屈曲的程度决定了髋臼后壁骨折的位置。髋关节屈曲程度越大，导致后壁骨折的位置越靠下方；屈曲的程度越小，导致后壁骨折的位置越靠上方。高能损伤患儿常合并其他部位损伤。

髋臼骨折与骨盆骨折关系密切。和单纯儿童髋臼骨折相比,合并骨盆环损伤的髋臼骨折移位较小,需要手术的可能性较低,但是这种类型的损伤往往还合并有其他损伤,由于对髋关节生长潜在的不良影响,可能导致下肢长度不等以及髋发育不良。一部分髋臼骨折仅累及髋臼,而其他骨折则提示存在骨盆环出口处的骨折。骨盆骨折,尤其是耻骨支骨折,可传导损伤致 Y 形软骨。

儿童骨盆和成人骨盆有很大差别:儿童骨盆有更好的延展性和弹性,从而允许非常明显的错位,使单纯骨盆环骨折的发生成为可能。另一个显著的差别在于儿童髋臼骨折可能导致 Y 形软骨损伤,从而对未来的髋臼发育产生不良影响,所以儿童患者的 Y 形软骨必须解剖复位。Y 形软骨内的间质生长使髋臼呈线性生长发育,进而耻骨、坐骨、髂骨增大。髋臼发育的深度与圆球形股骨头和髋臼软骨的生长相匹配。作为生长板的 Y 形软骨将髋臼上方的承重部分与下方间隔开,不仅促进髋臼生长、发育,还是骨盆环的应力集中点,骨折易发生在这些软骨板部位,造成永久损伤。当髋臼骨折导致全部或部分 Y 形软骨生长紊乱时,骺板软骨形成则会导致髋臼发育不良。Y 形软骨的坐骨髂骨支损伤较前方的髂骨耻骨支损伤更容易使髋臼出现远期畸形。很多 Y 形软骨是在术中损伤而非初始创伤导致,所以,在儿童髋臼骨折中,选择术式时应有更多避免 Y 形软骨损伤的考虑。

二、骨折分型

Bucholz 等依据 Salter-Harris 分型法对儿童髋臼骨折进行了分型。该分型有助于判断 Y 形软骨损伤是否导致髋臼发育畸形。在 Bucholz 分型法,Ⅰ型(图 4-125)和Ⅱ型损伤常发生于创伤暴力传导至坐骨、耻骨和股骨上端,导致 Y 形软骨处形成剪切应力。若干骺端存在骨折,可归类为Ⅱ型骨折。

Watts 描述了儿童髋臼骨折的四种类型:①小骨折块通常合并髋关节脱位;②髋臼线性骨折合并无移位的骨盆骨折,多为稳定性骨折;③髋臼线性骨折合并髋关节不稳定;④髋关节中心骨折 - 脱位。

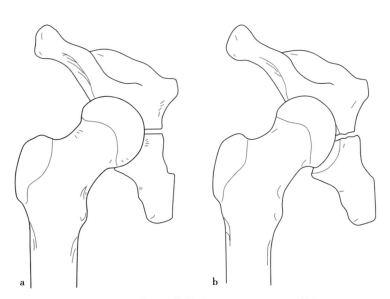

图 4-125　正常 Y 形软骨及 Salter-Harris Ⅰ型骨折
a. 正常 Y 形软骨;b. Salter-Harris Ⅰ型骨折。

儿童髋臼骨折分型也可依据成人髋臼骨折的 Judet 分型法、Letournel-Judet 分型法。

三、髋臼骨折的评估

(一)临床评估

1. 髋臼骨折为高能量损伤,往往合并腹部盆腔等重要脏器损伤,注意股骨干骨折、股骨头脱位等多发性损伤。

2. 骨折移位可引起血管损伤。当患者血流动力学不稳定、失血性休克难以纠正时，应想到髂内血管特别是臀上动脉的损伤。必要时可采取血管造影和栓塞技术，控制活动性出血。

3. 注意观测同侧肢体的合并伤，如股骨颈骨折、髌骨骨折等。

4. 必须进行准确的神经检查，判定神经损伤情况。后壁骨折常可导致坐骨神经损伤。

5. 直肠指诊可排除开放性骨折，明确盆腔脏器损伤情况。

6. 股骨大转子和髂骨翼部位的软组织挫伤，提示可能存在 Morel-Lavallée 损伤。此为广泛的皮肤脱套伤，表现为皮下巨大血肿和脂肪坏死，常继发细菌感染。

（二）影像学评估

普通前后位 X 线片难以显示髋臼骨折的骨折片及移位情况。入口位、出口位、45°斜位 X 线片可显示髋臼骨折的移位情况。CT 对髋臼骨折的判断可以提供更多的信息。能精确判断骨折的粉碎程度、关节面的嵌压、关节内游离骨块、髋关节脱位和骶髂关节损伤等情况。减去股骨头后，可以观察髋臼的关节面，对进一步明确骨折分型和拟定治疗方案都有帮助（图 4-126～图 4-128）。但是在 Rubel 报道的 2 例创伤性髋关节脱位伴髋臼后壁骨折中，在 X 线和 CT 并没有显示后壁明显骨折时，麻醉后的检查却显示髋关节存在明显不稳定。MRI 显示了部分钙化的后壁骨折碎片，而这些碎片比 X 线和 CT 扫描显示的要大很

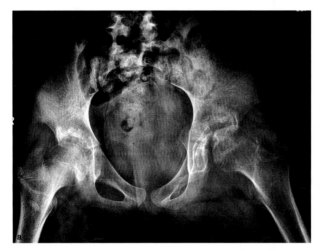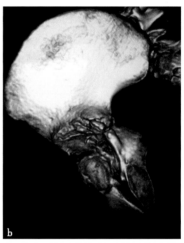

图 4-126　儿童髋臼骨折的 X 线及 CT 检查评估
患儿 10 岁。a. 复位后的骨盆 X 线片显示左髋存在偏心现象；b. CT 显示髋臼后壁的骨折碎片影响复位。

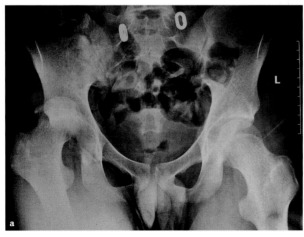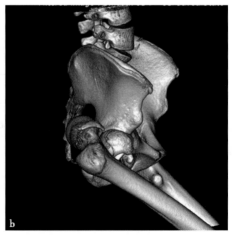

图 4-127　儿童左髋脱位的 X 线及 CT 检查评估
患儿男性，12 岁。a. 左髋脱位复位后的 X 线片；b. CT 显示后壁边缘撕脱骨折。

多,这也就揭示了不稳定存在的原因。在这两个病例中,CT 和 X 线并不能很好地显示后壁受累程度。薄于 3mm 的断层扫描可能会错过后壁部分钙化的区域,也可能在钙化部分较小的时候错误诊断碎片的形状。而 MRI 显示了后壁损伤的正确大小,也因此解释了术后髋关节不稳的原因,这是 X 线和 CT 所不能做到的。但在一些危急的情况下并不能做到细致的影像学评估,这些患者的初步处理都是依靠骨盆 X 线片来决定的。

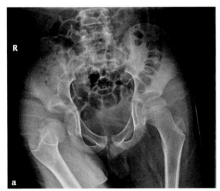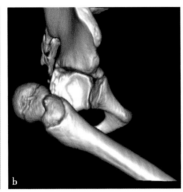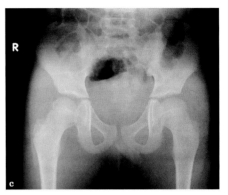

图 4-128 儿童髋关节损伤的 X 线及 CT 检查评估

患儿男性,9 岁,车祸伤。a. 右髋脱位的 X 线片;b. CT 显示单纯髋关节脱位;c. 右髋脱位复位后的 X 线片。

四、治疗原则

(一)治疗目的

儿童髋臼骨折的治疗目的有两点:①重建髋关节的力学结构;②重建 Y 形软骨,尽可能使其正常发育。力学结构重建的目标与成人骨折的目标一致,获得关节面完整性和髋部稳定性。在成人髋臼骨折中,复位质量和髋臼骨折的预后息息相关,但是,临床预后与骨折移位的关系在儿童中尚不明确。

(二)保守治疗与手术治疗

从过去的治疗历史上看,小儿盆腔和髋臼骨折都是通过卧床休息、骨盆吊带、骨骼牵引或髋部绷带塑形来治疗的。这种方法的基本原理是:在骨骼不成熟的患者中具有重要的愈合、重塑的潜力及结构特性,如较厚的骨膜和较强的韧带强度,提高了其骨折的稳定性。此外,手术干预可能损伤 Y 形软骨,当出现继发性髋臼发育不良时还需手术治疗,这使得许多人倾向于保守治疗。对于无移位或移位程度很小(≤1mm)的患儿,需要在 1 周内拄拐,避免负重行走。因为受力不应传导至骨折部位,拐杖步行仅用于能够有意识避免患肢负重的较大年龄的患儿。患肢不负重需持续 6～8 周,年龄稍小的患儿可缩短至 5～6 周。

然而,多病例及回顾性研究显示,非手术治疗遗留下的移位髋臼、骶骼和垂直不稳定的骨盆与残留的腰痛、骨盆不对称和肢体长度差异畸形有关。Torode 和 Zieg 回顾了 13 例骨盆和髋臼损伤患儿的记录,并得出结论:非手术治疗对所有髋臼骨折或任何骨盆节段不稳定都是不够的。Rieger 和 Brug 回顾性分析了 54 例患有骨盆环和髋臼骨折的儿童,其中一部分人接受保守治疗,另一部分接受手术治疗,他们的研究指出了长期不良影响(包括疼痛、肢体长度差异和退行性关节病)和不稳定的骨盆环断裂或髋臼骨折之间的相关性。他们建议,在处理不稳定骨折的情况时,儿童的手术原则与成年人不应该有很大差别,而且切开解剖复位往往是必要的。总的来说,手术固定儿童髋臼骨折是安全的,其并发症少,患者满意度高。骨骼发育成熟的青少年遭受这些伤害时,应使用成人手术指征进行处理。骨骼发育不成熟的患者也可以安全地进行手术以带来最好的疗效。MA Karunakar 等建议,在骨骼发育成熟的患者中处理不稳定的骨盆和髋臼骨折时应采用与成人患者相同的治疗原则。在他们 2 年的临床和影像学随访中显示,如果实现了解剖或接近解剖的复位,青少年可以恢复完全的功能,只有很小的缺陷和残余的疼痛。对骨骼发育不全中骨盆不稳定和髋臼骨折的患者也成功地进行了手术治疗,而且并发症发生率也低。

（三）手术指征

除帮助 Y 形软骨恢复良好复位外，儿童髋臼骨折的治疗原则遵循成人骨折。手术指征主要为髋关节不稳定和头臼不匹配。

1. 髋关节不稳定 ①后壁骨折：无论是单纯的后壁骨折，还是合并横行或后柱的后壁骨折，只要是后壁骨折块足够大时，均可导致髋关节不稳定，是切开复位内固定的绝对指征。一般认为后壁骨折范围累及关节面的 40%～50%，髋关节屈曲 90°时即会出现临床不稳定。②前壁骨折：前壁骨折块较大，可以导致髋关节前方不稳定或脱位。③方形区骨折：髋臼内壁方形区骨折块较大时，股骨头向中央脱位，引起髋关节不稳定。

2. 头臼不匹配 ①髋臼顶骨折移位：累及髋臼顶的骨折经常为一三角形的骨块。该骨块容易发生旋转，很少能通过牵引获得解剖复位。需要切开复位并固定，否则易导致创伤性骨关节炎，这种骨折很少单独发生，经常为横行、T 形或双柱骨折的一部分。②高位的横行或 T 形骨折：累及髋臼顶的横行或 T 形骨折，存在较大的剪切力，骨折块经常被卡住，几乎不可能实现闭合复位，即使复位成功也很难维持复位，需要手术复位切开固定。③移位的双柱骨折：在双柱骨折中，髂骨的冠状面骨折线可直接通过髂关节发生冠状面移位，需要手术复位并固定（图 4-129）。④髂关节内残留骨块：遗留在髂关节内的骨折块阻止髋关节的解剖复位，取出骨块并解剖复位是绝对的手术指征。⑤股骨头骨折：髋臼骨折脱位可造成股骨头较大的撕脱骨折，需手术复位。⑥软组织嵌入：关节囊卡在股骨头和髋臼之间，影响了股骨头复位，需手术治疗。⑦其他手术指征：神经血管损伤，如坐骨神经损伤、股神经损伤、股血管损伤。

不完全骨折以及髋臼变形可导致复位困难，甚至无法复位；因此建议术中将不完全骨折变为完全骨折以便精准复位髋臼，必要时可行耻骨、髂骨、坐骨的截骨。对于骨骺未闭合的儿童，所有髋臼周围的内置物均须在术后 6～18 个月取出。成人髋臼骨折早期（24 小时内）行固定治疗可取得较好的预后，儿童髋臼骨折尽早行手术固定（在骨痂形成前）尤为重要，因为儿童愈合速度快，骨折部位易畸形愈合。

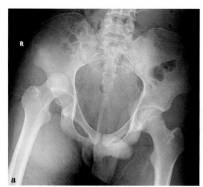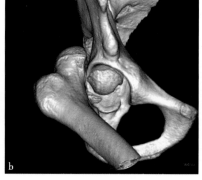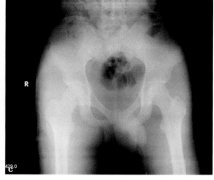

图 4-129 儿童髋关节脱位伴股骨头骨折

患儿 13 岁，车祸伤。a. 骨盆 X 线片示髋关节脱位；b. 三维 CT 显示髋关节脱位合并股骨头骨折；c. 采用可吸收钉固定术后。

髋臼骨折常见后壁骨折伴股骨头后脱位。股骨头应在肌肉松弛和镇静下进行紧急复位来避免二次股骨头软骨损伤和股骨颈骨折。在髋关节轻柔闭合复位后需要通过影像结果判断复位情况，如果考虑有其他可能出现的问题，应用 MRI 排查，如软骨损伤、软组织嵌入和关节囊缺损。

年龄较小的儿童，尤其是 10 岁以内的儿童，Y 形软骨过早闭合、髋臼发育异常十分常见。在骨生长发育时，这种生长异常加剧了髋臼与股骨头的不匹配，导致半脱位不断加重，可以采用髋臼重建以矫正股骨头半脱位的情况。

五、手术治疗

根据骨折的类型、术前 X 线片和 CT 显示骨折的移位情况，手术治疗有多种。髋臼后壁或后柱骨折可以在侧卧位（仅后壁骨折）或平卧位（后壁、后柱同时骨折）下取 K-L 入路（图 4-130）。前柱骨折可采取髂腹股沟入路。部分髋臼的横行骨折可采用延长的髂股入路及 Y 形软骨入路，此类入路存在阻断髂骨血供、异位骨化的风险。

在开展此类手术前，手术医师应当熟悉 Judet 等关于髋臼骨折手术复位的论著及 Letournel 和 Judet 共同编写的论著。对于年龄较小的患儿，骨折碎片较小，Watts 等建议使用克氏针进行固定；对于较大的患儿，可以采用空心螺钉进行可靠固定（图 4-131）。若情况适合，也可使用预弯良好的重建接骨板。

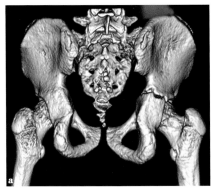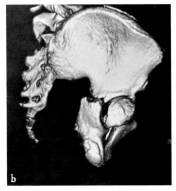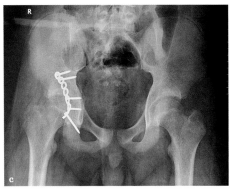

图 4-130　儿童髋臼骨折手术治疗病例 1

患儿 12 岁，足球运动伤。a、b. CT 髋臼后柱骨折；c. 后入路复位接骨板固定术后 X 线。

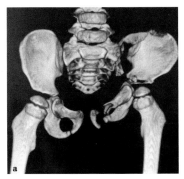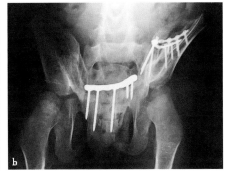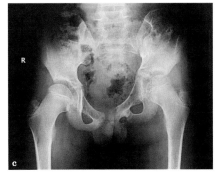

图 4-131　儿童骨盆髋臼骨折手术治疗病例 2

患儿 3 岁，车祸伤。a. CT 显示左侧骶髂关节骨折脱位、耻骨联合分离以及左侧髋臼骨折分离；b. 切开复位固定骶髂关节和耻骨联合，髋臼骨折闭合复位保守治疗；c. 术后 6 年随访结果。

Brown 等报道了在 CT 导航下治疗 10 例髋臼骨折患儿，其中包括 1 例 14 岁女童的双侧后壁骨折。他们认为影像导航技术可缩短手术时间（缩短 20%），能够与传统的固定技术结合应用。最重要的是，在髋臼骨折复位时，影像导航技术使得精确、安全置钉成为可能。

六、术后处理

较小的不能配合治疗的患儿可使用人字形石膏制动 6 周。当 X 线检查显示骨折愈合充分时可拆除石膏，正常活动。对于年龄较大的患儿，在固定可靠的情况下，可拄拐活动，避免患肢负重 6～8 周。X 线片显示骨折愈合后，在患儿能够耐受的范围内逐渐负重。但是恢复到术前的运动状态，特别是竞技性运动，至少需要 3 个月。髋臼骨折后 2 年须行骨盆 X 线片检查，以确定 Y 形软骨是否闭合。若 X 线提示存在骺板骨桥形成，则需行 CT、MRI 进一步确定。若患儿年龄 <10 岁，需行骺板骨桥切除术。

七、并发症及防治策略

主要并发症包括骨盆骨折畸形愈合导致的远期功能障碍以及髋臼骨折导致的 Y 形软骨骺早闭,如双下肢不等长、腰背部疼痛。儿童骨折愈合较快,很少出现复位丢失及骨不连现象。其他文献报道的并发症还包括骨坏死、创伤性关节炎、坐骨神经麻痹、异位骨化及女性患儿成年后产道狭窄。建议对此类女性患者在孕前进行骨盆测量,以免分娩时难产可能。

防治策略:①良好的术前影像学评估:最基本的评估方式包括 X 线片、CT 及三维重建等;②选择合适的手术入路;③术中影像学监测:术中应使用 C 臂进行透视,观察正位、闭孔斜位和髂骨斜位影像,监测骨折复位情况及髋臼周围螺钉情况等。

(贾 健 刘兆杰 张中礼)

第十节 老年髋臼骨折的处理要点

一、概述

随着生活条件及医疗水平的逐步提高,人类平均寿命明显提高,老年人的比例亦大大增加。在髋臼骨折中,老年人髋臼骨折的发生率也随之增加。国外有研究表明,1980—2007 年间 60 岁以上的老年人占髋臼骨折患者的比例增长了 1.4 倍,从 10% 增长到 24%。老年髋臼骨折的比例仍将继续增加,甚至成为髋臼骨折的最主要人群。对于年轻髋臼骨折患者的治疗原则虽未形成系统的指南,但基本已达成共识,各种新颖的治疗方法、手术入路亦被广泛研究报道。但是对于老年髋臼的治疗仍存在较多争议,各种对于年轻患者预后良好的治疗方法未必完全适用。

年轻人的髋臼骨折通常由以交通事故为主的高能量损伤导致,而老年人则通常由以简单摔倒为主的低能量损伤导致。低能量损伤导致的髋臼骨折通常是由于摔倒时患髋着地,产生直接作用于股骨大转子的外力,进而导致股骨头撞击前柱及方形区。有大数据统计分析显示,老年髋臼骨折最常见类型为双柱骨折,其次为累及前柱的骨折,包括单纯的前柱骨折及复合类型中的前柱伴后半横行骨折。老年人的后壁骨折通常较年轻患者更为粉碎,并常伴有边缘压缩及髋关节后脱位,而老年人单纯后柱骨折比较少见。老年人的髋臼骨折往往伴有以下预后不良的影像学表现:后壁严重粉碎、髋臼边缘压缩、"海鸥征"、髋关节脱位、股骨头压缩、股骨头/颈骨折及伤前合并髋关节炎等。

缓解疼痛、恢复功能为老年髋臼骨折治疗的主要目标,这与年轻患者无异。但是由于多数老年人伤前运动能力有限,因此髋部功能的恢复对患者的实际影响可能并不显著,而疼痛对于患者伤后生存质量和治疗满意度却具有重要影响。相对于年轻患者而言,老年患者的基础疾病、生理储备、骨质疏松及已存在的退行性关节炎等因素严重影响治疗效果。早期多学科会诊及专业的老年护理至关重要,应合理系统地治疗患者的基础疾病并调整身体状态,以便于后续的治疗。

过去由于医学发展的限制,很多老年髋臼骨折患者不得不接受非手术治疗,这往往需要长期卧床或制动,这将会导致骨关节肌肉运动系统的功能衰变,出现失用性症候群、肌萎缩无力等不良反应,并加重原有的骨质疏松,且坠积性肺炎、压疮等并发症发生率大大增加。近年来随着医疗技术水平的不断提高及老年人生活方式的改变,越来越多的老年髋臼骨折患者选择手术治疗,并获得良好的功能效果。

对于老年髋臼骨折的治疗,首先应稳定生命体征。待患者病情稳定后再完善相关检查,明确骨折类型及骨折移位情况。虽然手术治疗老年髋臼骨折已经成为主流,但是具体应结合患者一般情况、预期寿命长短、髋部功能要求、患者及家属风险承担能力等因素,并根据医师的经验做好预后及手术风险的评估,进而选择最优治疗方案。图 4-132 详细说明了老年人髋臼骨折治疗的策略流程。对于符合手术指征的患者应尽早手术治疗,并选择合适的手术入路及固定方式。

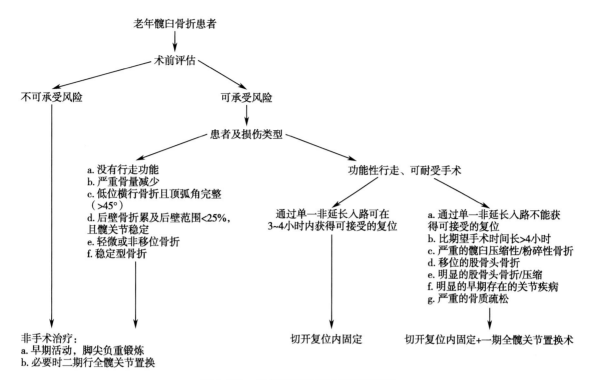

图 4-132　老年髋臼骨折治疗策略流程

二、非手术治疗

对于非开放性损伤,而且手术风险极高的患者(如患者处于垂危状态,因手术必死者);患者存在多器官功能衰退,手术可能造成危及生命的并发症;患者生命重要器官近期发病,如 2 周内曾发生心肌梗死、心功能不全反复发作以及合并肺炎、急性重症肝炎等。这类患者选择非手术治疗并没有太大争议,但是对于何种类型的骨折适合或者可行非手术治疗并没有统一的标准,我们根据 Matta、Tornetta 等学者的研究,整理统计了目前普遍认可的非手术治疗的适应证:①伤前已无法行走的;②存在严重骨量减少的;③低位的横行骨折及前柱骨折,且顶弧角完整(>45°);④累及后壁范围 <25% 的后壁骨折,且髋关节稳定性良好;⑤微小或者没有移位的骨折(<3mm);⑥累及双柱的稳定性骨折,且围绕股骨头形成"继发匹配"的关节位置;⑦严重粉碎性骨折预计手术难以达到预期复位及固定者。

Heeg 等曾经报道采用非手术治疗髋臼骨折 57 例,平均随访 7.9 年,功能满意率高达 75%。Sen 等和 Tipton 等分别报道了移位髋臼骨折采用非手术治疗的疗效,结果显示优良率分别为 54% 和 58%。但是单独研究非手术治疗老年髋臼骨折的资料甚少。

三、手术治疗

移位的髋关节复位不良及半脱位可导致关节软骨的异常负荷及继发的关节病变,所以髋臼骨折要求精确的复位及坚强的固定,以获得髋关节的完整性从而恢复正常的关节力学机制。单纯的牵引往往难以使明显移位的髋臼骨折达到并维持理想的复位。既往的研究表明,明显移位的髋臼骨折患者行非手术治疗的效果较差。所以,我们主张对于移位明显的髋臼骨折,如患者无明显手术禁忌证,应考虑手术治疗。Matta 提出髋臼骨折取得良好远期疗效的关键在于髋臼负重面的解剖复位及恢复髋关节的同心圆位置,要求骨折移位 <3mm。许多学者证实老年髋臼骨折复位质量明显较年轻患者差,在术前我们需考虑是否能达到良好的复位效果,患者骨的质量是否满足内固定物所需的把持力以维持复位,并个性化制订手术方案。

髋臼骨折的手术方式主要有以下几种:切开复位内固定术、微创螺钉内固定术、切开复位内固定术合并一期全髋关节置换术、延期或者二期全髋关节置换术及关节融合术等。其中关节融合术的并发症较多,目前已经很少使用。

（一）术前评估及处理

详细了解患者的既往史及现病史，完善常规及重要器官检查。由高能量导致的髋臼骨折通常伴有急性血容量减少、血红蛋白低下，结合患者伤前基础情况，合理输血补液。由于老年患者心功能往往较差，应尽量避免大量快速补液。老年患者基础疾病普遍较多，根据检查结果及既往史，尽早行多学科会诊，全面评估病情，对于术中、术后可能发生的各种问题和意外情况，做好充分准备。由于体弱多病，老年患者更容易对手术产生畏惧，术前应与家属一同加强对患者的开导，消除患者的手术顾虑，增强其信心。

大多数医师都能对于心、肺、肝、肾功能做出准确的评估及调整保护，但对于术前的精神、营养状态等方面尚未给予足够的重视。老年人为脑血管疾病的多发人群，对于之前患有此类疾病或合并颅脑损伤的患者，手术应激时可能会出现新的功能障碍。有研究表明，70岁以上手术患者谵妄的发病率可达50%，而谵妄可增加手术并发症的发生率及死亡率。有学者报道有20%的老年患者住院期间存在营养不良，而清蛋白<3.5g/dl会使患者围手术期的死亡率增加6倍。而且营养不良还会导致伤口愈合不良、感染风险增加等诸多问题，因此早期的诊断和治疗非常重要，对于之前有过胃肠手术史、腹泻、呕吐及各种原因造成的食欲缺乏的患者应尽早进行评估及干预。

术前须完善影像学检查以分析骨折类型及骨折线走向，从而利于手术入路及手术方案的制订。X线检查包括骨盆正位、髂骨斜位及闭孔斜位X线片；薄层CT平扫+三维重建检查以提高对关节面骨折、关节腔内是否存在碎骨块、粉碎程度的判断以及股骨头损伤程度的评估。MRI对诊断髋臼不完全性及应力性骨折、股骨头隐匿性损伤及早期缺血有明显的优势。因此对于外伤导致的髋部疼痛患者，如果CT检查未发现明显骨折征象，需进一步行MRI检查，避免遗漏隐匿的髋臼骨折及股骨头损伤。

（二）手术时机

老年髋臼骨折很少存在急诊手术的指征，但如果遇到以下情况应考虑急诊手术治疗：①合并闭合复位失败的股骨头脱位或难以复位的股骨头脱位；②显著的后壁缺损，单纯靠牵引无法维持股骨头位置；③髋关节脱位复位后出现的坐骨神经麻痹或原有的坐骨神经损伤症状进行性加重；④合并大血管损伤；⑤开放性髋臼骨折等。其他情况下，手术时机更多应取决于相关重要脏器、骨及软组织损伤的稳定程度，以及完善的术前计划。

笔者认为，髋臼骨折的手术复位和内固定应在伤后的2周内进行，超过这一时间，由于血肿机化、软组织挛缩和早期骨痂形成，均将妨碍骨折复位的操作，甚至需进行更为广泛的显露以期获得合适的复位。一项针对移位髋臼骨折的回顾性研究发现，手术时机与影像学及功能结果有着重要联系：基本类型的髋臼骨折在伤后15天内手术更容易达到解剖复位及优良的功能结果；复合类型的髋臼骨折在伤后5天内手术更容易达到解剖复位，在10天内手术更容易达到优良的功能结果。另外一项研究显示，伤后7天手术和预后不佳具有相关性。

甚至有研究表明对于老年髋部骨折患者，延迟手术会降低其一年生存率。老年人髋臼骨折后，往往在骨折当时极短时间内的身体状况为最佳状态，一旦卧床时间长，易产生相关并发症。如果准备充分，有明确手术适应证并排除手术禁忌证后，应尽快进行手术，但绝不能为此简化术前准备。对于髋关节稳定性差及疼痛明显的患者，在等待手术过程中可给予骨牵引，建议采用股骨髁上骨牵引，牵引重量根据患者耐受程度选择，约为体重的1/10～1/7。

（三）切开复位内固定术

多项研究都表明老年髋臼骨折解剖复位率虽然较低，但是长期功能结果仍较满意，仅小部分患者需要二期行全髋关节置换。所以对于移位的老年髋臼骨折患者，除外部分特殊类型骨折需一期行全髋关节置换外，笔者建议都应首选行切开复位内固定术。手术的设计主要依据骨折类型，对于不同骨折类型的治疗，本书其他章节已有详细描述。下面主要根据老年髋臼骨折的特点对以下几点做简单的介绍：手术入路的选择；手术复位及固定的技术要点；内固定物的选择等。

1. 手术入路的选择 手术入路的选择必须能够满足关节面的解剖复位和固定，以恢复关节一致性的要求，同时尽量减少手术相关并发症。Mayo提出影响手术入路选择的五大重要因素：①骨折类型；②局部软组织条件；③主要相关系统性损伤的表现；④年龄及相关功能状态；⑤受伤到手术的时间间隔。髋臼骨折的常规入路包括前方的髂腹股沟入路、改良 Stoppa 入路、经腹直肌外侧入路，后方的 K-L 入路及一些改良 / 联合入路等。对于各个入路的解剖及适应证，本书其他章节已详细阐述，对于老年髋臼骨折也基本适用。

我们在处理年轻人髋臼骨折的时候，有时候会为达到更好的复位效果而延长切口或者使用辅助小切口，但对于老年人而言，我们不建议为追求解剖复位而盲目增加手术切口及手术时间，这无疑会大大增加围手术期的死亡率及并发症的发生率。而且老年患者的生活质量（SF-36 评分）与影像学的复位结果普遍没有显著相关性。现在常用的手术入路的设计都是为了满足一大类骨折的手术要求，其实对于每个个体而言，往往可以通过有限的入路来治疗，这可能对手术团队的要求更高，需要更细致的术前计划及熟练的手术技巧。

老年人髋臼骨折的类型正好是双柱骨折及累及前柱多见，一直以来髂腹股沟入路都是老年人髋臼骨折最常用的入路。但是最近的多项研究表明，虽然此入路显露非常彻底，但其对软组织的破坏较大，手术相关并发症发生率接近 10%，包括疝气、血栓形成、股血管损伤、淋巴水肿、血肿、伤口愈合不良等。因此很多学者开始尝试使用创新的或者改良的手术入路治疗髋臼骨折。

Ruchholtz 等提出一个双切口微创（two-incision minimally invasive，TIMI）入路，即一个腹直肌旁切口联合一个耻骨联合上方切口。研究中包括 27 例患者，平均手术时间 109 分钟，平均失血量 1 080ml，除浅表血肿外未发现明显并发症。在至少 1 年的随访过程中，1 例患者出现行走后明显疼痛，还有 1 例患者出现明显复位丢失，但无特殊不适，其他患者均未发现骨关节炎及复位丢失，Harris 评分平均为 86.6。Zettl 等和 Jakob 等都尝试使用类似的双切口治疗髋臼骨折，并取得良好的手术效果。还有很多学者以髂腹股沟入路为标准，尝试做有限的切开，结果明显缩短了手术时间并减少了术中出血，对软组织保护更加充分，而且仍有较高的手术疗效。所以我们在制订手术入路的时候应避免约定俗成，应该根据患者的骨折形态及身体状况，恰如其分地调整手术入路，尽量减少手术创伤。

2. 手术复位及固定的技术要点　手术方法主要取决于患者的骨折类型及手术医师的经验，不同类型骨折的手术方法在本书有专门章节阐述，老年人的髋臼骨折亦遵循相似的方法进行治疗。正如前面提到的，老年人的髋臼骨折往往伴有后壁严重粉碎、髋臼边缘压缩、"海鸥征"、髋关节脱位、股骨头压缩、股骨头 / 颈骨折及伤前合并骨关节炎。手术过程中必须充分考虑每个环节，因为不恰当的手术治疗会导致最终手术失败。

髋臼的解剖部位深在，周围有丰厚的肌肉组织，移位明显的髋臼骨折的骨折端往往有软组织嵌入，不进行骨折端的充分松解，很难达到骨折的理想复位，显露骨折端后，彻底清理骨折端的软组织，并剥离骨膜，暴露骨块，对髋臼前壁、前柱、后柱及方形区均充分松解后再行骨块的联动复位。老年人髋臼骨折经常累及方形区，方形区移位明显的髋臼骨折相对复杂，骨折涉及前壁、前柱、后柱及方形区，部分甚至合并有髂骨翼和骶髂关节等，正确的骨折复位顺序能明显缩短手术时间，并达到理想的复位效果。笔者的经验是先行复位髋臼上方坐骨大切迹处的关键骨块，此处骨的质量相对较好，利于支撑复位，并恢复解剖标志，解剖复位关键骨块临时固定后，再依次复位前壁、前柱，接骨板固定后再复位后柱，如果此时方形区复位或固定不满意，在方形区的内侧加一块接骨板固定。而且老年人髋臼骨折与年轻人不同，骨质脆且骨折粉碎，髋臼顶压缩呈"海鸥征"的较多，复位时动作要轻柔，在充分游离骨折周围软组织的情况下，用骨膜剥离器撬拨复位，或用接骨板辅助复位，尽量少钳夹骨折块，以免导致医源性骨折及加重骨折粉碎程度，前后上下联动复位后再行接骨板固定。老年人髋臼骨折存在骨质疏松且脆性增加，骨质对螺钉的把持力弱，不能单单依靠螺钉复位，在骨折完全复位后再放置塑形好的接骨板，准确置入螺钉避免反复调整螺钉（一般螺钉只有一次置入机会），且尽量使用锁定接骨板螺钉，避免术后螺钉松动脱出。

3. 内固定物的选择　内固定物的选择标准应当是尽可能的简单、可靠，使用最少的内固定材料做到最坚强的固定。重建接骨板、拉力螺钉及克氏针是目前使用最多的、简单有效的固定方式。克氏针主要用于临时固定，特别是当复位器械占据或影响了接骨板安放时，可以采用克氏针临时固定，待接骨板固定可靠后再取出克氏针。由于骨盆髋臼解剖结构的不规则及骨折线的形态多变，尚未有广泛使用的骨盆髋臼解剖型接骨板，最常使用的是可折弯塑形的重建接骨板。目前，3D 打印技术飞速发展，术前 3D 模型打印已被广泛推广，这可让术者对骨折形态有更直观的了解。而且很多学者利用 3D 模型在体外模拟手术，预塑形接骨板，使普通的重建接骨板变成"解剖型"接骨板，这将大大缩短手术时间，并可以更好地使用接骨板进行辅助复位，提高骨折复位质量。

拉力螺钉使用的范围亦很广泛，主要作为前柱或者后柱的固定手段。笔者曾经使用经皮后柱顺行拉力螺钉固定技术辅助治疗髋臼前后柱骨折，先在直视下对髋臼前柱进行复位，将预塑形的接骨板放置于髋臼内侧面固定前柱；牵拉、撬拨复位后柱骨折后，经皮沿小骨盆环上缘向坐骨棘或坐骨结节方向置入顺行拉力螺钉固定后柱。11 例患者 2 个月内均获得骨性愈合，术后 6 个月的功能结果优良率达 90%。前柱拉力螺钉主要应用于 T 形骨折、双柱骨折、横行骨折中的低位前柱骨折固定，要求前柱的骨折线横行通过髂耻隆起，且髂耻隆起处为非粉碎性骨折。有学者使用"in-out-in"技术置入前柱拉力螺钉，使拉力螺钉中间部分外露于髋臼上缘，从而避免螺钉进入髋臼，且可以更好地使螺钉垂直于骨折线，从而获得坚强固定。在平均随访的 18.6 个月中，没有出现复位丢失、关节侵犯及血管、神经损伤。

髋臼内壁过于菲薄而导致力学强度减弱，尽管其与髋臼前后柱保持相连，但是满意的前后柱复位固定后，其仍无法获得满意的复位固定，这在老年髋臼骨折中尤其明显。这主要是因为菲薄的方形区区域不能承受来自股骨头的撞击而发生内移。为解决这个问题，各种特殊的接骨板内固定术及内固定材料应运而生，诸如：T 形接骨板、L 形接骨板、H 形接骨板及单向铰链式接骨板等。笔者亦曾针对复杂髋臼骨折患者设计个性化髋臼翼状接骨板，对某一复杂髋臼骨折患者进行骨盆数字化三维重建，对骨折进行模拟复位、置钉，利用镜像原理及逆向工程技术，设计完全解剖型的个性化翼状接骨板，并进行个性化精准置钉设计，采用金属 3D 打印技术制造，对其进行加工处理后得到产品，复位质量及功能结果优良率均达80% 以上。随访 9～12 个月，所有患者均达到骨性愈合。

4. 微创螺钉内固定术 由于老年患者一般身体状况较差，不能很好地耐受较大的手术创伤和较长的手术时间，因此对标准切开复位内固定术的耐受性较年轻患者差。对于四肢骨折的微创治疗，髓内钉技术、微创接骨板固定（minimally invasive plate osteosynthesis，MIPO）技术等应广泛应用。在骨盆骨折，INFIX 系统及骶髂螺钉的使用亦相当成熟。对于髋臼骨折，经皮螺钉内固定更多是作为切开复位内固定的一个辅助，也可以作为单独的内固定手段。

对于虚弱的老年髋臼骨折患者而言，侵入性较小的手术入路可能更加有利，能达到微创治疗更佳。但是，这些回顾性研究结果往往存在选择偏倚，就像前面所说的，微创治疗其中一个关键问题就在于患者的选择。在治疗过程中，较轻微的骨折患者往往使用微创手术方式进行治疗，而较为严重的骨折患者则采用传统手术入路进行治疗。这些研究的统计学意见可能不强，但是都强调着一个重要的概念，即老年患者与年轻患者不一样，他们手术耐受能力较差，更加需要手术团队想方设法去减少手术过程中的创伤。

5. 一期 / 急诊全髋关节置换术 老年髋臼骨折行一期全髋关节置换术的技术要求较高，为此，Morrey 提出以下注意要点：①尽量使用一个切口完成手术，只有在必要时才使用两个切口，例如髋臼骨折复位和固定需从前入路切口进行，关节置换需从后入路另做切口完成；②尽量缩短手术时间；③首先固定髋臼前柱或后柱及后壁骨折块；④如需结构性植骨，切下的股骨头是绝佳的植骨材料；⑤根据具体情况使用多孔臼杯或者带翼臼杯，以加强对臼杯的固定，防止臼杯内移。正如 Morrey 所说的，尽量使用单一切口，如果手术需要双入路来实现时，应慎重选择一期全髋关节置换术，而考虑一期只行切开复位内固定术，必要时再行二期全髋关节置换术。DolfiHerscovici 等的研究表明使用双入路进行一期全髋关节置换术的患者，手术时间、出血量、住院时间及并发症发生率均高于使用单一入路的患者。

笔者认为，术中没有必要过分追求完全的解剖复位，但是骨折复位固定后，髋臼必须稳固才能获得满意的疗效，否则会影响髋臼假体的稳定性。为了获得骨折的稳定，目前采用的方法包括：髋臼加强环螺钉固定联合骨水泥臼杯行全髋关节置换术、切开复位接骨板内固定术联合全髋关节置换术、钢缆或钢丝捆扎联合全髋关节置换术、经皮螺钉固定前后柱联合全髋关节置换术以及多孔臼杯外环行全髋关节置换术等。其中多孔髋臼外杯可利用螺钉固定前后柱，既可以作为内固定器又可以作为臼杯内衬容器，但是多孔臼杯固定髋臼前后柱的稳定性较双接骨板固定前后柱的稳定性差。

目前对于髋臼骨折如采用全髋关节置换术治疗，大部分会采用非水泥型髋臼假体。Rickman 等报道

12 例复杂的骨质疏松性老年髋臼骨折采用生物型全髋关节置换术，患者平均年龄 75 岁（63～90 岁），所有患者术后能够即刻负重，术后并发症发生率较低，随访中无臼杯移位。对于严重骨质疏松且骨折特征为股骨头内移、髋臼方形区爆裂骨折者，可考虑采用髋臼加强环联合骨水泥臼杯行全髋关节置换术治疗。Enocson 等报道 15 例老年髋臼骨折采用髋臼加强环联合骨水泥臼杯行全髋关节置换术治疗的病例，无脱位、假体周围骨折及其他严重并发症，随访 4 年，所有假体周围无放射学透亮线及影像学松动，Harris 评分 88 分，所有患者可以独立行走。但也有学者报道采用此技术，异位骨化率达 37%，3 年内臼杯周围放射学透亮线发现率亦达到 37%。

对于老年髋臼前柱和方形区粉碎性骨折患者，为了简化手术程序，减少创伤，Cano 等建议采用髋臼内接骨板固定前柱，再采用骨水泥臼杯行全髋关节置换术治疗，且临床疗效满意、并发症发生率低。首先把所有骨块推向方形区和盆腔，重建接骨板于髋臼内固定前柱，然后取股骨头内颗粒骨打压植骨于髋臼负重区，最后置入骨水泥型臼杯。手术方式、技巧很多，但是最重要的还是在于患者的选择，切勿以年龄作为全髋关节置换术的唯一依据，一个活跃的老年患者也许存在良好的骨量及生理储备。对于有自伤倾向或者酗酒吸毒史的患者，全髋关节置换术的预后很不好。在考虑进行全髋关节置换术时，仔细选择患者和术前评估，对于治疗方案的选择十分重要。

6. 延期的和二期全髋关节置换术 由于老年髋臼骨折治疗的复杂性，相对于年轻患者及其他部位骨折，老年髋臼骨折的治疗效果往往较差。当出现骨折畸形愈合、骨不连、骨缺损、异位骨化等并发症时，将不可避免地发生继发创伤性关节炎或股骨头坏死，进而出现疼痛、跛行、髋关节功能障碍等严重的临床症状。此时，全髋关节置换术作为一个补救措施，重建一个无痛、能正常活动的髋关节非常重要。然而，髋臼骨折术后的全髋关节置换术非常复杂，失败率也非常高，对骨科医师来说是一台富于挑战性的手术。

髋臼骨折后需行全髋关节置换术的情况主要有以下几种：①髋臼骨折后一期行全髋关节置换术；②髋臼骨折复位固定失败后的全髋关节置换术：髋臼骨折治疗的初期，如闭合复位或切开复位内固定失败，骨折再次明显移位，甚至出现骨盆畸形，髋关节脱位或半脱位时，可考虑在骨折内固定翻修的同时进行全髋关节置换术；③髋臼骨折出现并发症后的全髋关节置换术：是髋臼骨折后行全髋关节置换术最常见的一种。髋臼骨折后继发创伤性关节炎或股骨头缺血性坏死，伴有明显疼痛和功能障碍时，全髋关节置换术是一个不错的选择。

手术入路的选择主要根据前次手术入路，是否要取出内固定物，有无异位骨化及异位骨化的程度、部位，有无坐骨神经损伤等因素决定。如果后方瘢痕组织或异位骨化严重、伤后伴有坐骨神经损伤时可采用 Hardinge 切口或者改良的 Hardinge 切口，避免后外侧入路显露困难及加重坐骨神经损伤。髋臼后方的内固定物需要取出时可采用 K-L 入路。如果患者伴有骶髂关节骨折、脱位，可采用前后联合入路，前入路完成骶髂关节的内固定，后入路完成髋臼骨折内固定和关节置换。

内固定是否取出，应根据术前影像学资料作相应考虑，如果内固定不影响髋臼打磨及假体置入可以不予取出。如果术中内固定物暴露于术野，或已经突入髋臼内，提示内固定已经松动或者断裂，应将其取出。但是试图取出髋臼周围所有内固定物势必需要广泛剥离软组织，增加手术时间及出血量，而且容易损伤坐骨神经。如果内固定物影响术中假体置入，而且取出较困难时，可以使用磨钻从髋臼内侧壁打磨内固定物。当取后柱内固定物时，需小心不要损伤坐骨神经，术中可将患肢置于屈膝、伸髋位，能松弛坐骨神经，有条件者可采用体外诱发电位检测坐骨神经有无损伤。

髋臼骨折后全髋关节置换术中髋臼侧骨缺损、骨不连、异位骨化等是术中常见的问题。如果髋臼骨折已有部分骨性愈合，可以于术中彻底清除骨折断端处瘢痕组织及硬化骨，置入自体松质骨颗粒。如果为完全性骨不连，除植骨外，还应使骨折复位后予以螺钉、接骨板固定。对于骨缺损，如果只涉及髋臼边缘很小的一部分，且不影响假体稳定性的情况下可以忽略。当缺损较大时，需要行结构性植骨，可将截除的股骨头修整后嵌入骨缺损处，残留间隙进行颗粒植骨。异位骨化者应尽量全部切除，可以内固定物为参照线，区分骨化组织及正常骨组织。术后辅以放射疗法及口服非甾体抗炎药（吲哚美辛为主），可以预防或减轻其复发。髋关节置换术后异位骨化的发生率在 5%～90%，而放射治疗可使其降低 25%，即使低剂量的放射也可最大限度地减少人工髋关节置换术后的异位骨化。单次放射剂量 700～800cGy，可从术前 24 小时至术后 48～72 小时给予。

Ranawat 等对 32 例髋臼骨折患者进行了二期髋关节置换术，其中 24 例患者最初接受了切开复位内固定术，8 例患者进行了保守治疗。术后平均的 Harris 评分由术前的 28 分升至 82 分，虽然 6 例患者需要翻修，但是大部分患者仍获得了满意的疗效。虽然全髋关节置换术可作为初次切开复位内固定失败的补救手段，但是对于生理储备较低的老年患者来说，仍是一个较大的打击，应在初次手术时设计完善的手术方案，尽量避免二次手术。

四、结论与展望

目前，中国人口老龄化越发严重，老年髋臼骨折的比例及发生率均显著增加。老年人的髋臼骨折常面临年轻人所没有的困难，如严重的合并症、术前即有的关节退行性病变、骨质疏松以及大片的粉碎性骨折。虽然治疗手段有很多（非手术治疗、微创手术治疗、切开复位内固定术、一期或者二期的全髋关节置换术以及在此基础上演变的各种新颖的治疗方法），各种治疗方法都有其自身的优点和缺点，但是对于每种治疗方法的适应证、禁忌证及治疗效果均未明确，缺乏而且难以进行大样本的随机对照研究来对治疗进行有效的指导。

切开复位内固定术是老年髋臼骨折目前最常采用的治疗手段，但是其受到老年人有限的生理储备及严重的骨质疏松的限制，手术难度及预后均明显差于年轻人，目前国外报道有将近 30% 的接受切开复位内固定术的患者需要二期行髋关节置换术。虽然目前研究表明二期髋关节置换术的治疗效果尚可，但是根据我国医疗卫生事业的状况，并不是所有术后功能很差的患者都拥有二次手术的机会，这就要求更高的一次手术成功率。为提高一次手术成功率，完善的术前计划及良好的手术技巧是基础，3D 打印及术中导航等新技术可让骨科医师在手术过程中事半功倍。

微创是 21 世纪医疗行业的热门话题，在骨科，甚至是骨盆髋臼领域也是炙手可热的。由于老年髋臼骨折患者对手术耐受性差，微创手术方法在老年髋臼骨折中有着广阔的前景，但也有其弊端，即使在良好的术中透视甚至导航下手术，仍有较高的并发症发生率，而且二期全髋关节置换术的概率较高。目前主要用于无移位或者轻微移位的髋臼骨折患者，或者作为一期无开放性手术条件的患者向二期全髋关节置换术的过渡。随着医疗技术的继续发展，更好的透视技术及闭合复位技巧将推动老年髋臼骨折微创手术的发展，并将成为一个重要有效的治疗方法。

一期全髋关节置换术较单纯切开复位内固定术具有手术时间长、出血量大等缺点，但是其对于特定类型的骨折：广泛关节内粉碎性骨折、股骨头软骨的大量丢失且不能重建、髋臼顶压缩>40%、患者已伴有长期骨关节炎、明显移位的股骨颈骨折及严重骨质疏松等的疗效较单纯切开复位内固定术要好。但并不是所有患者都愿意一期更换人工关节，这也将大大影响其发展。而且即使行一期全髋关节置换术，其仍有将近 10% 的翻修率，骨折的固定技巧及假体的选择、置入等是骨科医师努力的方向。

总之，由于髋臼解剖的复杂性、老年人的特殊性，在老年髋臼骨折治疗中仍有许多亟待解决的问题，期待大样本随机对照试验研究对治疗进行指导，期待更先进的内固定器械的研发，期待更多、更优秀的手术技巧的总结，以提高老年髋臼骨折的治疗效果。

五、典型病例

【主诉】　患者男性，88 岁。主因"车祸伤致右腹盆部疼痛、右髋活动受限 3 小时"入院。

【术前检查】　骨盆正位 X 线片示骨质疏松，右侧髋臼骨质不连续，可见斜透亮线影，方形区骨块向内侧移位（图 4-133a、b）。

【术前诊断】　右侧髋臼骨折（Letournel-Judet 分型：双柱骨折）。

【手术方案】　术前制作 3D 打印模型并在体外预弯接骨板模拟手术（图 4-133c、d）。术中采用单一腹直肌外侧入路进行手术，使用多块接骨板进行固定（图 4-133e、f），手术时间 80 分钟，出血 350ml，右髋关节被动活动良好。

【术后情况】　术后骨盆正位 X 线片及 CT 三维重建提示骨折复位满意,内固定装置在位(图 4-133g~j)。术后 3 个月复查骨盆正位 X 线片示骨折已经愈合(图 4-133k),患者可正常行走。术后 1 年复查骨盆正位 X 线片示骨折愈合良好,未见畸形(图 4-133l)。

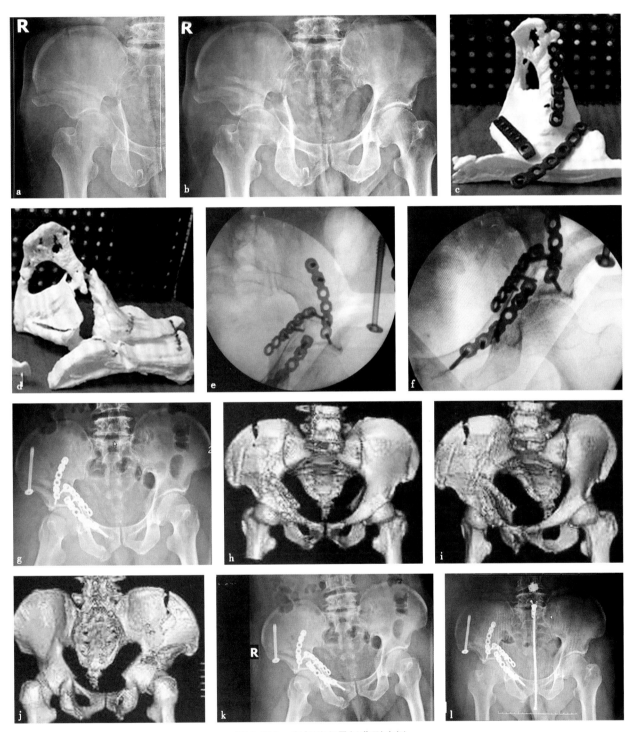

图 4-133　老年髋臼骨折典型病例

a、b. 术前影像学资料;c、d. 制作 3D 打印模型体外预弯接骨板模拟手术;e、f. 术中透视;g~j. 术后复查 X 线及 CT;k. 术后 3 个月骨盆正位 X 线片;l. 术后 1 年骨盆正位 X 线片。

(樊仕才　李　涛　廖坚文　郑俊玉)

参 考 文 献

[1] 张英泽. 临床创伤骨科流行病学 [M]. 2 版. 北京：人民卫生出版社，2014.

[2] LENARZ C J, MOED B R. Atypical anterior wall fracture of the acetabulum: case series of anterior acetabular rim fracture without involvement of the pelvic brim[J]. J Orthop Trauma，2007，21（8）：515-522.

[3] PIERANNUNZII L, FISCHER F, TAGLIABUE L, et al. Acetabular both-column fractures: essentials of operative management[J]. Injury，2010，41（11）：1145-1149.

[4] WANG H, UTKU K, ZHUANG Y, et al. Post wall fixation by lag screw only in associated both column fractures with posterior wall involvement[J]. Injury，2017，48（7）：1510-1517.

[5] 孟建峰，尹英超，张瑞鹏，等. 以"钟表"模型认识髋臼骨折 Letournel-Judet 分型 [J]. 中华骨科杂志，2017，37（13）：827-832.

[6] KEEL M J, ECKER T M, CULLMANN J L. The Pararectus approach for anterior intrapelvic management of acetabular fractures: an anatomical study and clinical evaluation[J]. J Bone Joint Surg Br，2012，94（3）：405-411.

[7] KEEL M J, TOMAGRA S, BONEL H M, et al. Clinical results of acetabular fracture management with the pararectus approach[J]. Injury，2014，45（12）：1900-1907.

[8] 陈开放，杨帆，郭晓东，等. 髋臼四方区组合钢板治疗髋臼双柱骨折 [J]. 中华骨科杂志，2018，38（5）：295-300.

[9] 王庆贤，张英泽，潘进社，等. 逆行髋臼后柱拉力螺钉内固定的应用解剖学 [J]. 中国临床解剖学杂志，2006，24（1）：36-38.

[10] MCNAMARA A R, BOUDREAU J A, MOED B R. Nonoperative treatment of posterior wall acetabular fractures after dynamic stress examination under anesthesia: revisited[J]. J Orthop Trauma，2015，29（8）：359.

[11] SAGI H C, JORDAN C J, BAREI D P, et al. Indomethacin prophylaxis for heterotopic ossification after acetabular fracture surgery increases the risk for non-union of the posterior wall[J]. J Orthop Trauma，2014，28（7）：377-383.

[12] 朱仕文，王满宜，吴新宝，等. 髋臼骨折手术并发症的预防 [J]. 中华外科杂志，2003，41（5）：342-345.

[13] MARK J, ISAACSON D O, BENJAMIN C, et al. Treatment of Acetabulum Fractures Through the Modified Stoppa Approach: Strategies and Outcomes[J]. Clin Orthop Relat Res，2014，472（11）：3345-3352.

[14] HAMMAD A S, EL-KHADRAWE T A. Accuracy of reduction and early clinical outcome in acetabular fractures treated by the standard ilio-inguinal versus the Stoppa/iliac approaches[J]. Injury，2015，46（2）：320-326.

[15] SHAZAR N, ESHED I, ACKSHOTA N, et al. Comparison of acetabular fracture reduction quality by the ilioinguinal or the anterior intrapelvic (modified Rives-Stoppa) surgical approaches[J]. J Orthop Trauma，2014，28（6）：313-319.

[16] BUTTERWICK D, PAPP S, GOFTON W, et al. Acetabular fractures in the elderly: Evaluation and management[J]. J Bone Joint Surg Am，2015，97（9）：758-768.

[17] ANTELL N B, SWITZER J A, SCHMIDT A H. Management of Acetabular Fractures in the Elderly[J]. J Am Acad Orthop Surg，2017，25（8）：577-585.

[18] LIN C, CARON J, SCHMIDT AH, et al. Functional outcomes after total hip arthroplasty for the acute management of acetabular fractures: 1 to 14 year follow up[J]. J Orthop Trauma，2015，29（3）：151-159.

[19] CHANARODRÍGUEZ F, MAÑANES R P, ROJOMANAUTE J, et al. 3D surgical printing and pre contoured plates for acetabular fractures[J]. Injury，2016，47（11）：2507-2511.

[20] RANGANATHAN K, LODER S, AGARWAL S, et al. Heterotopic ossification: basic-science principles and clinical correlates[J]. J Bone Joint Surg Am，2015，97（13）：1101-1111.

[21] ŠRÁM J, TALLER S, LUKÁŠ R, et al. Use of the Omega plate for stabilisation of acetabular fractures: first experience[J]. Acta Chirurgiae Orthopaedicae Et Traumatologiae Cechoslovaca，2012，80（2）：118-124.

第五章　陈旧性骨盆髋臼骨折的治疗

第一节　陈旧性骨盆骨折的治疗

骨盆骨折是一种高能量损伤，常见于交通事故所致的全身多发伤。据不完全统计，在交通事故伤中，骨盆骨折的死亡率为 10%～60%，致死率仅次于颅脑损伤与胸部损伤。伴随着现代医学的快速发展，在过去的数十年，伴有骨盆骨折的严重多发伤患者的生存率已得到显著提高。然而，对于合并颅脑、胸、腹外伤的骨盆骨折患者，由于颅脑、胸、腹外伤的高致死率，在临床上即便是移位严重的骨盆骨折也往往不会被优先处理。近年的报道显示，有超过 20% 的患者的骨盆骨折因各种原因无法在早期有效得到处理，从而引起骨不愈合（nonunion）、畸形愈合（malunion）等一系列其他并发症而最终导致终身残疾。大量流行病学结果提示，骨盆骨折的患者往往都处在青壮年，因此陈旧性骨盆骨折所带来的社会负担与社会挑战是极其严峻的。

在临床急救时，骨盆骨折的患者常合并有颅脑、胸、腹等致命外伤，所以早期的急救原则往往以抢救生命为主，而经典的 Mc Murray A-F 方案（A: airway，呼吸；B: blood，循环；C: central nerves，中枢神经；D: digestive，胃肠道；E: excretory，排泄器官；F: fracture，骨折）更是将骨盆骨折处理的重要性排在排泄器官之后，这便造成了等待处理骨盆骨折时，骨折往往早已经发展成为陈旧性损伤并出现骨不愈合或畸形愈合。目前有大量学者认为，骨盆骨折的处理应优先或同步于排泄器官，因为若能早期处理骨盆，可以有效解除泌尿系统的压迫，此外，泌尿系统器官多为腹膜后器官，在手术处理骨盆骨折时往往可以同步处理泌尿系统器官的损伤。

由于交通事故发生的特点，在全世界范围内，绝大多数骨盆骨折的患者早期均在基层医院处理，医院硬件条件及医师技术的限制导致骨盆骨折常采用牵引或外固定架固定等保守治疗方式，这些方式对于骨盆环尚稳定的骨盆骨折可能有一定积极的疗效，但对于移位明显的不稳定性骨盆骨折来说，这些保守治疗的效果往往很差，易导致骨折进展成为陈旧性骨折。Lindhal 等报道，经单纯外固定架治疗的骨盆骨折患者中，有超过 57% 的患者出现了明显的移位，而在 Tile C 型骨折患者中，85% 的患者都出现了骨不连或骨畸形愈合。由此可见，外固定架的使用对于移位严重的骨盆骨折患者来说（尤其是骨盆后环），意义十分有限。

对于移位明显的不稳定性骨盆骨折患者来说，保守治疗一旦超过 3 周，由于骨痂形成及骨折周围软组织挛缩，骨折的复位往往极其困难，手术也极为复杂。人体中，骨盆环的结构尤其特殊，骨盆环一旦遭到破坏，维持骨盆环平衡的各组韧带及软组织均易发生病理性变化（特别是张力改变），若尚未发生畸形愈合或骨不愈合，这些改变还可通过牵引、旋转等方法获得一定改善，然而，当畸形愈合或骨不愈合发生时，骨盆环的韧带、软组织挛缩瘢痕化，将导致骨盆的陈旧性畸形。因此，对于陈旧性骨盆骨折的患者来说，手术矫形可能是唯一有效的方式，而通过手术矫正骨盆环畸形的核心难点就是要松解骨盆环的软组织改变并达到软组织的再平衡；而另一方面，骨盆环有大量血管、神经伴行，同时邻近重要脏器，这些都导致陈旧性骨盆骨折的手术难度成倍增加，因此，陈旧性骨盆骨折的手术治疗成为创伤骨科医师最严峻的挑战。

骨盆骨不连和畸形愈合可继发于各种治疗方案，但最常见于非手术治疗之后。最初的及随后的影像学和临床评估一旦错误评估不稳定及移位的程度，就会导致畸形的发生。骨盆不稳定取决于损伤的机制、类型（骨折或脱位）和移位的程度。稳定性损伤的定义为能经受外力而没有进一步移位的损伤，但是评估时需要多大的外力及持续时间很难定义。所以，评估骨折的移位情况及稳定性对制订骨盆环损伤的初始治疗方案非常关键。如果手术时对骨折及脱位的复位和固定不充分，就会产生畸形。稳定的复位非常重要，损伤、骨的质量和 / 或患者对术后活动限制的配合相关。内固定手术时机延后有利于患者全身情况的恢复，但是却给复位造成极大的困难。因此，骨盆损伤的精准治疗需要该领域最顶尖的专家。

一、并发症

陈旧性骨盆骨折的慢性并发症包括慢性疼痛、步态紊乱、性功能丢失以及大小便失禁等，这些并发症在稳定的骨盆环骨折中并不常见。然而，在不稳定的陈旧性骨盆骨折中，由于肌肉、腹盆部脏器以及神经损伤等原因，各类功能障碍的发生率在 25%～73%。由于陈旧性骨盆骨折患者多是劫后余生，许多患者虽有症状，但常选择忍受，且陈旧性骨盆骨折对医师技术及经验的要求相当高，所以陈旧性骨盆骨折的文献报道很少，因此缺乏规范、原则性的治疗方案，我们还需要不断地总结经验，完善这一复杂疾患的治疗。

（一）慢性疼痛

骨盆骨折均伴有不同程度的软组织损伤，甚至有些类型的骨盆损伤仅为单纯的软组织损伤。因此，骨盆骨折的慢性疼痛可能是骨或软组织单独损伤的结果，但更多的是两者共同作用的结果，故只有主要致病因素被鉴别出来后，慢性疼痛才能得到有效且有针对性的治疗。

在许多情况中，慢性疼痛可能是骨不连、畸形愈合合并神经损伤的结果，神经损伤及其他形式的软组织损伤与骨不连及畸形愈合共存，从而导致疼痛。分析疼痛的各种原因，特别是定位疼痛根源往往非常困难。全面深入的了解病史、细致的体格检查及合理的诊断是鉴别疼痛致病因素的必要条件。疼痛的性质、部位，导致疼痛的诱因及缓解疼痛的活动是病史中最重要的部分。神经性疼痛、机械性疼痛、泌尿生殖系统相关的疼痛以及胃肠道功能障碍的相关疼痛是必须被严格鉴别出来的。另一方面，其他疾病比如腰椎疾病或腰椎神经根疾病亦不应该被忽视。此外，切口疝、非手术切口、慢性疼痛综合征或反射性交感神经营养不良等也需要慎重考虑。骶骨的骨不连或骶髂关节炎所致的慢性疼痛可利用 CT 及 MRI 得到确诊。单腿站立前后位骨盆 X 线片是明确动力不稳定性疼痛的有效方法，而诊断性增强造影成像及 CT 引导下的局部麻醉药物注射是判断疼痛是否为骶髂关节源性的重要手段。当面对复杂的、多因素的慢性疼痛时，外科医师可能更倾向于向患者推荐手术治疗可处理的病因，比如畸形愈合或骨不连等，但很多时候，这并不能解决定位不明的慢性疼痛。因此，在逐步倡导多学科诊疗模式（multi-disciplinary treatment，MDT）的当代，对于陈旧性骨盆骨折合并慢性疼痛的患者，联合神经科、疼痛科甚至精神科专科医师的MDT 疼痛管理模式显得意义非凡。

（二）骨不连与畸形愈合

总体上说，骨盆骨折畸形愈合的不良后果往往取决于骨盆骨折的移位（不稳定）程度以及畸形愈合的类型。在过去的几十年中，医学影像技术的进步使外科医师可以更精确地观察、了解骨盆的畸形。骨盆骨折的畸形愈合可能会产生慢性疼痛、双下肢不等长、步态异常、坐姿不平衡、性功能障碍或胃肠道症状等一系列症状。骨盆畸形愈合的发生率、严重程度、愈后与骨折的类型及早期治疗方式息息相关。在各类型的骨盆骨折中，同时伴有垂直与旋转不稳定的 Tile C 型骨折最容易产生畸形愈合。垂直与旋转暴力会破坏了骨盆底的正常结构，导致了骨折断端向近端、后方移位，甚至引起骨盆整体的矢状面旋转，而骨盆后环的近端移位会引起骨盆倾斜和双下肢不等长。在骨盆骨折的畸形愈合病例中，慢性疼痛最为常见，尤其是骨折断端向近端移位 >1cm 以及骶髂关节脱位的患者。此外，半骨盆后方移位极易导致坐姿不平衡，并且骨盆环横移或矢状面旋转将导致骨盆前环向近端移位从而引起泌尿生殖系统功能障碍。

骨盆环骨折骨不连的发生率较骨折畸形愈合少见。然而，在常规行 CT 扫描之前，骨不连的发生率往往易被低估。骨不连常见于 Tile C 型骨盆骨折患者，这种损伤常常导致广泛的软组织结构破坏，骨折端移位和软组织破坏大大影响了骨折愈合。骨不连较少见于侧方压缩性损伤（LC），侧方压缩性损伤导致的骨不连多发生在耻骨支，通常不引起明显的骨不连；侧方压缩性损伤中最典型的是骶骨骨折或骶髂关节脱位，这种骨折通常会愈合（尽管骶髂关节完全破坏易产生骨不连）。产生症状的骨不连在前后压缩性

（APC）骨盆损伤中也很少见，因为后面的软组织通常是完整的，对负重提供了充分的支持。然而，外旋和矢状面旋转会导致耻骨联合移位，从而产生了不适。骨不连也可见于 A 型骨盆环骨折后的很多病例中，这种损伤是撕脱机制产生的结果。附着的肌肉和韧带引起移位和进行性的不稳定，最后导致骨不连。

不论是骨不连还是畸形愈合均可以导致骨盆环的畸形与稳定性缺失，骨盆环畸形往往极度复杂，大部分时候都同时伴有旋转和水平移位。典型的半骨盆畸形大多基于在骨盆后环（包括髂骨、骶骨和骶髂关节）的损伤之上。平移畸形包括向头或尾、前或后、内或外侧移位。旋转移位也围绕着后面的骶髂复合体发生，包括伸 / 屈、内 / 外旋转以及内收 / 外展。骨盆的一些特征性解剖部位（包括闭孔）对手术治疗有一定指导作用，旋转移位能从骨盆正位 X 线片上测量，内侧旋转或外侧旋转能产生闭孔和髂骨倾斜。屈曲和伸展分别使半骨盆影像发生更多的头侧和尾侧倾斜。由于旋转和水平移位可同时存在于一个创伤后畸形中，这使评估治疗后的局部半骨盆位置变得困难。APC 损伤导致的典型畸形包括半骨盆的外旋、内收和向头侧平移，LC 型损伤会导致向内旋转，同时伴有半侧骨盆的屈曲和外展。此外，骨盆环畸形还可见于髋骨，特别是耻骨支和坐骨支。骨盆骨折创伤后畸形是致残的最重要原因，也因此使陈旧性骨盆骨折的治疗变得极为复杂。

（三）泌尿系统并发症和性功能障碍

泌尿生殖系统功能障碍可能是创伤的直接后果，也可能是医源性损伤的后果，这些并发症的病因很多时候不仅仅源自于骨盆前环的损伤。大多数情况下，泌尿生殖系统损伤的症状在查体时并不明显，因而导致骨折愈合后性功能或泌尿系统功能障碍难以预测。因此，对患者及其家属进行关于损伤的潜在并发症的教育与沟通显得尤为重要。对于不稳定性骨盆骨折来说，其预后情况与神经系统损伤直接相关，其次便是泌尿系统、胃肠道系统损伤或性功能障碍。据统计，感觉丢失在 91% 的骨盆骨折患者身上存在，肠道、膀胱及性功能障碍在 59% 的患者身上存在。由于人种、国情的差异，性功能障碍发生率在世界各地的报道差异很大。但可以确定的是，性行为改变在一定程度上是普遍存在的现象。调查显示，40%～75% 的患者描述了性交的频率和体验发生了改变。Mccarthy 等报道 39% 的女性患者在骨盆骨折后出现性生活感觉丢失，同时，有 24% 的患者性交时出现疼痛、兴奋减少。遗憾的是，尽管有报道称，性交痛与局部移位的程度相关：≥5mm 的骨折移位会明显增加性交痛的发生。然而除了骨盆前环的损伤，目前我们尚不能准确地预测何种骨盆骨折会导致这种长期症状。Copeland 等的研究提示，骨盆骨折的类型或损伤的严重性与女性性交痛的发生率并未呈现明显的正相关性。

另一方面，目前所报道的骨盆骨折后男性性功能障碍的发生率也有较大差异，发病区间在 5%～30%。在合并尿道损伤的患者中，男性性功能障碍的发生率可高达 40%；在合并血管损伤的骨盆骨折患者中，静脉损伤后出现男性性功能障碍相对常见，动脉损伤相对少见。有趣的是，双侧髂内动脉血管栓塞术对男性性功能却几乎没有任何不良影响。

此外，内置物也可能对泌尿生殖系统存在影响，并可能引起不良症状。但是，在很多时候，移除内置物后患者泌尿生殖系统的症状并没有得到明显改善，而其中缘由尚不得而知。Najibi 等总结了 10 例妊娠后耻骨联合分离患者，结果发现接受了切开复位内固定的患者均出现性交痛，然而，只有 1 例患者因为有 1 枚螺钉过于突出进行内置物移除后，其性交痛得到了改善。同时，骨盆前环的内置物可能使患者出现晚期泌尿系统并发症。因此，所有的骨盆前环损伤必须接受全面的检查以排除泌尿生殖系统是否有结构性损伤，并由相应的专科医师进行积极处理，而所有晚期的并发症都应该尽快查找病因并对症处理。

二、诊断标准

目前，陈旧性骨盆骨折尚没有明确定义，一般来说，是指超过 3 周且未得到良好处理的骨盆骨折。因骨折断端的软组织瘢痕和骨痂形成，加之损伤周围组织的异位骨化，其复位难度之大、手术过程之复杂是难以想象的。

尽管当下许多医师对骨盆的病理解剖已经有了更深入的了解，并掌握了稳定复位的手术技巧，但达到解剖复位仍然困难，许多骨折愈合会存在局部移位。通常来说，影像学中骨盆向头侧移位 1cm 以内和 / 或旋转 15°～20° 被大量学者认为是可以接受的畸形。然而，半骨盆的脱位所能接受的移位程度远比骨盆骨折低，向头侧移位 1cm 和 / 或旋转 15°～20°均容易导致骨盆畸形愈合，最终引起一系列症状及日常功能障碍。评估骨盆环的移位是极其困难的，已有的骨盆后环移位评估体系及相关技术的可靠程度被大量诟病，而骶髂关节的影像学评估也被广泛认为既不可靠，也不精确。

相比于骨畸形愈合，骨不连的诊断比较困难。传统的 X 线片并不能有效显示骨不连，大多数情况都会被内固定物遮挡。尽管因为血运丰富，骨盆骨折大多愈合较快，但有些部位的愈合还是需要 6～12 个月，特别是有些桥接式的内固定并不能给骨盆环提供足够的稳定性。评估骨盆骨折愈合的进展往往需要动态的 X 线评估，并且经临床查体明确患者症状有显著改善（如疼痛）。持续的疼痛、骨折复位的丢失、内固定的失效、影像学的愈合征象大多数时候都不足以证明骨不连的可能，但是累及骶髂关节或耻骨联合脱位的陈旧性骨折，往往存在骨盆骨折的骨不连或畸形愈合，因而引起骨盆不稳定并进而产生症状。目前，以病变中心为基准的前后位 X 线片、髂骨（闭孔）斜位 X 线片和 CT 三维重建被认为是评估骨折愈合的有效方法，而陈旧性的骨盆不稳定除去常规的骨盆分离和挤压试验外，也可通过单足站立位等应力位 X 线片进行可靠地评估。

三、患者评估

（一）病史和查体

首先，在拟定陈旧性骨盆骨折治疗计划前，完整采集患者病史是必不可少的，包括：创伤的机制、其他合并创伤和初始的治疗。应该完整地了解、分析、评估自创伤后治疗过程中的所有 X 线片及其他相关影像学资料，目的是明确创伤的类型、畸形的进展过程以及可能出现的不稳定的明确部位。如果患者及家属不能完整地提供这些信息，则应该想方设法从原治疗机构获取这些资料。其次，管床医师应详细了解患者的所有症状，在量化疼痛程度［视觉模拟评分法（visual analogue scale，VAS）］的同时，也应该详细地记录疼痛部位、持续时间、缓解因素和加重因素。再次，仔细询问并检查患者是否存在下肢任何部位的麻木、感觉异常、血运障碍以及是否伴有肠道、膀胱和性功能障碍。最后，患者完整的手术史、基础疾病史、既往用药史也是必须要详细了解询问的，因为这些都会影响治疗方案的制订。

在对陈旧性骨盆骨折患者的查体中，骨盆各部位的压痛点都需要明确辨识，站立或步态分析有助于发现骨盆环不稳定的部分，但骨盆挤压与分离试验对于评估骨盆稳定性来说是不可或缺的体格检查。骨盆位置不正可以导致双下肢不等长和髋部旋转，明显的畸形可表现为两侧不对称的皮肤褶皱以及大转子和骨盆后方的体表突出，不明显的畸形可以通过对前方或后方骨盆环沿线的触摸得到了解，而骶髂关节应力试验可以有效辅助定位患者产生症状的部位。在查体中，完整而系统的神经查体是评估创伤严重程度、治疗效果和手术方式的重要指标。此外，肛门和 / 或阴道查体在很多时候有助于发现其他畸形以及骨盆损伤对盆腔内脏器官的侵犯。

（二）影像学评估

对于陈旧性骨盆骨折来说，一个完整的 X 线评估需包括骨盆正位、入口位、出口位、髂骨斜位、闭孔斜位 X 线片和单站立试验 X 线片，并从这些 X 线片综合分析骨盆畸形与不稳定。骨盆畸形导致的双下肢不等长可以通过骨盆前后位 X 线片上髋关节面的上缘评估（沿髋关节面的上缘画一条垂直于身体中轴的线）。大部分时候，骨盆正位 X 线片的不足可以通过入口位及出口位 X 线片弥补，最大移位往往可在出口位 X 线片上显著呈现。髂骨斜位和闭孔斜位 X 线片给骨折线的分布和骨盆环的形态提供了更多的额外信息，而单脚站立试验 X 线片可以有效提示骨盆环骨折和脱位是否稳定。

此外，CT 能显示骨盆损伤的细节，也能提供更多的骨折愈合信息，CT 是定量观察后环移位程度最好的工具。完整的骨盆 CT 平扫不仅能在方形区表面水平定量观察内、外旋畸形，冠状面的平扫还能显示半骨盆内收和外展的程度。更重要的是，伴随着 CT 扫描 3D 重建的发展，我们已经可以通过 3D 重建的办法更好地理解骨盆环各个部位的具体细节。然而，由于 3D 重建有可能会丢失 X 线片或 CT 平扫的一些细节，因此尽管 3D 重建在大部分时候都扮演着重要的辅助作用，但却不能单独作为影像学评估标准。

完善的影像学资料不仅能提供骨盆形态的信息，还能提供骨盆环骨质质量的信息，从而指导手术治疗。这些信息对于在骨盆畸形矫正后的内固定方式选择以及维持复位非常重要。当患者骨质较差无法进行常规的固定时，也可以尝试其他的治疗策略。比如骶骨椎间孔粉碎性骨折时、骶髂关节螺钉和横穿骶骨的螺钉难以安全有效地钻入固定时，三角固定或髂腰固定是一种非常有效的取代方式。同时，严重的老龄或失用性骨质疏松是骨盆重建矫形手术的相对禁忌证。

（三）分型

2003 年，Mears 等针对骨盆骨折的骨不连与骨畸形愈合程度总结出了适用于评估陈旧性骨盆骨折的一种分型。根据骨盆骨折的骨不连与骨折移位程度分为以下四型。

1. Ⅰ型　未产生畸形的骨不连。

2. Ⅱ型　伴有"真性"移位的稳定性骨折。

3. Ⅲ型　骨折移位尚未愈合的不稳定性骨折。

4. Ⅳ型　完全不稳定但骨折移位部分依赖骨痂与异位骨化畸形愈合的骨盆骨折。

尽管此分型对于陈旧性骨盆骨折存在一定的指导意义，然而，由于陈旧性骨盆骨折较为罕见且危害较大，目前全世界尚没有形成系统化的治疗指南与标准化的处理方案。因此，这种分型并不能对手术指征、手术方案有较大的指导意义，针对陈旧性骨盆骨折的探讨与钻研仍然任重而道远。

四、治疗

（一）保守治疗

尽管绝大多数陈旧性骨盆骨折都需要通过矫形手术解除患者的症状，恢复人体正常力线。但矫形手术难度之大、风险之高往往令创伤骨科医师望而生怯。因此，对于骨折移位稳定或者移位较轻且能耐受症状的患者来说，一些简单的保守治疗方案（甚至不需治疗）在很多时候都能达到一定解除症状的效果。首先，镇痛药物是解除长期轻度慢性疼痛的有效方式之一；其次，对双下肢不等长的稳定的陈旧性骨盆骨折患者，通过使用患肢增高鞋便可以有效解除其步态畸形，同时可以延缓髋关节及骶髂关节的退变；此外，伴有轻度端坐障碍的陈旧性骨盆骨折的患者可以利用坐垫甚至后方皮下填充等方式解除因后方骨性突起引起的端坐不适。不过，对于产生严重症状或伴有严重生活功能障碍的患者来说，手术矫形可能是他们唯一的希望。

（二）手术治疗

1. 术前评估与手术指征　陈旧性骨盆骨折的患者在术前必须进行系统的评估，包括症状、畸形程度、不稳定程度和残疾程度，而完整的治疗计划需要根据以下因素进行精心的设计：①骨盆的畸形是否静止？②骨盆环是否伴随着进行性的不稳定？③这些畸形和不稳定是否又与患者的症状和残疾直接相关？因为对患者而言，这些因素是其核心诉求，远比骨折移位与畸形的程度更为重要。

疼痛是骨盆环损伤后最常见的主诉，也是最重要的手术指征之一，其不仅仅出现在不稳定损伤的急性期，对于陈旧性骨盆骨折的患者来说，慢性疼痛往往是患者最迫切希望解决的问题。此外，疼痛还多见于不稳定性骨折的非手术治疗之后，当然，在已接受手术治疗的患者中也并不罕见。疼痛的原因多样且复杂：大多与创伤区域的软组织有关，伴随骶髂关节和神经损伤使骨盆创伤后的疼痛原因变得复杂，骨盆后环的移位和不稳定（尤其是骶骨骨折）可以导致持续的神经根压迫和疼痛。

畸形是骨盆骨折创伤后疼痛和生活功能障碍的最主要原因。骨盆环损伤中，骨盆前环的斜行骨折是一种极其特别的损伤，是急诊切开复位内固定的明确手术指征。除了疼痛外，前环骨折局部移位还能引起性交痛、尿频和慢性便秘。骨盆损伤虽然不会限制受精和妊娠，但却会严重影响性功能，甚至影响阴道分娩，因此，此类畸形与不稳定是有必要通过外科手段矫正的。

此外，骨盆环移位导致的体表畸形往往会严重影响患者的生活，对于造成严重生活障碍的体表畸形来说，手术矫形是十分必要的。一方面，骨盆环向后、向头侧的常见移位易产生体表凸起畸形，导致平卧时困难和疼痛；半骨盆旋转和头侧移位使坐骨结节和大转子的位置发生改变，导致双下肢不等长和患肢的旋转畸形，即使有时候并不引起疼痛，但这些畸形会严重影响步态、坐姿和生活功能。长期的畸形会改变坐姿和步态，最终导致疼痛和残疾。另一方面，若患者对自身外观要求极高，那么手术矫形在一定程度上也是必要的。

鉴于陈旧性骨盆骨折的矫形手术是高难度、高风险的手术，因此在矫形手术之前，医师必须给患者充分的时间考虑，使患者对严重的手术创伤及艰苦的康复过程有足够的心理准备。绝对不可给患者过高的手术期望值，术前沟通时应该向患者具体而形象地描述手术细节，并客观告知其手术成功后可能的良好效果及巨大的潜在危险。另外，此类矫形手术存在耗时长、创伤大、平均失血量高等术中风险，也必须告知患者。对于任何医师来说，矫形手术的难度都远远高于初始手术，据不完全统计，陈旧性骨盆骨折的矫形手术术后，20% 的患者会出现程度不等的并发症，包括膀胱、神经或血管的损伤、复位丢失、骨不连和慢性疼痛。对于患者来说，对于术后长期禁止负重，以及极其漫长且痛苦的康复过程都必须有充分的身心准备。

陈旧性骨盆骨折症状多样且复杂，因此，术前应告诉患者该手术最大的获益是改善坐姿、步态和外观。如果可以明确患者的慢性疼痛主要源自于骨不连和不稳定，那么便可以告知患者其慢性疼痛在术后得到缓解的可能性将很大。一旦患者提出疑问，必须先让其充分了解手术的理想目标和潜在并发症这两方面，然后再由其做最后决定。

在手术之前，准备工作必须完善且周详，因此此类矫形手术往往只能在大型的医疗中心或者水平较高的大学附属医院进行。任何一台骨盆矫形手术的术中失血量都是难以估计的，因而术前应储备大量的自体血或者异体血制品，术中必须准备自体血回输装置并在围手术期行抗凝等相关治疗。氨甲环酸是一种抗纤维蛋白溶解剂，目前认为其对减少失血有积极作用，尽管其在骨手术中应用的风险及获益尚未得到良好阐述，但对于失血量极大的骨盆矫形手术来说，可以考虑将其作为术中止血用药。另一方面，在条件允许的情况下，术中神经监测是避免术中主干神经损伤的有效方法。此外，术前的手术计划讨论应该邀请泌尿外科和血管外科医师一起参与，以便手术时做好相关应急准备。最后，透视床、X 线透视装置、复位器械和合适的内固定物也是术前应及时准备的必须物品。

针对陈旧性骨盆骨折矫形手术的计划务必具体且精确，可以在根据 CT 结果重建的模型上充分评估骨盆畸形与移位程度（条件允许时可通过 3D 重建软件进行必要的手术演习）。手术治疗的预期目标大部分是基于查体和影像学检查的结果；从受伤到手术的时间长短也影响了手术方式的选择；存在骨折不稳定、骨不连且轻微畸形的患者，其治疗目的是取得骨盆环的稳定性，必要时可通过融合术治疗骨不连和稳定关节；若无明显畸形存在时，可选择直接暴露，通过植骨或坚强内固定重建骨盆。

2. 手术入路 对于陈旧性骨盆骨折的矫形手术来说，核心的要点和难点是彻底清理骨折端的骨痂与瘢痕挛缩，术中需进行广泛的瘢痕和骨痂切除、韧带松解，甚至截骨。因此，手术入路的选择要求达到大范围显露。当然，可以同时或分次显露前环和 / 或后环。在伴随着明显畸形的骨畸形愈合或不稳定患者，手术的目的是矫正畸形、达到骨盆环稳定的复位和固定。往往需要同时通过前入路和后入路进行松解和截骨。最好分别在患者仰卧和俯卧时完成前、后入路，以便获得最大限度的显露。这种策略需要在术中关闭伤口并变换体位，顺序可以为前 - 后 - 前或后 - 前 - 后。顺序选择应有利于前、后方暴露后的复位操作。计划的入路应立足于初始损伤的位置与程度、骨盆前环或后环是否存在脱位、骨折或者需要矫正的畸形。

单纯后入路典型的适应证是横向移位并伴有畸形。在所有畸形中，旋转畸形的矫正是最为困难的，当接近后骨盆的旋转轴又没有杠杆帮助的情况下，需要很大的复位力量。因此，前入路适用于矫正旋转和某些平移畸形，尤其是前 - 后方向的畸形，复位之后，可进行坚强内固定。此外，配合后入路可对复位进行微调，并在骨盆环的对侧进行固定。除了典型的复位操作之外，一些新的复位方法可提供强大的力量强行矫正畸形（如骨盆随意复位外架系统），股骨牵张器、外固定支架、脊柱椎弓根螺钉和特殊的螺钉钳子也是必须配置的。这些特殊的器械需要稳定的着力点（比如半骨盆或脊柱）去传递力量以矫正畸形。两侧畸形需要依次进行复杂的松解和两侧半骨盆畸形矫正。如果不能建立一个正常的半骨盆用于产生复位需要的力量，完全矫正畸形是非常困难的，这也是我们需要解决的重要问题。

在制订完善的手术计划后，手术入路的选择应基于医师本身的技术特点，后方经典的 K-L 入路基本已经成为全世界范围的"金标准"，前方的髂股入路、髂腹股沟入路、改良 Stoppa 入路都有其各自的特点，但以上手术入路的缺陷也非常明显，主要问题依然是显露范围的局限。近年来，腹直肌外侧入路在全世界范围开展，此手术入路具有创伤小、显露范围大等优势，术中可以通过 3 个窗口分别显露真骨盆环、骶髂关节与髂骨翼区，是值得骨科医师尝试学习的一个全新的手术入路。

3. 内固定物的选择 在完成陈旧性骨盆骨折的复位后，内固定物的选择相对于复杂的松解手术，其决策往往简单，不论是传统重建接骨板和螺钉，又或者是骶髂空心螺钉，大多取决于骨盆环损伤初始治疗时使用的内固定物。由于需要强大的力量维持复位，且陈旧性骨盆骨折患者的骨量往往较差，大多需要额外的固定策略，包括更大的内固定物、更多的固定点，甚至增加后方骶髂螺钉固定。近年来，髂腰三角固定（图 5-1）的方案被广大医师所接受。有报道显示，其力学稳定性甚至远强于传统重建接骨板和螺钉，因此，对于手术无法松解或者骨折移位尚可接受的患者来说，髂腰三角固定配合植骨不失为一种可尝试的新方案。

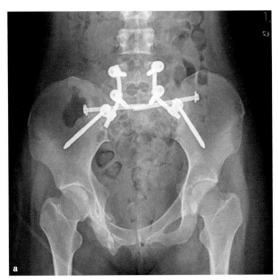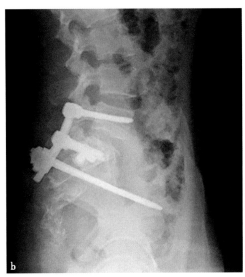

图 5-1 髂腰三角固定
a. 髂腰固定 - 骨盆入口位 X 线片；b. 腰椎侧位 X 线片。

（三）治疗新进展

1. 3D 打印技术 随着 3D 打印技术的快速发展，其在骨盆骨折中的应用受到广大骨科医师的欢迎。采用 3D 打印模型有以下优点：①对畸形判断有益。骨盆环的特殊结构使得利用常规的影像学资料判断和理解畸形很困难，我们可以利用常规的影像学资料对各个平面的畸形进行量化测量，但这些测量数据很难在脑海里构成一个立体的轮廓，而一个 1:1 的模型可以让我们 360° 直观地观看和理解畸形，在脑海里形成一个固定的畸形轮廓，这对诊断和治疗非常有帮助。②便于制订术前计划。对于骨干畸形愈合病例制订术前计划时，可以利用平面影像学资料来完成。但对于骨盆环这种不规则结构，很难利用平面影像学资料来进行术前计划的制订，而在 3D 打印模型上，则可以对畸形进行截骨、复位、固定等"预手术"，可以预先掌握手术会遇到的各种问题，且可以反复，从而使手术的安全性大大提高（术中可随时参考：模型不光在判断畸形和术前计划中有重要作用，在术中也是必不可少的，在确定截骨部位、复位的关键标记以及判断复位质量时都需要参照术前计划的模型）。

2. 骨盆随意复位外架系统 对于陈旧性骨盆骨折患者来说，手术中的彻底松解和骨痂、瘢痕的清理是复位的基础。然而，骨折端的复位和复位维持往往极其困难，需要极大的外力方能维持复位效果。2016 年以来，中国人民解放军总医院第一医学中心的陈华等在 Starr 骨盆牵引架的基础上进行改良，发明了骨盆随意复位外架系统（详见第三章第八节）。

五、小结

尽管在医学高速发展的现在，有越来越多有效的新技术为陈旧性骨盆骨折的治疗带来新的方向，但是阻止陈旧性骨盆骨折的发生才是骨盆创伤初始治疗的最终目标。显著的局部畸形往往是患者疼痛和丧失功能的根源，对于骨不连或不稳定患者，问题的根源十分明确，而对于畸形愈合的患者，问题的根源则相对难以明确。对于有治疗期待的患者来说，矫形手术是解决这类问题的唯一办法。矫形手术术后患者的生活与运动功能会得到明显改善，大部分患者的疼痛也会得到缓解。然而，矫形手术是极其困难的，比初始手术有更高的风险和更多的并发症，因此争取在初始阶段就取得好的治疗效果意义深远。

六、典型病例

【**主诉**】　患者男性，54 岁。主因"外伤后骨盆畸形，双下肢感觉、活动障碍 5 月余"入院。

【**入院情况**】　患者于 5 个多月前在工作时不慎被重物压伤盆部及全身多处，在外院对症治疗，病情好转后因"骨盆畸形，双下肢感觉、活动障碍"转入我院，以"陈旧性骨盆骨折"收入我科治疗。入院查体：肛门已完全闭锁。骨盆畸形、固定骨盆，腰椎前屈活动约 10°，挤压分离试验弱阳性。躯干固定，被动牵拉左、右下肢，髂前上棘向远端分别移位 0.5cm、2.0cm。双臀部及双下肢肌肉明显萎缩，双臀部皮肤感觉迟钝，双侧足底外侧皮肤感觉过敏。双股四头肌肌力 4- 级，胫骨前肌、蹋长伸肌腱背伸肌肌力 4 级。无法主动坐起、站立，腰骶部疼痛明显。

【**术前检查**】

1. 三维 CT 检查　受伤时 CT 提示骶骨及左髂骨粉碎性骨折合并双侧骶髂关节脱位，右侧耻骨上、下支骨折；L_2、L_4 右侧横突及 L_2、L_3 棘突骨折，下腹壁及骨盆软组织渗出并少许积气。入院时骨盆 CT 平扫 + 三维重建见图 5-2。

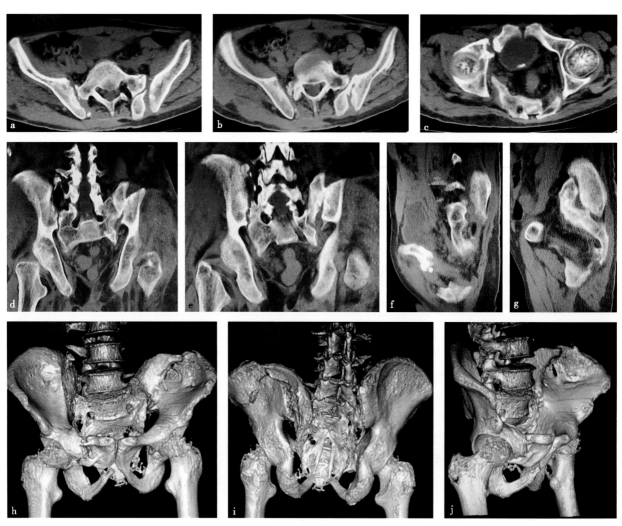

图 5-2　入院时骨盆 CT 平扫 + 三维重建

a～c. 入院时横断面 CT 可见双侧骶髂关节脱位，右侧耻骨上下支骨折形成骨痂；d～e. 冠状面 CT 重建，可见双侧骶髂关节垂直移位明显；f～g. 矢状面 CT 重建，耻骨联合与骶前明显贴近，盆腔容积明显减少；h～j. CT 三维重建，双侧骶髂关节、耻骨上下支移位明显，骨盆环旋转及垂直均移位，骨折界面未愈合。

2. X线检查　骶骨及左髂骨粉碎性骨折并双侧骶髂关节脱位,右侧耻骨上、下支骨折(图 5-3)。

3. 其他检查　腰骶丛MR平扫+神经重建见图 5-4;双下肢CTA见图 5-5。

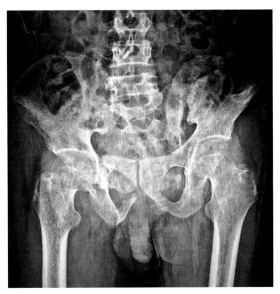

图 5-3　骨盆正位 X 线片

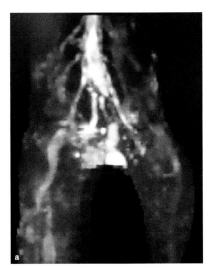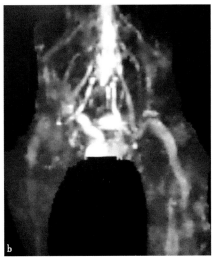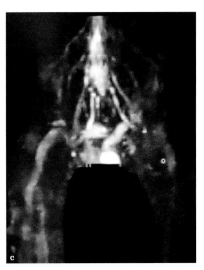

图 5-4　腰骶丛 MR 平扫 + 神经重建

a~c.腰骶丛冠状面 3D-SPACE 影像提示腰、骶丛损伤。

【术前诊断】　①陈旧性骨盆骨折;②腰、骶丛损伤;③乙状结肠造瘘术后。

【手术方案】

1. 一期手术

手术入路:双侧腹直肌外侧入路。

手术方式:气管插管下全身麻醉,Starr 架辅助下左侧骨盆骨折切开复位内固定 + 右侧骨盆松解 + 右侧耻骨上支截骨 + 坐骨神经探查松解术 + 腰、骶丛探查术 + 右股骨髁上骨牵引术。

2. 二期手术

手术入路:右腹直肌外侧入路。

手术方式:气管插管下全身麻醉行 Starr 架辅助下右侧骨盆骨折切开复位内固定 + 髂骨取骨植骨术。

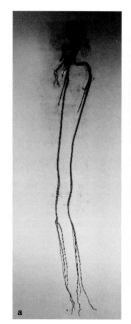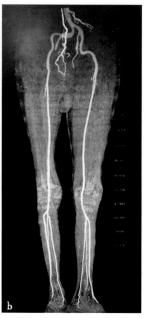

图 5-5　双下肢血管 CTA 重建

a. 下肢动脉 MIP；b. 下肢血管 CTA 重建影像，示增生骨痂与血管
关系不密切，不影响截骨操作，髂内、髂外血管无明显变异。

【术后情况】

一期手术：右股骨持续大重量骨牵引（12kg），给予预防感染、抗凝药物预防深静脉血栓等治疗，加强术后护理防止坠积性肺炎、压疮、尿路感染等卧床并发症。

二期手术：继续给予预防感染、抗凝药物预防深静脉血栓等对症治疗，加强术后护理防止坠积性肺炎、压疮、尿路感染等卧床并发症。术后 14 天出院。

术后效果：双侧髂嵴最高点连线至 L_5 椎体上终板中点的距离作为术后效果评价指标（前后正位 X 线片，图 5-6）。

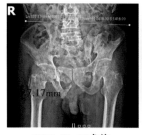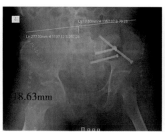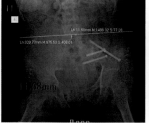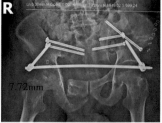

| 2017-11-23 术前 | 2017-11-30 术后 | 2017-12-03 术后 | 2017-12-07 第二次术后 |

观察指标：双侧髂棘最高点连线至 L_5 椎体上终板中点的距离（正位 X 线片）

图 5-6　双侧髂嵴最高点连线至 L_5 椎体上终板中点的距离

术后骨盆 X 线检查与术前 X 线检查相比，骨盆垂直移位明显改善。

术后随访：术后 4 周复查 X 线片（图 5-7）及 CT 三维重建（图 5-8）示双侧骶髂关节脱位基本复位，骨盆环结构基本恢复，内固定位置满意。术后 6 个月取出 Infix 架，随访患者功能恢复情况（图 5-9）。术后 1 年复查 X 线片示内固定位置满意（图 5-10）。

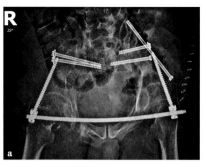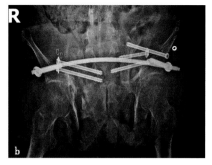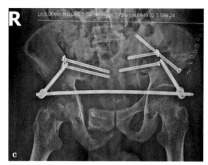

图 5-7　术后 4 周复查骨盆正位 X 线片
a. 骨盆入口位；b. 骨盆出口位；c. 骨盆正位。

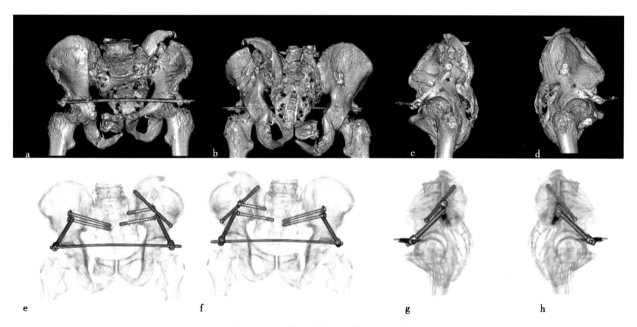

图 5-8　术后 4 周复查三维 CT 重建
a～d. 骨盆 CT 三维重建像；e～h. 骨盆 CT 三维重建透明像。

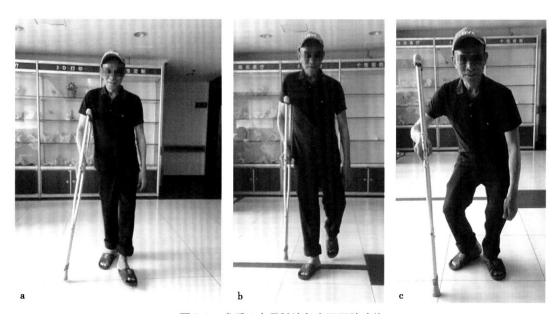

图 5-9　术后 6 个月随访复查双下肢功能
a. 患者术后站立位照；b. 患者步态照；c. 患者下蹲照。

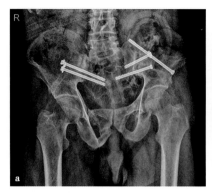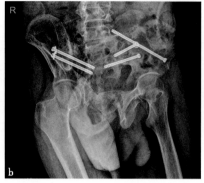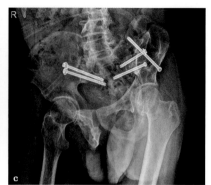

图5-10　术后1年复查X线片

a. 骨盆正位X线片；b、c. Judet双斜位X线片。

（樊仕才　陈煜辉　郑俊玉）

第二节　陈旧性髋臼骨折的治疗

一、病理解剖

临床上常将伤后3周以上的骨折定义为陈旧性骨折。Letournel和Judet将髋臼骨折创伤后手术时机分为三个阶段：①伤后21天内（早期）；②伤后21～120天（延期治疗）；③伤后超过120天（畸形愈合或不愈合）。当从创伤到复位固定的时间延长超过21天时，周围软组织发生改变，骨折块间瘢痕组织形成，并且出现骨折线的再吸收。由于骨折表面重塑，失去其原本的解剖特征，骨折端之间出现成熟的纤维组织和骨痂，同时骨块移位也导致了骨块上附着的肌肉挛缩。在创伤后21～120天，由于骨折的固定属于延迟治疗阶段，在这段时间内骨折线通常可部分辨认，有助于最终的复位。创伤120天之后，骨折线则无法辨认，因此畸形愈合变得难以矫正。由于骨折获得固定的时间延迟，关节没有获得解剖复位，从而造成髋臼和股骨头软骨的磨损加剧。

受伤后21天（3周）以上的髋臼骨折因血肿机化、骨折界面消失、骨痂形成、骨折畸形愈合、软组织挛缩和瘢痕组织形成等一系列的继发性病理改变，使手术复位操作相当困难，疗效较新鲜骨折差。治疗创伤后21天的髋臼骨折最主要的困难与这些变化有关。

初始的骨折类型决定了骨折畸形愈合后的病理解剖。因为骨折断端残存的明显移位使得愈合过程可能会导致骨折线的重塑以及一些骨折块的不愈合和畸形愈合。受伤120天（4个月）后，骨折完成了愈合和重塑过程，可以怀疑是否出现了畸形愈合或者不愈合。但并非所有的畸形愈合都会有临床症状，比如某些双柱骨折各个骨块保持分离状态，但整体对于股骨头形成了新的匹配关系，可能早期无明显临床症状。当畸形愈合没有形成关节之间的匹配关系，或没有出现骨折不愈合的情况时，手术治疗反而会造成比较棘手的状况。对于陈旧性髋臼横行骨折，晚期手术易导致失败，长时间持续性股骨头脱位或半脱位增加了股骨头软骨面的破坏、碎裂的危险，并有较高的股骨头缺血性坏死的发生率。因为髂骨的畸形重建以及髋臼骨折畸形愈合或不愈合使得重建手术变得困难，因此通常需要髋臼周围截骨术来纠正关节的匹配关系并恢复髋臼与股骨头的球面对位。

骨折21天后，由于在骨折断端存在大量的软组织瘢痕，使得手术治疗尤为困难。如果在骨折后120天进行手术治疗，瘢痕组织和骨痂的形成以及其他解剖因素将严重影响重建的质量。此外，这一时间段进行手术治疗的患者，预后一般都很差。

简单髋臼骨折的畸形愈合比较容易处理，但复杂髋臼骨折或骨折块较多的类型，比如累及后壁的T形骨折或者伴有后壁骨折块的双柱骨折，这些骨折的延迟处理会导致更为复杂的情况，手术的主要目标就是争取恢复关节的匹配关系。完全性的髋臼骨折不愈合是很少见的，主要表现为活动时引起疼痛。相对而言,骨折不愈合治疗起来容易些,因为骨折线较好辨认,只是骨折两端附着的软组织使得复位困难。

就病理过程而言,髋臼骨折是由于突然急速的创伤对髋臼正常生理状态的破坏,会对关节面软骨造成严重的生物学打击;髋臼骨折畸形愈合的患者会感觉活动时疼痛并逐渐加重,跛行、活动范围减小,最终需要助行器帮助行走。这是因为关节不匹配,股骨头与髋臼关节面的接触面变小,负重时关节承载的压力升高。另一个原因是当髋臼骨折复位不良时,不平整的髋臼关节面导致了股骨头关节面的磨损。这些最终会导致骨关节炎的发生。骨折不愈合的临床表现主要是下肢负重后疼痛,主动活动髋关节时疼痛和跛行,被动活动髋关节时疼痛加剧。

二、手术适应证

陈旧性髋臼骨折的手术指征与新鲜髋臼骨折相同。当伤前有主动功能活动的髋臼骨折被延迟到伤后21～120天时,应该考虑进行髋臼骨折重建手术治疗。对受伤后超过120天未治疗的髋臼骨折患者或者有其他较轻内科疾病的患者,手术延迟可能会导致股骨头或髋臼壁、髋臼顶骨块的持续磨损、股骨头凹陷或塌陷,或是异位骨化形成,这类患者更适合进行髋臼骨折重建手术,进而实施全髋关节置换术。

Johnson 等回顾了207例延迟治疗的髋臼骨折病例,功能评分优良率为65.5%,与保守治疗相比,对于骨折移位明显、年轻以及受伤时间少于120天的患者,延迟手术治疗的优势明显。

Letournel 清晰描述了髋臼骨折畸形愈合和不愈合重建手术的明确指征。在决定对畸形愈合和不愈合进行重建手术之前,需要仔细考虑以下几个因素:股骨头磨损的程度及部位;骨关节炎的严重程度;股骨头是否已经发生缺血性坏死;股骨头和髋臼的关节匹配是否丢失。

患者的年龄也是手术前需要考虑的重要因素,Letournel 认为,年龄超过50～55岁可能是实施扩大重建手术的禁忌证。对于这一年龄阶段的患者更适合行全髋关节置换术(THA)。尝试进行重建手术之前,应清楚手术的目的是要治疗骨折还是要治疗髋关节退变。对于高龄且骨折类型复杂,或者合并有股骨头损伤的患者,可能不适合进行保留髋关节的重建手术,而更适合接受全髋关节置换术。但是在某些情况下,只有重建髋臼才能为以后进行置换手术放置假体创造条件。重建手术治疗120天以上的髋臼骨折成败的关键取决于以下因素:骨折形态、骨块移位程度、骨折块数量、残存的关节面、后壁压缩程度、手术医师技巧以及监护与康复的力度。此外,创伤时伴发的腹部或泌尿系统的损伤可能会延迟手术或成为髋臼重建手术的禁忌证。患髋同侧肢体的开放伤会增加重建手术的感染风险。术前必须评估白细胞计数、红细胞沉降率、C反应蛋白。股骨头的情况是影响预后的重要因素,股骨头的损伤可能源自局部的、中央的或边缘的磨损,它可以随着时间的推移逐渐加重,特别是当伴随有复杂的髋臼骨折导致骨关节炎退变时更加明显。如果股骨头的关节软骨或软骨下骨已经发生了磨损,那么恢复关节面的平整性几乎是不可能。严重的股骨头损伤限制了重建手术的实施。在某些情况下,(如局部感染、髋臼不愈合、髋臼过度内移、畸形、骨量丢失),在进行全髋关节置换术前有必要先进行髋臼重建手术。术前,患者和其家属必须被详细告知手术可能带来的严重并发症以及可能无法达到预期的功能结果。

王满宜等认为,对有移位的陈旧性髋臼骨折手术前要选择恰当的手术适应证,患者年龄>60岁,一期可以考虑保守治疗,若骨折愈合后髋关节功能差,再考虑进行全髋关节置换手术。潘伟波等也认为,陈旧性髋臼骨折进行全髋置换手术的指征为患者年龄应>60岁,尤其是伴有严重内科疾病的患者,可以考虑立即行全髋关节置换术,或保守治疗待一般情况好转并能耐受手术后再行全髋关节置换术。可以看出,国内外学者对于陈旧性髋臼骨折患者的年龄限定存在一定争议。笔者认为,对于>50岁未下床行走、未出现严重骨关节炎的患者,尤其是对于可耐受手术、有机会复位的早、中期陈旧性髋臼骨折的患者,应积极行骨折复位手术治疗;而对于>60岁的老年患者,骨质、骨量差,多存在骨质疏松,尤其在髋臼骨折变成陈旧性髋臼骨折后,可能存在进一步的骨量丢失,增加手术操作难度,手术效果多不理想,可考虑行全髋关节置换术治疗。另外,对于严重C型骨折,应慎重考虑手术治疗;合并颅脑外伤等严重合并伤的患者,可不考虑手术治疗;对于合并坐骨神经损伤的,可考虑手术治疗,同时行神经探查术。总之,对于患者的选择和手术指征要多方面综合考虑,慎重执行手术。

三、术前计划

对于陈旧性髋臼骨折,术前计划包括了解骨折类型、计划手术入路、评估重建难度、建立起全盘的手术思路以及预估最终长期的预后等。术前标准的影像学评估包括拍摄骨盆前后位和 Judet 斜位 X 线片,以及进行轴位、矢状面、冠状面 CT 扫描和重建。3D 打印技术在医学应用上的飞速发展为我们解决这些棘手问题提供了可行性。通过 3D 打印髋臼模型 360° 观察骨折形态,充分、详细地制订手术计划,且可在体外模拟手术过程,指导手术操作。CT 扫描三维重建和 3D 打印技术的应用是最重要的辅助技术手段,它有助于医师进一步分析骨折的类型、骨痂形成的程度以及与重要血管、神经的关系。了解患者的全身情况同样也很重要,通过多学科的整体协作以及会诊可以帮助医师充分了解患者的术前情况,并尽量避免潜在并发症的发生。

在计划进行陈旧性髋臼骨折手术前,手术医师必须充分认识到可能存在的潜在风险。不规则的解剖形态、软组织结构、异位骨化、髋臼缺损以及可能出现的金属内置物残留等都是手术医师在计划手术时需要考虑的问题。陈旧性髋臼骨折的手术暴露以及瘢痕组织的剥离非常困难,手术极具有挑战性。由于骨折周围骨痂以及大量瘢痕组织的形成使得手术暴露过程中解剖标志模糊不清,变得无法辨认。这些问题都使骨折获得解剖复位非常困难。同样,这些问题也会导致手术时间明显延长、术中出血量增加、术后血肿形成导致感染风险增加,术后康复过程复杂困难,以及死亡率也可能会升高。

对于伤后 120 天内处理的髋臼骨折,明确手术指征以及仔细计划的手术方案都有助于术中获得满意的复位,最终也会获得相对满意的治疗结果,然而在考虑对治疗延迟超过 120 天以上的患者进行切开复位手术治疗时需要采取谨慎的态度。患者必须知晓手术治疗的局限性,手术医师也必须充分理解手术所能达到的极限。在对 X 线片进行完整及深入的研究以及患者和手术医师对可能达到的治疗结果达成共识后,手术医师需要制订术前计划以大致确定可能达到的手术效果及采取哪种手术技术。

对陈旧性髋臼骨折中已发生的异位骨化是否需要治疗主要取决于其是否影响到了关节的功能。严重的异位骨化(Ⅲ级和Ⅳ级)可能会限制髋关节的活动度,因此需要手术治疗。术前需要考虑的因素包括发生异位骨化的时间(>3 个月)、影像学证据表明异位骨化已进入到成熟阶段等。当臀中肌受累时,会严重影响患者的步态,进而对患者行走能力及其生活质量造成影响。因此,需要精细的手术技术以防止对臀中肌及其神经的损伤。

总而言之,因陈旧性髋臼骨折手术效果较差,术前要进行详细完善的计划,不仅仅通过术前阶段性的影像学检查进行评估,还要充分评估手术效果及疗效,要与患者进行充分沟通,了解患者诉求。应充分考虑到术中可能遇到的困难,比如出血、复位困难等,术前一定做好充足的血液供应及自体血回输设备,或者事先做好临时性的腹主动脉或髂内血管阻断等准备。另外,手术对麻醉师的要求较高,术中有必要进行控制性低血压。

四、手术技术

陈旧性髋臼骨折手术重建的目标与一期治疗新鲜骨折时的目标相同:重建关节面、坚强内固定、恢复髋关节的活动度以及缓解疼痛。对于陈旧性髋臼骨折的手术治疗更加依赖于术者对于手术入路的选择和复位固定的技巧。

(一)手术入路

髋臼解剖复杂,骨折类型繁多,关于入路问题,陈旧性髋臼骨折比新鲜的骨折复杂得多,应针对不同的手术类型采用不同的手术入路,没有一个入路适用于所有的骨折。

首先,由于骨盆区的肌肉丰富,血供充分,髋臼骨折后血肿很快机化,骨折后超过 21 天,X 线片上即可见骨折端有大量的骨痂和肉芽组织形成,髋臼骨折 1 个月后,如果骨折端没有软组织、骨折块或股骨头等嵌插,骨折线几乎看不到,3 个月后,骨折线消失,骨痂与正常骨组织区分困难。必须找到原来的骨折部位,对于包含髋臼关节面的骨折块,只有清除了骨痂和肉芽组织才有可能达到良好的复位。对那些移位较小的髋臼骨折,精确找到骨折线并清除骨痂非常困难。其次,髋臼周围有许多韧带相连,而且这些韧带随着骨折的移位会产生不同程度的挛缩，严重制约了骨折的复位。如骶棘韧带，当后柱有骨折时，后柱将被其牵向后内方，骶结节韧带的走向与前者大致相似，而这些韧带经前方的髂腹沟入路很难将其松解。再次，髋臼处在一个由髂骨、耻骨和坐骨组成的多维人字形结构之中，累及两个柱的复合型骨折，骨折前后方的骨痂同步生长，而仅累及单柱和/或壁的陈旧性骨折就不存在这个问题，复位可在一个入路内完成。术中良好的显露将为解剖复位提供一个基本条件；手术中对骨折周围的软组织进行足够的松解是解剖复位的前提；准确判断骨折线位置则是解剖复位的基础 [术前的影像学资料（如 CT 三维重建）有助于找到骨折线]。由于前柱、前壁前方有软组织覆盖及骨量相对后柱、后壁薄弱，易于显露，通常前柱和前壁的骨折线容易找到，后柱、后壁的则相对困难许多。累及坐骨大切迹处的骨折端显露会受到坐骨神经和臀上血管走向的影响，为避免医源性神经损伤和大出血，操作上会受到一定的限制。

髋臼骨折延迟手术治疗与骨干骨折的治疗完全不同。为了获得满意的复位，需要通过联合入路达到骨折断端的充分暴露，而这也无可避免地增加了手术风险。对于严重骨折畸形愈合的病例有时候还需要截骨治疗。

髋臼骨折常用的入路主要包括前入路和后入路，具有代表性的入路有以下几种。

1. 髂腹股沟入路　主要适用于髋臼前柱、前壁骨折；即使延迟时间较长的陈旧性前柱和前壁骨折也可以通过髂腹股沟入路进行复位操作。

（1）优点：切口与皮纹平行，手术瘢痕小；不用切开关节囊，有利于保护股骨头血运；不必剥离臀肌，异位骨化发生率低，术后功能恢复快；方便显露和固定。

（2）缺点：该入路解剖较为复杂，需要较长的学习曲线才能熟练掌握；易造成股神经和股动静脉损伤；不能处理髋臼后方骨折，对 T 形骨折复位较困难。髂腹股沟入路可以用于前柱和前壁骨折的暴露，然而在需要延迟处理的病例中其实很少见到这两种骨折类型。Johnson 等报道了 188 例延迟治疗的髋臼骨折，其中只有 9 例（<5%）有前柱和前壁骨折。

2. Stoppa 入路

（1）优点：可避免损伤腹股沟区血管、神经，对术野的显露也较髂腹股沟入路清楚；切口小、操作简便，能够明显减少手术时间；术后出血量也较髂腹股沟入路少。

（2）缺点：不能显露髂骨翼，对于涉及髂骨翼的高位髋臼骨折复位固定较困难，需另加切口；肥胖及腹部手术患者慎用。

3. 腹直肌旁入路

（1）优点：适用于前方髋臼骨折患者，在骨折复位和术中出血以及暴露骨折端方面优势明显。

（2）缺点：由于切口通过半月线腱性组织，由于腱性组织血运差，术后可能会引发腹壁疝（Spigelian 疝）。

4. K-L 入路

（1）优点：能很好地暴露髋臼后部结构和坐骨神经，适用于后壁、后柱、T 形骨折。

（2）缺点：不能暴露前柱及前壁；术中容易发生坐骨神经、旋股内侧动脉以及臀上血管神经损伤；异位骨化率高。

5. 延展的髂股入路

（1）优点：可以用于整个后柱、整个髂嵴及部分前柱骨折。

（2）缺点：该切口剥离广泛，损伤较大，易损伤坐骨神经；会影响外展肌功能；发生异位骨化概率大，术后恢复较慢。

延展的髂股入路直到 1974 年才被 Letournel 和 Judet 报道，从那时起，此入路被广泛应用于陈旧性髋臼骨折的重建手术治疗，尤其是应用于双柱骨折的治疗，特别是在需要关节内复位时，通过此入路，可以对髋臼的前、后柱骨折块进行操作，髂骨翼的内外侧面也都可以同时暴露。Mayo 等报道，在其翻修手术治疗的髋臼骨折病例中有 23% 采用了延展的髂股入路。这一入路也有一定的并发症风险，如感染、关节僵硬、髋外展肌肌力下降以及异位骨化等。由于延展的髂股入路可以显露绝大部分的髋臼区域，因此在复合型和陈旧性髋臼骨折中获得较为广泛的应用，直到 20 世纪 90 年代其术后高异位骨化率的集中报道前，许多学者将其视为复杂骨折特别是陈旧性髋臼骨折的主要入路之一。

6. 股骨大转子的 Ganz 截骨入路　股骨大转子的 Ganz 截骨可以为陈旧性髋臼骨折的重建手术提供一种不同的入路。此入路暴露髋臼关节软骨中央顶和顶部撞击损伤，以及 T 形、高横行、外侧顶骨折。该入路使手术脱位髋关节成为可能，并有利于观察关节内的病变。如果患者有严重的软组织挛缩，可能需要股骨大转子截骨以获得更为充分的暴露。患者采取俯卧位时有助于改善术者与助手的手术视野，简化手术操作，当术中为了关节复位而需要脱位髋关节时则建议采用侧卧位。

7. 腹直肌外侧入路

（1）优点：其切口小，仅 6～10cm；可在腹膜外分离显露髋臼，不容易损伤股外侧皮神经、股神经、股血管等重要结构，操作简单便捷；切口下方即为髋臼，显露范围广泛，接骨板可直接放置于方形区内面，固定效果好；同时能够在直视下利用拉力螺钉固定后柱，操作相对简单，手术风险较低。较腹直肌旁切口更靠外侧，位于髋臼正上方，可垂直术野进行操作；腹直肌外侧入路是经腹部肌肉进入，伤口牵拉时弹性更好，且肌性愈合较腱性愈合更可靠。相比前后联合入路而言，单一腹直肌外侧入路患者可采取平卧位一个体位完成复杂髋臼骨折手术，不需要变换体位；损伤小，出血少；大大地节省了手术时间，可有效降低手术风险。

（2）缺点：后壁移位骨折的病例不能使用单一腹直肌外侧入路完成手术。

8. 前后联合入路　在延迟的手术治疗中，原始的骨折类型决定了手术入路的选择。国内外一些学者认为，在陈旧性复杂髋臼骨折的治疗中，采用前后联合入路的方式能显著提高解剖复位率。

前后联合入路主要适用于双柱骨折或双柱伴后壁骨折以及陈旧性髋臼骨折。

（1）优点：①采用漂浮体位，一次完成消毒铺单。②术野暴露良好，对于复杂的髋臼骨折，前后联合入路基本可以暴露所有的骨折部分，可以在直视下进行复位，有利于观察关节面的修复。③方便复位。体位可随时翻转，如遇前方整复困难，可先整复后方，再复位前方，反之亦然。这样可以不断变换体位达到在直视下进行复位的目的。④固定可靠。在良好的显露下，便于术者放置接骨板，达到坚强固定。可对前后柱同时进行接骨板固定。⑤由于采用联合入路，单一切口的长度与创伤较单一切口小。因此，并发症较少。异位骨化、股骨头缺血性坏死、创伤性骨关节炎发生率均较低。

（2）缺点：也有学者指出了这一入路的不足之处，例如需要两组医师开展手术、延长手术时间以及增加手术出血。

包括 Letournel、Matta 在内许多学者早期都主张使用单一入路，他们认为，联合入路有损伤大、手术时间长、失血多和并发症多等不利因素。而现在，联合入路已是常用手术方法，Routt 等学者分别证明联合入路复位满意率优于单一入路。

髋臼的形态复杂，累及两个柱的复合型骨折，骨痂很难通过一个切口达到满意的清除，如 K-L 入路，几乎不可能对前柱、前壁和方形区的骨痂进行清理；前方的髂腹沟入路对累及后壁和后柱的陈旧性骨折，同样不能达到精准的关节面复位。对于复合型的陈旧性骨折，国内外尽管还有少数学者采用非延长类的入路，使用延长的髂股入路也不少；国内则以联合入路为主，有 K-L 入路 + 髂腹股沟入路、改良 Stoppa 或旁正中入路 + 髂窝入路 + K-L 等组合。体位可采用前后翻转的漂浮体位。

（二）复位

对于陈旧性骨折患者来说，机化瘢痕组织及原始骨痂的形成增加了显露与复位的难度，成为影响骨折复位质量的主要因素。术中发现陈旧性骨折的血肿机化已完成，原始骨痂开始或已形成，纤维瘢痕组织硬化、挛缩，组织粘连严重，层次、界线不清，剥离清除困难，容易损伤周围解剖结构、局部骨软骨骨折块及关节面，成为影响陈旧性髋臼骨折关节面复位质量的主要因素。

除了清除骨痂等因素以外，如果髋臼顶部有多块碎骨片，复位将变得异常复杂。需要费时费力地逐个清除骨痂，但这些部位的骨痂与正常骨组织并没有清晰的界线，容易刮除过度。另外，后壁有多块骨折片时，周围会有瘢痕形成且包裹在骨痂内，关节面的软骨面会有不同程度的破坏甚至缺失，造成术后关节间隙狭窄等创伤性关节炎改变。移位程度也是影响复位的因素之一，某些陈旧性髋臼骨折中，损伤后未经过任何骨牵引，半侧骨盆严重内移，足够的软组织松解尤其重要，伴随复位非常困难、手术耗时延长、失血量增多，手术风险增加。

陈旧性髋臼骨折与新鲜骨折手术比较，显露时要更加广泛地进行骨膜下剥离，采用锐性分离方法彻底松解髋臼周围前后方向软组织内挛缩的瘢痕带，让骨折部完全松弛便于牵引复位；应全面、彻底清理切除骨折部嵌夹软组织及已形成的不同程度的纤维骨痂、瘢痕，一定要谨慎地找到原始的骨折断面。

关节面粉碎的严重程度无疑是影响复位质量的另一主要因素，与新鲜骨折比较，移位的骨软骨骨折块由于失用、瘢痕包绕，开始出现骨质吸收而变得疏松，尤其是来源于关节面的骨软骨损伤联合体。处理方法包括：①接近骨折部位的组织分离显露时，应由周边向骨折中央部进行，剥离时要十分小心，在骨膜下进行，较硬瘢痕应用锐性剥离，尽量保留关节面粉碎骨软骨块与软组织、软骨与软骨下骨的连接，即使是比较微弱的连接，对骨软骨组织重建定位及修复愈合也有重要意义；②与新鲜骨折比较，粉碎骨软骨骨折块被软组织瘢痕或软骨痂包绕，断面远不如新鲜骨折显露时那么直观和容易辨认，尤其是与软骨相连的软骨下骨折块，一定要避免剥碎或在剥离过程中因未能发现而弃掉，以确保骨软骨骨折块的完整性，满意平整地重建关节面，这样有利于软骨的良好愈合，是提高关节骨软骨面愈合质量的基础。

陈旧性髋臼骨折的复位技术需要手术医师具备大量的外科经验、了解各种入路、熟悉复位技巧以及熟练应用合适的内置物的能力。简单类型的骨折（如前壁、前柱、后壁、后柱以及一些横行骨折）基本可以通过直接暴露解决，使用髂腹股沟入路或者 K-L 入路。如果骨折线可见并且没有明显的骨痂形成，骨折块间隙的清理和复位以及应用合适的内置物对主要的骨折线加压，这些操作与 21 天内的新鲜髋臼骨折的手术技巧没有差别。清除骨折块表面的骨痂和结缔组织以期达到解剖复位。每一步操作都应当注意尽可能地保护骨块附着的软组织和血运。切开关节囊探查关节面有助于评估复位效果。髋臼骨折面不规则，不易达到解剖复位，但是一旦达到了合适的复位，就可以对骨折进行内固定。对于骨折畸形愈合和不愈合的患者，需要切除纤维组织，并进行骨折块截骨以利于重建复位。尽管骨皮质上的骨折线已经无法辨认，但关节软骨表面的骨折线依然保留。经关节面进行截骨并切除骨块之间的楔形骨块对复位骨块是必需的。髋臼横行骨折可能会出现前侧骨折畸形愈合和后侧骨折不愈合。这种情况下，需要切除髋臼后侧的瘢痕组织并联合前部畸形愈合部分的截骨治疗。反复尝试复位以尽量使骨块达到解剖复位。在最终内固定前，有必要通过术中透视来评估复位情况。

对于合并有后壁骨折的股骨头脱位或者半脱位的手术操作尤其困难。单纯的后侧壁骨折脱位，在判断哪些是畸形愈合的骨块以及后壁骨折块的皮质起始点时也可能较为困难。这些髋臼壁骨折块必须与新生骨痂、纤维结缔组织分离开来，而且必须要努力保护附着在骨块上的血供和软组织，以维持骨折块的愈合能力。对前方挛缩的关节囊和骨块附着的肌肉进行松解，对维持股骨头的同心复位并减少股骨头反复脱位的倾向，以及避免髋臼重建后壁对股骨头产生不正常应力也是很有必要的。尽管骨折治疗的目标是解剖复位，但是由于骨折线的吸收使得正常的解剖标志无法辨识，往往导致解剖复位比较困难。

入路的选择不仅决定于骨折的类型，还和术者的习惯及其对入路的熟悉程度、手术经验有关，不必强求某种入路切口针对某型骨折。充分暴露后应清除阻挡复位的骨痂，按照一定的顺序复位骨折，一般先复位前柱骨折，再复位后柱骨折；在髂腹股沟入路应先复位髂骨骨折，从边缘向髋臼逐步复位，每个小髋臼骨块均应解剖复位，用克氏针或复位钳做临时固定，必要时用 C 臂进行透视，确定复位满意、髋臼平整后再做内固定。

（三）固定

通常，固定陈旧性骨折所需要的内置物往往比新鲜骨折多。一般情况下，在处理新鲜髋臼骨折时，入钉点远离骨折块的长螺钉即可提供足够的把持力，因此不一定需要使用接骨板辅助固定。在处理延迟治疗的陈旧性髋臼骨折时，由于肌肉挛缩和瘢痕组织的影响，需要更强大的力量来维持骨折块的复位和固定，因此需要应用更多的接骨板来维持稳定的复位。

对陈旧性髋臼骨折的固定需要遵循 Emile-Letournel 教授提出的手术策略。对于双柱、前柱伴后半横行以及前柱髋臼骨折，内固定一般起始于髂骨翼上方，并延伸至最终复位后的髋臼关节面。对于后柱、横行、T 形髋臼骨折，显露和内固定通常起始于骨折移位最明显处。不要尝试首先复位髋臼关节面再将髋臼关节面复位到髂骨翼上。

在处理小的或粉碎的髋臼壁骨折时更加困难，在这种情况下无法通过拉力螺钉获得加压固定。当使用多枚拉力螺钉固定小的髋臼壁骨折块时，螺钉进入关节内的风险较高。可能需要弹性接骨板对这些骨折块进行固定，同时辅以传统的重建接骨板进行加强固定。

关节面内有较小骨软骨块时，可通过螺钉固定时骨折块间的挤压作用，使其平整镶嵌于间隙内。术中使用C臂透视检查关节面的复位情况。

对于老年骨质疏松患者建议行锁定螺钉固定，有条件的可进行定制接骨板固定。

（四）手术操作要点和技巧

常规显露后，首先行软组织松解，如果伤后时间不是太长、移位不严重时，只需将骨折周围的骨膜等推开就可以达到松解的目的；反之，特别是髋臼向内移位严重的患者，可能需要切断骶结节韧带和骶棘韧带。骨折块之间的剥离是髋臼骨折延迟手术治疗的关键，术前认真分析影像学资料有助于清晰辨别正常骨骼和骨痂间的关系，术中必须对软组织瘢痕和骨痂进行清理直到能够清晰辨认骨折线，之后骨折块才能够被逐一剥离出来并复位至其原始解剖位置。骨痂清除宜少量多次、逐步进行，根据术前CT平扫和三维重建判断需要清除骨痂的量，以免清除过多造成骨折端的骨缺损，增加术中复位状况判断的困难。使用复位钳对髋臼的骨折块进行有效复位，多枚克氏针做临时固定。在后柱骨折病例中，由于坐骨结节韧带和坐骨棘韧带的挛缩导致骨折旋转移位很难被纠正，可以通过切断挛缩韧带改善骨折复位。

在严重的畸形愈合病例中，发现骨折已经畸形愈合，为了获得复位需要沿着已经愈合的原始骨折线进行截骨，或者骨皮质表面根本见不到骨折线时，可以通过截骨打开关节，可以发现关节软骨的骨折线仍存在，之后以股骨头作为参照，对陈旧性骨折进行复位和固定。关节外截骨可以纠正旋转不良、成角及短缩畸形，而保留软骨的关节内截骨主要是用来获得关节面的解剖复位。

一旦确定需要通过截骨进行校正，那么重建手术需要遵循以下原则：复位移位的骨块；先重建骨折的髋臼柱，再重建骨折的髋臼壁；通过计划使用有限截骨获得并恢复关节的匹配。截骨时要使用锋利的、薄的截骨刀或者辅以很薄的摆锯锯片。

在治疗髋臼横行骨折畸形愈合时，必须切除一块楔形的骨块，楔形骨块的形状取决于柱骨块的移位程度。一旦完成截骨，借助两把复位钳完成复位；一把放在坐骨大切迹（从坐骨大切迹一侧到另一侧），另一把放在楔形截骨的前方。然后通过截骨后的楔形间隙小幅度矫正，使得截骨断面尽可能匹配。

在髋臼T形骨折畸形愈合的病例中，髋臼窝也必须截断；为了达到两个柱骨折块的完美复位，髋臼窝中的小片骨折片必须被切除；有时候也需要对坐骨耻骨支进行截骨，截骨通常靠近坐骨结节。通常需要多次尝试复位使得骨块回到解剖位置并达到髋臼的球面重建，在固定前需要透视评估复位的质量，骨折线要与健侧做对比。对于切除骨块的大小和方向要有预判。

即使是简单的髋臼骨折如横行骨折，因为骨重塑的原因也使其很难操作，可能需要多次尝试复位关节面才能达到最佳的结果。在这种情况下，就需要术者有极大的耐心。因此，截骨面要尽量规整，但是截取的楔形骨块的形态依赖于骨折移位情况，需要专业知识去精确地规划楔形截骨块的形态。最大的风险是把髋臼拼大了或拼小了，尤其是畸形愈合的T形骨折。

陈旧性骨折中，特别要强调前后入路复位钳的协同配合，即所谓的协同复位。就是通过前后方的复位工具，配合松紧或旋转，达到前柱和后柱的解剖复位。不主张先用接骨板固定一侧后再去复位另一侧，这就失去了联合入路的意义。骨盆正位和Judet位透视后证实复位满意后，分别在前方的弓状缘、髂骨嵴、后方的后柱缘和后壁的关节缘塑形，放置重建接骨板并固定。先复位并固定关节外围的骨盆骨折，恢复脱位或对应关系紊乱的头臼关系。手术时通过合理的手术入路，进行整体、协同复位。首先从整体上消除或减轻旋转、分离等移位的髋臼。整复局部关节内骨折关节面时，应以股骨头作为内衬模具，给予适当压力抵紧臼面，在头凸表面进行臼凹面粉碎骨软骨骨折块由内而外的成形，在整体复位的基础上进行局部精细复位固定。应用可吸收螺钉固定及阻挡粉碎关节面骨软骨骨折块，力图由深至浅使骨折块逐一平整稳定，以便应用镶嵌挤压的方法稳定较小骨软骨骨折块。应用关节面骨软骨骨折块复位后，采用下方打压、支撑植骨的方法解决复位后关节面塌陷的问题，混合应用自体骨或其他植骨材料充足植骨。最后应用重建接骨板螺钉或拉力螺钉再次完成关节面横向挤压作用，完成小骨软骨骨折块镶嵌，以保证关节面的平整性。

陈旧后壁骨折合并脱位或半脱位，行 K-L 入路时，建议牵开股骨头，从后入路的关节间隙中观察关节内有无异物或骨片，如合并有后壁骨折，掀起移位的后壁查看髋臼骨折线的走向，可以对骨折移位有直观的认识；也可通过此间隙，清除髋臼顶部骨折线的骨痂，因大量瘢痕充填在关节内会影响股骨头纳入髋臼。在手术过程中，要仔细地将后壁骨块与新生的骨痂分开，并且彻底地清理关节内的纤维瘢痕，可将 Schanzs 针拧入股骨颈内辅助牵引复位。术中要注意保护附着于后壁骨块上的软组织如关节囊等，这样可以保持骨块的血运，利于骨折愈合。有时后壁的骨块粉碎，很难用拉力螺钉固定，此时可以用异形的弹性接骨板配合重建接骨板对后壁骨折进行固定。术中发现后壁缺损大，可以进行植骨增加后壁的完整性，防止再次脱位。关闭后侧伤口前，通过牵引下肢，观察髋臼关节面的复位情况、髋臼内有无异物（包括碎骨片的清除）和螺钉是否误入关节。尽可能地彻底止血后关闭创面。

应该熟练使用股骨远端和股骨近端外侧牵引螺钉，并将牵引螺钉固定在手术床的机械牵引装置上，以便对移位骨块进行牵引控制。清除骨折块之间的瘢痕组织以便复位。在清除瘢痕组织时尽量避免损伤附着的血运。完整的手术器械套装和特殊器械有助于复位骨折块并对骨折端进行加压。骨盆钳、带角度的弯钳、Farabeuf 钳以及其他特殊复位工具在复位骨折块时是必需的，而且至关重要。Collinear 钳能够闭合较宽的骨折间隙，它具有小的尖端和导向线性稳定加压装置，有利于复位闭合较远的骨折线。在固定新鲜髋臼骨折时可能应用到柱螺钉、小接骨板、应用螺钉较少的桥接接骨板等。然而，在陈旧性髋臼骨折的手术固定中，可能需要应用到辅助接骨板、多块接骨板以及辅助器械才能达到足够的内固定强度。

髋臼骨缺损较大时可通过植骨修复缺损，并进行坚强可靠的内固定，重新修复髋臼的形状，然后复位股骨头。对于压缩的髋臼缘应将其撬起并植自体骨后用前端带钩的弹性接骨板固定。植骨可选用带骨膜的游离髂嵴。植骨后即使不能阻止创伤性退变，也有利于二期行全髋关节置换术。在面对髋臼后壁的缺损时，建议对于高龄的、有股骨头负重面损伤的病例可以考虑全髋关节置换术；对于年轻、活动度较大、没有股骨头损伤的病例，可以自髂后上棘取自体髂骨植骨重建髋臼后壁。

（五）术后处理

陈旧性髋臼骨折术后处理与新鲜髋臼骨折没有明显的差别。术后 1～3 天内需要补充血容量，术后 48～72 小时内应用抗生素，注意维持手术切口部位的充分引流。内置物应能够提供足够的固定强度以便患者术后 48 小时就可以开始活动。使用髂股入路、延展的髂股入路、K-L 入路、股骨大转子的 Ganz 截骨入路时应放置 2 根引流管。下肢使用抗血栓加压包。皮下注射低分子肝素或者口服抗凝药物至少 3 周用于抗凝。根据骨折固定的稳定程度，以及骨折线是否经过髋臼顶，建议患者避免负重 8～10 周。对于经髋臼顶的骨折类型，Letournel 不允许患者手术后 12 周内负重。持续的被动活动装置能增加髋关节活动度，有利于减少切口周围软组织粘连，并且可以减轻切口周围组织水肿。患者出院回家后，应指导患者知晓如何增加髋关节的活动度，即每天锻炼的时间。建议患者出院后每月进行复查。对于接受了延展的髂股入路手术的患者，需要密切关注切口内是否有积血、切口是否有裂开，以及是否有感染的迹象。不遵从术后医嘱的患者（如过早负重）大都预后不良，以致最后需行关节置换术治疗。对接受了后侧入路和延展的髂股入路的患者，为了预防异位骨化，可以通过服用非甾体类抗感染药物或应用低剂量放射治疗，也可联合使用这两种治疗方法。单纯接受髂股入路的患者并不需要预防异位骨化。

如果没有严重后脱位或复位后股骨头压力不大者，通常不考虑术后的牵引。需要注意的是：如果有后壁缺损重建或骨片较小、固定的稳定性有疑问者，可限制屈髋活动范围在 45° 以内；术后的半卧位对于前方髂腹沟入路患者可减少髂窝的无效腔；不主张早期下床或做大范围的髋关节活动，以减少复位的丢失和降低异位骨化发生；注意血栓病的防治。其他治疗与新鲜骨折相似。总之，陈旧性髋臼骨折切开复位内固定术是对手术医师技能最综合的考验：需要有缜密的术前计划、丰富的创伤骨科临床经验、配备齐全的辅助设备和团结协作的手术团队。

（六）并发症

与创伤后 14 天内手术的新鲜髋臼骨折相比，各种类型的陈旧性髋臼骨折并发症发病率都有升高。髋臼骨折畸形愈合和不愈合重建术后可能出现的并发症与常见手术的并发症没有很大差别，但在某些情况下并发症发生率会增加，比如多发伤的患者整体情况比较差，并可能有其他伴发疾病。据报道，围手术期总的并发症发生率为 19%。

1. 异位骨化　髋臼骨折延迟重建时的异位骨化发生率与骨折早期治疗的发生率相似，而且可能与手术入路有关系。Giannoudis 等通过分析 2394 例髋臼骨折病例的资料发现，采用髂股入路时异位骨化的发生率最高。

预防异位骨化的方法包括灌洗伤口、清除坏死的肌肉、口服吲哚美辛以及放射治疗。预防异位骨化需要在手术后 3 周连续服用吲哚美辛每次 25mg，每天 3 次。但荟萃分析的结果就吲哚美辛的有效性提出了质疑。相反，应用单剂量放射疗法结合吲哚美辛可以将异位骨化发生率降低至几乎为零。一项前瞻性研究发现，与接受放射治疗的患者相比，服用吲哚美辛的患者发生Ⅲ级和Ⅳ级异位骨化的概率增加了大约 2 倍。在相同的研究中，服用吲哚美辛的患者，长骨骨折不愈合的发生率是接受放射治疗患者的 3 倍以上。

通过分析异位骨化发生情况和手术入路的关系发现，接受了 K-L 入路的病例中有 24% 发生异位骨化；接受了延展的髂股入路的病例中有 30% 发生异位骨化；在髂腹股沟入路的病例中此发生率为 6%，而且此入路发生的都是并不严重的 Brooker Ⅰ级异位骨化，其中 3 例患者需要接受异位骨化切除术以改善髋关节活动度，并且术后应用吲哚美辛之后没有再发生异位骨化。通过观察发现，最有效的预防手段是应用吲哚美辛联合髋关节局部放射治疗。对于选择使用 K-L 入路或延展的髂股入路治疗的陈旧性髋臼骨折病例，术后都需要预防异位骨化的发生，应用髂腹股沟入路的病例则不要求术后采取预防异位骨化的措施。

2. 坐骨神经麻痹　坐骨神经麻痹是髋臼骨折术后常见的并发症，在延迟治疗的患者中其发生率也较高。坐骨神经可能被瘢痕组织或者异位骨化组织包绕。Johnson 等报道，在延迟治疗的患者中术后坐骨神经麻痹的比例为 12%，而其中 40% 患者的神经能完全或显著恢复。为了避免医源性损伤，在 K-L 入路或延展的髂股入路中需要暴露并保护坐骨神经。术中使用周围神经刺激器有助于监测坐骨神经功能。神经的损伤直接影响着骨折治疗的预后。一旦术后确诊坐骨神经麻痹，需要评估神经损伤的严重程度，并开始服用治疗神经病理性疼痛的药物。如果术后 3 个月患者对药物治疗没有效果，则考虑进行手术探查。

医源性的神经麻痹在重建术后也可能会发生，发生率比急性骨折手术时高约 12%，通常以坐骨神经麻痹多见，其次是臀上神经。约有 80% 的神经损伤能够部分或者完全恢复，这一并发症也与手术入路有关（K-L 入路及延展的髂股入路多见）。长时间或者用力牵拉坐骨神经是造成这一并发症的原因，主刀医师必须及时提醒助手在牵拉时注意自己的力度以及适时放松牵拉。在这两种入路中，髋关节要伸直，膝关节屈曲至少 60°。我们观察过移位的髋臼后柱骨折病例，发现臀上神经血管束可能嵌顿在纤维瘢痕组织中，或者位于骨桥的下方，在术中分离时就极易被损伤。

3. 创伤后骨关节炎　延迟治疗患者的创伤后骨关节炎的发生率为 24%～38%，明显高于伤后及时手术的患者。导致创伤后骨关节炎的因素包括：骨折复位不良、股骨头骨软骨损害、金属内置物进入关节、股骨头骨折、既往骨关节炎的病史以及感染，而其中骨折复位不良是主要影响因素。根据 Matta 等的报道，预后差与负重关节面的移位 >3mm 相关，但如果骨折线距离负重关节面较远，骨折预后尚可接受。Letournel 和 Judet 则认为，当关节面移位 >2mm 时预后较差。

Letournel 和 Judet 报道，髋臼骨折早期固定病例远期创伤后骨关节炎的发病率为 15.7%。在这一研究报道中，被延迟治疗的陈旧性髋臼骨折病例的骨关节炎发病率可以增加到 24.0%。可能有多种因素导致了这一并发症在陈旧性骨折病例中的升高，也可能与延迟治疗导致的股骨头和髋臼关节软骨损害增加有关。

4. 股骨头缺血性坏死　据文献报道，髋臼骨折及时手术治疗后股骨头缺血性坏死的发生率为 3%～10%，其缺血性坏死发生率取决于骨折造成的局部缺血坏死的量以及供应股骨头的主要血管的扭曲程度。Johnson 等回顾了 120 例伴有髋关节中心脱位和 21 例伴有髋关节前脱位的髋臼骨折延迟重建的病例，其中只有 4 例术后发生了股骨头缺血性坏死。髋臼骨折延迟重建股骨头缺血性坏死的发生率在伴有髋关节脱位或半脱位的患者中可能会增加。伤后股骨头脱位或半脱位的时间越长，股骨头缺血性坏死的风险越高。

目前,股骨头缺血性坏死仍然是陈旧性髋臼骨折重建术后最严重的并发症。存在持续性的股骨头脱位,或有移位的单纯前壁、后壁骨折或横行伴后壁骨折的患者的预后较差,并且重建手术失败率很高。这些骨折类型由于持续性的股骨头脱位或半脱位使得股骨头关节软骨损害的潜在风险较高,且发生股骨头缺血性坏死的概率也较高。单纯的后柱骨折以及合并有后柱加后壁骨折的复合类型骨折存在可以接受的内固定失败率,分别为11%和13%。与单纯后壁骨折或横行加后壁骨折相比,后柱骨折时股骨头损伤的潜在风险和骨折对股骨头血供的张力都会降低,因而预后也比前两者更好。

伤后1~3个月内进行手术治疗的骨折病例中股骨头缺血性坏死的发生率约为13.8%,这比急性期处理的发生率要高。对于存在股骨头脱位并直到重建手术前一直没有复位的病例,其股骨头缺血性坏死的发生率高达58%。

5. 臀肌萎缩 臀肌萎缩罕见,可能与肌肉原发损伤或失用性有关。臀中肌或其支配神经的医源性损伤可能是引起臀肌萎缩的常见原因。手术入路也可能影响术后肌肉康复训练的效果。一项平均随访达到44个月的临床研究发现,与健侧髋关节相比,采用了髂腹股沟入路治疗的髋臼骨折病例的臀肌功能缺失最小(6%)。另一项研究则发现,与健侧髋关节相比,采用 K-L 入路治疗的髋臼骨折病例的臀肌功能缺失最大(14.0%~22.8%)。骨关节炎的临床功能和放射学表现与术后髋部肌肉的肌力密切相关。当髋部肌力差时关节功能也较差。有许多因素会引起髋部肌肉力量明显下降,如:治疗延迟超过21天、医源性神经损伤、异位骨化切除手术、广泛的软组织剥离等。当髋臼骨折延迟重建时,这些因素无法避免,伤后长时间制动以及采用延展的入路广泛剥离都会造成肌肉萎缩进而肌力下降,有可能会出现跛行。因此,需要特别关注术后肌力训练。

6. 术后感染 术后感染发生率为3.5%~46.0%。若患者伴有腹腔脏器或泌尿系统损伤,其髋臼重建手术后伤口感染风险增加。因此,需要等到炎症反应正常再进行重建手术。若怀疑术后感染,术者需要尽快再次打开伤口,并清创引流感染。

7. 术中出血及术后血肿形成 是另一种常见并发症,术中需要充分止血,并且每个伤口都需要留置负压引流。因为血肿可以导致感染的风险增加,应该被及时地清除。

出血问题的处理:①术中控制血压在90/60mmHg左右;②显露时应标记主要血管,保护牵开以防损伤,尽量在骨膜下进行剥离,除骨折断端外尽量缩小剥离范围,应用微创锁定接骨板插入方法避开主要结构;③术中渗血较多,局部止血效果不佳时可考虑暂行髂内动脉阻断,1.0~1.5小时后恢复髂内动脉血流。

8. 深静脉血栓及肺动脉栓塞 深静脉血栓(deep venous thrombosis,DVT)及肺动脉栓塞是威胁生命的并发症,术后预防性应用低分子肝素抗凝、充气压力靴或者最终置入下腔静脉滤器并联合早期下床活动等,这些都能够降低DVT的风险。

(七)结论

对于髋臼骨折重建手术来说,即使是在创伤后14天进行手术,技术难度依然很高。无论是简单的或是复杂的复合型骨折,如果术者掌握足够的技巧并且经验丰富,大多数病例在创伤早期都可以通过合适的手术入路获得成功的救治。如果因为内科合并症或其他原因导致手术延期而使骨折成为陈旧性的,手术难度则会大大增加。与早期处理的同等类型骨折病例相比,延迟治疗的患者术后神经麻痹、缺血性坏死、骨关节炎的发病率也有所增加。多位学者曾报道早期手术可使髋臼骨折预后总的优良率达到80%,甚至更高。然而当手术治疗推迟到伤后21~120天时,达到优良预后的患者比例显著下降,可降至65%。这一比例的明显下降与手术复位难度加大不无关系,而多重因素导致了复位困难,包括骨折线模糊无法辨认、新骨痂大量形成、畸形愈合、软组织挛缩以及瘢痕组织形成等。

计算机辅助手术已经被引入到髋臼骨折的早期治疗中。随着强大的计算机处理器及智能化软件的不断开发,在将来会有优化的手术方案可供选择,即使对延迟治疗超过120天以上的骨折畸形愈合的病例也能够提供更加有效的术前计划和术中操作步骤。

五、典型病例

【主诉】 患者男性,47岁。主因"高处坠落伤致全身多处肿痛、畸形伴活动受限3个月"入院。

【入院情况】　入我院时间：伤后 100 天；致伤原因：炼钢炉倒塌，患者从 3m 高处坠落；导致延期治疗原因：患者 60% 面积烧伤。查体：右髋屈伸活动度 30°～0°，右膝屈伸活动度 45°～0°；左髋、左膝屈伸活动度 45°～0°；髋外展受限；右侧下肢较左侧短缩 2cm（图 5-11）。

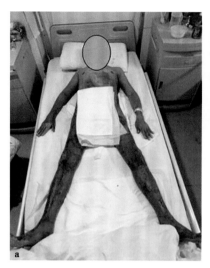
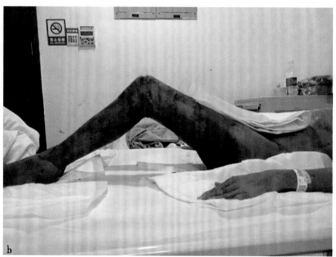

图 5-11　患者大体照
a. 患者中立位照；b. 下肢屈伸功能照。

【术前检查】
　1. X 线检查　右侧陈旧性髋臼骨折，方形区内移明显，股骨头中心性脱位，骨折断端大量骨痂形成（图 5-12）。

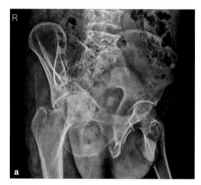
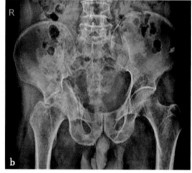
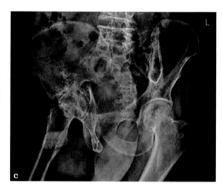

图 5-12　术前 X 线片
a. 闭孔斜位；b. 骨盆正位；c. 髂骨斜位。

　2. 骨盆 CT 检查　右侧髋关节双柱骨折，方形区内移明显，股骨头中心性脱位，骨折断端大量骨痂形成，髋臼窝骨折未愈合（图 5-13）。

【术前诊断】　右侧陈旧性髋臼骨折畸形愈合；右侧股骨头陈旧性中心脱位。

【处理】　完善术前常规检查，行双下肢动静脉彩超检查，患者行三维 CT 数据采集，打印 1∶1 骨盆模型，设计并定制髋臼翼状接骨板，消毒备用。

【手术方案】　患者在全身麻醉下采取俯卧位行右侧腹直肌外侧入路，行右侧髋臼"开盖样"截骨，打开前后柱骨折线进行髋臼复位，髋臼翼状定制万向锁定接骨板结合后柱直径 7.3mm 空心螺钉固定右侧髋臼骨折（图 5-14）。

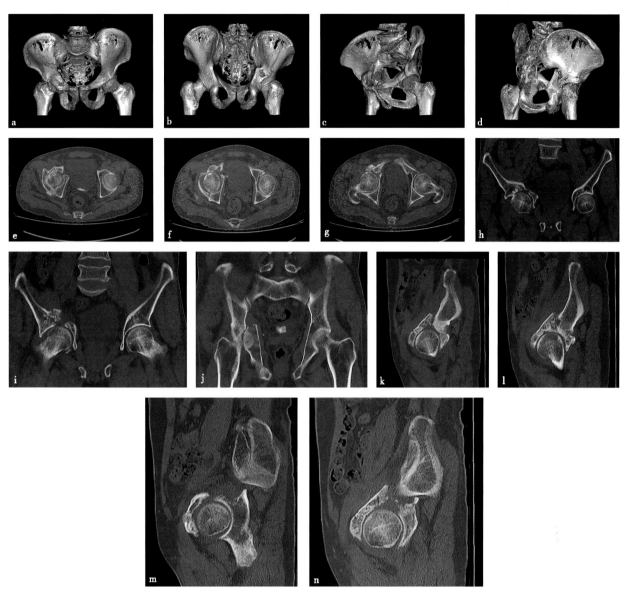

图 5-13 术前 CT 平扫及三维重建图像

a～d. 骨盆 CT 三维重建；e～g. 骨盆横断面 CT 平扫；h～j. 骨盆冠状面 CT 平扫；k～n. 骨盆矢状面 CT 平扫。

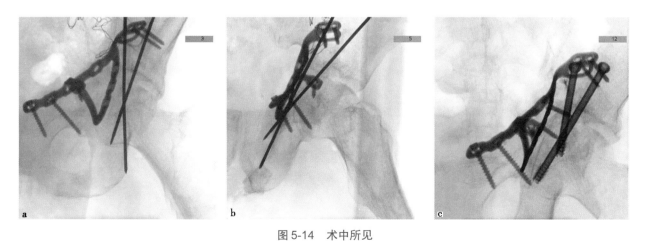

图 5-14 术中所见

a～b. 骨盆正位及闭孔斜位透视下置入后柱螺钉导针；c. 置入后柱拉力螺钉，用 C 臂在骨盆正位、闭孔斜位和髂骨斜位透视下示螺钉按照预定方向未进入髋臼。

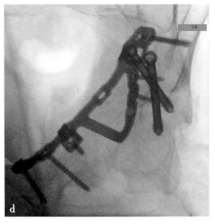
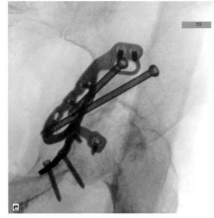
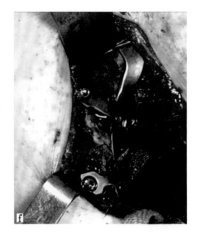

图 5-14(续) 术中所见

d、e. 置入后柱拉力螺钉，用 C 臂在骨盆正位、闭孔斜位和髂骨斜位透视下示螺钉按照预定方向未进入髋臼；f. 术中切口照：采用单一腹直肌外侧切口进行髋臼一体化钢板及后柱螺钉置入。

【术后情况】 术后应用头孢唑啉预防感染 2 天，体温正常，各项感染指标无异常。术后复查 X 线片和 CT 提示右侧髋臼骨折复位满意，头臼匹配良好（图 5-15、图 5-16）。

患者右侧髋关节屈伸活动恢复良好，右膝烧伤术后出现瘢痕挛缩，屈曲 90°。改良 Merled'Aubigne 和 Postel 评分：15 分，良好。患者术后功能图像见图 5-17。

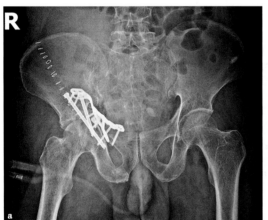
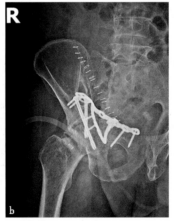
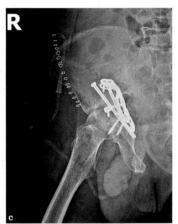

图 5-15 术后复查 X 线片
a. 骨盆正位；b. 闭孔斜位；c. 髂骨斜位。

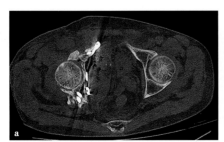
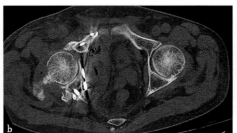
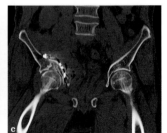

图 5-16 术后复查 CT 平扫及三维重建
a、b. 骨盆横断面 CT 平扫；c. 骨盆冠状面 CT 平扫。

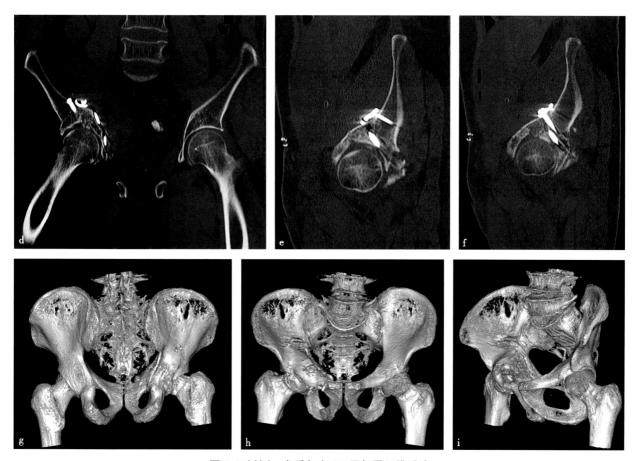

图 5-16(续)　术后复查 CT 平扫及三维重建
d. 骨盆冠状面 CT 平扫；e、f. 骨盆矢状面 CT 平扫；g～i. 骨盆 CT 三维重建。

【经验与体会】　对于陈旧性髋臼骨折，治疗的难点在于手术层次、界线不清，剥离时可伴随大量且难以控制的创面出血，影响手术野操作。陈旧性骨痂与正常骨组织无清晰的界线，骨折界面常常在术野中难以判断，增加显露与复位的难度；骨折移位程度越大，软组织松解及复位越困难，手术耗时延长、失血量增多，手术风险增加。3D 打印模型体外模拟手术可在术前判断截骨平面及截骨路线，设计接骨板形态、数量、放置位置及螺钉置入方向、部位、数量等，对于陈旧性髋臼骨折精准化治疗提供可行性依据。

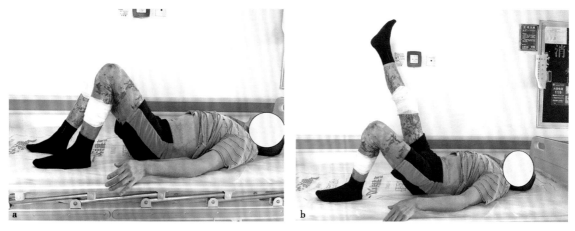

图 5-17　患者术后功能图像
a～b. 双下肢功能照。

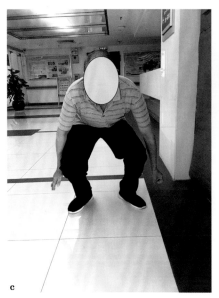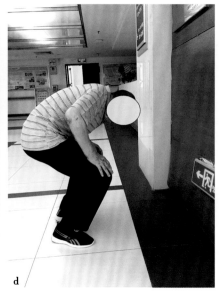

图 5-17（续）　患者术后功能图像

c～d. 患者髋关节功能照。

在创伤后 21～120 天，由于髋臼骨折的固定属于延迟治疗阶段，在这段时间内骨折线通常可部分辨认，有助于最终的复位。可通过单一腹直肌外侧入路显露，操作简单、迅速、微创，结合髋臼"开盖样"截骨，可清晰显露股骨头、髋臼窝、前后柱原始骨折线情况，并进行进一步截骨，最终完成髋臼复位及固定。腹直肌外侧入路这种前方微创手术入路解决了由传统手术入路及前后联合入路带来的创伤大、多次变换体位等诸多不便，陈旧性髋臼骨折"开盖样"截骨既能显露髋臼内侧壁，又可显露髋臼窝外侧关节面，使得单一入路复位复杂陈旧性髋臼骨折成为可能。

（樊仕才　李　涛　郑俊玉）

第三节　髂内动脉栓塞在骨盆骨折中的应用

一、陈旧性骨盆髋臼骨折的特点

众所周知，骨盆壁的血供十分丰富，骨盆主要由松质骨构成，陈旧性骨折端及脱位的关节已形成大量的骨痂和瘢痕，所以陈旧性骨盆髋臼骨折术中出血更凶猛，手术风险极大。Qransky 和 Toriora 回顾性总结了 55 例经手术治疗的畸形愈合或不愈合的陈旧性骨盆骨折患者，手术失血量最多可达 5 000ml。Kanakaris 等对 25 项临床研究的 437 例陈旧性骨盆骨折患者进行了系统性回顾，结果显示手术失血量最多的患者可达 7 200ml，手术时间长达 10.4 小时。如何有效地控制术中大出血是手术成功实施的关键。

二、髂内动脉栓塞术介绍

1978 年，van Urk 等应用造影栓塞术抢救骨盆骨折失血性休克患者，其主要工作原理为将栓塞材料送入靶血管，闭塞局部血管以达到止血目的，该方法对动脉性出血的止血效果确切，以往多用于骨盆骨折大出血的治疗。解剖学研究表明，结扎髂内动脉可使盆腔周围脉压下降 25%～75%，侧支循环供血减少 50%，可有效控制出血。苏浩波等对 6 例骨盆骨折患者术前行血管造影并用吸收性明胶海绵栓塞双侧髂内动脉，术中出血量明显少于对照组，且术后恢复效果与对照组无差别。苏浩波等认为术前髂内动脉栓塞能明显减少术中出血量，且能降低手术难度及风险。由于盆部血供主要为髂内动脉供应，所以髂内动脉栓塞已用于骨盆肿瘤手术和严重骨盆骨折大出血的抢救中，但严重骨盆骨折后期是否使用该技术尚存在争议。但蓝霞等用腹主动脉球囊临时阻断髂内动脉控制陈旧性骨盆骨折术中出血取得了较好效果（图 5-18、图 5-19）。

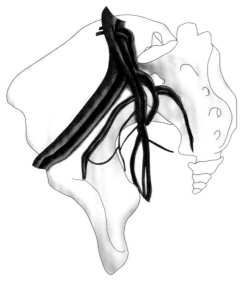

图 5-18　髂内动脉栓塞前骨盆血供情况

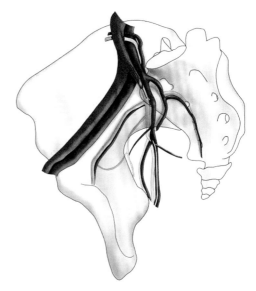

图 5-19　髂内动脉栓塞后骨盆血供情况

三、手术适应证

1. 陈旧性复杂骨盆骨折合并神经损伤是术前行髂内动脉栓塞的最佳适应证。因陈旧性骨盆骨折的骨折端常形成一定量骨痂,术中显露及复位时出血多,易再次损伤盆腔内小动脉及分支;另外,神经探查松解时手术视野需清晰,以避免医源性神经损伤。

2. 骶髂关节周围骨折、脱位(包括骶骨骨折),尤其是陈旧性损伤,术前行髂内动脉栓塞可为行前入路复位固定提供安全操作环境。

3. 复杂骨盆髋臼骨折预计术中出血量较多、手术时间较长者。

四、手术方法

DSA 下行髂内动脉栓塞:陈旧性骨盆髋臼骨折患者术前 2 小时送入介入手术室,在 DSA 下通过健侧股动脉穿刺,用 2 个直径 6~8mm 的弹簧圈对患侧髂内动脉进行栓塞,检查栓塞效果确实后,必要时再于髂总动脉分叉处以上 3~5cm、腹主动脉肾动脉口以远处预置腹主动脉顺应性球囊。

我科自 2015 年至今已开展 10 多例髂内动脉栓塞下骨盆髋臼骨折手术,手术时间 135~320 分钟,平均 195 分钟;术中出血量 440~3 350ml,平均 1 550ml;手术切口长度为 8~10cm,平均 8.5cm,均在直视下完成神经松解及骨折复位固定。其中 5 例行骶前操作时出血明显减少,术野清晰;2 例行骶前神经松解和骨折复位时创面出血较多,影响手术操作行腹主动脉球囊临时阻断,阻断后术野清晰,阻断时间分别为 40 分钟和 60 分钟,球囊阻断解除后,创面渗血用纱布压迫 10 分钟后渗血停止,未发生动脉血栓形成。

五、典型病例

【主诉】　患者女性,24 岁。主因“交通伤后盆部、右膝等多处肿痛及活动受限 18 天”入院。

【入院情况】　患者 18 天前因车祸导致盆部、右膝等多处肿痛及活动受限,在当地医院急诊用体外支架固定骨盆,术后转入 ICU 行输血、补液和抗感染治疗。为进一步治疗转来我院;目前左膝外侧足背前外侧痛觉减退,左足外翻受限,第 3~5 趾伸趾肌力 3 级,屈趾肌力 4 级,大便可自控,尿管通畅。

X 线检查提示骨盆骨折(耻骨联合分离,双侧耻骨上下支骨折,骶骨骨折)(图 5-20)。

【急诊诊断】　骨盆骨折,Tile C1.3 型,左骶丛损伤,右股骨远端、胫骨平台骨折,尿道损伤。

【急诊处理】　完善 CT 及 CTA 等检查。

　　【术前检查】　骨盆骨折（耻骨联合分离，双侧耻骨上下支骨折，左侧骶髂关节间隙增宽），右股骨内侧髁、胫骨平台骨折（图 5-21）。

　　【手术方案】　患者在局部麻醉下行左髂内动脉栓塞 + 腹主动脉球囊留置术（图 5-22），然后行气管插管全身麻醉，经左腹直肌外侧入路进行左骶丛探查松解，X 形接骨板和 2 枚空心钉固定左骶髂关节，改良 Stoppa 入路复位双侧耻骨上支，2 块重建板固定。

　　术后 CT 三维重建（图 5-23a）及术后 CT 断层扫描提示（图 5-23b）：骨折复位满意，耻骨联合分离复位，骶髂关节复位。

　　【术后情况】　术后头孢唑啉预防感染 2 天，体温正常，各项感染指标无异常，二期行右股骨内侧髁、胫骨平台骨折切开复位内固定术。

　　术后 4 周、8 周、12 周、6 个月、12 个月复查 X 线片，术后 3 个月骨盆骨折愈合良好。

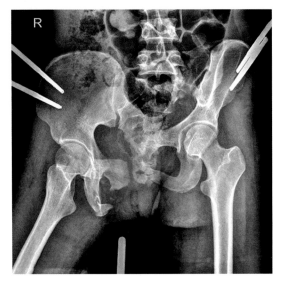

图 5-20　术前 X 线片

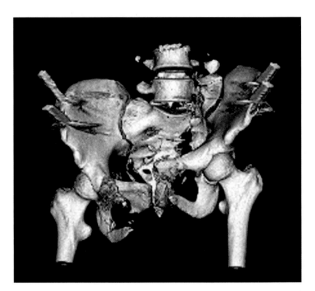

图 5-21　术前 CT 三维重建

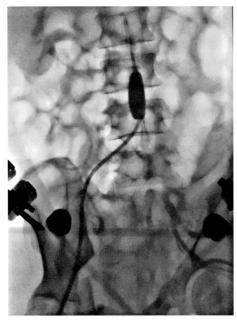

图 5-22　患者行左髂内动脉栓塞，同时于腹主动脉肾动脉口以远预置腹主动脉球囊

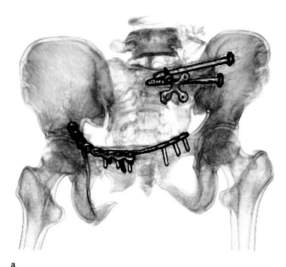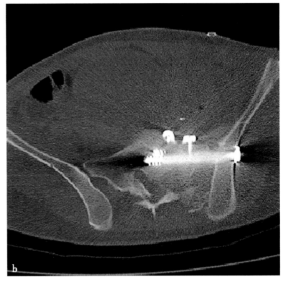

图 5-23　术后影像学检查

a. 骨盆 CT 三维重建检查；b. 骨盆横断面 CT 平扫。

【经验与体会】　C1 型的陈旧性骨盆骨折，耻骨联合分离＞2.5cm，骶髂关节脱位，合并骶丛损伤，需要前后环固定和探查神经。考虑到术中出血较多，视野受限，故可在局部麻醉下先行左髂内动脉栓塞＋腹主动脉球囊留置术，能有效减少术中出血，是治疗陈旧性骨盆骨折特别是涉及后环固定和神经探查病例最佳的适应证。

六、注意事项

1. 术中必须确认球囊位于肾动脉开口以下，必要时加腹主动脉临时阻断技术，但腹主动脉血流阻断的安全时限为 45～60 分钟。

2. 球囊导管压力控制需适当，向球囊内注入生理盐水时，应准确记录注入量，适当时可注入造影剂验证阻断效果及确定球囊位置，造影剂不可过多，否则会引起动脉壁损伤；但也不可过少，否则起不到止血作用。

3. 穿刺导管必须固定牢固，避免搬运过程中出现球囊位置改变。

总之，术前应用髂内动脉栓塞联合前路腹直肌外侧入路治疗陈旧性骨盆髋臼骨折，术中出血量明显减少，视野清晰，显露及操作范围广，既可满足前、后环（包括骶骨 Denis Ⅱ区骨折）同时复位固定的要求，又可减少医源性神经损伤的概率，可取得良好的临床疗效。

（樊仕才　杨　诚　杨成亮）

第四节　陈旧性骨盆骨折合并神经损伤的治疗

一、骨盆神经解剖

骨盆部位的神经丰富（图 5-24），从中枢神经发出腰骶神经起，就与骨盆结构密不可分。腰骶神经发出分支组成腰丛、腰骶干和骶丛，腰丛发出股外侧皮神经、股神经、闭孔神经等，腰骶干加入骶丛后发出臀上下神经、坐骨神经、阴部神经等，腰骶丛还发出一些皮神经等。这些神经都与骨盆的骨性结构有着或近或远的距离关系，骨盆各种部位的骨折，都会直接或间接损伤这些神经。相比较而言，骨折在治疗上可以达到完全恢复，而同时发生的神经损伤却不一样，由于神经损伤恢复时间慢、效果差，往往手术后骨盆外形得到恢复，但功能却难以恢复，从而给患者带来巨大的痛苦，生活质量下降，甚至对生存失去信心。Siegmeth 等 2000 年报道 126 例严重骨盆骨折，神经损伤率达 25.6%。而国内研究表明，骨盆骨折神经损伤的发生率为 10%～15%。总之,骨盆骨折神经损伤的发病率呈逐年上升趋势。有文献报道,骨盆骨折损伤骨盆部位神经的发生率:坐骨神经(其中腓总神经损伤概率更大)>腰骶神经>腰骶干骶丛>股神经>马尾神经>闭孔神经>股外侧皮神经。骨盆骨折神经常见的损伤类型为:压迫伤、牵拉伤和撕裂伤。其中压迫伤最常见于坐骨神经,其次是腰骶神经和马尾神经;牵拉伤常见于坐骨神经和腰骶神经,其次是腰骶干骶丛及股神经;撕裂伤最常见于腰骶神经。

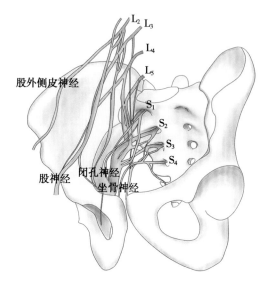

图 5-24　骨盆神经解剖

二、骨盆骨折合并神经损伤的诊断

1. 临床神经系统检查　重点检查神经根以下会阴、臀部和下肢运动、感觉的功能,评价直肠和膀胱功能可以排除骶丛损伤,对伤后膀胱功能障碍、远期遗留有勃起功能障碍者,则为骶神经支或马尾损伤。各周围神经有其支配的范围,如坐骨神经损伤支配整个小腿和足及大腿后部的肌肉和上述区域的感觉;股神经支配大腿前内侧、髌骨下方、小腿内侧及足内侧缘皮肤以及缝匠肌、耻骨肌、股四头肌、股直肌、股内外侧肌、股中间肌;闭孔神经支配股内侧皮肤与长收肌、短收肌、股薄肌与大收肌;阴部神经支配会阴部、外生殖器、肛门周围皮肤。检查各神经所支配的皮肤和肌肉的感觉和功能,能反映该神经的损伤情况,但不能确定是盆内各神经还是组成各神经的腰、骶神经损伤。由于神经受损程度不一,可表现为从暂时性的麻痹到运动和感觉完全丧失,这常和骨折脱位的严重程度有关。

2. 电生理学检查　Weis 报道 28 例骨盆骨折临床未发现有神经损伤表现,肌电图检查却发现有腰骶丛、坐骨神经、腰骶神经根或股神经损伤的改变。Majeed 对一组骨盆骨折病例行肌电图检查,神经损伤发病率为 33%,而肌电图检出神经损伤的病例中只有一半有明显神经损伤表现。电生理学的检查既可确定有无神经损伤,并为神经损伤的定位和定性诊断提供依据,又可明确神经损伤的疗效和恢复情况。现代电生理技术还可通过检测皮层诱发电位来评估更靠近近端的神经损伤。因此,对骨盆骨折神经损伤除应仔细进行临床神经学检查外,若有条件应考虑做肌电图、躯体感觉诱发电位、运动诱发电位、感觉传导速度和运动传导速度等检查,及早发现和确诊合并的神经损伤。

3. 影像学检查　全面的影像学资料(如 X 线片、螺旋 CT、三维重建等),可直接反映出骨折部位和骨折移位程度,了解骨盆骨折平面,结合骨盆神经解剖,可在一定程度反映出邻近部位神经损伤的发生率。而 MRN 可对腰、骶丛直接显影,尤其是 MRN 选择性水激励脂肪抑制技术可通过选择性地抑制周边的脂肪信号,清晰显示含水丰富的腰骶神经根,这不但能够完整地显示水平的腰、骶丛根,还可直观而全面地显示腰、骶丛根形态和走行。

三、治疗

（一）保守治疗

对于骨盆骨折合并神经损伤者，骨折处移位不明显，或神经仅为挫伤、牵拉伤，或一过性神经失用，可考虑保守治疗。予以制动、营养神经等治疗，多可得到恢复。

（二）手术治疗

1. 手术指征 具有神经损伤的典型临床表现；神经损伤经一段时间适当观察，无电生理和临床恢复迹象，无神经再生可能；CT 或 MRI 检查发现神经粘连＋骨块压迫及骶神经管明显狭窄。

2. 术前准备 利用 CT 数据打印出的 3D 骨盆模型，观察骨盆骨折情况，包括骨折块的大小及移位方向。观察骶丛走行部位的骶骨骨折块移位情况，以及骶丛卡压的部位及受牵拉的情况，从而决定手术入路和手术方案。

3. 手术入路

（1）经骶骨后入路：Linarte 和 Gilbert（1986）报道经骶骨入路显露骶丛：患者取俯卧位，像揭盖子一样提起骶骨以显露骶丛，同时可经椎旁切口探查修复臀区的坐骨神经与闭孔神经。经骶骨后入路是骶丛探查中使用最多的手术入路，因该入路简单、安全，可以直视神经，避开周围重要组织等优点，因此得到广泛应用。

1）手术方法：在联合硬膜外麻醉下进行，取后正中切口，切开骶椎椎板，根据术前的体格检查及相关的影像学资料确认受伤神经，并探查相应的骶神经，解除受伤神经的压迫，使之充分松解。

2）适应证：严格意义上此手术入路适用于骶神经在椎管内或近椎管的根性损伤，手术探查可避开骶前区，但目前无其他相对成熟的手术入路替代，故也常用于骶前孔的手术探查。

3）优缺点：①优点，该入路简单、安全，可以直视神经，完全解除骶后孔的压迫，部分解除骶前孔的压迫，避开周围重要组织。白靖平等认为，骶孔呈前大后小的喇叭状，在扩大骶后孔的同时也扩大了骶前孔，从而达到了前方减压的目的。②缺点，对骶前孔的神经压迫探查有限，特别是骶神经出骶前孔后，不能完全解除骨折碎片对其的压迫。

4）具体步骤：以 L_5 棘突、骶椎骶正中嵴、髂后上棘及骶髂关节下缘为体表标志，行椎旁弧形或 S 形切口，必要可切除部分髂后上棘以充分显露骶骨椎板及各骶后孔。术中可根据以下标志进行骶后孔定位：① S_1 棘突上缘与 S_1 后孔的关系；②骶后孔间距；③髂后上棘及 S_1 后孔的关系；④咬除 L_5 椎板后 S_1 神经的走行。对于骨折移位较大或骨折部位已有大量纤维肉芽组织及骨痂形成者，经 L_5S_1 椎板间隙显露 S_1 神经根近段，沿 S_1 神经的方向咬除 S_1 椎板外侧，同时咬除 S_1 后孔外侧骨柱（即骶神经管后盖）至骶前孔外梨状肌起点处。若骨折移位较小，S_1 后孔可辨认，仅先咬除少许 S_1 后孔内侧部，再沿神经走向将 S_1 神经管扩大。在暴露 S_2 神经根时可先咬除小部分 S_2 后孔内侧椎板，再沿神经走向进行扩大。

（2）经腹腔入路：Aramburo（1986）报道经腹膜外与腹膜内入路显露腰骶丛，经腹膜后显露腰丛，经腹显露骶丛。

1）手术方法：取下腹正中切口，切开腹壁进腹，用拉钩将腹腔脏器牵开，打开后腹膜，寻找骶神经并进行减压。

2）适应证：适用于骶前孔骨折卡压骶神经，或骶神经从骶前孔撕脱后移植等。

3）优缺点：①优点，术中暴露充分，减压彻底。②缺点，术中需对乙状结肠进行分离牵开，有损伤骶前静脉丛、下腹下丛神经的风险，且此手术入路存在不易定位等难题。

（3）骨盆前腹膜后入路

1）适应证：适用于骶前孔骨折卡压骶神经，或骶神经从骶前孔撕脱后移植等。

2）优缺点：①优点，此手术入路不进腹，视野较好，术中暴露充分，可在直视下行神经减压，特别是对骶前孔减压彻底。②缺点，术中亦存在损伤骶前静脉丛、下腹下丛神经的风险，且如何暴露至目标位置尚需探索。

3）传统方法：对患者行气管插管全身麻醉。患者取平卧位。下腹部取倒八字切口，依次切开腹外斜肌及腱膜、腹内斜肌、腹横肌,钝性分离后腹膜,向上牵开,腰大肌间隙显露 L_{1-4} 神经根。将后腹膜继续向内侧分离,显露髂外动静脉并向近端游离。然后找到髂内动静脉起始处,沿其向远端分离。找到臀上动静脉,其走行在腰骶干与 S_1 神经根之间,腰骶干在其外侧, S_1 神经根在其内侧,臀上动静脉是寻找此两神经的标志。继续沿髂内动脉向远端游离,即可找到臀下动静脉,其走行在 S_2 与 S_3 神经根之间,是寻找此两神经根的标志。将相应的神经根游离至骶前孔或椎孔处。

（4）腹直肌外侧入路:（详见第三章第四节骨盆骨折的手术入路）。

四、典型病例

【主诉】　患者男性,38岁。主因"高处坠落后腰骶部疼痛伴左下肢疼痛、麻木2个月"入院。

【入院情况】　患者于2014年11月因高处坠落致 S_1、S_2 椎体粉碎性骨折合并骶丛损伤,外院行非手术治疗,左下肢麻木及足下垂症状未见明显好转。伤后2个月（2015年1月）入我院治疗。患者伤后在外院查体示左足背、足底感觉减退,足背伸肌力2级,肌电图提示左腓总神经损伤。

【术前检查】

1. X线检查　S_1、S_2 椎体骨折（图5-25）。

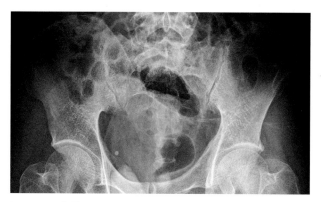

图5-25　术前X线片示 S_1、S_2 椎体陈旧性骨折,累及骶骨孔

2. CT三维重建　左侧骶骨耳状面压缩并明显向前突出,左侧 S_1 骶孔明显狭窄（图5-26）。

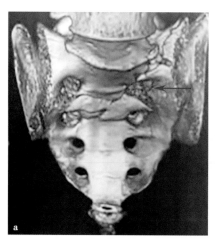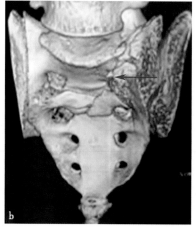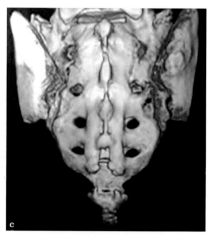

图5-26　术前CT三维重建清晰可见骶骨骨折,骶孔消失,骨折端大量的骨痂和瘢痕组织
a~b. CT三维重建正面观,箭头示骶孔消失;c. CT三维重建背面观, S_1 后孔周围骨折。

【术前诊断】　左骶骨陈旧性骨折（Denis Ⅱ型）合并左侧骶丛损伤。

【手术方案】　术前2小时在DSA下行患侧髂内动脉栓塞。经腹直肌外侧切口探查,腰骶干神经松解,骶孔成形彻底松解 S_1 神经根（图5-27~图5-29）。

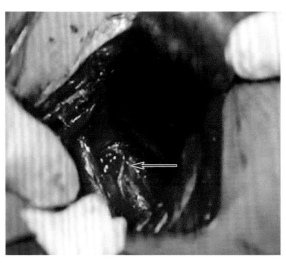

图 5-27　术中见腰骶干神经卡压,去除卡压骨块,咬骨钳咬除骨块及骨痂瘢痕组织

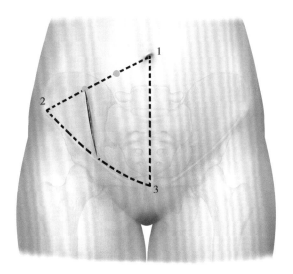

图 5-28　切口设计示意

髂前上棘与脐连线的外 1/3 为切口上顶点,腹股沟韧带中点为切口下方止点,两点连线为切口位置。1:脐;2:髂前上棘;3:耻骨联合。

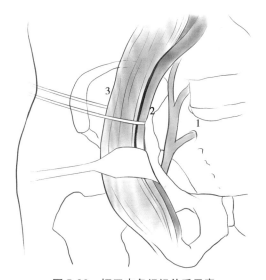

图 5-29　切口内各组织关系示意

术中可通过改变髂外血管束及髂腰肌的位置关系充分显露骶丛,完成松解。1:骶丛;2:髂外血管束;3:髂腰肌。

【术后情况】　术后 X 线及 CT 提示骶孔扩大,腰骶干神经,前方压迫骨块已移除(图 5-30)。患者术后3 个月(图 5-31)病情稳定,一般情况良好,诉走路时左下肢酸胀、左足麻木感,性生活时有胀痛感。查体:腹部伤口甲级愈合,左侧髂腰肌、股四头肌肌力 5- 级,胫骨前肌肌力 4 级,踇长伸肌腱背伸肌肌力 3 级,腓肠肌肌力 4- 级,左外踝、左足背、左小腿后侧、左腘窝、左大腿后侧及左足底部轻度感觉麻木,左侧肛周感觉减退。

术后 6 个月骨盆骨折复位保持良好,基本愈合(图 5-32)。

【经验与体会】　患者为陈旧性 C 型骨盆骨折,为高处坠落导致的多发伤,由于其他救治原因,骨盆骨折后超过 2 个月的时间未得到复位固定。由于畸形愈合以及骨不连的大量存在,因此对于此类患者,应从矫形的理念与原则出发,以恢复骨盆的基本解剖结构及修正畸形的下肢力线为主要目的。患者骶骨前方即为静脉丛,血管丰富,如果损伤可出现危及生命的大出血,术中申请了介入外科协助行"髂内动脉球囊栓塞术"以控制出血。

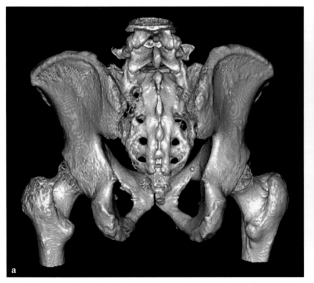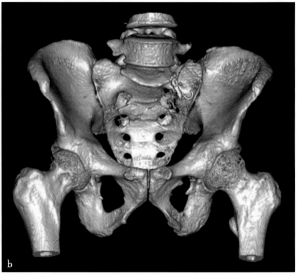

图 5-30 术后 CT 三维重建示 S₁ 孔完全扩大，前方压迫骨块已移除
a. 骨盆 CT 重建背面观；b. 骨盆 CT 重建正面观。

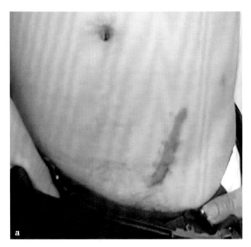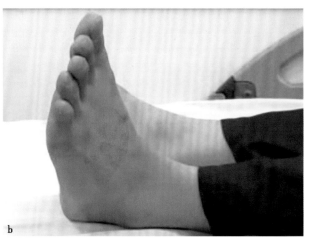

图 5-31 术后 3 个月切口大体照及术后功能恢复情况
a. 切口愈合情况，无感染迹象，有少量疤痕形成；b. 足趾背伸功能较前明显改善。

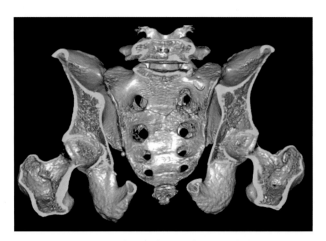

图 5-32 术后 6 个月复诊行 CT 检查

（樊仕才 杨 诚 杨成亮）

参 考 文 献

[1]　WARDLE N S，HADDAD F S. Pelvic fractures and high energy traumas[J]. Hosp Med，2005，66（7）：396-398.

[2]　FITZGERALD C A，MORSE B C，DENTE C J. Pelvic ring fractures：has mortality improved following the implementation of damage control resuscitation?[J]. Am J Surg，2014，208（6）：1083-1090.

[3]　王满宜，吴新宝，朱仕，等. 陈旧性髋臼骨折的手术治疗 [J]. 中华外科杂志，2003，41（2）：130-133.

[4]　杨晓东，夏广，熊然，等. 经腹直肌外侧入路与改良 Stoppa 入路治疗髋臼骨折的疗效比较 [J]. 中华创伤杂志，2015，31（6）：526-530.

[5]　LETOURNEL E. Surgical treatment of acetabular fractures[J]. Hip，1987：157-180.

[6]　ZHU S，SUN X，YANG M，et a1. Long-term outcome of operative management of delayed acetabular fractures[J]. Chin Med J，2016，126（14）：2699-2704.

[7]　杨晓东，夏广，樊仕才，等. 单一腹直肌外侧切口治疗髋臼前后柱骨折 [J]. 中华骨科杂志，2015，35（4）：335-340.

[8]　FITZGERALD C A，MORSE B C，DENTE C J. Pelvic ring fractures：has mortality improved following the implementation of damage control resuscitation?[J]. Am J Surg，2014，208（6）：1083-1090.

[9]　陈华，齐红哲，王彬彬，等. 机器人体外通道螺钉定位系统联合骨盆随意外架辅助复位微创治疗复杂骨盆骨折一例 [J]. 中国修复重建外科杂志，2016，30（7）：915-917.

[10]　吴新宝. 利用 3D 打印技术辅助治疗陈旧性骨盆骨折 [J]. 中华创伤骨科杂志，2015，17（1）：10-12.

第六章　发育性髋关节发育不良的外科治疗

第一节　成人发育性髋关节发育不良的治疗

骨骼发育成熟或基本成熟的发育性髋关节发育不良（developmental dysplasia of the hip，DDH）患者，即可称为成人 DDH。其有多种分类和分型方法，常用的有 Crowe 分型和希腊 Hartofilakidis 分型。一般来说，笼统分为：未脱位 DDH（髋臼发育不良）、低位脱位（半脱位）DDH、高位脱位（完全脱位）DDH。Crowe 依据股骨头上移程度将 DDH 分为：Ⅰ度，股骨头上移距离小于股骨头直径的 50%；Ⅱ度，股骨头上移的距离介于股骨头直径的 50%～75%；Ⅲ度，股骨头上移的距离介于股骨头直径的 75%～100%；Ⅳ度，股骨头上移的距离超过股骨头直径 100%。Hartofilakidis 分为：发育不良，股骨头在真性髋臼内；低位脱位，股骨头位于真性髋臼与假臼之间；高位脱位，股骨头位于假臼内，且与真性髋臼分离（图 6-1）。

早期对于成人发育性髋关节发育不良的治疗与儿童类似，对于全脱位 DDH 的年轻成人患者通过牵引、松解、复位、固定治疗，往往效果不佳；对于未脱位和半脱位的成人 DDH 患者主要有三联截骨术、髋臼造盖术、骨盆内移截骨术等手术治疗方法。Salter 骨盆截骨术、Pemberton 髋臼成形术和 Dega 髋臼成形术不适用于骨骼发育成熟的 DDH 患者。

一般来说，DDH 骨骼发育成熟之后，存在多方面的综合畸形，包括骨骼畸形、软组织异常、头臼匹配异常、下肢力线异常等。其中骨骼畸形包括：髋臼侧畸形、股骨侧畸形；软组织异常包括：关节外软组织异常、关节内软组织异常；头臼匹配异常包括：头大臼小、头小臼大、头臼不规则、头臼严重不匹配等；下肢力线异常主要有：下肢不等长、膝外翻/膝内翻、髌骨半脱位等（表 6-1）。

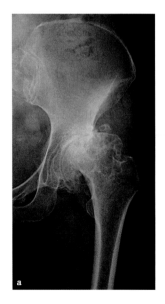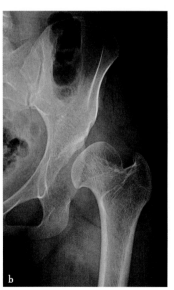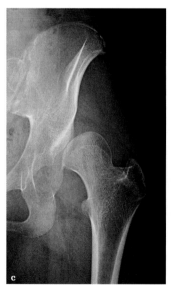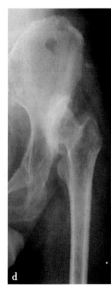

图 6-1　成人发育性髋关节发育不良分型

a. Crowe Ⅰ型；b. Crowe Ⅱ型；c. Crowe Ⅲ型；d. Crowe Ⅳ型。

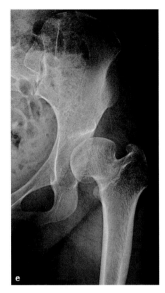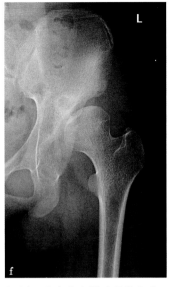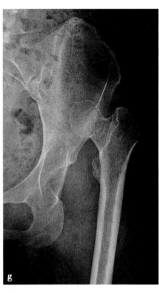

图 6-1(续)　成人发育性髋关节发育不良分型

e. Hartofilakidis Ⅰ型；f. Hartofilakidis Ⅱ型；g. Hartofilakidis Ⅲ型。

表 6-1　成人发育性髋关节发育不良常见畸形

骨骼畸形		软组织异常	头臼匹配异常	下肢力线问题
髋臼侧畸形	股骨侧畸形			
髋臼发育小 髋臼发育浅 卵圆窝增大 卵圆窝增宽 三角臼负重关节面变窄	股骨颈前倾角增大/减小；股骨颈干角增大/减小；大头/扁平/短颈	关节外异常：髂腰肌/内收肌挛缩；臀中肌力弱；关节内异常：盂唇肥大/增厚；圆韧带肥大/拉长/消失	头大臼小；头小臼大；头臼不规则	肢体不等长； 膝外翻/膝内翻；股骨内旋/胫骨外旋

　　对于骨骼发育成熟的 DDH，治疗的目的是缓解症状、改善头臼匹配、维持髋关节稳定、保持一定程度的髋关节活动度。针对上述综合畸形，前人经过长期的探索，提出了一系列治疗方法。有些治疗方法已经被废弃，有些治疗方法多次改良，有些新的治疗方法逐步出现。针对髋臼侧异常较为经典的手术方法有：骨盆三联截骨术及其改良（图 6-2）、骨盆内移截骨术及其变化（图 6-3）、髋臼造盖术及其变化（图 6-4）。一般认为，超过 9～10 岁的高位脱位，髋关节已经发育定形，复位手术不能取得良好的头臼匹配，必然导致早期骨关节炎的发生和进展。因此，对于年龄 >10 岁的完全脱位双侧 DDH 病例，主要症状是鸭步、腰椎前凸，接近正常的髋关节功能可维持到 40～50 岁，因此不建议手术干预；对于 10～20 岁的单侧髋脱位，若未经治疗，会带来下肢严重不等长、跛行、继发脊柱侧弯、继发膝关节畸形等不良预后，虽然治疗难度很大、疗效欠佳，但仍建议积极干预。

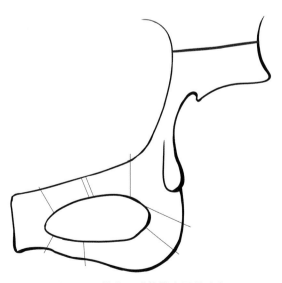

图 6-2　骨盆三联截骨术及其改良

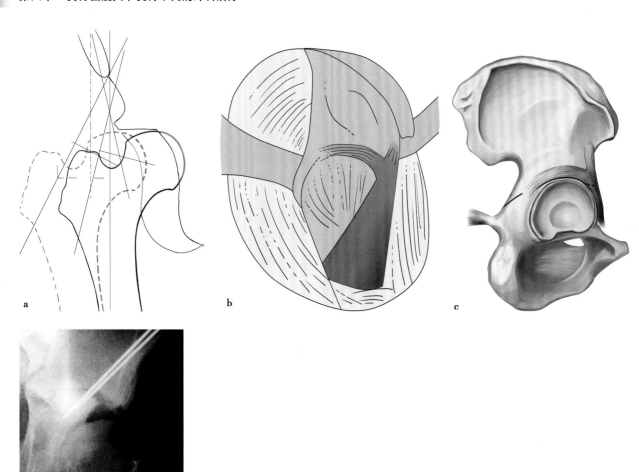

图 6-3　骨盆内移截骨术及其变化

a. 骨盆内移截骨手术前后力学改变；b、c. 改良外侧入路臼顶截骨线规划；d. 改良外侧入路内移截骨术后左髋正位片。

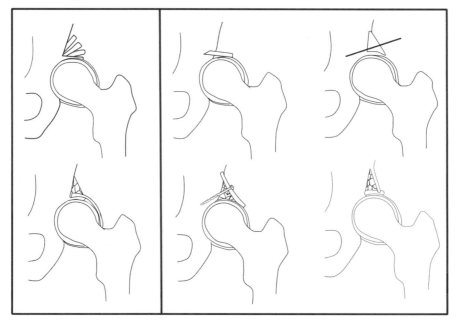

图 6-4　髋臼造盖术及其变化

通常，我们将 DDH 矫正手术分为髋关节解剖重建性手术、髋关节半解剖重建性手术和髋关节姑息性手术。髋关节解剖重建性手术包括三联截骨术（pelvis triple osteotomy）（图 6-5）、髋臼周围截骨术、髋臼旋转截骨术（rotational acetabular osteotomy，rao）（图 6-6），矫正后均为头臼匹配，股骨头软骨与髋臼软骨接近正常关节。髋关节半解剖重建性手术包括 Salter 截骨术；髋关节姑息性手术包括 Chiari 骨盆内移截骨术、髋臼造盖术、Colonna 关节囊成形术、骨盆支撑截骨术、Schanz 截骨术、Zahradnicek 关节成形术等。（表 6-2）

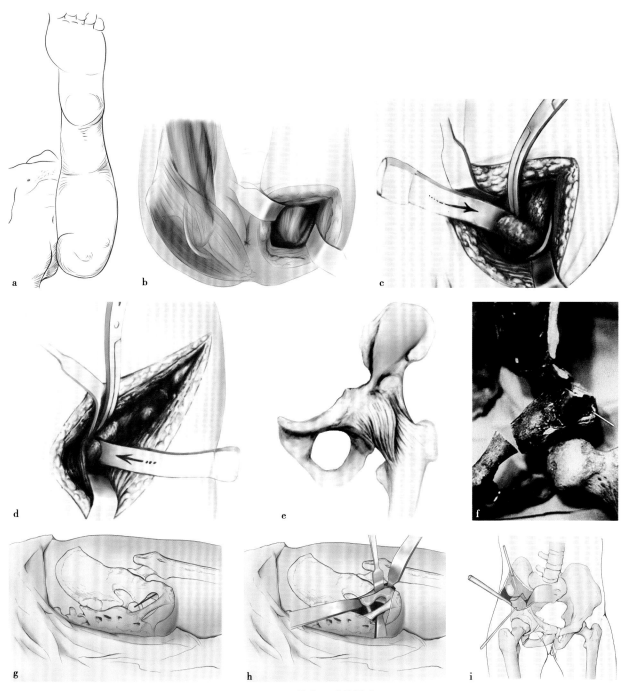

图 6-5　骨盆三联截骨术
a～f. 经典 Steel 三联截骨手术步骤；g～i. Tonnis 改良三联截骨手术步骤。

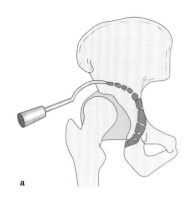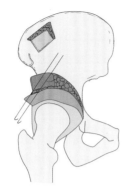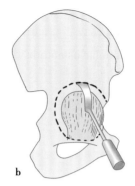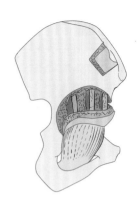

图 6-6　髋臼旋转截骨术

a. 行穹隆状截骨；b. 翻开臀中肌。

表 6-2　成人发育性髋关节发育不良手术方法

髋关节解剖重建性手术	髋关节半解剖重建性手术	髋关节姑息性手术
骨盆三联截骨术	Salter 骨盆截骨术	Chiari 骨盆内移截骨术
髋臼周围截骨术		髋臼造盖术
髋臼旋转截骨术		Colonna 关节囊成形术
		Schanz 截骨术
		骨盆支撑截骨术
		Ilizarov 骨盆截骨延长术

对于半脱位或髋臼发育不良的年轻成人 DDH 患者，若骨关节炎不明显、功能位头臼匹配满意或明显改善，可以考虑髋臼重建性手术。经典的髋臼重建性手术为 Tonnis 改良三联截骨术、日本髋臼旋转截骨术、伯尔尼髋臼周围截骨术。

1976 年前后，日本等国专家发明了髋臼旋转截骨术。自 1984 年以来，瑞士 Reinhold Ganz 等发明的髋臼周围截骨术，以其巨大的优势、良好的中远期效果，逐渐为大家所接受，得到较大范围的推广。

一、髋臼周围截骨术

伯尔尼髋臼周围截骨术（Periacetabular osteotomy，PAO）是由瑞士著名关节外科专家 Reinhold Ganz 等发明的手术技术，通过对 Steel 三联手术技术的改进，保留骨盆后柱，完成髋臼周围截骨，矫正髋臼发育不良。该技术 1984 年率先应用，1988 年初步报道，迄今已取得了良好的临床效果（图 6-7）。

（一）手术步骤及技术要点

1. 体位　平卧位。

2. 麻醉　全身麻醉 + 控制性降压 + 术中自体血回输。

3. 切口及入路　选择改良 Smith-Peterson 入路，自髂嵴前 1/3 处起始，经髂前上棘外缘向外下延伸，切口长约 15cm。自髂嵴外缘切开骨膜，自阔筋膜张肌前缘切开肌膜，沿肌膜下分离，找到阔筋膜张肌 / 缝匠肌间隙进入，显露髂前下棘及股直肌腱起点；骨刀切下髂前上棘 3.5cm×1.5cm×1.5cm，连同缝匠肌 / 腹股沟韧带起点一同推向内侧，窄 Hohmann 拉钩沿髂骨内板骨膜下分离，推开骨膜，抵达髂耻线，屈髋并内收，牵开髂腰肌 / 盆腔组织。继续沿髂前下棘分离髂关节囊肌，显露髋关节囊前部及内侧部，骨膜下分离髂耻粗隆，显露耻骨支。

（1）坐骨支截骨：用弯组织剪自股骨颈内侧、关节囊外钝性分离，向后内深入，抵达坐骨支前部，钝性分离坐骨支前部软组织；在弯组织剪保护下，引入窄双肩 Ganz 骨刀，抵止于髋臼下沟前下缘；C 臂由对侧与骨盆冠状面呈 60° 透视确认 Ganz 骨刀的位置和方向，透视下截开坐骨支前下 1/2，保留骨盆后柱完整。

（2）耻骨支截骨：屈髋并内收，两把窄 Hohmann 拉钩沿耻骨支上下缘保护，另一尖 Hohmann 拉钩自

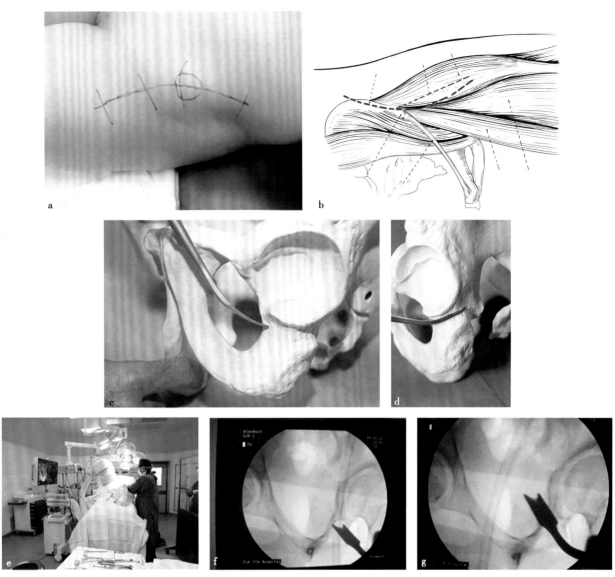

图 6-7 髋臼周围截骨术

a. 改良斯密斯 - 皮特森（Smith-Peterson，SP）切口；b. 自阔筋膜张肌前缘肌膜下分离；c. 坐骨支截骨位置；d. 坐骨支截骨深度；e. 坐骨支截骨透视体位；f. 坐骨支截骨透视位置；g. 坐骨支截骨透视下控制深度。

髂耻粗隆内侧 1.5cm 钉入耻骨支，保护内侧软组织；直骨刀于髂耻粗隆内侧 1.0cm 处自外下向内上方向完全截断耻骨支。

（3）臼顶及方形区截骨：自髂前上棘截面处水平指向耻骨梳、距臼顶 2.5～3.0cm 做臼顶水平截骨，窄骨膜剥离器在臼顶截骨线处对髂骨外板行有限骨膜下剥离，窄 Hohmann 拉钩保护臀中肌，用摆动锯水平截骨。反向 Cobb 骨膜剥离器对方形区行骨膜下剥离，反向 Hohmann 拉钩抵于坐骨棘处，牵开并保护盆内肌肉与组织；保留骨盆后柱 0.5～1.0cm，自耻骨梳向方形区、坐骨支纵行截骨，首先切开内板，避免后柱断裂 / 开裂，然后仔细凿开外板，注意控制骨刀刚刚穿透外板即可，不可落空过度。

（4）截骨会师技术：用 Schanz 螺纹钉自髂前下棘钉入髋臼顶部骨块，轻微晃动髋臼，用 Ganz 骨刀仔细行方形区、坐骨支截骨会师；完成会师后，髋臼完全游离，仅软组织相连，可以进行较大范围旋转。

（5）髋臼旋转与临时固定：依据术前外侧中心边缘角（lateral center-edge angle，LCE）、前侧中心边缘角（anterior center-edge angle，ACE）、臼顶角等指标，用 Schanz 螺纹钉＋骨盆复位钳，将髋臼向外、向后旋转，增加外侧覆盖和前覆盖，用 2～3 枚 2.5～3.0mm 克氏针自髂嵴向髋臼顶部扇形固定。C 臂透视，确认髋臼旋转位置满意，LCE、ACE、臼顶角、旋转中心、下肢长度等指标良好，克氏针位置良好。

（6）透视与固定：逐一取出克氏针，更换为适当长度的3.5～4.5mm全螺纹皮质骨螺钉固定，再次透视确认髋臼位置满意、螺钉位置／长短良好，确认内固定牢靠，修正多出髂前下棘处骨块及髂耻粗隆处骨块，修剪成小骨条，植于臼顶及耻骨截骨间隙。冲洗切口，清点纱布及器械无误。复位髂前上棘，用1～2枚螺钉原位固定。

（7）关闭切口：放置或不放置切口引流，缝合腹外斜肌、阔筋膜、深筋膜，注意保护股外侧皮神经，美容缝合切口，无菌敷料包扎（图6-8）。

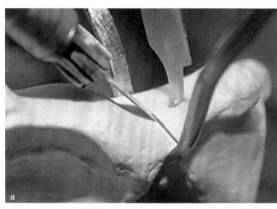
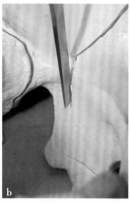
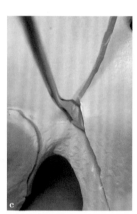
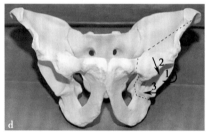
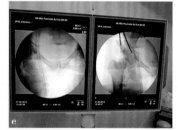
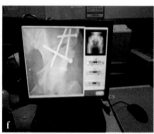
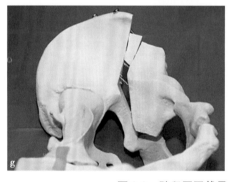
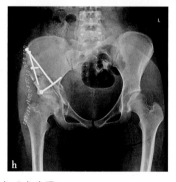

图 6-8　髋臼周围截骨术手术步骤

a. 耻骨支截骨；b. 臼顶及方形区截骨；c. 臼顶与方形区拐角截骨；d. 髋臼骨块旋转方向；e. 临时固定与透视；f. 更换螺钉固定；g. 截骨固定术后；h. 截骨术后骨盆正位片。

（二）手术指征

1. 适应证　11～50岁，髋臼发育不良，有疼痛症状，骨关节炎分级0～2级，患者理解并同意。

2. 相对禁忌证　髋臼骺软骨未闭合，髋关节全脱位，虽有发育不良但无疼痛症状，骨关节炎分级＞2级，患者要求过高或不理解。

（三）术后处理

1. 补液、监测、纠正贫血、低蛋白及电解质紊乱。

2. 避免心肺并发症、胃肠并发症、泌尿系并发症。

3. 伤口管理，换药，预防血肿、感染、坏死、愈合不良。

4. 24小时胃肠通气后逐渐由半流食到普通膳食。

5. 控制疼痛、吸收热。

6. 弹力袜、足踝泵、翻身叩背、压疮护理、大小便护理、口腔护理。

7. 心理护理。

8. 复查 X 线片。

9. 康复锻炼。

（四）早期并发症

1. 大出血与血管损伤。

2. 神经损伤。

3. 截骨不全、旋转不足或过度。

4. 髋臼碎裂、进入关节。

5. 后柱断裂。

6. 内固定位置不良。

7. 肢体不等长。

8. 静脉血栓（罕见）。

9. 感染（罕见）。

10. 螺钉松动、断裂。

11. 矫正丢失。

12. 尿路感染、便秘、压疮。

并发症预防措施：熟悉骨盆和髋关节临床解剖，掌握手术步骤及要点，可避免血管神经损伤；术中控制性降压、术中自体血回输及氨甲环酸合理使用等措施，可控制并避免大出血。通过多次跟台学习、多次参加解剖标本培训班、多次参加相关专题讲座等机会，迅速掌握该手术技术及细节处理、快速渡过学习曲线，可避免截骨不全、髋臼碎裂、后柱断裂、内固定欠佳、矫正丢失等技术相关的并发症。通过足踝泵锻炼、及早下床挂拐活动、及快速康复等措施，防止静脉血栓、尿路感染、便秘、褥疮等并发症。

（五）中晚期并发症

1. 延迟愈合（耻骨支）、疲劳骨折。

2. 术后屈髋受限。

3. 疼痛、跛行、骨关节炎进展、髋臼缺血性坏死。

（六）术后康复锻炼方法

1. 术后 1～3 天纠正贫血、冷敷和压迫防止伤口渗出、镇痛；行足踝泵锻炼、股四头肌收缩、被动关节活动；及早坐起、挂双拐下床促进胃肠通气、恢复大小便功能，并预防压疮。

2. 术后 1～6 周挂双拐下床活动，术侧避免负重，站立位进行髋关节各向活动。

3. 术后 6～12 周挂双拐术侧部分负重至全负重。

4. 术后 12～20 周挂单拐术侧单腿站立，行步态训练，恢复工作生活。

二、股骨近端截骨术

（一）手术指征

1. 年龄 < 35 岁（30～35 岁）。

2. 股骨颈前倾角 > 40°（35°～40°）或股骨颈前倾角 < 0°。

3. 股骨颈干角 > 150° 或股骨颈干角 < 100°。

4. 功能位仍然存在头臼不匹配。

5. 下肢不等长 > 2cm。

6. 合并较明显的膝关节畸形。

7. 合并关节内畸形和异常。

（二）常见股骨近端畸形

如前所述，DDH 不仅有髋臼侧异常，同时还合并有股骨侧异常，关节内、外异常及软组织异常。股骨侧常见的畸形和异常有股骨颈前倾角显著增大、股骨颈干角显著增大、保守治疗后股骨头显著增大等。多数儿童 DDH 患者及部分单纯髋臼侧矫正效果欠佳的成人 DDH 患者，需要同时或分期行股骨侧畸形矫正。

（三）手术与内固定选择

1. 股骨近端截骨术　主要包括股骨近端去旋转 / 增旋转截骨术、股骨近端内翻 / 外翻截骨术、股骨近端屈曲 / 过伸截骨术、股骨颈相对延长术、外科脱位关节清理术、股骨头 / 股骨颈截骨成形手术等。通过单一手术或联合手术，以期达到最佳矫正效果。

2. 股骨近端截骨内固定选择见表 6-3。

表 6-3　股骨近端截骨内固定选择

内固定选择	优点	缺点
直板系列	1. 操作简单 2. 旋转较准确 3. 可轻微内翻 4. 可加压 5. 可同时调节长短	1. 转子下截骨 2. 截骨位置稍低 3. 内翻稍困难 4. 截骨愈合稍晚 5. 易发生取板再骨折
角接骨板系列	1. 转子间截骨 2. 愈合良好 3. 内外翻控制准确 4. 可适度调整旋转	1. 刃板选择 2. 刃板放置 3. 角度固定 4. 远端钉孔少 5. 易拔钉 / 断钉 6. 骨端延迟愈合
儿童髋部锁定加压接骨板（locking compression pediatric hip plate，PHP）系列	1. 转子间 / 转子下截骨 2. 操作准确 3. 调整内翻 / 外翻准确 4. 可调整旋转 5. 固定牢靠	1. 操作复杂 2. 需要准确挑选不同型号的接骨板
动力髋关节螺钉（dynamic hip screw，DHS）系列	内固定牢靠 适用于愈合不良 / 延迟愈合 可以兼顾旋转和内外翻	转子下 / 转子间截骨 操作复杂 角度调整欠精确 应力遮挡严重 再骨折风险
髓内钉系列	主要调整旋转 可微创操作 可用于再骨折	转子下截骨 角度调整欠精确 无法调整内外翻 有微动

（四）常见并发症

1. 截骨端延迟愈合 / 不愈合。

2. 矫正欠准确。

3. 内置物松动、断裂、失效。

4. 骨关节炎进展。

5. 股骨头坏死。

6. 下肢力线异常。

7. 下肢不等长。

（五）术后康复锻炼方法

1. 术后 0～6 周与单纯髋臼周围截骨术相同；避免平卧位的直腿抬高锻炼；主要为下肢肌肉收缩锻

炼、被动关节活动度锻炼；防止肌萎缩及下肢循环障碍；逐渐生活自理。

2. 术后6～12周术腿可部分负重，负重力量由小到大（体重的1/5～1/2）；生活自理。

3. 术后12～20周根据术后12周影像学检查结果、截骨愈合情况，逐渐挂单拐直至弃拐；逐渐增加侧卧侧抬腿、术腿全负重、单腿站立、步态锻炼、强化肌肉力量锻炼及关节活动度锻炼。

4. 术后20周以上弃拐、步态锻炼、肌肉力量锻炼；恢复轻体力工作；恢复正常生活。

（罗殿中　张中礼　任宁涛）

第二节　青少年髋关节残余畸形的外科治疗

一、表现

青少年髋关节残余畸形情况复杂、临床表现轻重不一、潜在疾病不同、治疗史不同、就诊时性别、年龄、身高、体重等身体状况不同、自理能力不同、影像学表现程度不同、患者家属和本人期望值各异。多数患者无明显疼痛，仅跛行或在体检/复查时发现；少数患者生活难以自理或勉强自理；多数患者曾经接受治疗，肌肉骨骼合并问题较多；多数患者家长期望值很高。

青少年髋关节残余畸形表现形式各异，病理机制不尽相同。从病因来说，有发育性髋关节发育不良（治疗后或未治疗）、继发性髋关节发育不良（神经肌肉性髋关节发育不良、脑瘫、脊髓灰质炎、腓骨肌萎缩症、唐氏综合征、多发骨骺发育不良、多发韧带松弛症、创伤后残余畸形、低毒感染后残余畸形、儿童股骨头骨骺坏死等）。从病理来说，表现各异，有髋臼发育不良、髋关节半脱位、髋关节全脱位。从病理累及部位来说，分为髋臼侧异常、股骨侧异常、关节内异常、关节外异常或多种病理状况的混合（图6-9）。

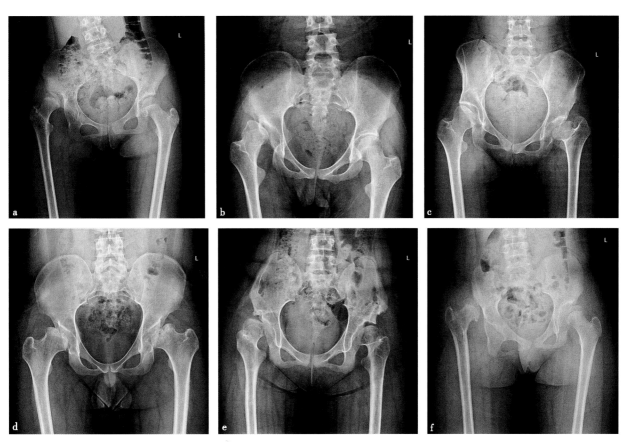

图6-9　青少年髋残余畸形X线表现

a. DDH右髋高位脱位；b. 脑瘫右髋严重半脱位；c. 儿童股骨头骨骺坏死（legg-calve-perthes disease，LCPD）残余畸形左髋头臼匹配欠佳；d. 多发骨骺发育不良继发双髋半脱位；e. 双侧DDH手术后半脱位；f. 右髋术后脱位，左髋严重发育不良。

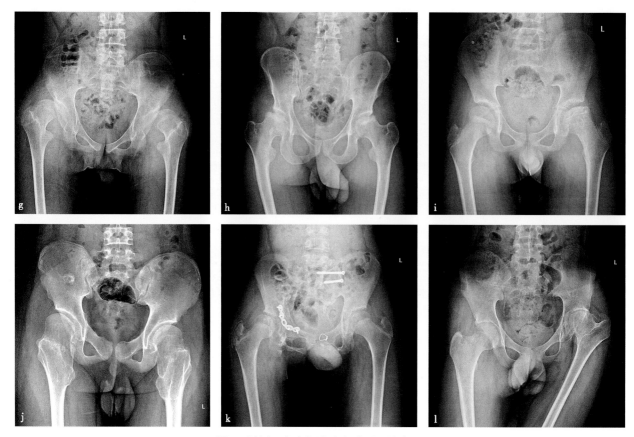

图 6-9(续)　青少年髋残余畸形 X 线表现

g. 韧带松解症双髋严重半脱位；h. 骨骺发育不良，继发双髋残余畸形；i. 左侧股骨头骨骺坏死继发扁平髋畸形；j. 双侧干骺续连症继发半脱位；k. 右髋创伤后残余畸形半脱位；l. 左髋创伤后残余畸形。

二、病史和查体

对青少年髋关节发育不良的查体要求较高，需要通过病史和查体，了解病因、现状、病理机制，在此基础上才能对残余畸形做出较为准确的判断，制订较为合理的治疗方案。

在诊治青少年髋关节残余畸形的过程中，需要思考以下几个问题：①残余畸形的形成原因；②残余畸形的治疗历史及既往不足；③目前残余畸形的主要影像学特点；④目前残余畸形的功能状况和改善潜力；⑤患者及其家属对再次治疗的期望值；⑥首选手术方案、次选手术方案、治疗依据及其风险；⑦完成预定手术方案的困难及解决方法；⑧术后康复和复查要点。对每个患者都要做到心中有数，若能够顺利回答和解决上述一系列的问题，方可进一步治疗或手术。对于合并严重神经肌肉问题、生活难以自理或病程进展迅速的病例，需要控制原发病或进行康复锻炼保守治疗；对于关节完全破坏、不可恢复的病例，可以选择观察或姑息性治疗；对于期望值太高的患者及其家属，建议充分沟通、充分认识到疾病的现状、降低期望值；对于既往多次手术治疗、残余综合畸形的患者，可告知手术风险及并发症，严格进行每一步操作。

询问病史：询问患者个人出生及生长发育史、个人治疗史、潜在的系统性疾病和神经肌肉疾病、家族史、主要症状及问题所在。

体格检查：了解患者局部情况、全身神经肌肉情况、步态、生活自理程度、日常生活功能评分、下肢功能评分、神经肌肉功能评分、关节功能评分等。

三、准确评估

1. 髋关节残余畸形的影像学评估　需要准确判断合并哪些综合畸形，包括：髋臼侧畸形、股骨侧畸形、关节内或关节外畸形、头臼匹配异常、软组织异常等。为此，需要进行充分的术前检查，除了骨盆正位 X 线片、双髋 65° 斜位 X 线片、双髋外展内旋位 X 线片以外，还要补充双下肢全长正位 X 线片，骨盆 CT ＋ 股骨髁扫描（用以准确测量股骨颈前倾角），单髋 MR 或造影 MR（用以评估关节软骨及盂唇损伤状况）。个别情况下还需要补充 Dunn 位 X 线片、腰椎正侧位 X 线片及脊柱全长正侧位 X 线片等。

2. 髋关节残余畸形的功能评估　需要准确评估患者的生活自理能力，髋关节及下肢各肌群的张力和肌肉力量，髋关节各方向的活动度及腰椎、膝、踝活动度，是否合并其他部位的畸形；需要排除其他原因引起的神经肌肉疾病；需要仔细分析既往治疗可能带来的困难。

3. 髋关节残余畸形治疗方案的选择、康复锻炼及预后的预期　对于有多次手术治疗史、继发于神经肌肉疾患的继发畸形、合并脊柱和下肢多处畸形的患者，准确的治疗方案的选择很困难，也相对模糊，不同的方案存在不同的优缺点，需要综合考虑患者及其家长的真实需求和期望值，需要评估其付出是否值得。特别需要注意的是，需要对不同治疗方案的风险和结果有相对准确的估计，对相应的注意事项和康复方案能够做出准确的指导。

为了比较治疗前后的效果，需要在手术前、手术后及随访中多次填写多项评分表，包括疼痛视觉模拟评分（Visual Analogue Scale，VAS）、西安大略 - 麦克马斯特大学骨关节炎指数量表（the West Ontario and Mcmaster osteoarthritis index，WOMAC）、哈里斯髋关节评分（Harris hip score，HHS）、关节活动度测量；部分特殊患者还需要填写脑瘫程度评分、关节松弛度评分、生活自理能力评分等。

四、典型病例

1. 病例 1　脑瘫后遗症，右髋严重半脱位，右髋极度外展内旋位方可恢复头臼匹配（图 6-10）。

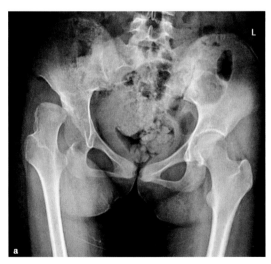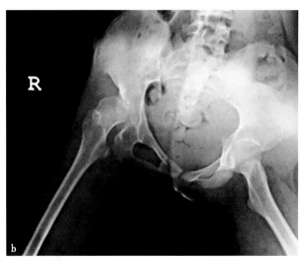

图 6-10　脑瘫患者右髋严重半脱位
a. 脑瘫继发右髋严重半脱位；b. 麻醉下可以手法复位。

2. 病例 2　多发韧带松弛症，右髋脱位，常规外展 30°、内旋 30° 时，不能取得满意复位；外展 60°、内旋 70°、屈髋 15° 时，可以实现复位及可以接受的头臼匹配。CT 测量右侧股骨颈前倾角约 60°（图 6-11）。

3. 病例 3　患者幼年右髋有手术史，CT 测量股骨颈前倾角为负值（股骨颈后倾，股骨髁严重外旋），考虑为幼年去旋转截骨过度形成（图 6-12）。

4. 病例 4　多发骨骺发育不良，骨盆正位 X 线片显示双髋半脱位；外展内旋位显示股骨头可复位、头臼匹配欠佳；单髋造影 MRI 显示股骨头软骨尚可、部分软骨下骨尚未骨化（图 6-13）。

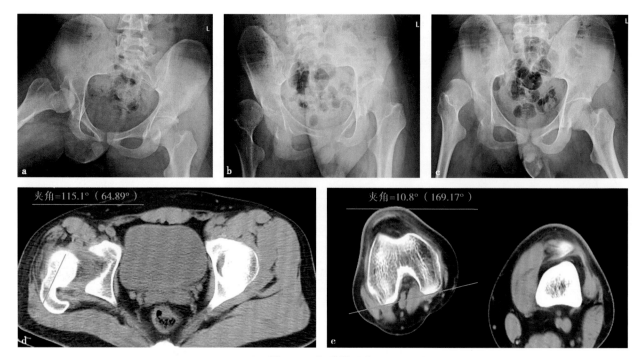

图 6-11　韧带松弛症

a. 韧带松弛症右髋脱位；b. 常规外展内旋位片仍旧不能复位；c. 无麻醉右髋极度外展 60°、内旋 80° 可复位；d. CT 断层股骨颈前倾角显著增大；e. CT 断层股骨髁情况。

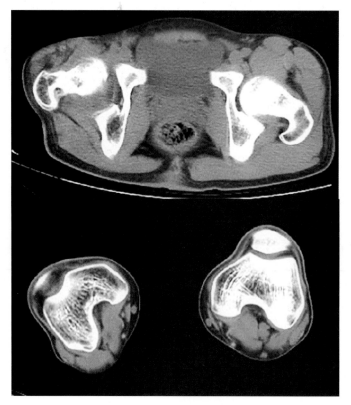

图 6-12　股骨颈前倾角异常

幼年手术导致右下肢过度外旋，CT 测量股骨颈前倾角约 -40°。

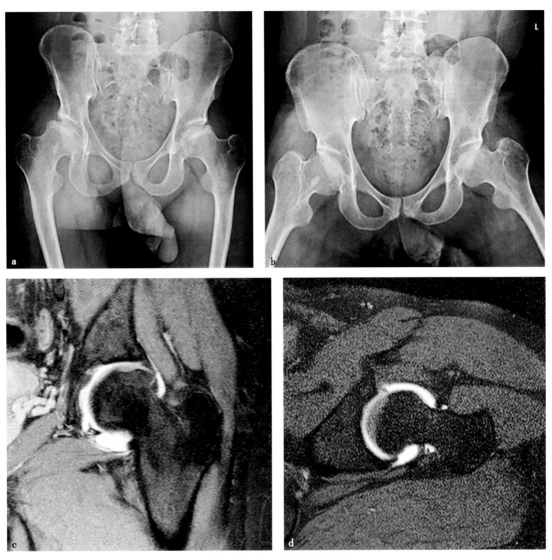

图 6-13　多发骨骺发育不良

a. 多发骨骺发育不良，双髋半脱位，股骨头骨骺骨化延迟；b. 外展内旋功能位可以获得满意头臼匹配；c. 冠状面单髋造影 MRI 显示股骨头无坏死，骨骺软骨骨化延迟；d. 斜矢状面单髋造影 MRI 显示股骨头无坏死，骨骺软骨骨化延迟。

五、手术治疗方法

1. 髋臼侧畸形矫正方法　如前所述，髋臼侧手术矫正主要根据髋臼发育情况、畸形严重程度、功能位头臼匹配情况决定。首选髋关节解剖重建性手术，如伯尔尼髋臼周围截骨技术、日本髋臼旋转截骨手术、三联或改良三联截骨技术；次选髋关节半解剖重建技术，如 Salter 骨盆截骨技术、造盖手术等；末选髋关节姑息性手术，如 Chiari 骨盆内移截骨技术、Colonna 关节囊成形技术等技术。

2. 股骨侧畸形矫正方法　对于股骨颈前倾角 / 颈干角显著异常的患者，可以选用去旋转 / 增旋转截骨、内翻 / 外翻截骨内固定来矫正。对于股骨颈短缩、大转子高位的残余扁平髋 / 短髋畸形，往往选择股骨大转子延长技术。对于股骨头明显偏大、股骨头髋臼明显失去匹配的病例，可以考虑股骨颈相对延长、大转子下移等治疗方法。针对不同畸形发生部位进行不同的矫形手术，结合髋关节外科脱位技术、股骨颈筋膜瓣松解技术，发展出股骨头缩小成形技术、股骨头下截骨技术、股骨颈截骨技术、股骨颈基底截骨技术、股骨转子间截骨技术等。

3. 关节内清理技术　针对部分合并明显关节内畸形和异常的患者，可以采用髋关节外科脱位技术、髋关节镜技术或小切口髋关节探查技术进行进一步处理,切除增生的撞击灶、切除过度肥大或内翻的盂唇、切除部分肥大的盂唇、清理软骨损伤及游离体等。

4. 关节外肌肉软组织异常　可采用髂腰肌腱松解、内收肌松解、股骨大转子下移等技术调整软组织张力,也可通过对旋转中心的内移、上移、前移等微调技术,调整髋关节周围软组织张力,改善手术后髋关节周围的力学环境,提高髋关节功能和活动度。

对于无法完成保髋手术的严重残余畸形患者,也可以根据具体情况选择人工髋关节置换、髋关节融合、髋关节切除、Schanz 截骨或骨盆支撑截骨术等使其症状得到改善。

(罗殿中　肖　凯　罗金涛)

参 考 文 献

[1] HARTOFILAKIDIS G, BABIS G C, GEORGIADES G, et al. Trochanteric osteotomy in total hip replacement for congenital hip disease[J]. J Bone Joint Surg, 2011, 5(5): 601-607.

[2] KARACHALIOS T, HARTOFILAKIDIS G. Congenital hip disease in adults: terminology, classification, pre-operative planning and management[J]. J Bone Joint Surg, 2010, 7(7): 914-921.

[3] 罗殿中,张洪,程徽,等. 单侧发育性髋关节脱位下肢长度及膝关节畸形的影像学特点 [J]. 中华外科杂志, 2013, 51(6): 513-517.

[4] GANZ R, SLONGO T, SIEBENROCK K A, et al. Surgical technique: The capsular arthroplasty: a useful but abandoned procedure for young patients with developmental dysplasia of the hip[J]. Clin OrthopRelat Res, 2012, 470(11): 2957-2967.

[5] 罗殿中,张洪,程徽,等. 简化国际髋关节评分量表在髋臼周围截骨术评价中的应用 69 例报告 [J]. 中国骨与关节杂志, 2016, 5(2): 105-108.

第七章 髋关节外科脱位技术

第一节 概　述

髋关节外科脱位技术的建立和完善与旋股内侧动脉（medial femoral circumflex artery，MFCA）的现代解剖研究密切相关。股骨近端的血运在解剖上早已多有描述，旋股内侧动脉提供了股骨头大部分的血供，最重要的股骨头负重区的血供也是由旋股内侧动脉提供的。旋股内侧动脉深支发出 2~4 条支持带动脉，有时还发出下支持带动脉。这些解剖学的研究多是偏于描述性的，而对与手术入路相关的血管形态与测量方面缺乏关注，特别是对于能够补偿手术所影响到的主要血供来源的血管吻合更是缺乏研究，这直接导致反对在手术中进行髋关节脱位以进行关节囊内操作的观点长期以来在多数医师中获得认同，其依据就是脱位会增加术后发生股骨头缺血性坏死的概率。直到 Gautier 基于 Katharine Ganz 和 Krügel 的博士论文所做的研究提出髋关节外科脱位是可以安全进行的，并不会导致股骨头缺血这一论点。随后由 Reinhold Ganz 依据大量的临床手术随访详细描述了这一技术及其极低的术后股骨头缺血性坏死发生率（文中提到其在 1992—1999 年间开展的 213 例髋关节外科脱位手术中，无一例术后发生股骨头缺血性坏死），明确了对旋股内侧动脉与髋关节外旋肌群的关系和术中一系列正确操作是髋关节外科脱位能安全实施的关键。

股骨头的血供主要来自支持带动脉系统、股骨头凹动脉系统及骨间动脉系统三大部分。支持带实际上是髋关节囊内沿股骨颈表面走行的增厚的滑膜皱襞，于 1742 年由 Weitbrecht 首次描述，1856 年被 Henle 称之为支持带，之后部分学者将之称为 Weitbrecht 支持带。1929 年，Anceroff 发表的研究中对前、外、内支持带进行了详细的描述（目前国内相应称之为前、上、下支持带者居多，下文沿用这种称谓）。可惜这一研究在此之后几乎被遗忘，直到 1971 年，Wertheimer 和 Lopes 再次提起这个名称。20 世纪后半叶对股骨头血供的研究发现了行走在支持带中的动脉对股骨头血供的重要性，而 Tucker 是其中最早将这些血管称为支持带动脉的作者之一。

前支持带是变异最大的，在一个研究中有超过一半的标本前支持带缺如，小部分是盘状增厚的典型的韧带样结构，另外一部分则是没有明显增厚的内含血管的 2~3 束滑膜皱襞或只见血管行走于股骨颈表面。下支持带则是恒定出现的，起于小转子部的关节囊附着处，止于头颈交界的软骨边缘。而上支持带在外观方面的变异是最小的，只有很小部分的标本上是由几束平行的滑膜组成，大部分形态都是呈四边形的板层状结构位于股骨颈上方的表面。上支持带起于大转子部股骨颈上方的关节囊附着处，沿股骨颈上方边缘延伸至头颈交界处的软骨边缘部。由此可见，前支持带变异较多，部分人群出现缺如；上、下支持带相对恒定，而且单独依靠上支持带的血管，股骨头各部分均可获得灌注，因此避免医源性损伤上支持带血管是髋关节外科脱位术后较少发生股骨头缺血性坏死的关键。这也在一定程度上支持了目前被多数学者认同的观点：髋关节前入路相对于后入路对于股骨头血运的破坏更小。

从旋股内侧动脉横段分出的终末分支，于股骨颈前下平面进入髋关节囊，然后于下支持带内形成下支持带动脉，沿股骨颈上行至后下方的股骨头颈交界处。来自旋股内侧动脉升段的终末分支在后方进入髋关节囊附着处，向深部走行于滑囊内，在后方介于上、下支持带之间，走行越过股骨颈后再分出若干终末支。旋股内侧动脉深段穿过关节囊后上方,然后平分为若干终末分支,于滑囊深部走行于上支持带内,形成上支持带动脉。其中,旋股内侧动脉的升段和深段位于髋关节的后方,在各种髋关节后方的手术入路中均易出现医源性损伤,特别在行髋关节外科脱位时应着重注意避免对其造成损伤(图 7-1)。

在髋关节后部的皮肤切口内进行手术操作时,无论是从后方还是从前方切开关节囊,充分认识髋关节外旋肌群与旋股内侧动脉及其各主要分支的关系是避免医源性破坏支持带动脉血供的关键。Lazaro 和 Sculco 等研究发现,在外旋肌群的股骨大转子附着点附近是非常明显的危险区,只要在离开转子间嵴 2.5cm 以远的部位切断外旋肌群(特别是闭孔外肌),是不会损伤到旋股内侧动脉的升段以及深段的,这样即使从后方 T 形切开髋关节后方关节囊使髋关节向后方实现外科手术脱位,也不会影响到股骨头的血运灌注(图 7-2),这已经在尸体标本上通过钆剂增强的 MRI 检查获得了验证。而除此之外,Reinhold Ganz 通过大转子截骨显露并切开前方关节囊使股骨头从前方脱出的髋关节外科脱位技术避免损伤旋股内侧动脉各段的方法依据的也是类似的解剖发现:在离开转子间嵴 1.5cm 以远的部位切断联合腱和闭孔外肌是安全的。由于 Reinhold Ganz 的方法在某些病例选择的情况下可以不需要切断外旋肌群,更加安全,而且与从前方脱位相比,从后方外科脱位不需要做更大的松解就能够显露整个髋臼并在直视下对整个股骨头进行操作,导致这以后方切口结合前方脱位为特点的方法成为目前首选的髋关节外科脱位技术。

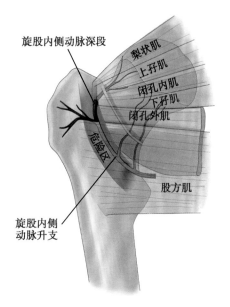
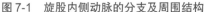

图 7-1　旋股内侧动脉的分支及周围结构

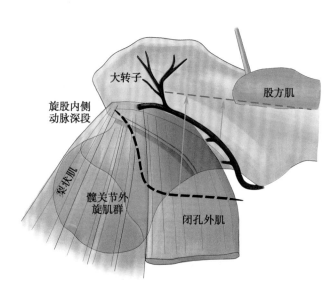

图 7-2　股骨头的血运

麻醉完善后,采用侧卧体位。手术切口可以是 K-L 入路的切口,也可以是 Gibson 入路的切口。两者在皮肤切口方面的区别是:前者以股骨大转子顶点为中心,切口远段沿股骨干轴线延伸大约 8～10cm,近段向髂后上棘方向弧形延伸约 8～10cm,两个方向的长度根据患者体形和是否需要对除了髋臼窝和股骨头以外的部位(如髋臼后柱或后壁等)做操作而定;后者基本是直线形切口,与前者不同的是 Gibson 入路并不劈开臀大肌,而是在臀大肌和臀中肌之间的间隙进入。

切开皮肤和皮下浅筋膜之后,在 K-L 入路中沿切口线劈开阔筋膜,如果需要增加对髋臼后柱、后壁的显露的话,可以切断或部分切断臀大肌在股骨远端后方的止点以减少牵拉臀大肌的张力。如果仅需观察和处理股骨头及髋臼窝,则不需要对后方的外旋肌群做分离和处理,将术侧髋关节内旋,显露并辨认清楚臀中肌后缘。不需要试图游离臀中肌和分离梨状肌的肌腱。在大转子稍远的股骨干处将股外侧肌从股骨干表面分离大约 3～5cm 的一段,用 Hoffmann 拉钩撬起,始于臀中肌在大转子的止点最后缘向前少许(这可以保护在上孖肌水平进入关节囊内的旋股内侧动脉深支),止于股外侧肌在大转子上的止点以远少许,使用盐水冷却的摆锯做大转子截骨。截骨的平面是与人体的冠状面大致平行的一个平面,切下来的大转子骨片厚度不能超过 1.5cm。完成截骨时,臀中肌绝大部分附着在截下来的大转子骨片上,骨片的远端是股外侧肌的附着部,形成上下均有肌肉附着的一个骨片。这样完成手术步骤后,重建大转子的完整性时臀中肌和股外侧肌的张力相互平衡,可以减少截骨处不愈合的风险。截骨的近端留下少许臀中肌的止点,在后续步骤中根据需要小心切断,而不是连同完整的臀中肌止点进行截骨;同时,截骨的厚度应在1.5cm 以内,以上两点对保护旋股内侧动脉深支和大转子骨内的终末支均有重要意义(图 7-3)。

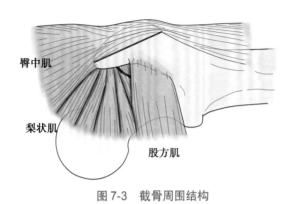

图 7-3　截骨周围结构

　　完成截骨后,在截骨形成的平面内向大转子前方插入一个 Hoffmann 拉钩,并向前轻柔撬开截下来的大转子骨片,配合松解股外侧肌在股骨干表面的附着直到臀中肌在股骨附着点中部平面附近水平,同时小心切断截骨时在近端遗留的尚附着在大转子大部上的少许肌腱。这时可以观察到梨状肌肌腱。如果向前进一步移开截下来的大转子骨片只需要切断很小一部分梨状肌肌腱(大部分还附着在截骨完成后的大转子大部上),那么截骨的位置和厚度就是正确的。

　　将截下来的大转子骨片充分向前方推开后,用无菌巾在侧卧位的患者前方做一个袋状的防护以便在脱位时将小腿放进其内而不会使其受到污染。然后将髋关节屈曲并轻度外旋,把股外侧肌和股中间肌从股骨近端的外侧和前侧拉起,臀中肌向前上方拉开,可以清楚地看到臀小肌和梨状肌,将臀小肌下缘从深面的关节囊和因外旋而松弛的梨状肌肌腱上方松解开,完全显露这个区域的关节囊,并有效保护了臀下动脉和旋股内侧动脉之间恒定的血管吻合。

　　此时应详细观察坐骨神经,如果坐骨神经在梨状肌水平是分成两束夹持梨状肌的话,需要将梨状肌从其距大转子止点约 1.5cm 处小心切断,以免在脱位时损伤坐骨神经。之后将髋关节进一步屈曲和外旋,充分显露髋关节前方、上方和后上方。

　　如前所述,上支持带动脉可以独立满足股骨头的血供灌注;前支持带动脉的灌注作用较弱,且部分人群甚至是缺如状态,因此从前方切开关节囊对股骨头的血供影响甚微。此时,将髋关节囊前方遗留的肌肉锐性或钝性推开,做 Z 字形切开(关节囊的切开应使用手术刀而不是电刀,以防产热烧灼损伤血管)。首先沿股骨颈的长轴从基底部向髋臼边缘切开,然后沿转子间线向下方切开,注意保持切口在小转子的前方,以免损伤位于小转子上方和后方的旋股内侧动脉主要分支。翻开两处切开所形成的关节瓣,可以显露盂唇。最后,在沿股骨颈长轴的关节囊切开线与盂唇的交界处,向后上方沿盂唇边缘平行于盂唇切开关节囊,直到后上方梨状肌肌腱上缘平面,形成一个 Z 字形(图 7-4)。

　　此时将髋关节进一步屈曲和外旋,圆韧带会撕裂或由术者锐性切断,将股骨头完全从髋臼窝向前方脱出。圆韧带对股骨头的血供并非十分重要,切断并不会影响股骨头的血液灌注。通过调整患肢外旋和屈伸,并放置 3 个拉钩,使整个髋臼窝可以直视观察。通过助手抬起患肢并施加轴向的推力可以将股骨头向髋臼后方推开,将膝关节部向下压(髋关节内收的方向)可以使股骨头离开髋臼后缘,以获得接近360° 直视股骨头的观察范围,并进行相应的手术操作(图 7-5)。

　　对髋臼窝和股骨头的手术操作完成以后,很容易就可以将股骨头复位进入髋臼窝。修复关节囊时不应结扎过紧,以防影响支持带血管的灌注。然后复位大转子的截骨骨瓣,使用 2～3 枚 3.5mm 皮质骨螺钉进行固定。由于骨瓣远、近端分别有股外侧肌和臀中肌附着,螺钉主要对抗前、后方的移位,因此术后截骨处的骨愈合很少出现问题。

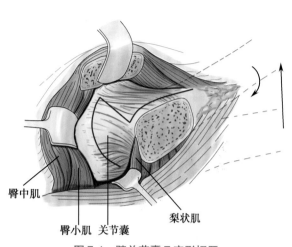

图 7-4　髋关节囊 Z 字形切开

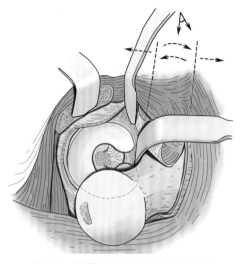

图 7-5　股骨头脱位后进行后续操作

下面介绍一例髋关节外科脱位典型病例。

【主诉】　患者男性,30 岁。主因"左髋疼痛并活动障碍 1 周"入院。

【入院情况】　患者 1 周前于车祸中受伤,受伤时患者位于副驾驶座位,所坐车辆与前车追尾。车辆发生撞击后,患者出现左髋部畸形、剧烈疼痛及活动障碍。外院影像学检查诊断为左髋关节脱位、左髋臼骨折、左股骨头骨折(图 7-6~图 7-8)。

【急诊诊断】　左髋关节脱位、左髋臼骨折、左股骨头骨折。

【急诊处理】　经闭合复位髋关节等处理后,为求进一步诊治入院。

【手术方案】　患者取侧卧体位,通过外科脱位技术(图 7-9a~d),显露股骨头骨折的骨折面。直视下复位固定股骨头骨折后(图 7-9e),使用 Sprint 接骨板固定髋臼后缘小骨折块,并用 1 块重建接骨板进行加强固定(图 7-9f~h)。

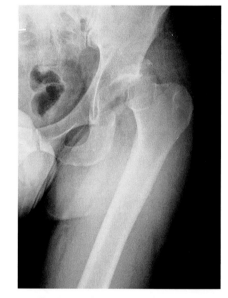

图 7-6　伤后 X 线片示左髋关节脱位,股骨头骨折

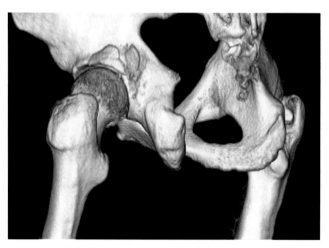

图 7-7　闭合复位左髋关节后,CT 三维重建示左髋臼后壁骨折

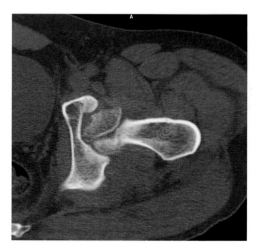

图 7-8　CT 断层示股骨头前内部分粉碎性骨折,并翻转移位

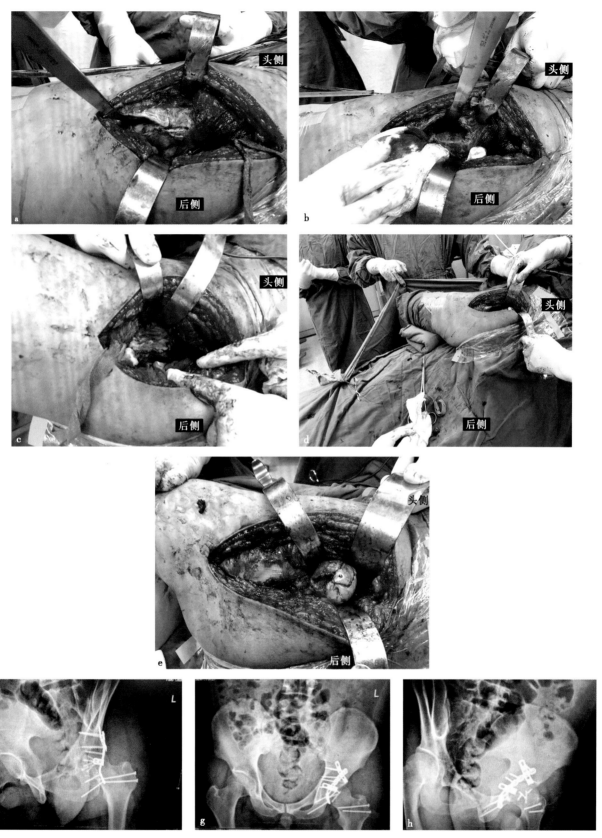

图 7-9　髋关节外科脱位典型病例手术过程

a. 患者取侧卧位，电刀烧出截骨线；b. 大转子截骨后翻开；c. 屈曲并内旋髋关节，显露前方关节囊；d. 切开关节囊后，加大髋关节前屈和内旋，完成外科脱位；e. 完成股骨头粉碎骨折的直视下复位和固定（其中一些粉碎的薄片已弃去）；使用 Sprint 接骨板和重建接骨板对髋臼后壁骨折进行固定，术后拍摄闭孔斜位（f）、骨盆正位（g）、髂骨斜位（h）X 线片确认复位及固定结果。

术后复查 X 线片提示（图 7-9f～h）：股骨头骨折解剖复位，髋臼后壁解剖复位。

【术后情况】　术后头孢唑啉预防感染 2 天，体温正常，各项感染指标无异常。术后第 7 天出院。

分别于术后 8 周、6 个月、12 个月复查 X 线片（图 7-10），术后 6 个月的 X 线片见股骨头及髋臼后壁骨折均已愈合。术后 12 个月随访时患者髋关节功能良好，无疼痛，MRI 见股骨头骨折愈合良好，无坏死（图 7-11）。

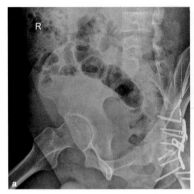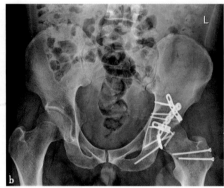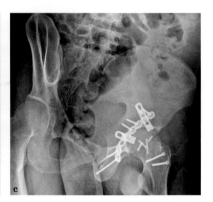

图 7-10　术后 12 个月 X 线检查

a. 闭孔斜位；b. 骨盆正位；c. 髂骨斜位。

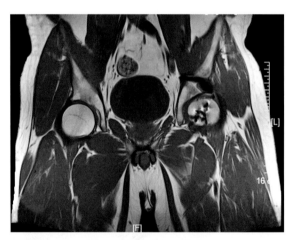

图 7-11　术后 MRI 检查

【经验与体会】　股骨头骨折合并髋臼后壁骨折的病例并不少见，由于必须从后入路处理髋臼后壁，Ganz 外科脱位技术成为治疗这一特定类型损伤的绝佳适应证。脱位后可以对非常复杂的严重粉碎的股骨头骨折进行直视下复位操作，固定螺钉的进入方向相对髋关节后脱位技术而言更符合生物力学原则。而髋臼后壁部分的骨折在这一入路中也方便同时处理。

（周琦石　陈雷雷）

第二节　其他应用

髋关节外科脱位技术除应用于各种髋关节囊内的术式（包括但不限于股骨头骨骺滑脱、撞击综合征、股骨头骨软骨损伤、股骨头扁平增大的缩头术、股骨头缺血性坏死各种保髋手术等）外，由于其具有能令术者全方位观察髋臼与股骨头的特点，也被用于手术治疗某些特定的髋部损伤。

一、单纯的股骨头骨折和合并髋臼后部结构骨折移位的股骨头骨折

1. 受伤机制与分型　在髋关节屈曲内收姿势时受到沿股骨干长轴的暴力作用，股骨头猛烈撞击髋臼

后部，髋臼后壁边缘对股骨头的剪切力可以导致股骨头骨折。受伤瞬间髋关节的屈曲及内收程度、暴力方向和大小等不同情况可以导致出现单纯髋关节脱位、股骨头骨折、股骨头骨折合并髋关节脱位、股骨头骨折合并髋臼后壁骨折、股骨头骨折合并髋臼后柱后壁骨折等多种情况。目前被广泛接受的股骨头骨折分型是 Pipkin 于 1957 年建立的分型，将其分为四种类型：Ⅰ型，髋关节脱位合并圆韧带止点下内侧的骨折；Ⅱ型，髋关节脱位合并圆韧带止点上外侧的骨折；Ⅲ型，Ⅰ型或Ⅱ型合并股骨颈骨折；Ⅳ型，Ⅰ型或Ⅱ型合并髋臼骨折。

2. 手术设计　股骨头骨折的手术治疗可以从各种髋关节前入路和后入路进行。由于以 K-L 入路为代表的后入路在手术中是将髋关节后脱位从而对股骨头进行显露，具有 Pipkin Ⅰ型骨折特点的圆韧带内下方骨块在这一入路中显露不够充分，而且用于内固定的螺钉难以从游离骨折块向头颈端打入，多数时候只能从头颈骨块向游离的股骨头骨折块打入，当游离的股骨头骨折块比较薄的时候，固定的力学效能欠佳。虽然目前多数学者主张对Ⅳ型以外的股骨头骨折采用 Smith-Peterson 或 Hueter 直接前入路等髋关节前入路进行手术，但是对合并了髋臼后壁甚至髋臼后柱后壁骨折的股骨头骨折，显然单纯运用各种髋关节前入路都不能满足髋臼后部结构的显露、复位和固定的要求。而髋关节外科脱位技术在处理这一特殊类型的股骨头骨折时有特殊的优势：可以在 K-L 入路切口中将髋关节从前方脱位，充分外旋屈曲髋关节时可以很方便地在直视下显露并游离的股骨头骨折块（这一点在粉碎的股骨头骨折手术中尤为重要），可以从游离骨折块向头颈端方向进行螺钉固定，复位髋关节后，可以对受伤时撞击中导致的髋臼后壁压缩区进行撬拨和植骨，随后可以在同一个切口中对髋臼后部的后柱、后壁骨折进行复位和固定。相比前后联合入路，髋关节外科脱位技术可以明显缩短手术时间，减少创伤；相比髋关节后脱位的后入路，髋关节外科脱位技术在处理股骨头时的显露和固定的力学效能都有明显的优势。

3. 手术技巧　患者取侧卧位，按照髋关节外科脱位技术的步骤，显露髋关节后方，探查保护坐骨神经，并观察外旋肌群的状态。如果外旋肌群仍保持完好，应按本章第一节中描述的方法进行显露、大转子截骨和髋关节前脱位；如在受伤时外旋肌群已被脱位的股骨头挫伤甚至破坏，那么可以利用肌肉裂口分别向远、近端扩展。但是应注意外旋肌群的受伤断裂一般不涉及股方肌，切勿为了增加稍后需要进行的髋臼后部显露而切断股方肌，这样会大大增加旋股内侧动脉的破坏风险，不利于对股骨头血运的保护。

完成髋关节前脱位后，在助手的配合下可以将股骨头完全显露，将髋臼内的骨、软骨碎片完全取出，复位并固定股骨头骨折。为了增强固定效能，螺钉应从游离骨折块向头颈段打入（图 7-9e）。复位髋关节，观察后壁骨折线处两侧有无压缩。一般在后壁骨折处的骨盆端特别是后上区域可见软骨下的压缩，应该用骨刀撬起，必要时就近取骨、植骨，然后根据后壁、后柱的骨折情况按照前文相关章节介绍的技术进行复位和固定。

值得注意的是，临床观察发现股骨头骨折合并的髋臼后壁骨折较单纯的髋臼后壁骨折面积往往更小，不能直接用螺钉进行加压固定。如果使用重建接骨板进行支撑，通常因为过于靠近边缘而存在困难。有条件的话，可以使用专门针对这种情况设计的髋臼后缘"弹簧"接骨板，先对小型后壁碎片进行预先支撑固定，再用常规重建接骨板压在"弹簧"接骨板上进行加强固定（图 7-12）。

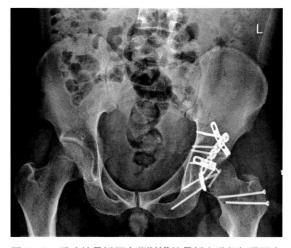

图 7-12　重建接骨板压在"弹簧"接骨板上进行加强固定

4. 并发症　不论是否合并髋臼后部结构的骨性损伤，股骨头骨折的手术治疗均有发生术后股骨头缺血性坏死的可能性。在对股骨头骨折手术入路的一项 Meta 分析中发现，采用 Smith-Perterson 入路与 K-L 入路相比较，术后的股骨头坏死发生率、总体功能预后、其他手术后并发症发生率以及创伤性骨关节炎等方面差异无统计学意义。而在 Pipkin Ⅰ型和 Pipkin Ⅱ型骨折的手术治疗中，后入路反而有更低的异位骨化发生率。

在目前使用髋关节外科脱位和螺钉内固定方法治疗股骨头骨折的临床报道中，Masse 的一组 13 例股骨头骨折，手术后 4 年只有 1 例出现症状性的股骨头缺血性坏死，并进行了全髋关节置换术；Gavaskar 报道的 36 例股骨头骨折，28 例获得平均 3 年的随访，没有发现股骨头缺血性坏死，总体功能评分优良。可见，应用髋关节外科脱位技术对单纯的股骨头骨折和合并髋臼后部结构骨折的股骨头骨折都可以通过良好的显露利于实施内固定，并且只有很低的股骨头缺血性坏死发生率，是一种可靠的方法。

二、某些类型的髋臼骨折

对于横行、T 形骨折的切开复位内固定一直存在入路选择方面的争议。对横行髋臼骨折来说，由于闭孔环的完整性存在，理论上应该可以通过前、后任意一侧获得解剖复位而使其对侧也获得解剖复位。但是无论是前入路还是后入路，术者判断复位质量的依据都是关节外的骨质对位，而不是像其他大部分关节内骨折可以通过合适的入路选择在直视下对关节内的复位情况进行观察。而且，除非术中可以进行 CT 扫描，否则仅靠传统的前后位、髂骨斜位和闭孔斜位透视对复位进行判断也会存在较大的误判可能。对 T 形骨折而言，骨折的前后部分因为闭孔环的中断而互不关联，不能通过前或后的其中一侧的解剖复位获得对侧的复位，这是与横行骨折相反之处。更困难的是，如果术者对前或后的其中一侧先进行的复位质量不高，后续的对侧复位就更困难，甚至在术中就显得不能接受。因此如果在复位过程中能够在直视下观察髋臼关节面的复位情况，将对复位质量的提高有很大帮助，这也是部分学者主张选择性地对横行和 T 形（以及横行加后壁）的髋臼骨折采用髋关节外科脱位技术进行显露的原因。

1. 采用外科脱位的指征及与其他常见髋臼入路的比较　目前将外科脱位技术用于髋臼骨折的报道并不多见，大部分作者都将其用于合并股骨头骨折的横行、后壁或横行加后壁类型的髋臼骨折病例，以及 T 形髋臼骨折病例。这些作者大都既有创伤骨科的手术经验，特别是髋臼骨折的手术经验，也有非创伤性髋关节疾病通过外科脱位技术进行各种关节囊内手术的经验（实际上在 Masse 于 2013 年发表的外科脱位技术用于髋臼骨折的文献之前，只有 4 个关于外科脱位技术用于创伤性疾病的研究被发表，其中 3 个研究的作者在同一家医院工作或学习过）。这些研究中获得了与采用其他手术入路接近的解剖复位成功率，但是由于创伤骨科医师很少具备像这些作者一样的使用外科脱位治疗大量非创伤性髋关节疾病的经验，因此在将这一技术用于髋臼骨折时有可能无法重复获得优良的结果。笔者建议，髋关节外科脱位技术手术治疗髋臼骨折的适用范围对经验相对缺乏者应限制在移位比较小的横行、横行加后壁、T 形以及合并股骨头骨折的后壁、横行加后壁这几种骨折类型。特别是前柱骨折的骨折线不应位于髂耻隆突的内侧。

2. 手术技巧　患者取侧卧位，手术切口一般采用 K-L 入路切口而不是直切口，这样有利于向后上方的扩大显露，特别是可以提供放置大型复位钳的空间。按前文描述的步骤进行大转子截骨，需要强调的是，应尽可能将大部分的梨状肌腱保留在截骨后的大转子基底侧。臀中肌的最后一部分肌腱也应保留在截骨后的大转子基底侧，在完成截骨后再切断，这样可以提示正确的截骨平面。之后翻开截下来的大转子骨片，按照前文描述的方法切开关节囊，完成外科脱位。观察髋臼内的骨折情况、软骨损伤情况，清理血肿、碎屑。此时需要观察骨折形态和复位及固定所需的空间，决定是否需要切断外旋肌群。如果需要的话，应该尽可能保留闭孔外肌，而且要在距离外旋肌群的股骨附着点至少 1.5～2.0cm 处进行切断，以保护旋股内侧动脉的分支以免影响股骨头的血供。

对于不同的骨折形态，有不同的复位方法：横行或者横行加后壁骨折，最简单的方法是使用 2 把 Jungbluth 复位钳，1 把置于前柱，1 把置于后柱（图 7-13）。对于经臼顶和臼顶下缘的横行骨折，前柱的复位钳可以很容易地放置在髋臼前方的边缘位置。而对于臼顶下方类型的横行骨折，前方的复位钳就比较难放置，需要使用 1 枚 Schanz 螺钉打入前柱后运用 joystick 技术对前柱部分进行复位。偶尔需要在坐骨结节附近打入 1 枚 Schanz 钉帮助纠正旋转移位。对经臼顶的横行骨折可以通过在坐骨大切迹处向骨盆内放入 Matta 复位钳进行骨折块间的加压（图 7-14）。复位完成后，可以使用重建接骨板在后柱进行固定，而前柱的固定可以使用顺行的 1～2 枚前柱螺钉进行固定。在外科脱位状态下，由于对髋臼的形态可以在直视状态下进行观察，前柱螺钉的置入会更加容易（图 7-15）。

对于 T 形骨折的复位可以将其转变为横行骨折来完成：在后柱的复位钳和打入前柱的 Schanz 螺钉的

操控下（图 7-16），将横行骨折线以远的前后柱复位，并用克氏针从后往前加以临时固定，然后按照横行骨折的复位方法进行复位和固定。

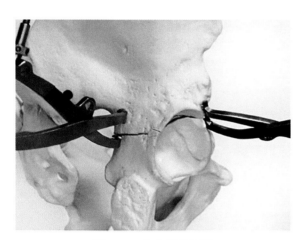

图 7-13　复位钳的放置

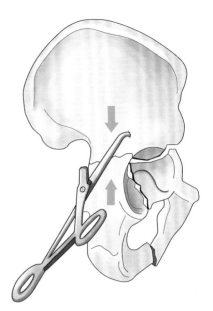

图 7-14　加压复位

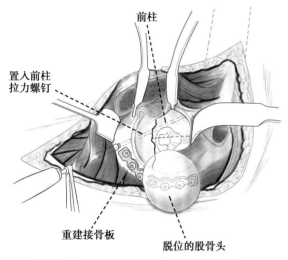

前柱

置入前柱
拉力螺钉

重建接骨板

脱位的股骨头

图 7-15　外科脱位状态下，置入前柱螺钉

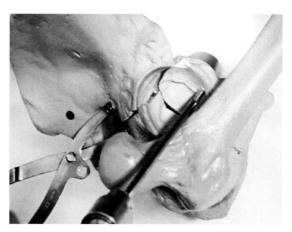

图 7-16　复位钳＋Schanz 螺钉的操控

3. 并发症　在 Masse 的一组病例中，31 例采用了髋关节外科脱位技术进行髋臼骨折的切开复位内固定，其中约一半是 T 形骨折，另一半为横行骨折或横行加后壁骨折。术后约 65% 的病例获得解剖复位，不完美复位的占约 19%，复位质量差的占约 16%，其中 2 例远期出现了股骨头缺血性坏死。而 Tannast 的一个小宗病例报道中，83% 的病例获得了解剖复位，异位骨化、内固定移位和大转子截骨处愈合迟缓的比例均 <10%，没有发现术后股骨头缺血性坏死病例。总的来说，髋关节外科脱位技术在治疗髋臼骨折时的有关并发症发生率与其他后入路差异不大。

使用这一技术在治疗髋臼骨折的手术中有两个缺陷：一是侧卧体位不像常用于 K-L 入路中的俯卧位那样可以利用俯卧时股骨的重力进行牵引而有利于骨折的复位；二是外科脱位后股骨头在术野中对大型复位工具的放置形成阻碍。但是与这些缺陷相比，这一技术能提供的直视操作、直接避免内固定进入关节以及相当低的股骨头缺血性坏死概率等优点令其成为一种可靠的髋臼骨折治疗技术选择。

（周琦石　陈雷雷）

参 考 文 献

[1] GANZ R, GILL T J, GAUTIER E, et al. Surgical dislocation of the adult hip a technique with full access to the femoral head and acetabulum without the risk of avascular necrosis[M]. London: Springer, 2014: 1119-1124.

[2] LAZARO L E, KLINGER C E, SCULCO P K, et al. The terminal branches of the medial femoral circumflex artery: the arterial supply of the femoral head[J]. Bone Joint J, 2015, 97-B (9): 1204-1213.

[3] SCULCO P K, LAZARO L E, SU E P, et al. A vessel-preserving surgical hip dislocation through a modified posterior approach: assessment of femoral head vascularity using gadolinium-enhanced MRI[J]. J Bone Joint Surg Am, 2016, 98 (6): 475.

[4] TANNAST M, KUBIAK-LANGER M, LANGLOTZ F, et al. Noninvasive three-dimensional assessment of femoroacetabular impingement[J]. J Orthop Res, 2010, 25 (1): 122-131.

[5] ZLATKIN M B, PEVSNERD, SANDERS T G, et al. Acetabular labral tears and cartilage lesions of the hip: indirect MR arthrographic correlation with arthroscopy--a preliminary study[J]. Ajr Am J Roentgenol, 2010, 194 (3): 709-714.

[6] MASSÈ A, APRATO A, ALLUTO C, et al. Surgical hip dislocation is a reliable approach for treatment of femoral head fractures[J]. Clin Orthop Relat Res, 2015, 473 (12): 3744-3751.

[7] WANG C G, LI Y M, ZHANG H F, et al. Anterior approach versus posterior approach for Pipkin I and II femoral head fractures: A systemic review and meta-analysis[J]. Int J Surg, 2016 (27): 176-181.

[8] GAVASKAR A S, TUMMALA N C. Ganz surgical dislocation of the hip is a safe technique for operative treatment of pipkin fractures. Results of a prospective trial[J]. J Orthop Trauma, 2015, 29 (12): 544-548.

第八章　3D打印在骨盆髋臼骨折中的应用

第一节　3D打印在骨盆骨折中的应用

一、3D打印在新鲜骨盆骨折中的应用

传统骨盆骨折手术的术前规划主要建立在包括骨盆前后位、入口位、出口位及 Judet 闭孔双斜位在内的 X 线片、骨盆 CT 平扫＋三维重建等影像学资料的基础上，该类影像学资料均为二维图像。手术医师在熟悉掌握患者影像学资料中所突显的特点基础上，结合自身临床经验，在其思维意识中构建复位过程及置入接骨板的位置和数量。此种方法为临床常用方法，但其具有以下的局限性。

1. 手术操作为团队合作，讲究主刀医师与助手之间的配合。然而，术前规划在主刀医师的主观想象中完成，缺乏形象化，不利于主刀医师向助手讲解手术方案的设计，同时也不利于经验的传授，不利于青年医师的成长。

2. 在主刀医师脑海中所形成的印象为二维图像，而影像学资料可能因为患者体位、影像质量等因素出现偏差，术中情况与术前规划出现偏差，则需要耗费更多时间进行手术方案的调整。

术中骨盆骨折复位后，需要根据 X 线透视判断骨折复位情况、螺钉位置及方向是否合适。但骨盆软组织丰富，透视图像软组织重叠将影响透视质量，C 臂摆放的位置是否标准以及术者阅片的经验均会对透视图像的判断造成一定的影响，进一步影响到骨盆骨折复位的质量及接骨板螺钉的合理放置。

3D 打印技术，又称为增材制造（additive manufacturing，AM），被誉为"第三次工业革命"的主要技术之一，是采用材料层累加方法直接由 3D 数字化模型制造实体零件的技术。近年来，3D 打印技术在骨科实体模型和导航模板中发展成熟，能够直观地重建骨折的三维立体结构，对帮助临床医师进行术前规划、内固定选择具有重要的意义。3D 打印技术能够重建骨盆骨折患者的三维模型，从任意角度观察骨折情况，并通过三维编辑功能对骨盆模型进行骨折块分离、旋转、移位等操作，推测其暴力机制，更能进行模拟复位、规划手术。利用 3D 打印骨盆模型模拟手术，预弯接骨板及设计螺钉置入方向、测量螺钉长度，可缩短手术时间，减少出血量，同时可以在复位过程中使用预先折弯的接骨板与骨面的贴合程度检验骨折的复位情况，减少术中透视次数及 X 线照射剂量，实现骨盆骨折精准手术。

（一）骨盆骨折三维重建

患者进行骨盆 CT 扫描后，把骨盆骨折患者骨盆 DICOM 数据以无损压缩（compress lossless）的方式导入 Mimics 15.0 数字医学处理软件中。导入方式为在软件操作界面中依次单击"File"（文件）-"New Project Wizard"（新窗口），选择患者 CT 骨窗数据文件夹，选择"Convert"（转换）-"Finish"（完成），按照"Top/Bottom"（上／下）、"Right/Left"（右／左）、"Anterior/Posterior"（前／后）定义二维图像，确定方位，显示出横断面、冠状面、矢状面三个平面的二维图像。在软件操作界面里选择"Segmentation"（阈值分割）中的"Thresholding"（界定阈值）功能，选择标准骨质阈值（226～3 070Hu 之间）为蒙版（Masks），勾选"Thresholding -Fill Holes"（自动填补空洞），单击"Region Growing"（区域增长）去除底下的 CT 仪器伪影，仅保留患者 CT 数据。通常骨盆 CT 数据包括骨盆及股骨部分组织，该章节仅针对骨盆进行描述，因此重

建骨盆骨折模型前需擦拭清楚双侧股骨头:单击"Edit Masks"(编辑蒙版),勾选"Erase"(擦除),在工作区域内分别在冠状面、矢状面、横截面将双侧髋臼与股骨头之间连接全部抹除,可放大抹除连接的任何一个像素,否则会分离失败。此后,由于患者骨质丢失、敷料的伪影以及 CT 仪器扫描质量的差异等多种原因,骨盆骨质的蒙版常常会不完整。为了使打印的骨盆模型更接近患者骨折特点,同时避免打印时支撑材料进入模型内部影响美观,我们通常人工填充蒙版:单击"Edit Masks"(编辑蒙版),勾选"Draw"(填涂),在工作区域内分别在冠状面、矢状面、横截面将骨盆骨质丢失的部位手动填充,骨折部位则尽量保持其原先的基本轮廓,尽量使得骨盆骨质内不出现任何一个像素的丢失。填充完毕后,再次使用区域增长,将骨盆数据独立于双侧股骨头,点击"Calculate 3D model"(计算三维模型),选中代表骨盆数据的蒙版,即可将骨盆骨折数据进行三维重建。此后,可使用 FEA 板块中的平滑功能对获得的骨盆骨折模型进行不失真情况下的"Remesh"(平滑修饰)。

（二）骨折块智能分割、模拟复位

骨盆骨折多为高能量损伤,骨折块较多且形状不规则者常见,手术中往往需要长时间的撬拨复位,而在骨盆骨折模型完成三维重建后,可以在计算机上进行骨盆骨折三维状态下的骨折块分离,并进行模拟复位等操作。骨折块三维空间上重叠交错,应在三个方向理清其联系,尽量将其与主体分离,这里介绍两种方法:①在蒙版上进行;②在 3D 模型上进行。

1. 单击左上方菜单栏"Edit Mask in 3D"(三维编辑蒙版),仅选取分离得到的患侧骨盆数据。编辑工作栏中选择"Select"(选择),鼠标圈选骨块,待骨块颜色变化后,点击"Separate"(分离)生成该骨块单独的蒙版,可单独生成该骨块 3D 模型。圈选骨折块时不慎选中其他骨块,可在之后选择"Deselect"(反选)。尽量保持各骨块分离完整。

2. 单击上方工具栏中"Simulation-Cut-Orthogonal to screen"(模拟 - 剪切 - 正交),使用相交的多条支线将骨折块从主体分割,此时在右边第二格中"3D objects"(三维模型)中可见患侧骨盆数据已自动分成两部分,"Outside of 患侧"(患侧之外部分)及"Inside of 患侧"(患侧以内部分),分别代表除了该骨块以外患侧骨盆其他骨块以及所分离的骨块。

完成各骨折块的分离后,进行计算机辅助模拟复位。复位常遵守以下原则:以健侧的半骨盆作为参照,先复位体积较大骨折块,然后复位体积稍小骨折块,最后在复位完成后以健侧骨盆镜像模型作为检验标准,主要观察骨盆前环、后环的稳定性是否得到恢复,髂耻线、髂坐线等的连续性是否得到恢复。右边工作栏第二格中单击选中健侧半骨盆"3D objects"(三维模型),右击选择"Mirror"(镜像),则可得到健侧半骨盆的镜像模型,根据人体骨盆对称生长理论,因此该模型可约等于该患者未受伤前患侧的半骨盆。

在 3D 模型页面,单击选中较大骨折块,右击时出现一列菜单,其中"Move"(移动)、"Rotate"(旋转)为复位中最常用操作。选择"Move"后,在骨折块上出现"X""Y""Z"三个方向,骨折块模型能在此三个方向进行移动;选择"Rotate",骨折块上出现以红点为圆心的多个半圆形,点击其中某条线不放,则可在此方向上进行旋转。复位完成后,可将上一步获得的健侧镜像骨盆模型与复位后患侧模型重叠,观察复位质量,并且纠正未复位骨折块。

（三）骨折模型及复位后模型的 3D 打印

通过骨折块智能分离、模拟复位后,基本恢复患者受伤前患侧骨盆的大体情况,而其上显示的骨折线则较清晰地呈现在主刀医师及手术团队眼前,方便主刀医师向团队进行手术讲解及术中规划等。完成模拟复位后,我们将患者健侧骨盆的镜像资料以及全骨盆数据另存为 STL 格式文件,进行 3D 打印,以便进行术前模拟手术:在 3D 模型页面中单击全骨盆数据模型,在左上角菜单栏上依次单击"File"-"STL+...",选中全骨盆 3D 模型,选择输出文件夹,选择输出格式为"Binary STL Files(*.stl)"(输出文件格式尾缀为".stl"),单击"Add"(添加)后可见该模型已被添加至左侧输出菜单,最后点击"Finish"(完成)完成导出模型。然后将 STL 格式的全骨盆数据及健侧镜像数据导入熔融沉积造型(fused deposition modeling,FDM)3D 打印机,使用配套高分子合成材料将其 1:1 打印出来。

（四）骨折模型体外手术

将全骨盆数据与健侧镜像数据所打印得到的骨折模型做对比，在健侧镜像（约等于患侧骨盆伤前）模型上根据全骨盆模型上所见到的患侧骨盆的骨折线画上大体的骨折线。根据 AO 内固定原则和骨盆生物力学的特点，确定接骨板放置数量和长度。但是由于目前骨盆部位缺乏解剖型接骨板，因此常常需术前预弯接骨板，而 3D 打印模型保真度高、立体感强，通过自由旋转可从任意角度观察、测量，全方位地展示骨盆骨折复杂的几何学形态，利于接骨板的术前预弯。并且在骨折模型上进行体外模拟手术，先确定接骨板固定的位置、长度并对之进行塑形，使其在骨折线的位置能够贴合骨面。该方法还能规划不同的固定方式，以供术前、术中参考使用（图 8-1）；将所选择的螺钉通过电钻钻入骨盆模型，调整螺钉拧入方向，测量螺钉的长度，以不超出骨面、不进入关节为主要原则，以此确定螺钉的位置、方向、长度等。3D 打印模型能为比较不同固定方式的优劣、选择手术入路、制订手术方案提供直观、可靠的根据，并可减少术中透视的次数。通过 3D 模型的体外教学示范操作，可提高年轻医师的认识程度，缩短学习曲线，并提高手术组成员的配合熟练程度，有效缩短手术时间，减少手术并发症。

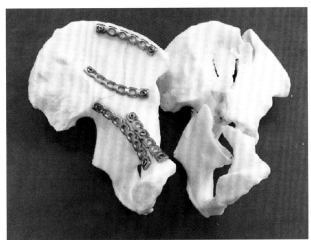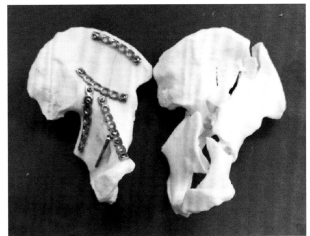

图 8-1　同一骨折可规划不同的固定方式供术前、术中参考使用

（五）典型病例

【主诉】　患者女性，36 岁。主因"外伤致腹盆部疼痛、活动障碍 5 天"入院。

【入院情况】　患者 5 天前从约 3m 高处坠落，伤后觉右侧腹盆部疼痛，活动障碍。查体：生命体征平稳，右侧髋部肿胀，压痛、叩击痛（+），右下肢足趾感觉、血运、活动、肌力无明显异常。

【术前检查】　右侧髋臼粉碎性骨折，骨折累及右侧髋臼后壁。

【入院诊断】　①右髋臼骨折（横行伴后壁骨折）；②创伤性湿肺。

【入院处理】　急诊予右胫骨结节骨牵引、补液对症治疗。

【临床决策分析】

1. 临床决策依据　该例患者右侧髋臼骨折累及后壁，骨折不稳定，髋臼骨折为关节内骨折，需恢复关节面的平整、重建后壁稳定性，有明确的手术指征。

2. 临床决策　该例患者诊断明确，年龄 36 岁，腹部脏器无损伤，生命体征平稳，术前检查无明显手术禁忌证，故决定行右髋臼骨折切开复位内固定术。术前采用数字化三维重建出患者骨折模型，术前模拟复位并规划手术计划，通过 3D 打印健侧骨盆模拟手术。

【3D 打印流程】

1. 导入数据并进行模型重建（图 8-2～图 8-4）。

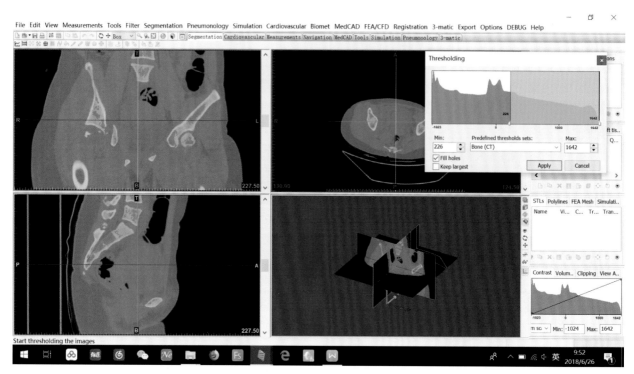

图 8-2　DICOM 格式的患者 CT 数据导入，阈值选择

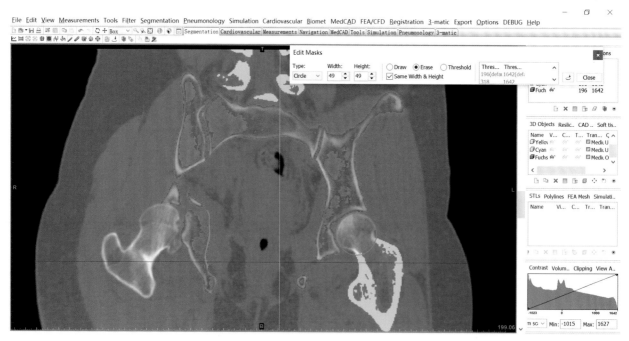

图 8-3　重建骨盆骨折模型前对双侧股骨头进行擦拭

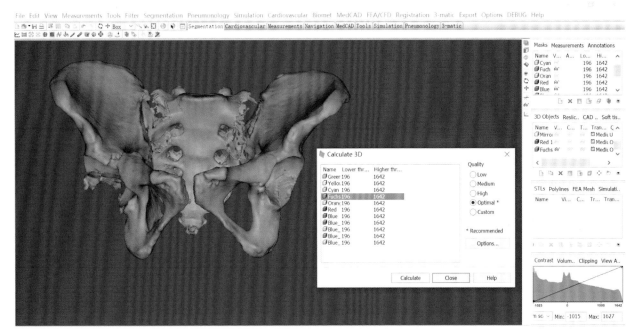

图 8-4　骨盆模型重建

2. 骨折块分割（图 8-5～图 8-7）。

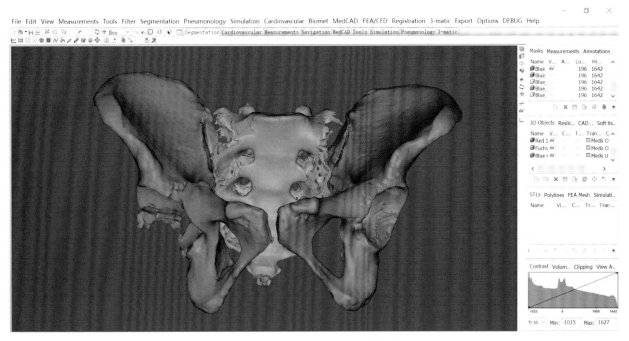

图 8-5　骨盆重建模型的骨折块分割

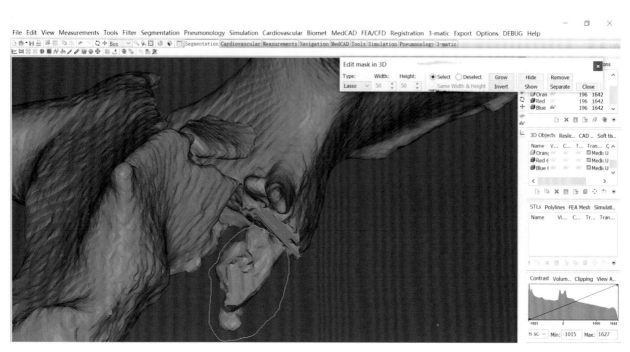

图 8-6　分割并单独生成某骨折块 3D 模型

单击左上方菜单栏"Edit Mask in 3D",仅选取分离得到的患侧骨盆数据。编辑工作栏中选择"Select",鼠标圈选骨折块,待骨折块颜色变化后,点击"Separate"生成该骨折块单独的蒙版,可单独生成该骨折块的 3D 模型。

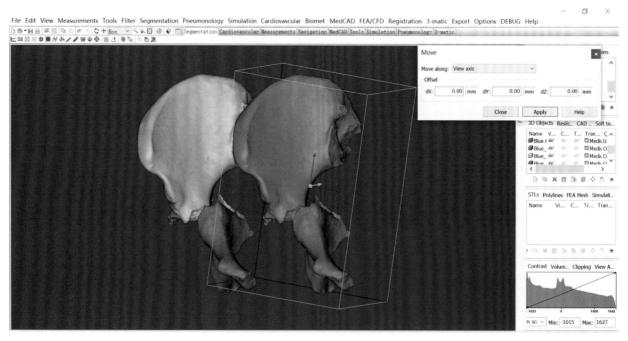

图 8-7　骨折块分割后与分割前对比

3. 模拟复位（图 8-8～图 8-10）。

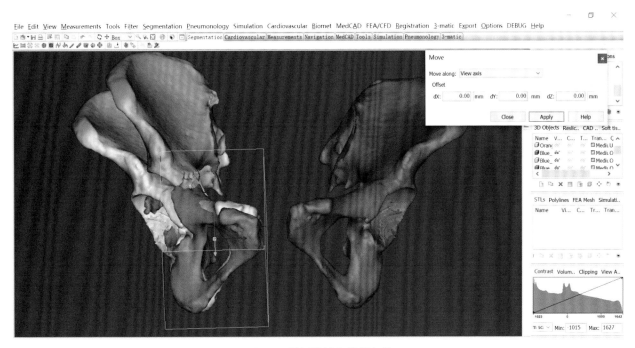

图 8-8　骨折块轴向模拟复位

选择"Move"后，在骨折块上出现"X""Y""Z"三个方向，骨折块模型能在此三个方向进行移动。

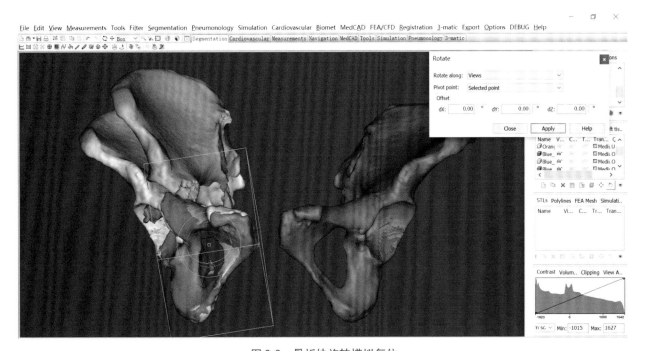

图 8-9　骨折块旋转模拟复位

选择"Rotate"，骨折块上出现以红点为圆心的多个半圆形，点击其中某条线不放，则可在此方向上进行旋转。

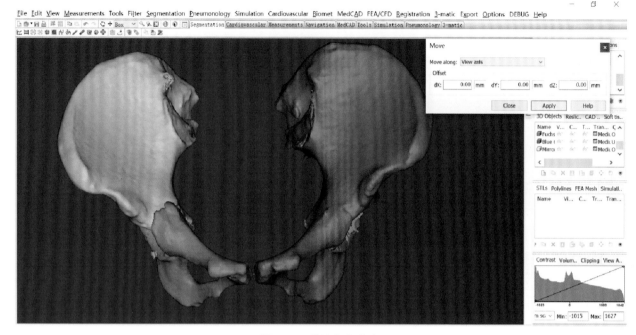

图 8-10　模拟复位完成

4. 骨折模型打印（图 8-11、图 8-12）

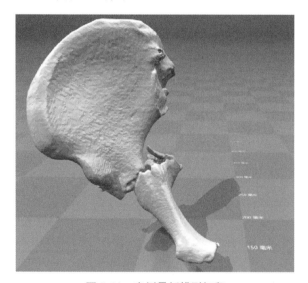

图 8-11　患侧骨折模型打印

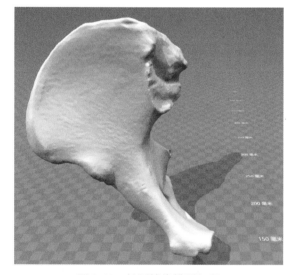

图 8-12　健侧镜像模型打印

【手术方案】　手术于伤后 10 天进行。行气管插管全身麻醉，患者取漂浮体位，术中采用后方 K-L 入路切口复位固定后壁骨折，术中透视见骨折复位好，内固定与相应骨面贴合程度高，放置位置与术前设计一致，手术时间 128 分钟，术中出血约 350ml。

【术后情况】　术后头孢唑啉预防感染 2 天，体温正常，各项感染指标无异常，伤口愈合好，术后 12 天拆线。术后鼓励患者早期无负重情况下行康复锻炼，无围手术期并发症发生，术后复查 X 线及 CT 三维图像评估内固定情况与术前模拟手术基本一致，无一枚螺钉进入关节腔中。

分别于术后 4 周、8 周、12 周、6 个月、12 个月门诊复查。

【经验与体会】　利用 3D 打印出的 1∶1 骨盆模型能够预先制订详细的术前计划，并开展模拟手术，如选用何种接骨板、接骨板的数量、对接骨板安全塑形、放置接骨板的位置、置入螺钉的方向。针对手术中可能遇到的难题均可提前演练，获得完善的术前计划，使得手术更加精准和安全，提高手术效率、缩短手术时间、减少手术出血量以及减少术中透视的次数。

（六）3D 打印技术在新鲜骨盆骨折临床应用的优势

1. 3D 打印技术整体成型的特点，使得将解剖结构形态多变的骨盆骨折进行具象化不再是难题。传统的骨盆骨折治疗，临床常依赖 X 线片及 CT 平扫等二维空间数据来对其进行术前评估。3D 打印通过层层铺设的技术打印 1∶1 的三维实体骨盆模型，清晰完整地将遭受多方向暴力导致的骨盆骨折制造成一个实体，可以更好地帮助医师了解骨折类型和移位程度，有助于做出明确的术前诊断、评估术中可能存在的风险。

2. 利用 3D 打印出的 1∶1 骨盆模型能够预先制订详细的术前计划，并开展模拟手术，如选用何种接骨板、接骨板的数量、对接骨板安全塑形、放置接骨板的位置、置入螺钉的方向。针对手术中可能遇到的难题均可以提前演练，获得完善的术前计划，使得手术更加精准和安全，提高手术效率、缩短手术时间、减少手术出血量以及减少术中透视的次数。

3. 3D 打印技术打印得到的树脂模型能耐受高温，因此能够接受医院供应室标准的消毒流程，作为无菌物品直接放在手术台上，为术中复位提供直观的参考。鉴于接骨板是根据健侧镜像所得到的患侧伤前形态进行的预弯，术中将术前预弯的接骨板放置在骨折部位时如果发现不匹配，则提示骨折复位质量欠佳，需重新复位。

4. 骨盆骨折患者受伤原因多为高处坠落伤或车祸伤，患者及家属在不了解自身病情的情况下容易产生恐惧、绝望等情绪，不利于疾病的诊疗。应用 3D 打印技术将患者骨盆骨折模型打印出来以后，医师团队可以通过仿真模型为患者讲解手术过程，让患者更了解自身病情和治疗过程，提高患者的配合程度，减轻患者的恐惧感，利于患者术后康复。

5. 骨盆骨折因其部位较深、骨性结构不规则、周围血管神经众多，且骨折类型多样、手术创伤大、复位固定困难，对于年轻医师而言更是骨科道路上的"拦路虎"。通过 3D 打印模型可以让年轻医师对复杂的骨盆解剖结构及多样的暴力受伤机制进行学习和操作训练，缩短学习周期。

（七）存在的问题与对策

1. 重建过程中关于骨折块的保留问题及对策　骨盆骨面不规则，且造成骨盆骨折的损伤多为高能量损伤，因此骨盆骨折中的骨折块常常形状多变、骨面凹凸不平且大小不一。在进行患者骨盆 CT 数据重建的过程中，由于患者骨质丢失、敷料伪影以及 CT 仪器扫描质量的差异等多种原因，骨盆骨质的蒙版常常会不完整。通常我们会选择人工填充蒙版使其完整，然而填充过程中偶尔会出现骨折块界线不清导致重建失真的问题。填充过程中，尤其是涉及关节内的骨折块，必须清晰地还原其与周围的联系，在骨盆 3D 模型上反映出骨折块是否进入关节腔。因此我们做出以下对策：①在获取患者骨盆 CT 数据时，特别表明需要的是骨窗的数据，相对于软组织窗而言，骨窗的数据伪影较少且骨质的显影更清晰；②在进行手动填充蒙版过程中，尽量放大操作窗口，能更清晰辨别骨折块的边缘。皮质骨的边缘相对于松质骨显影更清楚，因此优先将皮质骨边缘补充完整，再将其内的松质骨按照痕迹填充。

2. 骨折块分离过程中骨折线周围伪影处理　无论是在蒙版上或是在 3D 模型上进行骨折块分割，均存在骨折块周围伪影影响骨折块分离判断的问题。骨盆骨折往往由高能量损伤造成，合并内脏或大血管损伤导致患者血流动力学不稳定、生命体征欠平稳，甚至需要重症医学治疗后才能进行骨盆骨折手术。另一方面，创伤发生后凝血块机化或血栓斑块形成，均会形成骨折块周围伪影，而在骨折块分离过程中被误认为松质骨从而影响骨折块分离的质量。针对该问题，结合我们的经验，得出以下的对策：除了在获取数据时选择骨窗外，在分离骨折块时根据该骨折块的皮质骨边缘进行分离。而对于完全游离的骨折块，若该骨折块完全为松质骨，可选择将其忽略而不分离，因为在术中此类骨折块由于被周围大量软组织牵扯，如为了复位该骨折块而大量剥离周围软组织反而会影响手术疗效。

3. 3D 打印技术应用过程中主观因素对复位质量的影响与对策　重建模型及骨折块分离完成后，CAD 软件辅助模拟复位通常由 3D 打印团队进行，主要操作人员非主刀医师，因此复位后得到的结果受该操作人员主观影响较大，如选择性忽略松质骨骨块、骨块复位顺序等。而且同样的操作人员重复操作也可能得到不一样的结果。上述主观因素不仅存在于骨折复位中，在其他步骤（重建、分离等）中同样存在。因此，针对主观因素对 3D 打印技术在手术治疗中的影响，结合本团队研究的经验，主要做出以下的对策：①使用 3D 打印技术过程中，不同步骤交由不同的操作人员完成，尽量减少同一个操作人员最开始的主观因素一直影响到整个过程,不同人员操作可在此过程中不断纠正主观因素的消极影响;②操作过程中加强与主刀医师之间的联系,骨块的分离及模拟复位均应该在主刀医师指示下完成,尽量保持主刀医师在术前参与骨折复位过程,从而进一步减少操作人员主观因素的影响。

(樊仕才 谷 城 高渝媛)

二、3D 打印在陈旧骨盆骨折中的应用

随着医学知识及技术的不断发展和进步,严重损伤的患者可能得到及时、有效的救治而存活;由于汽车安全性能的不断提高,使遭遇惨烈交通事故的患者可能存活,这也就使得骨盆骨折患者的数量不断增加。由于骨盆骨折常合并有其他危及生命的损伤,所以早期常以抢救生命为主,待处理骨盆骨折时,已经发展成为陈旧性损伤。

陈旧性骨盆骨折的治疗给医疗人员带来了巨大挑战,主要因为陈旧性骨盆骨折的治疗存在以下难点:①骨盆环状结构发生畸形愈合后,许多原始的损伤痕迹将不存在,从而使术前对畸形的判断很困难。②由于骨盆的环状特殊结构,环一旦破裂,维持环平衡的各组韧带及软组织均发生改变(张力改变),如果在早期,这种改变还可通过牵引、旋转等方法获得恢复,一旦演变为陈旧性损伤时,以上组织挛缩瘢痕化,则发展为固定畸形。陈旧性骨盆骨折的手术不仅需要纠正骨盆环的畸形,更困难的是要松解、恢复软组织的再平衡。加之骨盆环周围的大量血管、神经及重要脏器,使陈旧性骨盆骨折的手术难度成倍增加。③由于陈旧性骨盆骨折患者多是劫后余生,许多患者虽有症状,但常选择忍受,一旦做出进行手术纠正陈旧性骨盆骨折的决定后,患者期望值往往会较高,因此对医师技术及经验提出相当高的要求。④患者个体化差异大,治疗方案多样化。

目前 3D 打印技术在骨科中的应用蓬勃发展,通过应用 CAD 软件 Mimics 进行三维模拟截骨,再运用 3D 打印技术打印骨盆骨折模型验证模拟截骨复位的情况并进行模拟手术,可充分指导手术过程,获得更好的手术疗效,降低手术风险。

(一)骨盆骨折三维重建

参考本章节前面"骨盆骨折三维重建"的内容。

(二)骨盆骨折三维模拟截骨

骨盆骨折患者往往由于高能量损伤导致生命体征不平稳,所以早期常以抢救生命为主,待处理骨盆骨折时,已经发展成为陈旧性损伤。此时患者骨盆骨折部位发生畸形愈合,大量骨痂形成,使其手术治疗增加难度,因此,运用三维重建技术能在术前模拟截骨,为术中截骨提供清晰的印象。

陈旧性骨盆骨折患者的骨盆模型三维重建完成后,这里介绍两种模拟截骨的方法:①在蒙版上进行;②在 3D 模型上进行。

1. 在蒙版上进行 由于新生骨痂的密度影相对于骨盆骨质而言更低,因此能在蒙版中区分骨盆骨质与新生骨痂。在数据导入 Mimics 软件后,我们会选择骨盆骨质的蒙版进行擦除骨折部位上多余的骨痂:单击"Edit Masks",勾选"Erase",在工作区域内分别在冠状面、矢状面、横截面将密度更低的骨痂消减,恢复骨折块形态,使骨折线清晰。单击左上方菜单栏"Edit Mask in 3D",仅选取分离得到的患侧骨盆数据。编辑工作栏中选择"Select",鼠标圈选骨折块,待骨折块颜色变化后,点击"Separate"生成该骨折块单独的蒙版,可单独生成该骨折块 3D 模型。圈选骨折块时不慎选中其他骨块,可在之后点击"Deselect",尽量保持各骨折块分离完整。通过抹除新生骨痂并恢复骨折块形态,然后将骨折块进行分离和骨盆骨折模拟复位。

2. 在 3D 模型上进行 将整个骨盆数据进行三维重建,另一方面,将患者健侧的镜像半骨盆也进行分离三维重建,并且与患者健侧的半骨盆数据模型组成患者受伤前完整骨盆的模型,将其作为截骨复位的参照与标准。单击上方工具栏中"Simulation-Cut-Orthogonal to Screen",使用相交的多条支线将骨块从主体分割,此时在右边第二格中"3D objects"中可见患侧骨盆数据已自动分成两部分,"Outside of 患侧"及"Inside of 患侧",分别代表除了该骨块以外患侧骨盆其他骨块以及所分离的骨折块。截骨通常先从前环开始,切割分离模拟的是术中使用骨刀或骨膜剥离器进行的截骨操作。此时的切割分离是将骨折块及骨痂当做一个整体进行,并未单独刮除骨痂。此操作更接近实际术中的操作,骨盆内重要的神经、血管众

多，没必要强行将骨痂清除干净，只需将其恢复大概的相对位置即可。

在 3D 模型页面，单击选中较大骨折块，右击时出现一列菜单，其中"Move"、"Rotate"为复位中最常用操作。选择"Move"后，在骨块上出现"X""Y""Z"三个方向，骨块模型能在此三个方向进行移动；选择"Rotate"，骨块上出现以红点为圆心的多个半圆形，点击其中某条线不放，则可在此方向上进行旋转。复位完成后，可将上一步获得的健侧镜像骨盆模型与复位后患侧模型重叠，观察复位质量，并且纠正未复位骨折块。

（三）骨折模型及截骨复位后模型的 3D 打印

通过分割截骨、模拟复位后，基本恢复患者受伤前患侧骨盆的大体情况，而其上显示的骨折线及周围的骨痂则较清晰地呈现在主刀医师及手术团队眼前，方便主刀医师向团队进行手术讲解及术中规划等。完成截骨及模拟复位后，我们将患者健侧骨盆的镜像资料以及全骨盆数据另存为 STL 格式文件进行 3D 打印（具体操作步骤参考本章前面"骨折模型及复位后模型的 3D 打印"的内容），以便进行术前模拟手术及术前预弯接骨板，确定螺钉打入方向及长度。

（四）骨折模型体外模拟手术

对于四肢骨干陈旧性骨折畸形愈合做术前计划时，可以利用平面影像学资料（X 线或 CT 三维重建）来完成，但对于骨盆这种不规则结构，平面影像学资料在二维维度很难呈现良好的视觉以供术前计划，而在 3D 打印模型上，则可以对陈旧性骨盆骨折的畸形进行截骨、复位、固定等模拟手术，一方面预先掌握手术会遇到的各种问题，另一方面可以反复进行术前模拟截骨手术等，从而使手术的安全性大大提高。

使用截骨进行骨盆陈旧性骨折畸形的纠正，确定截骨的部位及顺序后，可使用电锯根据预订的手术方案将骨折块及骨痂一起分离并作模拟复位。在骨折模型上进行体外模拟手术，可预先确定接骨板固定的位置、长度并对之进行塑形，确定螺钉的位置、方向、长度等，提高手术精度，从而缩短手术时间、减少出血。

（五）典型病例

【主诉】　患者男性，54 岁。因"外伤致盆部畸形，双下肢感觉、活动障碍 5 个月"入院。

【入院情况】　患者为 5 个月前在工作时不慎被重物压伤臀部、左足、会阴等处，急送当地医院就诊，抗休克治疗的同时完善相关辅助检查，后转至省内某三甲医院继续治疗，经呼吸机辅助呼吸、抗感染、加强营养等支持治疗，病情逐渐好转。目前，患者盆部残留畸形，双下肢感觉、活动障碍，为求进一步诊治，来我院就诊治疗。查体：生命体征平稳，骨盆畸形，挤压分离试验弱阳性，双下肢基本等长，固定骨盆，被动牵拉左、右下肢，分别可移动 0.5cm、2.0cm。双臀部及双下肢肌肉明显萎缩，双侧髋关节屈伸活动约 30°～0°，双侧膝关节屈伸活动 90°～0°，双髂腰肌、股四头肌肌力 4- 级，双臀部皮肤感觉迟钝，双侧足底外侧皮肤感觉过敏。

【术前检查】　术前 X 线检查及 CT 三维重建提示骨盆多发陈旧性骨折；双侧骶髂关节脱位（图 8-13～图 8-15）。

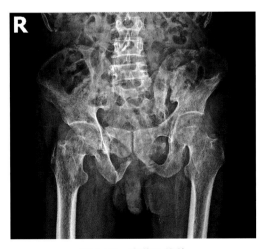

图 8-13　术前 X 线片

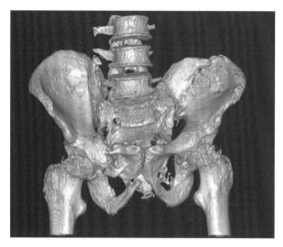

图 8-14　术前 CT 三维重建正面观

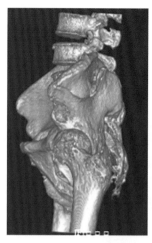

图 8-15　术前 CT 三维重建侧面观

【入院诊断】　①陈旧性骨盆骨折（Tile C3 型）：双侧陈旧性骶髂关节脱位；左侧陈旧性髂骨骨折；陈旧性骶骨骨折；右侧陈旧性耻骨上下支骨折；②双侧腰骶丛损伤；③直肠破裂、乙状结肠造瘘术后；④阴囊、阴茎压砸伤术后；⑤会阴撕裂伤术后创面残留；⑥腰背部创面残留；⑦盆腔感染术后；⑧多发腰椎附件陈旧性骨折（$L_2 \sim L_5$）；⑨双侧髋、膝关节僵硬。

【入院处理】　入院后完善相关检查，予双侧胫骨结节骨牵引、止痛、补液等对症治疗。

【临床决策分析】

1. 临床决策依据　该例患者为陈旧性骨盆骨折，双侧髂骨关节残留脱位、纵向不稳定，双下肢不等长，具有腰、骶丛受损症状，存在手术指征。

2. 临床决策　该例患者诊断明确，年龄 54 岁，目前生命体征平稳，腹部脏器无损伤，术前检查无明显手术禁忌证，能耐受手术，故决定行左侧髂骨骨折切开复位内固定＋左骶髂关节脱位切开复位内固定＋双侧骶髂关节清理＋血管、腰、骶丛探查、松解＋取左侧髂骨植骨＋双侧股骨髁上牵引术，术前采用数字化三维重建出患者骨折模型，模拟截骨矫形复位脱位的关节，并 3D 打印骨盆模型进行模拟手术。

【3D打印流程】

1. 数据导入及重建模型（图 8-16～图 8-18）。

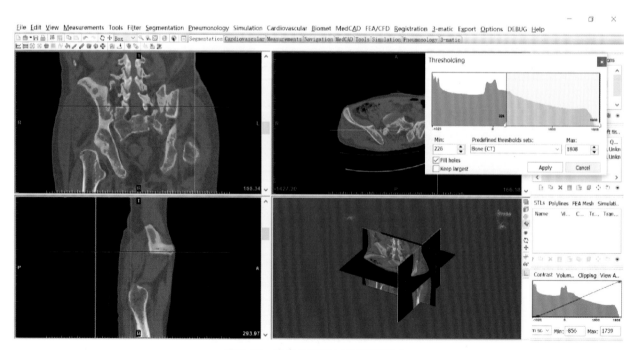

图 8-16　患者 DICOM 格式数据导入

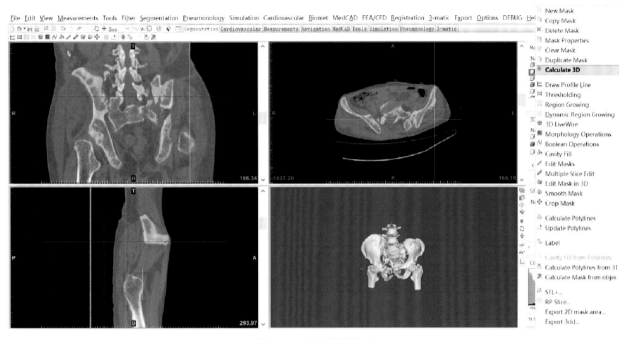

图 8-17　骨盆模型重建

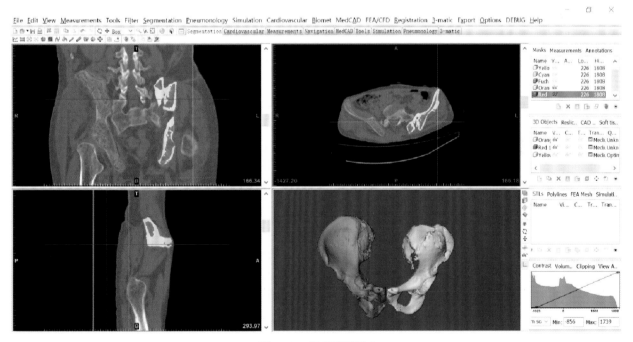

图 8-18　髋臼模型重建

2. 骨折模型三维截骨（图 8-19～图 8-21）。

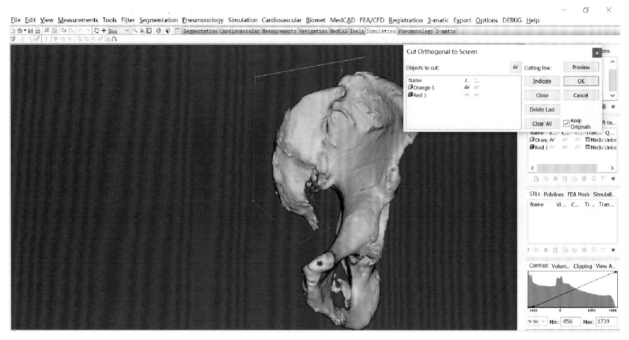

图 8-19　三维截骨部分的选择
线条圈住部分为截骨部分。

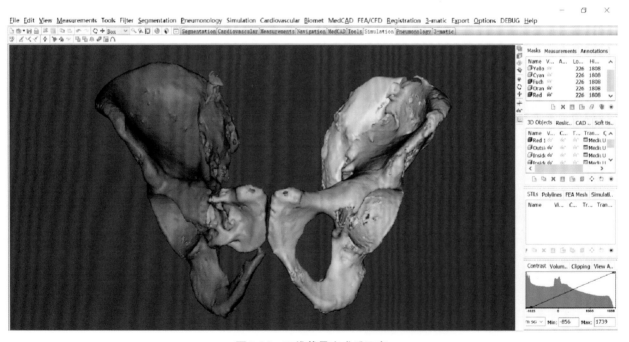

图 8-20　三维截骨完成后示意

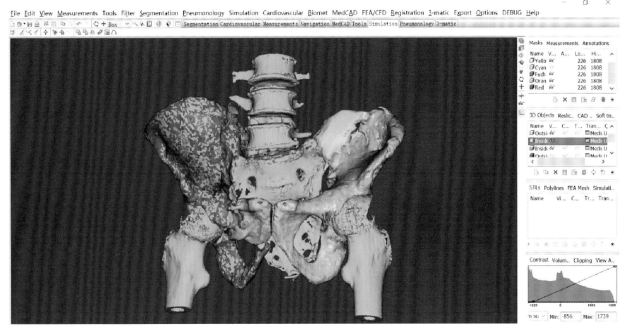

图 8-21　三维截骨完成后与原始重建模型对比

3. 模拟复位（图 8-22、图 8-23）。

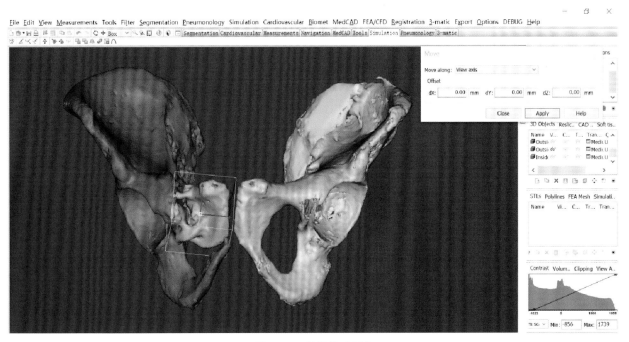

图 8-22　模拟移动复位

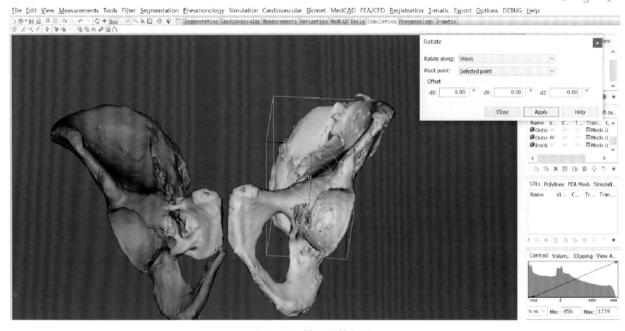

图 8-23　模拟旋转复位

4. 打印模型模拟手术（图 8-24）。

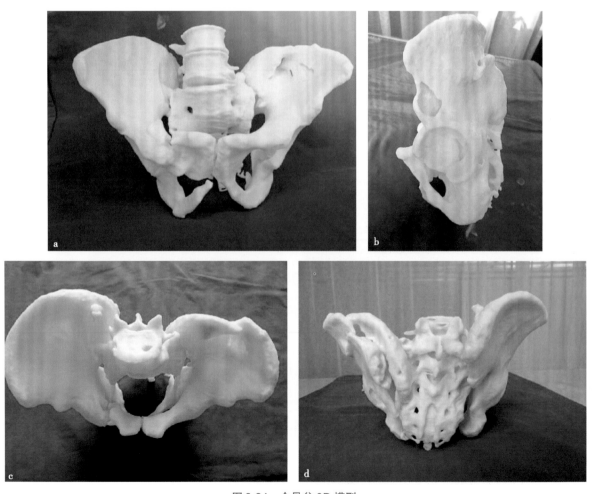

图 8-24　全骨盆 3D 模型
a. 正面观；b. 侧面观；c. 上面观；d. 背面观。

【手术方案】　行气管插管全身麻醉后，先取平卧位，安装牵引床，行双侧股骨髁上牵引术。安装 Starr 架（辅助复位牵引架），在 C 臂透视下分别在髋臼顶、髂前下棘打入 2 枚 Schanz 钉并用于牵引复位。右侧经腹直肌外侧切口完成腰、骶丛探查、松解及右侧骶髂关节复位手术，同样手法治疗左侧骨盆骨折，术中透视见关节复位满意，内固定与相应骨面贴合程度高，放置位置与术前设计一致（图 8-25）。

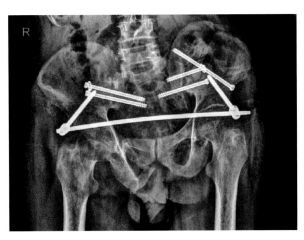

图 8-25　术后 X 线片

【术后情况】　术后应用头孢唑啉预防感染 2 天，体温正常，各项感染指标无异常，伤口愈合好，术后 12 天拆线。无围手术期并发症发生，术后复查 X 线（图 8-25）评估内固定与术前模拟手术基本一致。

分别于术后 4 周、8 周、12 周、6 个月、12 个月门诊复查。

【经验与体会】　由于陈旧性骨盆骨折的骨折部位二期愈合生成大量的骨痂，未复位的骨折部位被这些骨痂填满并且覆盖遮掩，3D 打印技术能将陈旧性骨盆骨折的骨折具象化，能在术前提供给术者具体印象，从而避免手术时间延长及增加患者并发症的风险。

（六）存在的问题与对策

1. 操作界面的差异导致 3D 打印模拟截骨的指导作用显得并没有那么明显　骨盆环为一不规则结构，环的周围有众多的肌肉、神经、血管、韧带等软组织附着和环绕，环内还包含有重要的脏器，一旦骨盆环损伤，不但骨性结构发生改变，伴随的软组织等也会发生变化，使这个不规则的环状结构更加不规则。在电脑辅助软件上，我们所进行操作的窗口为骨窗，即只能显示骨盆骨质，其余腹盆部的肌肉、血管及神经均无显示。然而在实际手术操作中，腹盆部存在众多的神经、血管使得我们并未如电脑软件操作般得心应手。另一方面，电脑软件中的骨盆并未如人体般分布着较多的肌肉止点，在电脑软件中轻易进行切割截骨的骨折部位在实际操作中可能会因为强大的肌肉牵拉而导致截骨失败。该问题目前并无较好的对策。骨盆骨折是致残率、致死率均较高的高能量损伤，陈旧性骨盆骨折的手术难度更是新鲜骨盆骨折的数倍，因此一般建议由具有丰富经验、娴熟手术技巧的主刀医师及优良手术条件的医疗机构才能进行陈旧性骨盆骨折患者的手术治疗。

2. 术前模拟截骨跟术中截骨存在一定的差距　由于陈旧性骨盆骨折的骨折部位二期愈合生成大量的骨痂，未复位的骨折部位被这些骨痂填满并且覆盖遮掩；腹盆部众多的肌肉及神经、血管均会造成术者视野被遮挡、骨折块分离及截骨方向受限制，以及牵拉难度增大。在模型上"手术"没有软组织障碍，能够比较清楚地区别骨痂及骨盆骨质，可以任意调整截骨方向、截骨块的大小及方向，360° 旋转骨折块来获得满意的复位。而在真正手术时，骨折块的活动很有限，并且截骨时还需保护附近的重要血管、神经，因此操作空间有限。对此我们的对策为：在模型上确定获得满意复位后，对其关键解剖部位进行标记，确定复位过程中的关键点，即在术中能较容易发现的复位关键点，一般为模拟复位中最先确定的骨折块，通常其相对面积较大、较好辨认，以此提高复位的满意率，同时减少术中判断所花费的时间。

（樊仕才　谷　城　高渝媛）

第二节 3D 打印在髋臼骨折中的应用

一、3D 打印在新鲜髋臼骨折中的应用

髋臼骨折是人体最为复杂的关节内骨折之一，通常为高能量损伤所致，髋臼骨折的复位质量是影响患者中远期疗效的重要因素，对骨折进行解剖复位是手术治疗髋臼骨折的重要目标之一。长期以来，髋臼骨折作为创伤骨科领域的热点与难点，一直是骨科医师所面临的一项挑战。首先，由于髋臼解剖形态极不规则，位置深，周围伴行很多重要神经、血管，骨折区域显露、复位、固定困难，给手术医师带来很大挑战；其次，髋关节是躯干与下肢最重要的力学枢纽，手术是否能够有效恢复股骨头与髋臼关节面的解剖适应性直接关系到患者的预后与生活质量。如何有效提高髋臼骨折手术治疗的精准性与安全性，国内外学者进行了诸多探索，个性化手术方案制订与术前手术模拟成为一致的方向。

近年来，数字骨科和医学影像技术的发展，3D 打印技术以其精准化、个性化的治疗优势渐渐应用于骨科治疗领域。数字医学使得术前为患者制订个性化手术方案成为可能，通过数字化三维重建骨折模型、虚拟模拟骨折复位、个性化选择合适的内固定置入等方式不仅有助于观察骨折形态、明确髋臼骨折的分型，还能提高手术的安全性与准确性。术前 3D 打印出患者 1:1 髋臼骨折模型，可呈现出逼真的模拟手术环境，直观地了解骨折结构和移位方向、关节面的移位程度，帮助术者对手术部位进行全面观察和评估，从而制订完善的术前设计。3D 打印模型还可用于术前预复位、接骨板预塑形，并可模拟术中接骨板螺钉及内固定的置入，达到进一步优化手术方案、确定更合理的骨折复位顺序和个性化的内固定物放置位置，最终实现缩短术中操作时间、减少手术创伤、提高手术疗效的目标。

（一）髋臼骨折三维重建

选取 2014—2017 年南方医科大学第三附属医院创伤骨科近年来收治的复杂髋臼骨折患者的完整骨盆，采用 64 排 128 层螺旋 CT 扫描，扫描条件为：120kV，150mAs；扫描参数：准直器宽度 64.0mm×0.5mm，厚度 0.5mm，层厚 0.5mm，螺距因子 0.2，总扫描时间为 12～16 秒，CT 扫描位置从 L_5 到双侧股骨小转子下 5cm 水平。经工作站处理图像后以 DICOM 格式存储，所有图像像素均为 512pxl×512pxl，将数据刻录到 DVD 光盘保存。将 DICOM 格式数据导入 Mimics 15.0 数字医学处理软件中进行三维重建，具体操作参考本章第一节骨盆骨折三维重建内容。

（二）髋臼块智能分割、模拟复位

在 Mimics 软件中，点击患者骨盆蒙版，选择"Segmentation"模块中的"Edit Mask in 3D"功能，调整编辑框空间大小将整个骨折模型纳入，调整骨折模型，去除双侧股骨头，检查骨折累及髋臼关节面情况，将此模型单独导出保存。通过观察患侧骨盆髋臼骨折的形态特点，再次使用三维编辑功能沿骨折线将每一个骨折块进行分割并指定任意不同颜色，每个骨块独立分割出来得到新的蒙版，分别选择骨块蒙版进行三维重建（calculate 3D from masks），得到患者骨折模型（图 8-26）。从重建出来的图形可以判断该患者为 Letournel-Judet 分型中的双柱骨折，一共有 4 个主要骨块，髋臼前、后柱和前柱 2 个小骨块，特点是髋臼后柱、方形区骨块向骨盆内侧移位明显，前柱移位不大。

应用 Mimics 软件模拟复位骨折，一方面可以在模拟复位骨折的过程中发现复位可能存在的问题，另一方面可以获取正常解剖形态的髋臼复位模型、预弯接骨板。首先需要选取一个空间位置未发生移位的骨块，以该骨块为复位的参照物，一般选取与骶骨相连接的骨块或者与对侧耻骨支相连接的骨块，通过使用"Move"和"Rotate"功能，可以对骨块进行任意角度的移动和旋转，通过平移找到骨折块相对固定点后绕此固定点进行旋转以恢复其正常解剖位置。对于某些复杂髋臼骨折来说，骨块多且碎，甚至合并骨折块的压缩，模拟复位功能不能达到各个骨块之间的解剖复位，可优先考虑关节面的平整，根据 Matta 影像学的复位标准，应做到使髋臼关节面骨折台阶≤1mm。

根据图 8-26 中患者情况，我们选择左侧髂骨翼、左侧耻骨上下支为复位参照物，选择某一个移位的骨块，首先以髂骨翼后柱及耻骨上下支为参照物，对髋臼后柱骨折进行模拟复位，再对髋臼前柱及前柱 2

个小骨块进行模拟复位,所有骨折块复位完成后,在三维截面将整个骨盆调整为正位,观察双侧半骨盆是否对称,反复调整直至复位到理想位置(图 8-27)。检查后,将所有复位好的骨块使用"合并"功能形成整体,以 STL 格式导出并保存备用。

随着开展 3D 打印髋臼模型指导手术例数的增多及经验的增加,我们对某些仅累及单侧的严重髋臼骨折病例未再进行模拟复位。因为某些髋臼骨折粉碎严重,骨折块较多,在 Mimics 软件中对各个骨块逐一进行复位时缺少参照物,导致耗时较长,骨折复位质量未能达到理想效果。由于骨盆呈对称性生长,髋臼骨折复位固定最完美的状态也无法达到镜像后的健侧髋臼,因此我们认为通过健侧半骨盆镜像过去的半骨盆即为最佳复位模型(图 8-28),只需打印出健侧髋臼镜像后的数据,手术模拟操作时参照骨折模型在健侧镜像骨盆上描绘出相应的骨折线即可。

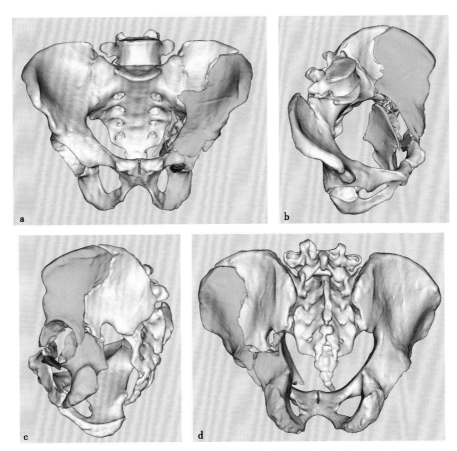

图 8-26　应用 Mimics 软件对髋臼骨折块进行三维重建、智能分割
a. 正位；b. 侧位；c. 下视位；d. 后视位。

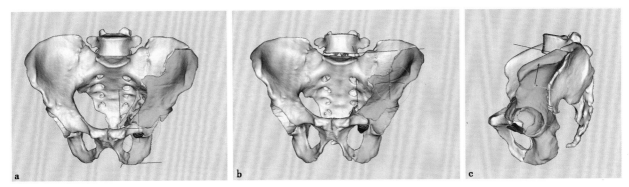

图 8-27　应用 Mimics 软件的 "Move" "Rotate" 功能模拟复位
a. 复位后柱骨折；b. 复位前柱骨折；c. 复位前柱骨折侧位图。

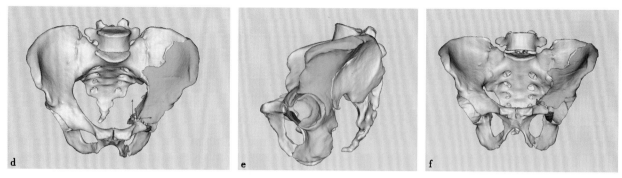

图 8-27(续) 应用 Mimics 软件的 "Move""Rotate" 功能模拟复位
d. 复位剩余骨折块；e. 骨折复位后侧位像；f. 骨折复位后前正位像。

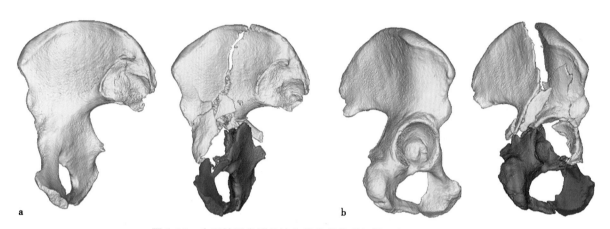

图 8-28 应用健侧半骨盆镜像骨盆替代骨折模拟复位后的骨盆
a. 正位；b. 侧位。

（三）髋臼骨折模型的 3D 打印

将髋臼骨折模型的 STL 格式数据导入 3D 打印机配套的处理软件中，将模型平移到位置调节框中，通过 "平移""旋转" 等操作调整模型摆放位置，将和底板最大接触面的一面向下，位置确认后选择打印比例为 1∶1，打印质量选择最优，打印精度标准为 0.05mm，经过数小时打印制作得到骨折模型（图 8-29）。

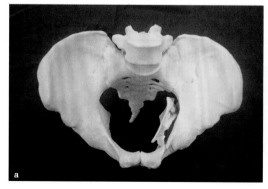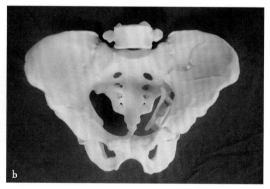

图 8-29 3D 打印出复位及未复位的骨折模型用于模拟手术
a. 俯视；b. 正视。

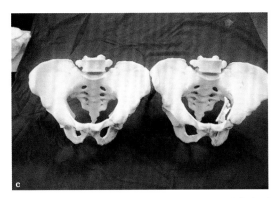
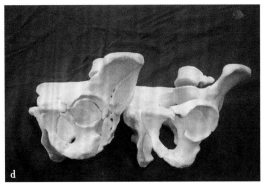

图 8-29(续)　3D 打印出复位及未复位的骨折模型用于模拟手术
c. 骨折复位前后对比；d. 关节面达解剖复位。

（四）髋臼模型体外模拟手术

术前 3D 打印 1:1 比例的骨盆模型，根据骨折的分型及特点确定合适的手术方法，内容包括：根据骨折情况决定手术入路，模拟骨折块的对合与复位，接骨板的塑形与放置位置，螺钉长度、位置与角度等，为术中提供实际操作经验（图 8-30）。

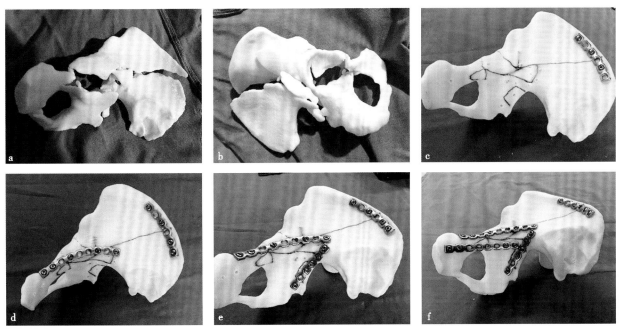

图 8-30　术前 3D 打印髋臼模型体外模拟手术

从 3D 模型可以判断该患者为双柱骨折，骨折粉碎严重，手术入路采用腹直肌外侧入路，用一块接骨板固定髂骨翼骨折块，骨盆缘上接骨板及髂坐骨接骨板固定髋臼前、后柱骨折，最后用一块接骨板置于骨盆缘下固定支撑方形区骨折块。a. 右髋臼骨折正面；b. 右髋臼骨折侧面；c. 固定髂骨翼骨折块；d. 骨盆缘上接骨板固定髋臼前柱；e. 髂坐骨接骨板固定后柱；f. 骨盆缘内侧接骨板固定前柱、方形区。

（五）典型病例

【主诉】　患者女性，43 岁。因"车祸伤致右盆部肿痛、活动受限 2 小时"入院。

【入院情况】　患者 2 小时前遭遇车祸，伤后觉右盆部肿痛，活动受限，由"120"接入我院，查体：生命体征平稳，右侧髋部肿胀，压痛、叩击痛（+），右下肢足趾感觉、血运、活动、肌力无明显异常。

X 线检查提示右侧髋臼粉碎性骨折（图 8-31a）。

【急诊诊断】　①右侧髋臼骨折（双柱骨折）；②全身多处软组织损伤。

【急诊处理】　急诊予右胫骨结节骨牵引及补液、对症治疗。

【术前检查】　CT 三维重建提示右髋臼双柱骨折,方形区向内侧移位明显(图 8-31b、c)。

【临床决策分析】

1. 临床决策依据　该例患者右侧髋臼骨折属双柱骨折,骨折不稳定,方形区向内侧移位明显,髋臼骨折为关节内骨折,头臼关系不匹配,需恢复关节面的平整,有明确的手术指征。

2. 临床决策　该例患者诊断明确,年龄 43 岁,腹部脏器无损伤,生命体征平稳,术前检查无明显手术禁忌证,故决定行右髋臼骨折切开复位内固定术,术前采用数字化三维重建出患者骨折模型,并 3D 打印骨盆模型进行模拟手术(图 8-30),根据骨折部位、形态选择合适弧度、长度的重建接骨板,在骨折模型上预弯接骨板、置入螺钉进行模拟手术,将接骨板预弯好后送手术供应室消毒备用。

【手术方案】　手术于伤后 8 天进行。行气管插管全身麻醉、患者取平卧位、通过腹直肌外侧入路完成手术,术中透视见骨折复位好,内固定与相应骨面贴合程度高,放置位置与术前设计一致,手术时间 125 分钟,术中出血约 600ml(图 8-31d~f)。

【术后情况】　术后头孢呋辛钠预防感染 2 天,体温正常,各项感染指标无异常,伤口愈合好,术后 12 天拆线。无围手术期并发症发生,术后复查 X 线及 CT 三维图像(图 8-31g~i)评估内固定与术前模拟手术基本一致,无一枚螺钉进入关节腔中。

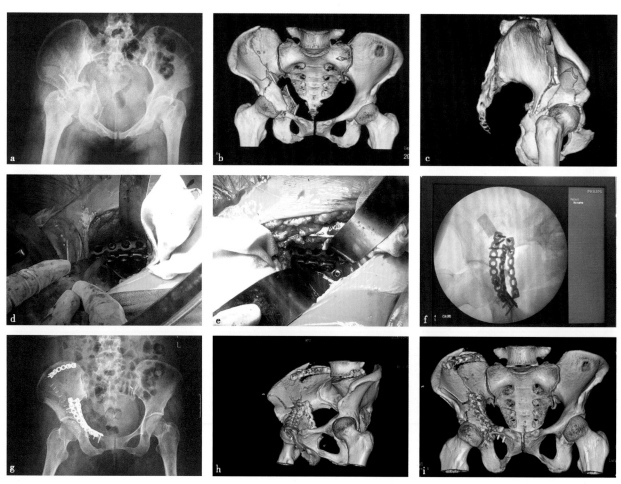

图 8-31　术前、术中、术后影像学资料

a. 术前骨盆正位 X 线片;b. 术前三维重建正位图;c. 术前三维重建侧位图;d. 术中接骨板位置;e. 术中接骨板位置;f. 术中透视;g. 术后骨盆正位 X 线片;h. 术后三维重建骨盆斜位;i. 术后三维重建骨盆正位。

分别于术后 4 周、8 周、12 周、6 个月、12 个月门诊复查。

【经验与体会】　该例患者为双柱骨折,方形区移位明显,通过 3D 打印出 1:1 髋臼骨折模型,可以全面了解骨折的形态,为个体化治疗方案的制订提供可靠依据。术前进行模拟手术,包括骨折复位顺序、接骨板的放置、螺钉的朝向。手术入路采用单一腹直肌外侧入路,首先复位好髂骨翼区域骨折,使用 1 块接骨板固定髂骨翼骨折块,接着复位髋臼方形区和前、后柱骨折,骨盆缘上接骨板及髂坐接骨板固定髋臼前、后柱骨折,最后用 1 块接骨板置于骨盆缘下固定支撑方形区域骨折块。术中操作与术前模拟基本相一致,极大地提高了手术的效率和精准性。

(六)临床应用优势及存在的问题与对策

随着医疗相关科技的发展,影像学技术取得了突飞猛进的发展,CT 扫描及其三维重建的出现为骨折术前诊断、评估提供了全新方法,但依然存在一些不足,尚不能全面满足手术的要求,尤其是复杂的髋臼骨折。传统的观察骨折形态学的方法是基于 X 线片、CT 及三维重建,这些方法虽然可以让医师观察骨折情况并进行骨折分型,但所得到的图像仅局限于二维平面,由于存在股骨头的遮盖,无法真正做到全面、细致地了解骨折形态,无法在术前进行实体模拟,对复杂手术的指导意义有限。医师主要依靠丰富的临床经验和想象力对骨折进行术前模拟手术,这导致模拟手术主观性强,准确率不高,与实际手术过程差距大,而且这种模拟方法难以与助手一起共享,对于复杂的髋臼骨折更是如此。

3D 打印技术的出现,让虚拟手术变成现实,通过 3D 打印出 1∶1 的髋臼骨折模型,有助于为患者提供最佳的个体化手术方案,医师可以全面了解骨折的形态,直观地评估每一骨折线的走行,了解每一个骨折块的大小、移位情况及毗邻结构的关系,特别是累及关节面及髋臼顶的骨折情况,为手术入路的选择和手术方案的制订提供直观、可靠的依据并制订出最佳的个体化治疗方案,同时患者及家属可以了解髋臼骨折的复杂性及手术存在的风险,方便医患沟通。

医师在骨折模型上进行模拟手术,对骨折块进行模拟复位、预弯接骨板、精准置钉,确定螺钉位置、数量、方向和长度,通过判断螺钉的置入角度避免其进入髋关节腔内,并记录预弯接骨板和螺钉的详细信息便于术中应用。3D 打印技术在髋臼骨折手术治疗中优势明显,基于术前对骨折模型的观察及手术预演,为术中提供了实际操作经验。接骨板预弯、精准置钉减少了术中反复预弯接骨板及测量螺钉的时间,一定程度避免了因接骨板与骨面不贴合造成已复位的骨折再次移位,极大地提高了手术效率,缩短了手术时间,减少了术中透视次数及出血量,提高了手术的安全性和精准性,从而获得满意的手术效果。3D 打印髋臼骨折模型除了辅助手术还可以用于教学,可使青年医师们更清晰地掌握骨盆髋臼的解剖特点,逐步培养三维空间想象力,加深对不同分型骨折特点的理解,使得临床教学变得直观、高效。

3D 打印髋臼骨折模型辅助手术优势明显,但也存在一些不足和局限性。首先,获取 3D 打印髋臼骨折模型数据需要对患者骨盆进行扫描获取 DICOM 数据应用 Mimics 软件进行三维重建,之后导入 3D 打印机中进行制造,这个过程必然会产生误差,可能最终影响模型的精准性。因此我们使用 64 排 CT 对患者骨盆进行薄层容积扫描(层距 <1mm),使用高精度 3D 打印机制造以最大限度减少误差。其次,3D 打印骨盆模型耗时较长,使用 FDM 打印技术制造常需数天时间,这一定程度限制了其在临床的应用,但随着 3D 打印技术的发展,立体光固化成型效率增加,打印模型可 1 天内即可完成。

数字化三维重建所建立的髋臼骨折模型毕竟是脱离肌肉、韧带及血管神经等结构的一个孤立的模型,与真实手术操作还有较大的距离,故术前计划的内固定方式可能因软组织影响而在术中无法实现,术中要彻底松解骨折端的嵌插、交锁,清除骨折断端的软组织,术者需要充分了解并理解骨折的三维立体结构形态,明确骨折块的复位顺序,熟练使用骨盆复位器械,灵活使用克氏针、Schanz 钉等临时复位固定装置,使髋臼达到理想复位。如果骨折复位还不满意,需要依据个体情况进行调整,可考虑联合后侧 K-L 入路进行辅助复位,切记不能生搬硬套。

(樊仕才　谷　城　林学智)

二、3D 打印在陈旧髋臼骨折中的应用

由于手术治疗移位明显的髋臼骨折远期疗效最好,目前已经成为一种可行的方法。一般认为,髋臼骨折手术应该在患者情况稳定后和外科并发症最小化的前提下尽早实施。Letournel 和 Judet 按照创伤后的时间段把髋臼骨折的手术治疗分为三个阶段,分别是伤后 21 天内、21~120 天和超过 120 天,其中超过 21 天即为陈旧性髋臼骨折。髋臼骨折病例如果能在伤后 2 周内接受手术,80% 的患者都可以获得较好甚

至极佳的手术效果。当从创伤到复位固定超过 21 天时,由于周围软组织发生改变,骨块之间广泛形成瘢痕组织,骨折线将会逐渐消失并变得模糊,骨折表面重塑失去原有解剖特征,以及骨折移位导致附着的肌肉挛缩,这些因素将导致手术的暴露、复位、固定等方面更加困难。创伤超过 120 天后,骨折线将无法辨认,因此畸形愈合变得难以矫正。

　　陈旧性髋臼骨折解剖结构复杂,手术时间长、出血多,手术显露和固定相对困难,个体化差异大,术前规划困难,要求术者具有丰富经验,有研究报道陈旧性髋臼骨折预后的优良率明显下降,其治疗给创伤骨科医师带来了严峻的挑战。为了全面理解陈旧性髋臼骨折的情况,常规进行的影像学检查包括:骨盆正位、髂骨斜位、闭孔斜位 X 线检查、CT 平描和三维重建。但对于陈旧性髋臼骨折复杂的三维畸形,常规的影像学检查可能已经无法满足术前规划的需要。目前 3D 打印技术在医学应用的发展十分迅速,已经在脊柱、关节、创伤等复杂部位的手术中体现了巨大优势,为陈旧性髋臼骨折术前规划和预演提供了可能,基于影像学检查数据,3D 打印技术可以为医师提供与实体相同尺寸的模型,通过应用 3D 打印髋臼模型可以直观地观察骨折形态并进行术前计划。

(一)陈旧性髋臼骨折三维重建

　　以本章第二节(三)临床应用病例 1(患者女性,30 岁。主因"左盆部外伤后功能障碍 4 个月"入院。)为例,从伤后到手术,时间超过 120 天,采用 64 排 128 层螺旋 CT 扫描该患者完整骨盆,扫描条件为:120kV,150mAs;扫描参数:准直器宽度 64.0mm×0.5mm,厚度 0.5mm,层厚 0.5mm,螺距因子 0.2,总扫描时间为 12~16 秒,CT 扫描位置从 L_5 到双侧股骨小转子下 5cm 水平。经工作站处理图像后以 DICOM 格式存储,所有图像像素均为 512pxl×512pxl,将数据刻录到 DVD 光盘保存。在电脑上,把该患者骨盆 DICOM 数据以无损压缩(compress lossless)的方式导入 Mimics 15.0 数字医学处理软件,通过蒙版的编辑功能,对每张断层图像进行边缘分割、去除双侧股骨头,以横断面为参考检查所有骨块均包含在蒙版内,检查无误后选中整个骨盆蒙版进行计算,在三维界面中则出现患者骨盆三维重建模型(图 8-32)。

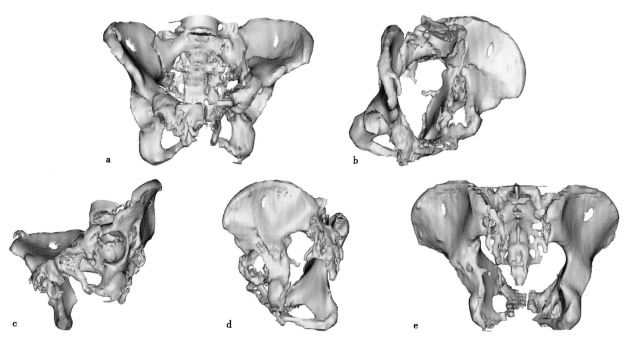

图 8-32　应用 Mimics 软件对陈旧性髋臼骨折块进行三维重建
a. 正位;b. 斜位;c. 左侧髋臼关节面;d. 侧位;e. 后位。

(二)陈旧性髋臼骨折 3D 打印及模拟截骨

　　将陈旧性髋臼骨折模型 STL 格式数据导入 3D 打印机配套的处理软件中,将模型平移到位置调节框中,通过"Move""Rotate"等操作调整模型摆放位置,将和底板最大接触面的一面向下,位置确认后选择打印比例为1∶1，打印质量选择最优，打印精度标准为0.05mm，经过数小时打印制作得到骨折模型。3D打印模型可清晰显示患者骨盆髋臼的畸形状态，左侧髋臼方形区向内侧移位并旋转畸形，左侧髋臼骨折前后柱、方形区区域及右侧耻骨支骨折周围长满大量骨痂及瘢痕组织，骨折线已无法辨认，部分骨折区域已经畸形愈合，手术需要对骨折线区域进行广泛松解、剥离，切除周围瘢痕组织，使用骨刀截骨，凿断已畸形愈合的骨块，图8-33中蓝色划线表示需要截骨的部位，主要围绕方形区区域进行截骨，包括髋臼前柱、耻骨下支、臼顶上方靠近髂骨翼区域及后柱。

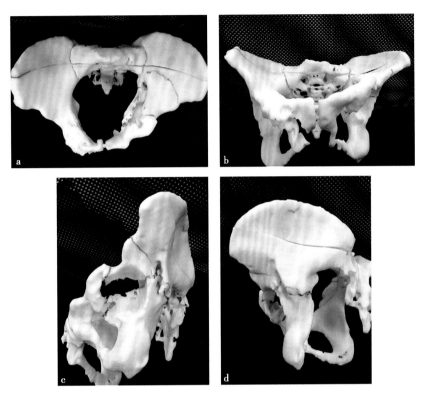

图8-33　对陈旧性髋臼骨折模型进行截骨
a. 骨盆入口位；b. 骨盆出口位；c. 左侧髋臼关节面；d. 左侧髋臼后面观。

（三）典型病例

【主诉】　患者女性，30岁。因"右盆部外伤后功能障碍4个月"转入我院。

【入院情况】　生命体征平稳，右侧盆部轻度肿胀，压痛、叩击痛阳性，右髋关节活动受限，右下肢足趾感觉、血运、活动、肌力无明显异常。

X线检查提示左侧髋臼粉碎性骨折（图8-34a～c）。

【入院诊断】　①左侧陈旧性髋臼骨折（前柱伴后半横行骨折）；②右侧耻骨上下支陈旧性骨折；③膀胱修补术后；④精神分裂症。

【入院处理】　完善术前检查，消肿止痛、对症治疗。

【术前检查】　CT三维重建提示左髋臼前柱伴后半横行骨折，右耻骨上下支骨折，骨折周围可见大量不规则骨痂生长（图8-34d～i）。

【临床决策分析】

1. 临床决策依据　该例患者左侧陈旧性髋臼骨折（前柱伴后半横行骨折），头臼匹配差，骨折移位明显并存在畸形愈合，需纠正髋臼畸形、恢复关节面平整，有明确的手术指征。

2. 临床决策　该例患者诊断明确，年龄30岁，生命体征平稳，术前检查无明显手术禁忌证，考虑患者陈旧性髋臼骨折情况复杂、畸形严重，决定采用3D打印技术辅助手术，术前采用数字化三维重建出患者骨折模型，并3D打印骨盆模型进行截骨、模拟手术（图8-33）。

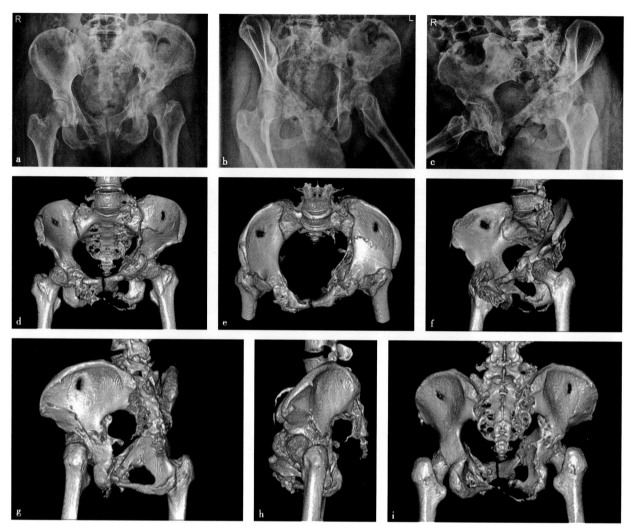

图 8-34 术前影像学资料

a. 骨盆正位 X 线片；b. 髂骨斜位 X 线片；c. 闭孔斜位 X 线片；d. 三维重建正位图；e. 三维重建俯视图；f. 三维重建斜视图；g. 三维重建斜视图；h. 三维重建侧位图；i. 三维重建后视图。

【手术方案】 手术于入院后 1 周后进行，采用气管插管全身麻醉，患者取平卧位、单一前方经腹直肌外侧切口完成手术。术中见髂骨横行骨折、髋臼弓状缘骨折并有大量骨痂形成，髋臼前柱大量瘢痕组织形成，骨折未愈合，方形区骨折块向骨盆内突出，骨折端大量瘢痕形成。手术采用骨刀沿原骨痂愈合处凿除骨痂，使用骨膜剥离器沿着方形区剥离除骨折断端的瘢痕组织，切除方形区骨折端瘢痕组织见髋关节内大量瘢痕组织，予以清除，骨刀对方形区周围截骨后进行复位，见髂骨体与髋臼复位后在骨盆内侧采用 2 块塑形接骨板进行固定，打入 7.3mm 后柱拉力螺钉固定髋臼后柱，沿弓状线跨耻骨及髂骨采用 1 块 12 孔接骨板固定，术中透视见骨折复位好，内固定位置合适。术中出血 2 300ml

【术后情况】 术后头孢呋辛钠预防感染 2 天，体温正常，各项感染指标无异常，伤口愈合好，术后 12 天拆线。无围手术期并发症发生。术后复查 X 线及 CT 三维图像（图 8-35）见骨折复位固定良好，达解剖复位，无一枚螺钉进入关节腔中。

分别于术后 4 周、8 周、12 周、6 个月、12 个月门诊复查。

【经验与体会】 陈旧性髋臼骨折通常为复杂骨折，骨折周围往往形成大量纤维骨痂，畸形愈合，仅仅通过 X 线片及 CT 不能完全了解髋臼骨折的全貌，不能满足手术规划的需求，通过 3D 打印出 1：1 髋臼骨折模型，可以全面了解骨折的形态。术前进行模拟手术，可以确定截骨的部位及顺序，确定接骨板固定的位置、长度并对之进行塑形，确定螺钉的位置、方向、长度等，减少了手术时间和出血量，提高了手术精度和安全性。

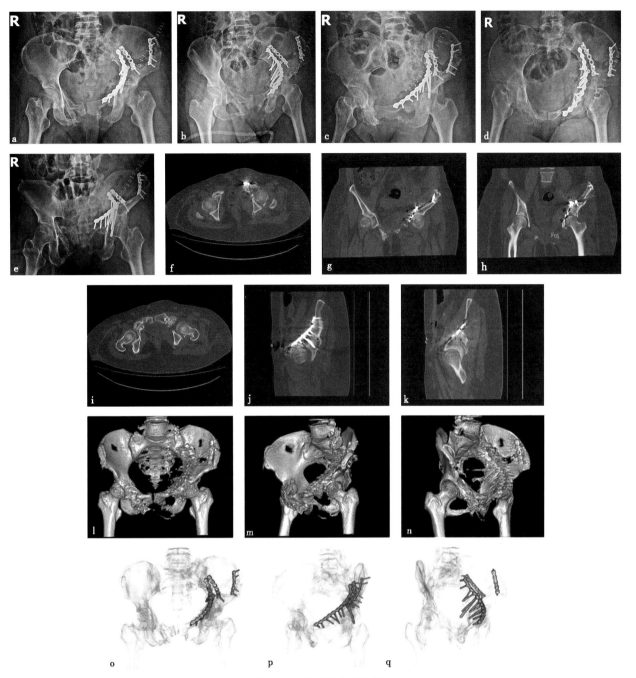

图 8-35 术后影像学资料

a. 骨盆正位 X 线片；b. 髂骨斜位 X 线片；c. 闭孔斜位 X 线片；d. 骨盆入口位 X 线片；e. 骨盆出口位 X 线片；f、g. CT 水平位；h、i. CT 冠状面；j、k. CT 矢状面；l. 三维重建正位；m. 三维重建闭孔斜位；n. 三维重建髂骨斜位；o. 三维重建透明像正位；p. 三维重建透明像闭孔斜位；q. 三维重建透明像髂骨斜位。

（四）临床应用优势及存在的问题与对策

髋臼骨折是高能量损伤，伤情复杂，合并伤多，如错过最佳手术时机，易造成陈旧性髋臼骨折，表现为髋臼周围软组织挛缩，骨折端瘢痕组织与骨痂形成，甚至出现部分骨折线消失、畸形愈合等情况，同时还可合并股骨头持续性脱位。手术治疗的目的是尽可能恢复髋臼的解剖结构。在 Letournel 和 Judet 治疗的 207 例陈旧性髋臼骨折的病例中，其中 188 例骨折获得有效随访评估，108 例达到完美复位，在这 108 例骨折中只有 59 例为优，在 188 例骨折中，有 46 例出现创伤性关节炎，13 例后期接受了全髋关节置换术。陈旧性髋臼骨折的手术治疗难度大，术后效果较差，其治疗给医疗人员带来了巨大挑战，主要因为陈旧性髋臼骨折的治疗存在以下难点：①病情状况和解剖结构复杂，术前规划困难；②手术指征难以明确，手术效果难以量化，患者期望值高；③手术时间长，术中出血量大；④术中显露、复位、内固定困难；⑤患者个体化差异大，治疗方案多样化。常规进行的影像学检查包括骨盆正位、髂骨斜位、闭孔斜位 X 线检查及 CT 扫描和三维重建，重点观察骨折移位、骨痂生长、关节面损伤情况。但对于陈旧性髋臼骨折复杂的三维结构，常规的影像学检查可能已经无法满足术前规划的需要。传统的陈旧性髋臼骨折手术治疗，术者只能依靠个人临床经验和技能在大脑中进行模拟手术，无法与其他参与手术者共享。

近年来，3D 打印技术在骨科领域飞速发展，可以为医师提供与实体相同尺寸的模型，让术前计划更为直接和准确，为我们解决这些棘手问题提供了可行性。在术前诊断中，骨盆髋臼的特殊结构使得应用常规影像学资料判断骨折畸形很困难，3D 打印模型使检查结果更直观、更具体、更方便，可以多角度观察并量化测量，对陈旧性髋臼骨折的认识更准确，有助于预估软组织与骨性结构的关系。Hurson 等利用 20 例髋臼骨折 CT 数据 3D 打印出骨盆髋臼模型，并邀请不同年资的医师分别使用骨盆 X 线、CT 等影像学资料及 3D 打印实体模型进行髋臼骨折分型，认为依据模型评估时一致性明显升高。在手术计划中，应用 3D 打印模型预演手术，术者能够设计手术步骤、复位顺序，术前模拟操作步骤、选择入路、设计截骨方案、预固定，确定接骨板形态、安放位置，明确螺钉长度、方向及位置，预先掌握手术中会遇到的各种问题。通过术前模拟，我们可以对畸形愈合的骨折块进行精准截骨及复位，使用术前模拟手术计划应用的螺钉、预弯的接骨板放置于骨折端进行固定，可以确保手术的精准化，从而使手术的安全性大大提高。模型不光在判断畸形和术前计划中起到重要作用，在术中也必不可少，可以随时参考，在确定截骨部位、复位的标记点时都可能需要参照术前计划的模型。国内学者采用 3D 打印技术辅助 11 例陈旧性髋臼骨折的治疗，结果显示与常规组相比，其手术时间、术中出血量、透视次数、围手术期输血量显著减少，差异有统计学意义，证明此方法可大大减少术中、术后并发症。王满宜教授认为 3D 打印技术真正有意义的是应用于陈旧性骨盆髋臼骨折畸形矫正的术前设计，为陈旧性骨盆髋臼骨折截骨术前设计开创了新的里程碑。

3D 打印模型虽然对陈旧性髋臼骨折手术治疗很有帮助，也存在局限性，其制作需要高精度的 CT 扫描数据，打印制作价格也相对昂贵，国内学者认为，采用 3D 打印模型辅助治疗陈旧性髋臼骨折组与常规组相比，术后髋臼复位 Matta 评分差异无统计学意义，并不能显著提高髋臼骨折的复位质量。骨折的良好复位固定更多需要依靠术者个人技巧、经验以及团队及其协作，3D 打印模型毕竟是脱离肌肉、韧带及血管、神经等结构的一个孤立的模型，与真实手术操作存在较大差距。术前计划的内固定方式可能因软组织影响而在术中无法实现，术中要精确定位并截骨，彻底松解骨折端的瘢痕组织和骨痂，术者需要充分了解并理解髋臼骨折畸形愈合后的三维立体结构形态，明确骨折块的复位顺序，熟练使用骨盆复位器械，灵活使用克氏针、Schanz 钉等临时复位固定装置，使髋臼达到理想复位。

（樊仕才　谷　城　林学智）

第三节　金属 3D 打印个性化接骨板在髋臼骨折中的应用

因遭受严重暴力，髋臼前、后柱骨折的同时通常合并方形区移位或者粉碎性骨折，复杂髋臼骨折因其部位深、骨性结构复杂，复位固定困难，历来都是创伤骨科治疗的难点。由于骨盆髋臼周边解剖形态欠规则、个体差异较大，缺乏公认的形态学描述和精确的测量方法，目前尚无较好的针对方形区固定的解剖型接骨板，常使用的 AO 标准重建接骨板术中塑形和放置较困难，难以对方形区移位或粉碎性骨折起到坚强的固定作用，且螺钉有穿入髋臼窝的风险，尚不能完全满足目前临床需求。

金属 3D 打印技术具有加工精准、制作迅速、不需要特殊模具等特点，能为骨科置入物提供独特的构造、自由的曲面、良好的金属韧性及弹性模量，给骨科置入物创新设计和制造带来了新的契机，为患者个性化治疗提供有力的支撑。应用该技术生产的个性化髋臼翼状接骨板有望解决接骨板与髋臼周围骨块完美匹配的问题，而且有望克服传统接骨板制造困难、周期长、价格昂贵等缺点。

为解决髋臼方形区固定困难、普通接骨板与髋臼贴附的难题，我们根据患者骨折形态、特点及健侧髋臼表面解剖结构设计个性化翼状髋臼接骨板，采用金属 3D 打印技术制造，为复杂髋臼骨折的治疗提供新的方法，优化复杂髋臼骨折的治疗。

一、个性化髋臼接骨板的设计及制作

（一）髋臼骨折三维重建

1. 影像学资料采集　选取我科收治的一例单侧复杂髋臼骨折女性患者的完整骨盆（Judet-Letournel分型：双柱骨折），经本院 CT 及 X 线片检查后排除骨盆骨质病变和解剖学异常。患者骨盆采用 64 排 128层螺旋 CT 扫描，扫描条件为：120kV，150mAs；扫描参数：准直器宽度 64.0mm×0.5mm，厚度 0.5mm，层厚0.5mm，螺距因子 0.2，总扫描时间为 12～16 秒，CT 扫描位置从 L_5 到双侧股骨小转子下 5cm 水平。经工作站处理图像后以 DICOM 格式存储，所有图像像素均为 512pxl×512pxl，将数据刻录到 DVD 光盘保存。

2. 患者髋臼骨折三维模型建立　在电脑上，把该患者骨盆 DICOM 数据以无损压缩的方式导入 Mimics15.0 数字医学处理软件，按照上下、左右、前后定义二维图像，确定方位，显示出横断面、冠状面、矢状面三个平面的二维图像（图 8-36）。

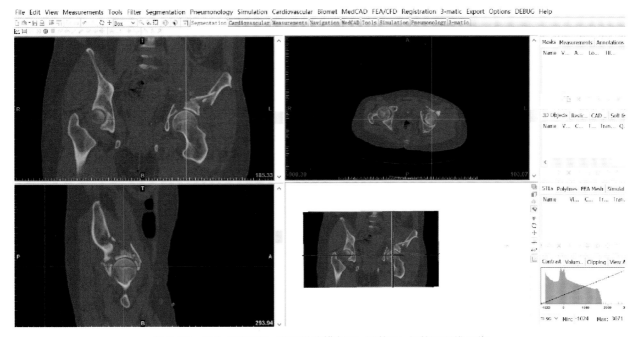

图 8-36　导入 CT 数据，定义骨盆横断面、冠状面、矢状面二维图像

在软件操作界面里选择"Segmentation"中的"Thresholding"（界定阈值）功能，以标准骨质阈值（226～3 070Hu）为蒙版（Masks）（图 8-37），通过蒙版的编辑功能，对每张断层图像进行边缘分割、去除冗余数据、选择性编辑及补洞处理（图 8-38），将健侧半骨盆和患侧半骨盆分离，通过软件"Region Growing"选择健侧及患侧骨盆部分得到 2 个不同颜色的蒙版。

患侧半骨盆蒙版使用"Edit Mask in 3D"功能重建出来，可予以单独分离并指定任意不同颜色，通过观察患侧骨盆髋臼骨折的形态特点，对骨折块进行智能分割。每个骨折块独立分割出来得到新的蒙版，使得骨折形态一目了然，再分别选择骨块蒙版进行"Calculate 3D from Masks"，得到患侧骨折模型。选择一块未发生移位的主骨为复位标志、健侧镜像半骨盆模型为复位标准，使用"Move"和"Rotate"功能，可以任意角度移动和旋转骨块，分别对各个骨块进行模拟复位，反复调整直到复位到理想位置（图 8-39），将复位好的骨折模型以 STL 格式导出。

在"Segmentation"中的"Calculate 3d from Masks"（从蒙版计算三维结构），选择健侧半骨盆蒙版，采用"Optimal"（最佳质量）计算方法，运行后重建出健侧半骨盆三维数字模型（图 8-40），在"3D object"中选择重建好的健侧半骨盆，应用软件的"Mirror"对称功能，得到镜像后的三维数字模型，将镜像处理后的半骨盆模型数据用"Export"（输出）功能生成 3D 打印所需的 STL 格式导出。

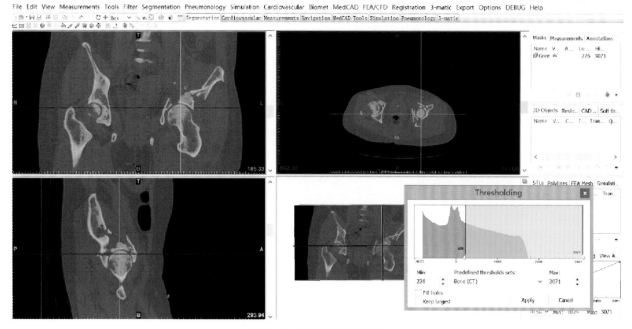

图 8-37　髋臼骨折蒙版像

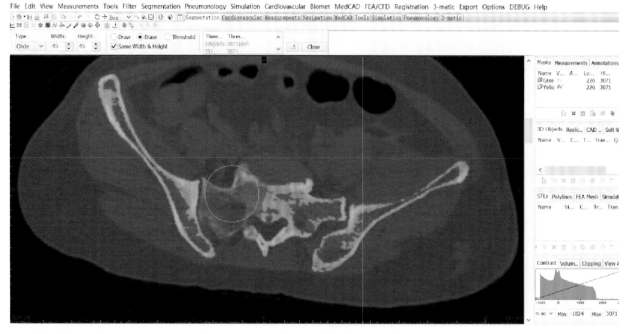

图 8-38　对蒙版进行编辑

　　基于 64 排螺旋 CT 的原始数据重建的髋臼骨折三维模型保真度高、立体感强,通过自由旋转可从任意角度观察、测量,全方位地展示了该患者髋臼骨折复杂的几何学形态,将患者病情直观地展示在临床医师面前,便于评估及分型,明确术前诊断。三维重建可清晰地显示出患者为双柱骨折类型,骨折特点为髋臼的前后柱断裂,后柱方形区区域向内侧移位,髋臼顶区域骨折向上游离,前壁骨折块游离骨折。

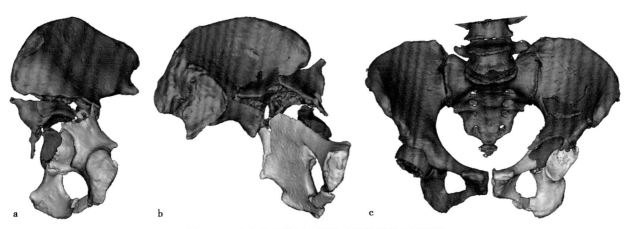

图 8-39　患者髋臼骨折三维重建及模拟复位后图形
a. 三维重建后视；b. 三维重建斜视；c. 三维重建正位。

（二）个性化髋臼接骨板的设计

1. 设计原理　人体骨盆呈对称性生长，利用 CT 扫描及数字化三维重建技术建立伴有方形区移位的复杂髋臼骨折模型，利用健侧半骨盆镜像原理（图 8-41）复原患者伤前半骨盆解剖形态，以该数据作为设计模板，再根据患者骨折形态、特点及健侧髋臼表面解剖结构设计个性化翼状髋臼接骨板。

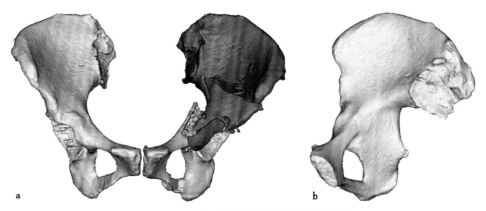

图 8-40　三维重建出患者健侧半骨盆图形
a. 患者骨盆三维重建；b. 健侧半骨盆三维重建。

2. 骨盆模型的曲面拟合　将生成的 STL 文件导入到 Geomagic Studio 中进行曲面的重构，以此来获得高度还原的骨盆曲面模型。按照一般的逆向建模流程，包括：点云数据的采集，点云数据的前期处理、多边形阶段的处理、参数化曲面、精确曲面、拟合成非均匀有理 B 样条（non-uniform rational B-splines，NURBS）曲面。点云数据的采集和前期处理以及多边形的处理已经在 Mimics 中完成，获得封装后的 STL 文件数据，因此可以直接导入 Geomagic Studio 中进行曲面的建模。

将处理好的骨盆数据导入到 Geomagic 中，由于骨盆的面片数据可能具有一些例如自相交、钉状物、非流形边等错误，因此需要在进行下一步拟合曲面前，进行错误的诊断与修复。选择"网格医生"选项对零件进行自动修复或者手动逐一修复。修复好模型后，选用精确曲面的方式来对骨盆模型进行曲面拟合，生成所需要的 NURBS 曲面，该曲面可以另存为 iges/step 格式的文件，导入到 SolidWorks/Proe 中进行进一步的正向设计。

3. 个性化接骨板的设计流程　观察患侧已模拟复位后的髋臼骨折三维模型，使用 Mimics 软件"Med CAD"模块（医学计算机辅助设计）中的"cylinder"（创建圆柱体）功能，并设置圆柱体的直径为 3.5mm，调整圆柱体合适的长度，进行虚拟螺钉置入，模拟 3.5mm 系统松质骨拉力螺钉。在主刀医师的指导下，结合髋臼周围结构的生物力学性能对患者髋臼周围关键骨块虚拟置钉，包括螺钉的置入位置、钉道方向、螺钉之间距离等个性化设计，避免螺钉打入髋臼窝。

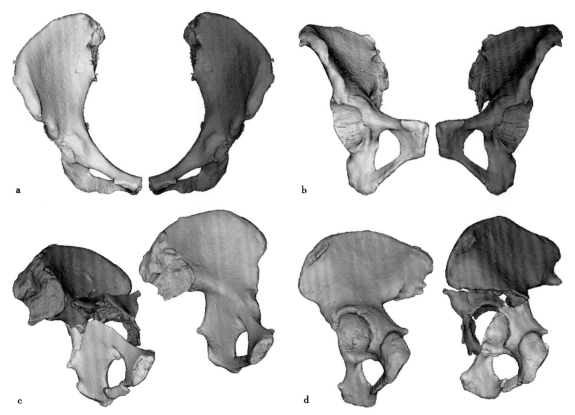

图 8-41　应用镜像技术复原患者伤前半骨盆解剖形态
a. 健侧镜像俯视；b. 健侧镜像正位；c. 患侧骨盆复原斜视；d. 患侧骨盆复原后视。

　　以该女性患者为例，患者为双柱骨折类型，骨折特点为髋臼的前后柱断裂，后柱方形区区域向内侧移位，髋臼顶区域骨折向上游离，前壁骨折块游离骨折，前点在骨盆缘下内侧面以 3 枚螺钉固定前柱耻骨支近耻骨联合处，1 枚螺钉从髋臼前壁区域朝向耻骨支，髋臼顶区域骨折以 1 枚螺钉固定，下点用 2 枚螺钉固定坐骨棘，后点用 2 枚螺钉分别固定髂骨及坐骨大切迹上方（图 8-42），在 Mimics 中，对全部螺钉放置位置进行测量并记录。

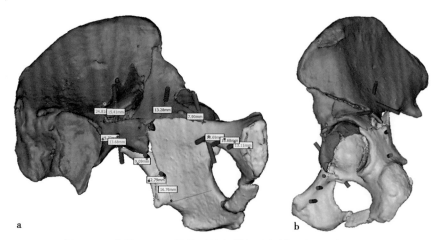

图 8-42　应用 Mimics 软件对髋臼骨折进行模拟复位、虚拟置钉
a. 斜视；b. 侧位。

　　4. CAD 辅助设计　从 Geomagic Studio 中获得拟合度良好的骨盆曲面模型，将该 STP 格式的文件导入到 Solidworks 中进行个性化接骨板的设计，具体的步骤如下（图 8-43）。
　　（1）个性化接骨板初始形状的制定：由于个性化接骨板的主要特征在于接骨板与病患的骨盆解剖结构

匹配度高，并且 1 块接骨板可以实现髋臼区域的坚强固定。所以我们从健侧镜像 STP 格式的骨盆模型入手，以患侧三维重建模型作为参照，在主刀医师的指导下，对接骨板的大致范围进行确定，使用 SolidWorks 中的等距曲面功能，从骨盆曲面模型中提取这些区域作为初始的设计曲面。

（2）个性化接骨板置钉位置的选定：对照患侧骨盆模型，根据 Mimics 中螺钉位置的测量数据，在接骨板的初始曲面区域确定螺钉位置，以此来固定髋臼区域骨折块。其中，所使用的螺钉为两种。一种是 3.5mm 系统松质骨加压螺钉，主要作用是骨折复位后，与接骨板结合对骨折块进行加压，起到坚强固定骨折块的作用，它的位置根据髋臼的破碎情况而定。另一种为后柱顺行拉力螺钉，主要用于固定髋臼后柱，文献报道入针点的方法各不相同，我们参照王先泉和 Mu 等通过研究尸体半骨盆标本，选择骶髂关节前方及弓状缘为参照点，认为进钉点位置应在骶髂关节前方约 24mm，距离弓状缘约 17mm，设计接骨板形状时应考虑为后柱拉力螺钉腾出空间，在该入针点周围 1.5cm 处设置非接骨板覆盖区域（图 8-43），方便主刀医师在术中徒手打入后柱顺行拉力螺钉。

（3）个性化接骨板形状、厚度的确定：根据（2）所确定的螺钉位置对曲面进行裁剪，获得较为规则的接骨板曲面。然后实施加厚曲面的操作，对该曲面进行向外加厚，获得初始接骨板。目前普通骨盆髋臼接骨板为 3mm 左右，考虑 3D 打印制作的接骨板后期需要抛光，将厚度设计在 3.1～3.2mm。

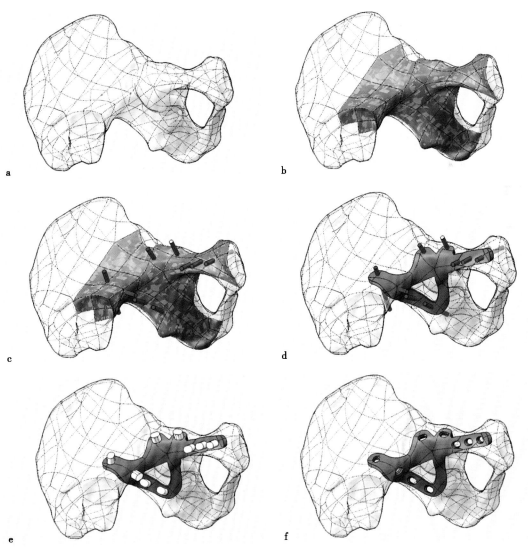

图 8-43　个性化髋臼翼状接骨板设计的关键步骤
a. 骨盆模型；b. 初始曲面的确定；c. 螺钉位置制定；d. 接骨板形状和厚度确定；e. 螺纹孔的制定；f. 最终接骨板模型。

（4）个性化接骨板螺钉孔的制定：根据标准3.5mm系统加压螺钉规格设计相应的"打孔工具"，提取其曲面在接骨板上相应位置添加螺钉孔，螺钉采用的是传统接骨板所使用的标准M3.5加压螺钉和M6.5拉力螺钉，M3.5普通加压螺钉孔根据Mimics软件中模拟的螺钉置入方向及术中操作情况，对螺钉的朝向进行个性化设计。

1）采用腹直肌外侧入路或改良Stoppa入路时，手术切口暴露有限，手术中的螺钉置入方向受到一定制约，很难做到垂直于方形区打入螺钉，因此后柱的3枚螺钉在手术操作中难以平行打入，使螺钉孔中轴线与方形区平面成45°夹角，沿螺钉孔向下走行，便于术中操作，防止切口皮肤过度牵拉。

2）髋臼前壁及髋臼顶骨折置钉点邻近髋臼窝，为避免螺钉打入髋臼窝，分别设置螺钉孔朝向耻骨支及后柱方向。

3）耻骨支、坐骨大切迹及髂骨部位的置钉区域均在安全区域内，手术切口显露清楚，操作方便，螺钉孔朝向垂直接骨板即可。经过测量后确定安全角度或安全范围。

（5）个性化接骨板边缘修整：设置接骨板边缘与骶髂关节相距0.5mm，便于主刀医师术中确认接骨板摆放位置。对个性化接骨板的边缘处进行修正，选择圆滑边界，得到最终的接骨板模型。保存为STL文件后导出。

采用CAD技术设计的接骨板见图8-44。

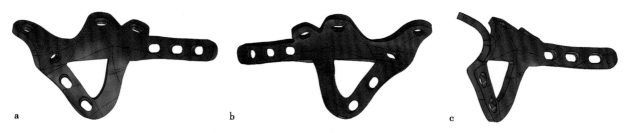

图8-44　用CAD技术设计的接骨板影像
a. 正面观；b. 背面观；c. 侧面观。

5. 个性化接骨板设计的关键点　个性化髋臼翼状接骨板的设计是基于患者骨折形态的特点及主刀医师的手术经验和要求，根据临床经验及骨折块的解剖学测量数据决定髋臼和接骨板的接触表面尺寸以及所有的细节尺寸，所获得的接骨板与髋臼表面形态具有严格的匹配性。个性化接骨板的设计需要考虑金属3D打印设备激光选区熔化（selective laser melting，SLM）工艺的限制，如个性化接骨板的细节尺寸不能太小；此外，应保证接触面的成形质量以及接骨板的厚度应足够厚以保持临床使用的强度等。总之，设计要求包括：①接骨板表面应完全适合患者的骨表面；②个性化接骨板的强度应能达到传统接骨板的使用强度；③螺钉孔等关键位置应具有足够的精度。根据以上关键点，在前期的设计步骤中，可以优化和设定某些固定的参数范围。

个性化接骨板的尺寸、体积越大，手术的过程中所需要的手术切口也就越大，术中操作难度越大，因此设计的接骨板能固定髋臼前后柱、方形区区域骨折即可，不需要过于追求设计1块接骨板固定复杂髋臼骨折中所有骨折块，如髂骨翼区域骨块附加1块普通接骨板固定即可。就目前所设计的个性化接骨板而言，在考虑到后续打磨抛光以及加工精度的影响并满足使用强度的情况下，曲面的宽度选择在10～12mm，厚度选择在3.1～3.2mm，长度可以依据个体而变化。

为保证接骨板的整体强度，在结构的设计上，应考虑到螺钉孔的大小与位置的布局，这两个因素是个性化接骨板在使用强度上最主要的影响因素。因此我们采用特制的打孔工具，所使用的螺钉为M3.5加压螺钉和M6.5空心拉力螺钉，具体的螺钉尺寸如图8-43e所示，对于螺钉分布位置的限定，本研究做了初步的规定，主要针对螺钉与边缘的尺寸限制、各螺钉分布的间距限制等。

接骨板的材料为TC4粉末，价格相对昂贵，所以在达到固定要求且性能得到保证的情况下，应该尽可能地减少接骨板的体积。所以在固定髋臼前壁骨折块或髋臼周围小骨块时,设计类似"猫爪"形状的螺孔,这样既能减小接骨板的整体体积,也能起到良好的复位和固定作用。在接骨板翼状区域部分采用镂空结构,对整体结构的使用不产生影响,减小了加工时间和材料成本。此外,将多孔轻量化结构引入到接骨板的设计中,既可以降低个性化接骨板的重量和材料成本,又有利于接骨板的术中放置。

(三) 个性化髋臼接骨板的制作

接骨板使用金属 3D 打印技术制造,DiMetal-100 SLM 金属 3D 打印机(图 8-45)为合作单位华南理工大学汽车与机械工程学院自主研发,可打印零件尺寸:250mm×250mm×250mm,加工精度:±0.05mm,零件打印精度 0.1mm;零件表面粗糙度 > 15μm;最小成型尺寸 0.15mm;成型材料为钛合金粉末,致密度 99% 以上,强度高于传统铸造件,延伸率接近铸造件。

3D 打印接骨板的制作流程如下。

1. 将个性化髋臼翼状接骨板 CAD 模型转换成 STL 格式文件,导入 Magic 软件里进行空间摆放以及支撑添加(图 8-46),于接骨板的非髋臼贴合面添加支撑,可避免因抛光导致解剖形状改变而造成的不贴合。

2. 在 Magic 里面将个性化接骨板三维数字模型进行切片,层厚 0.03mm,将切片产生的文件导入 RPSCAN 软件进行扫描路径规划。

3. 将 RPSCAN 软件处理好的扫描策略规划数据(Plt 模型)导入 Dimetal-100 SLM 金属 3D 打印机中,设定激光功率为 150W;扫描速度 400mm/s,层厚 0.03mm,并通入纯度 ≥99.999 8% 的高纯氩气作为保护气体进行成型加工。

4. 设备内激光束对金属粉末进行逐行扫描,按零件截面轮廓的信息有选择地熔化钛合金金属粉末,层层堆积,直至将整个接骨板打印完成,经过 6 小时,获取个性化髋臼翼状接骨板样品(图 8-47)。

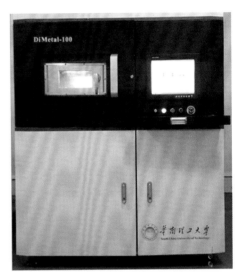

图 8-45　DiMetal-100 SLM 金属 3D 打印机

后处理工序包括:热处理释放残余应力、拆除支撑、滚抛、除油、酸洗、喷砂、抛光、阳极氧化或者微弧氧化、清洗、包装等,获得最终产品(图 8-48),供应室消毒后备手术使用。

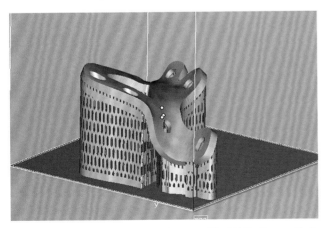

图 8-46　个性化髋臼翼状接骨板 CAD 模型转换成 STL 格式文件导入 Magic 软件添加支撑

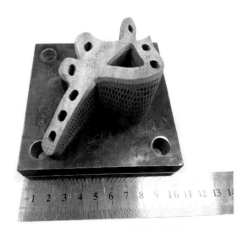

图 8-47　金属 3D 打印接骨板样品

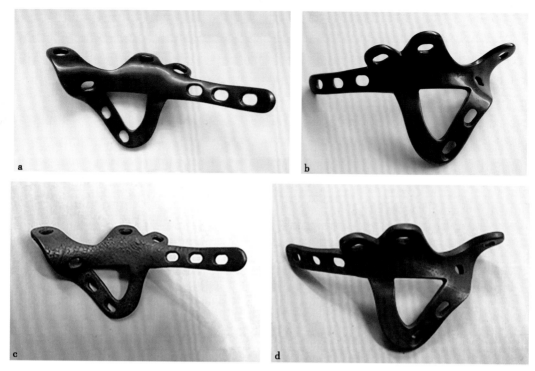

图 8-48　接骨板产品

a. 阳极氧化后的接骨板正面观；b. 阳极氧化后的接骨板背面观；c. 微弧氧化后的接骨板正面观；d. 微弧氧化后的接骨板背面观。

二、金属3D打印个性化接骨板的临床应用

目前，对于四肢长管骨、关节周围骨折都有可以满足临床使用的各种各样的解剖型接骨板，由于定型设计、批量生产具有较好的经济效益，人工关节置换术大多数也是采用专业厂商生产的系列化产品。但对于骨盆周围骨折来说，由于其复杂的解剖结构、极不规则的解剖形态，加之高能量损伤后，骨折的形态多样等原因，现有的骨科内固定材料难以满足临床需求，必须采用"量体裁衣、私人定制"的个性化接骨板来满足骨折复位、固定的需要。现阶段医疗发展的一个重要趋势是"个性化、精准化、微创化"，创伤骨科的发展也不例外。从更高的技术角度来讲，骨盆髋臼的个性化接骨板设计必须依赖于先进的计算机辅助（computer aided design, CAD）技术、计算机制造（computer aided manufacture, CAM）技术及增材制造（如3D打印）技术。目前3D打印技术已经广泛运用于工业领域，并已开始运用在医学领域，掌握个性化接骨板的设计和金属3D打印技术，并运用于自己的手术方案中，无疑是一个一流的创伤骨科医师所应具备的专业素质。今天，我国医学界与工程界的密切合作——3D打印技术已经成功用于个性化假体置换、个性化半骨盆切除置换及个性化髋臼翼形接骨板固定复杂髋臼骨折的手术中，3D打印个性髋关节假体及脊柱肿瘤假体更是得到了国家药品监督管理局的认定。

（一）手术前准备

患者入院后，完善相关术前检查，病情危重者先行抗休克、复苏等对症治疗，根据骨折情况行股骨髁上牵引，待全身情况稳定后，根据患者全身状况结合骨折情况，决定手术时间、手术方式、麻醉方式、手术体位等。患者术前8小时禁食，术前常规导尿、备血、准备自体血回输机，术前30分钟常规使用抗生素。考虑到术中需要控制性降血压及使用肌松剂，为便于患者的术中管理，建议使用气管插管全身麻醉。陈旧性髋臼骨折若术中有因截骨等因素增加出血的情况，可考虑术前2小时在DSA下选择性栓塞髂内动脉或臀上动脉，以减少术中出血，并使术野清晰，方便骨折复位并减少因术野不清晰导致的副损伤。

（二）手术入路选择

复杂髋臼骨折可供选择的手术入路较多，对于不合并髋臼后壁的骨折推荐使用前入路。前入路有：

髂腹股沟入路、改良 Stoppa 入路、改良 Stoppa 入路联合髂窝入路、腹直肌旁入路等。为了方便个性化设计的髋臼翼形接骨板的置入及手术操作的微创，笔者推荐前方单一经腹直肌外侧切口入路。

经腹直肌外侧切口入路皮肤切口：于髂前上棘与脐连线的外 1/3 为切口上方起点，腹股沟韧带中点为切口下方止点，两点间连线为手术皮肤切口（也可选择皮肤横向切口），长度为 8～10cm，体表投影为腹直肌外侧，手术切口正下方为髋臼顶至骶髂关节位置。于深筋膜下自腹股沟浅环内侧缘向外上做斜行切口，斜行切断腹外斜肌腱膜、腹外斜肌、腹内斜肌及腹横肌至腹膜外；切口位于 Hesselbach 三角内，内侧是腹直肌外侧及部分腹壁肌肉和腹壁下动脉，外侧是精索（子宫圆韧带），下方是腹股沟韧带。于腹膜外间隙分离，将腹膜及盆腔内组织牵向内侧，髂腰肌牵向外侧，中间为髂外血管束及精索（子宫圆韧带）。腹壁肌肉与腹膜牵向内侧，髂血管拉向外侧，其间隙为内侧组织窗，可显露整个髋臼的内侧面、方形区、耻骨支至耻骨联合、闭孔及闭孔神经血管等结构；在髂外血管、精索（子宫圆韧带）与髂腰肌间为外侧组织窗，可显露高位髋臼、骶髂关节及内侧的闭孔神经、腰骶干、髂内血管等。

（三）骨折复位与固定

CT 原始数据导入 Mimics 软件后，在电脑上对数据进行三维重建，应用数字骨科技术对骨折块进行智能分割，按骨折块形状等在电脑上进行模拟复位，弄清骨折块的复位顺序便于术中顺利复位，提高复位精度，缩短手术时间，从而减少术中出血、感染等并发症。

通过上述内、外侧窗口显露骨折端后，清除断端血肿，沿骨膜下剥离，充分松解骨折端，彻底清除骨折断端间的软组织；牵拉患侧下肢使脱位的髋关节复位并过度牵引，翻开方形区表面及髋臼前柱骨折块，从内侧显露髋臼窝，清理髋臼窝内血肿、碎骨片及软组织并冲洗干净。根据电脑模拟复位时的复位顺序复位各骨折块；原则上先复位坐骨大切迹处关键骨折块，恢复解剖标志，再复位前柱，临时用克氏针固定。后柱及方形区的复位顺序：先沿髋臼后柱内侧缘及方形区内表面骨膜下剥离至坐骨棘水平，髋臼拉钩插在坐骨小切迹，充分显露髋臼后柱内侧面及整个方形区，用髋臼后柱拉力螺钉复位导向器（图 8-49）钩住坐骨小切迹，在患肢牵引的情况下，在直视下边撬拨边顶压方形区及髋臼后柱，同时用髋臼后柱拉力螺钉复位导向器加压，使后柱达到解剖复位，即使是很复杂的髋臼骨折，在骨折基本复位后，保持下肢牵引的状态下，骨折很少发生再移位；再通过髋臼后柱拉力螺钉复位导向器向坐骨小切迹打入后柱拉力螺钉导针，基本稳定后柱骨折块。放入消毒备用的个性化设计制作的金属 3D 打印个性化髋臼翼形接骨板，并将接骨板放在预定的部位，同时用顶棒向下、向外挤压接骨板，检查接骨板与骨面的贴合情况，如果接骨板与骨面不贴合，说明骨折复位不满意，可再借助接骨板的解剖形状进行骨折块的再复位，直至骨面与接骨板完全贴合。根据三点固定原理，先于坐骨大切迹上方按预设螺钉进钉方向和长度打入第 1 枚螺钉，前方耻骨支上打入第 2 枚螺钉，坐骨棘上斜向下打入第 3 枚螺钉，通过三点固定稳定接骨板，通过 C 臂透视

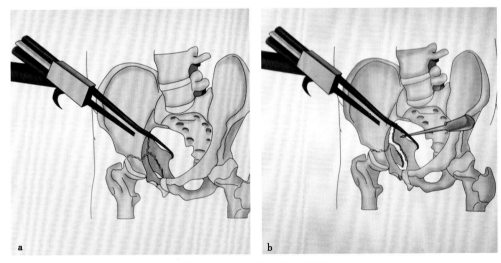

图 8-49 骨盆复位导向器示意
a. 后柱达到解剖复位；b. 骨盆复位导向器示意。

或术中 3D 平板 X 线机扫描重建,检查骨折复位情况、髋臼的轮廓及接骨板的位置。骨折复位满意后,再按术前规划置入其他螺钉,再次透视检查骨折复位情况,螺钉位置、方向和长度,有无进入髋臼窝等,以达到髋臼的解剖复位和坚强的内固定。

对于年轻患者,术中尽量采取控制性降血压,收缩压控制在 90~100mmHg,以减少术野出血。因手术切口小,术中尽量使用肌松剂使肌肉松弛,便于术中牵拉髂腰肌显露。骨折复位固定满意后,用大量生理盐水冲洗手术区域,彻底止血,检查无活动性出血后,放置腹腔引流管引流,全层缝合腹外斜肌腱膜、腹外斜肌、腹内斜肌和腹横肌后,缝合皮肤。术后日引流量低于 50ml 时可拔除引流管;术前 30 分钟应用广谱抗生素,手术时间超过 3 小时或术中出血超过 1 000ml 者,术中加用抗生素 1 次。

(四)手术后管理

术后常规预防深静脉血栓治疗。腹带保护以减少伤口疼痛,24 小时后可讲患者床头摇高 30°。患肢屈髋、屈膝以减轻伤口张力。术后复查骨盆正位、髂骨斜位、闭孔斜位 X 线片及 CT 扫描三维重建,评价骨折复位情况。术后前 3 个月每个月复查一次骨盆 X 线片,术后早期可进行患肢的主被动功能锻炼,复查见有明确骨痂生长时再部分负重下床行走。随访时以 Matta 影像学评估标准评估复位质量:骨折移位<1mm 为优,1~3mm 为良,>3mm 为差。半年随访时以改良的 Merled'Aubigne 和 Postel 评分系统进行髋关节功能评价:包括患侧与健侧髋部疼痛、步行及关节活动度的对比,18 分为优,15~17 分为良,12~14 分为可,<12 分为差。

(五)典型病例

1. 典型病例 1

【主诉】 患者女性,52 岁。主因"车祸伤致左盆部肿痛、活动受限 5 天"入院。

【入院情况】 患者伤后 5 天转入我院,查体:生命体征平稳,左侧盆部肿胀,压痛、叩击痛阳性,左下肢足趾感觉、血运、活动、肌力无明显异常。

X 线检查提示左侧髋臼粉碎性骨折(图 8-50a)。

【入院诊断】 左侧髋臼骨折(双柱骨折)。

【入院处理】 入院后继续左胫骨结节骨牵引及对症治疗。

【术前检查】 CT 三维重建提示左髋臼双柱骨折(图 8-50b、c)。

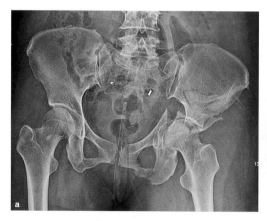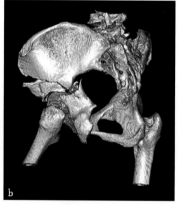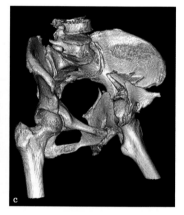

图 8-50 术前影像学资料
a. 骨盆正位 X 线片;b. 骨盆 CT 三维重建髂骨外侧面观;c. 骨盆 CT 三维重建髂骨内侧面观。

【临床决策分析】

(1)临床决策依据:该例患者左侧髋臼骨折属双柱骨折,骨折移位明显,头臼不匹配;髋臼骨折为关节内骨折,需恢复关节面的平整,有明确的手术指征。

(2)临床决策:该例患者诊断明确,年龄 52 岁,生命体征平稳,术前检查无明显手术禁忌证,故决定行左髋臼骨折切开复位内固定,术前采用数字化三维重建出患者骨折模型,设计出个性化翼形接骨板

（图 8-51），通过 3D 打印模型检验设计的合理性（图 8-52），采用金属 3D 打印技术生产接骨板（图 8-53），送手术供应室消毒备用。

【手术方案】　手术于伤后 10 天进行，行气管插管全身麻醉，患者取平卧位，前方经腹直肌外侧切口完成前后柱骨折手术，术中透视见骨折复位好，个性化翼形接骨板内固定与相应骨面贴合程度高，放置位置与术前设计一致。

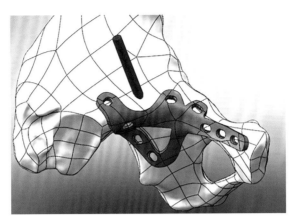

图 8-51　设计个性化翼形接骨板

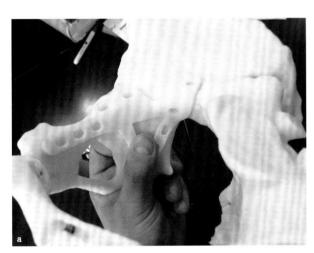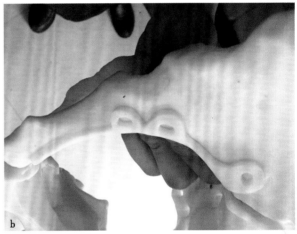

图 8-52　通过 3D 打印模型检验设计合理性

a. 接骨板与骨盆内侧贴合紧密；b. 接骨板与骨盆缘上贴合紧密。

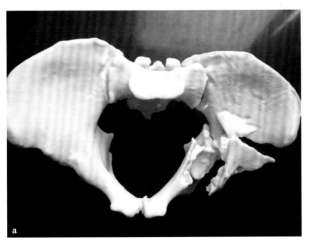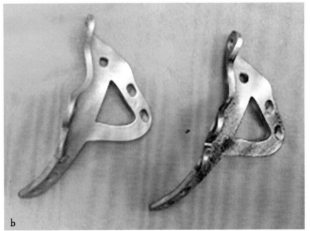

图 8-53　3D 打印骨折模型和接骨板

a. 骨折模型俯视；b. 个性化接骨板产品。

　　【术后情况】　术后头孢呋辛钠预防感染2天，体温正常，各项感染指标无异常，伤口愈合好，术后12天拆线。无围手术期并发症发生。术后复查X线（图8-54）及CT三维图像（图8-55）提示骨折达解剖复位，无一枚螺钉进入关节腔中，个性化翼状接骨板与骨面贴合达"完美"程度，进一步验证了设计的合理性及可行性。

　　分别于术后4周、8周、12周、6个月、12个月门诊复查。

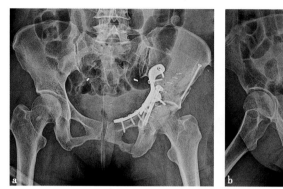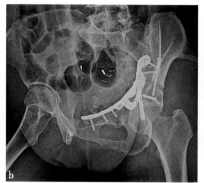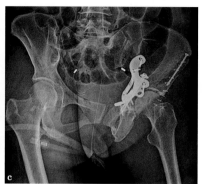

图8-54　术后X线检查
a. 骨盆正位X线片；b. 闭孔斜位X线片；c. 髂骨斜位X线片。

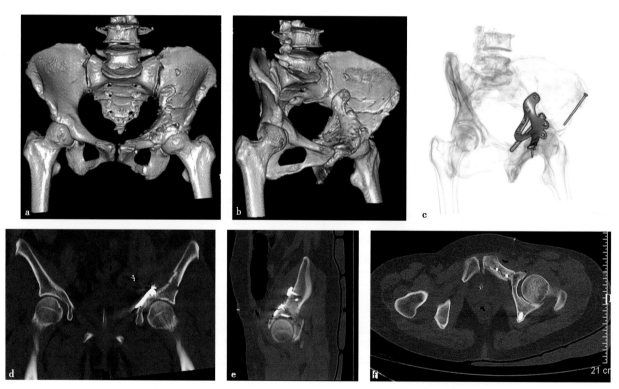

图8-55　术后CT检查
a. 三维重建正位；b、c. 三维重建斜位；d. 冠状面；e. 矢状面；f. 水平位。

2. 典型病例2

　　【主诉】　患者男性，46岁。主因"车祸伤致右盆部肿痛、活动受限5天"入院。

　　【入院情况】　伤后进行抗休克治疗，血压维持不稳定，于当地医院入院第2天行DSA检查发现左侧臀上动脉断裂出血而行臀上动脉栓塞，入院3天后血压及其他生命体征平稳。患者伤后5天转入我院。

　　三维CT检查提示右侧髋臼及骨盆粉碎性骨折（图8-56）。

【入院诊断】　①右侧髋臼骨折（双柱型）；②骨盆骨折（Tile C3.3 型）；③右踝关节骨折；④右髂内动脉栓塞术后。

【入院处理】　右胫骨结节牵引及对症治疗。

【临床决策分析】

（1）临床决策依据：该例患者右侧髋臼骨折属双柱骨折，骨折粉碎、移位明显，髋臼骨折为关节内骨折，需恢复关节面的平整，有明确的手术指征。

（2）临床决策：该例患者诊断明确，年龄 46 岁，生命体征平稳，术前检查无明显手术禁忌证，故决定行右骨盆髋臼骨折切开复位内固定。考虑患者右侧半骨盆及髋臼完全粉碎，常规内固定接骨板难以满足骨折固定需要，与患者及家属沟通并签订志愿者协议后，决定为患者设计个性化髋臼翼形接骨板。术前采用数字化三维重建出患者骨折模型（图 8-57），设计出个性化翼状接骨板，采用金属 3D 打印技术生产接骨板，经 3D 打印模型验证设计的合理性（图 8-58），送手术供应室消毒备用。

【手术方案】　手术于伤后 15 天进行，行气管插管全身麻醉，患者取平卧位，前方经腹直肌外侧切口完成前后柱骨折手术，术中透视见骨折复位好，个性化翼形接骨板内固定与相应骨面贴合程度高，放置位置与术前设计一致。手术时间 260 分钟，术中出血 1 800ml。

【术后情况】　术后头孢呋辛钠预防感染 2 天，体温正常，各项感染指标无异常，伤口愈合好，术后 12 天拆线。无围手术期并发症发生。术后复查 X 线（图 8-59）及 CT 三维检查图像（图 8-60）提示骨折达解剖复位，无一枚螺钉进入关节腔中。

分别于术后 4 周、8 周、12 周、6 个月、12 个月门诊复查。

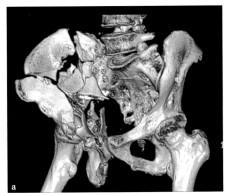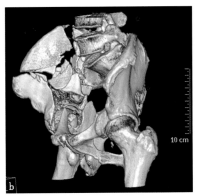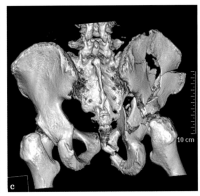

图 8-56　术前 CT 三维重建

a、b. CT 三维重建斜位；c. CT 三维重建后位。

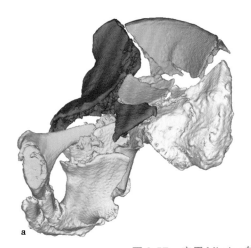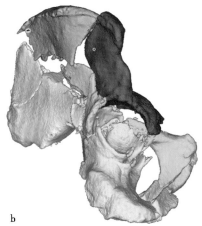

图 8-57　应用 Mimics 软件进行三维重建

a. 右侧髋臼三维重建内面观；b. 右侧髋臼三维重建外面观。

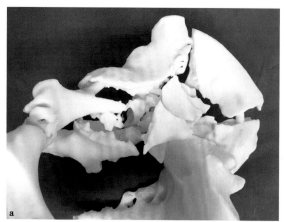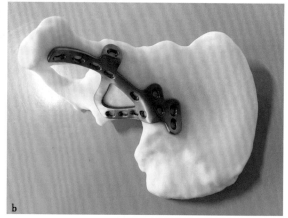

图 8-58　3D 打印骨折模型和接骨板

a. 骨折模型；b. 个性化设计接骨板。

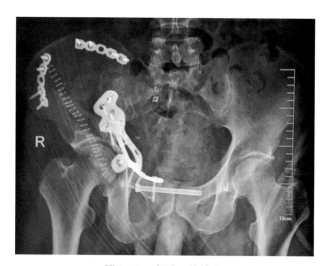

图 8-59　术后 X 线检查

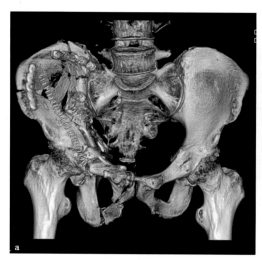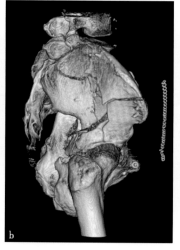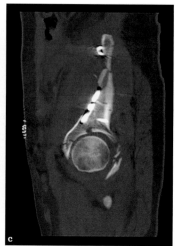

图 8-60　术后 CT 检查

a. 三维重建正位；b. 三维重建侧位；c. 矢状面。

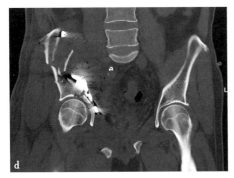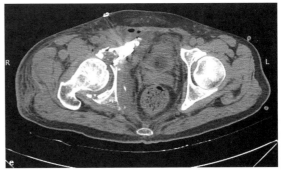

图 8-60（续）　术后CT检查
d. 冠状面；e. 横断面。

（六）3D打印个性化髋臼接骨板在髋臼骨折治疗中的优势

个性化设计的髋臼翼形接骨板是根据髋臼内侧面的解剖形态，结合髋臼周围结构的生物力学性能进行设计的，外形似一侧飞机的机翼。其前点固定于耻骨支近耻骨联合处，后点固定于髂骨的坐骨大切迹上方，下点固定于坐骨棘，通过三点成面将髋臼构成结构的耻骨、髂骨、坐骨连为一体。该设计理念符合髋臼骨小梁的走行方向，能有效固定髋臼的前、后柱；同时根据髋臼顶部骨质菲薄、易粉碎、难固定的特点，在方形区表面加了一阻挡柱，可有效固定方形区的粉碎骨折。由于个性化髋臼翼形接骨板是完全根据患者髋臼表面的完整结构形态进行的解剖设计，因此接骨板的表面形态与解剖复位后骨面应该完全贴合，借此我们可在术中复位时充分利用解剖接骨板的优势，使复杂的髋臼骨折达到解剖复位。因此个性化设计的接骨板的优势主要表现在：①严格解剖型设计，能使骨折达到真正意义的解剖复位；②单一接骨板通过前、后、下三点，将髋臼结构的髂骨、耻骨、坐骨有效固定在一起，达到稳定的固定效果；③术中可根据骨面与接骨板的贴合情况判断骨折复位效果，避免术中透视带来的误差；④大大减少术中因接骨板塑形而增加的手术时间及出血等；⑤减少因术中接骨板塑形不匹配导致的骨折复位丢失；⑥单一接骨板固定解决了多块接骨板在髋臼周围的放置困难、固定不稳等问题；⑦有效解决了方形区粉碎性骨折固定的难题。结合目前开展的病例手术过程看，3D打印个性化髋臼翼形接骨板治疗复杂髋臼骨折，可采用前方单一腹直肌外侧切口完成对髋臼前壁、前柱、后柱及方形区的复位固定，并能有效提高髋臼骨折的复位质量，实现对髋臼的一体化固定，大大缩短手术时间，减少术中出血，从而减少临床并发症的发生。

（七）存在的问题与对策

个性化设计、私人定制，3D打印在骨科领域是一个新生事物，因此在临床使用过程中存在这样那样的问题，诸如接骨板的设计、制作过程、接骨板置入的困难、骨折复位的理想程度等，因此要求在术前计划中要周密考虑，选择备用方案。主要有以下几个问题。

1. 接骨板的个性化设计　个性化髋臼翼形接骨板的设计是依据人体双侧结构对称的解剖形态，根据健侧的正常解剖结构对接骨板的大体形态、表面曲度等进行贴面设计，再根据骨折的部位、骨折块的位置及髋臼三柱固定原理，设计接骨板翼的位置，所需螺钉固定的位置、方向和长度等。但是当对侧也存在移位的骨折时，完全解剖型的接骨板设计就面临问题，需要对骨折模型进行模拟复位后再设计接骨板，接骨板的设计难度将增加，骨折模拟复位不完善，接骨板的贴合度存在差异。

2. 术中骨折的复位情况　由于接骨板的设计是完全解剖状态下的形态，实际手术操作中骨折复位会遇到多种困难使骨折难以实现解剖复位，这取决于伤后至手术的时间、骨折移位的程度、骨折的复杂程度，最关键的还是术者的手术技巧。这要求术者术前要详细阅读患者的CT及三维重建图片、骨盆模型的3D打印标本图，充分了解并理解骨折的三维立体结构形态，并在电脑上反复对骨折进行模拟复位，明确骨折块的复位顺序；术中要彻底松解骨折端的嵌插、交锁，清除骨折断端的软组织，熟练使用髋臼后柱拉力螺钉复位导向器及其他骨盆复位器械，灵活使用克氏针、Schanz钉等临时复位固定装置，在达到骨折相对满意复位后，再放入3D打印的个性化接骨板，依靠接骨板的形态进一步复位骨折，使髋臼达到理想复位。如果骨折复位还不满意，可考虑联合后侧K-L入路进行辅助复位。

3. 个性化接骨板的置入　个性化设计、私人定制的接骨板大多用于骨折相对复杂、普通接骨板较难以达到固定效果的严重病例，因此接骨板设计较普通接骨板大。因考虑到髋臼的三点整体固定的稳定性，接骨板设计必须满足前方从耻骨联合到后部的骶髂关节，三角形的另一顶点要固定到坐骨棘上，同时考虑到髋臼前柱、前壁的粉碎性骨折，接骨板的侧面还须有几个耳朵伸出，以达到固定效果。这样设计的接骨板相对较大且不规则，手术切口选择不合适时，接骨板较难以放入手术切口内。此髋臼翼形接骨板的设计正好结合了经腹直肌外侧切口显露的特点，由于髂腹股沟入路和改良 Stoppa 入路显露范围有限，不但对复杂的方形区粉碎性骨折复位、固定困难，也不适合这种接骨板的置入。因此要实施这种个性化接骨板固定手术，必须先熟练掌握经腹直肌外侧切口手术入路的解剖操作。如果术前考虑到接骨板放置的问题，要备用常规髋臼骨折固定接骨板，术中万一接骨板置入困难，可选择常规接骨板进行替代。

4. 接骨板的制作过程　从接骨板的设计到金属 3D 打印机打印及后期的热处理、抛光、阳极氧化等一系列过程，最快需要 4 天时间，接骨板从设计到最后的阳极氧化，每一个环节都可能出现问题：①对 CT 扫描数据进行三维重建过程中可能数据失真，导致重建的骨折模型与实体不一致，那么设计的接骨板自然与实际骨面不贴合；②接骨板的 3D 打印过程中由于打印环境、支撑的设计等多种因素可能导致接骨板打印出来后存在变形等问题；③由于 3D 打印骨科内置物暂且没有行业标准，不同的制作工艺对接骨板的强度、韧性均有较大影响，接骨板热处理的温度、时间、环境等均会对接骨板的性能造成影响；④表面抛光关系到接骨板表面的光洁度。3D 打印接骨板经热处理后，由于其是金属颗粒经过焊接而成，表面较为粗糙且有众多微孔，热处理的温度、时间将直接决定表面抛光的难易程度，而且接骨板的弧度不规则，螺钉孔内的粗糙面也较难抛出理想效果；⑤接骨板的表面经氧化处理后，在表面形成一层电镀膜，是对接骨板的一种保护，不同的氧化方式（阳极氧化、微弧氧化等）将产生不同的效果，最终对接骨板在体内的安全性产生影响。

（樊仕才　谷　城　林学智）

<h2 align="center">参 考 文 献</h2>

[1] TRIPATHY S K，GOYAL T，SEN R K. Nonunions and malunions of the pelvis[J]. Eur J Trauma Emerg Surg, 2015, 41（4）: 335-342.

[2] ANIZARFAIZI A，HISAM A，SUDHAGAR K P，et al. Outcome of surgical treatment for displaced acetabular fractures[J]. Malays Orthop J, 2014, 8（3）: 1-6.

[3] 陈雁西. 骨盆与髋臼骨折的诊治：走向精准医疗 [J]. 中华创伤杂志, 2016, 32（11）: 964-966.

[4] BIZZOTTO N，TAMI I，SANTUCCI A，et al. 3D Printed replica of articular fractures for surgical planning and patient consent: a two years multi-centric experience[J]. 3D Print Med, 2015, 2（1）: 2.

[5] 王满宜. 骨盆与髋臼骨折国内治疗现状与将来发展趋势 [J]. 中华创伤骨科杂志, 2016, 18（2）: 93-94.

[6] YI C，BURNS S，HAK D J. Intraoperative fluoroscopic evaluation of screw placement during pelvic and acetabular surgery[J]. J Orthop Trauma, 2014, 28（1）: 48-56.

[7] 陆爱清，孙俊英，董天华，等. 髋臼横行骨折内固定稳定性的生物力学评估 [J]. 中华创伤骨科杂志, 2004, 6（2）: 174-176.

52检